普通高等教育"十五"国家级规划教材
面 向 21 世 纪 课 程 教 材

# 中医学方法论

## ——兼作中西医学比较研究

主 编 何裕民

主 编：何裕民（上海中医药大学）
副主编：王旭东（南京中医药大学）
邱鸿钟（广州中医药大学）
图 娅（北京中医药大学）
聂菁葆（新西兰奥特哥大学）
聂 广（深圳市传染病医院）
袁 钟（中国协和医科大学）
编 者：关 前（武汉知音杂志社）
柴可夫（浙江中医学院）
赵明杰（大连医学院）
徐晓玉（重庆医科大学）
曹海涛（上海中医药大学）
姜明煤（黑龙江中医药研究院）
刘树民（齐齐哈尔医学院）



中国协和医科大学出版社
北 京

图书在版编目（CIP）数据

中医学方法论：兼作中西医学比较研究 / 何裕民著. 北京：中国协和医科大学出版社，2005.2

ISBN 7-81072-649-8

Ⅰ. 中…　Ⅱ. 何…　Ⅲ. 中医学—方法论　Ⅳ. R22-03

中国版本图书馆 CIP 数据核字（2005）第 006500 号

普通高等教育“十五”国家级规划教材

中医学方法论——兼作中西医学比较研究

主　　编：何裕民
策划编辑：李春宇
责任编辑：陈永生
封面设计：邱晓俐
责任校对：张　麓
责任印制：张　岱

出版发行：中国协和医科大学出版社
（北京市东城区东单三条 9 号　邮编 100730　电话 010-65260431）
网　　址：www.pumcp.com
经　　销：新华书店总店北京发行所
印　　刷：北京捷迅佳彩印刷有限公司

开　　本：850mm×1168mm　1/16
印　　张：19.25
字　　数：460 千字
版　　次：2005 年 4 月第 1 版
印　　次：2023 年 12 月第 13 次印刷
定　　价：35.00 元

ISBN 7-81072-649-8

# 序

何裕民教授在“十五”国家级规划教材中，担任中医基础学科系列分化11本教材的总主编，其中《中医学方法论》是他主编的一本，为他诸多著作中的又一新著，他请我为此书作序。起初，我感到愕然，按传统世俗观念，大凡为人作序者，都要美髯长，资格老，名望大，地位高，甚至有幸请得某一级首长，那更是荣光无尚，或至少应请中医界名流赋序。可是，他一反常人心理，竟然请一介医生，退休的平民百姓，足见他观念更新的“壮举”，也是个不安于现状的人物。我乃西医内科大夫，也搞过管理，虽学过一点中医，有过一点研究，亦是凤毛麟角。他让作《中医学方法论》的序，读罢全书，我方悟出：他是要让第三只眼睛来看问题、看中医，由此，又见他独特的方法和特有的见地。

我读过他的部分著作，多次与他促膝交谈。每谈起中医学革新与发展时，他如同骏马脱缰，驰骋草原，使你浮想翩翩，跃跃欲试，犹如春风拂拂，暖日融融，使你心身温暖，感动不已。

中国是个文明古国，有5千余年的光辉文明，中医学就是其中璀璨的明珠。中华民族绵延至今，成为世界人口最多的民族，无疑，中医学有着不可磨灭的贡献。近百年来，西方医学传入国门，至今，西医院、西医院校、研究机构、从业人员等，与有着千年历史的中医相比，数量之众，普及之广，作用之多，研究之深，发展之快，形成了鲜明的反差，这一严峻的现实，不得不令人反思深省。十五年前，何教授仅是一青年，便主编了《差异、困惑与选择》一书，对现代中医学存在的主要问题，直面相对，直指要害，如向平静的湖面投下一石块，激起层层浪花，至今波澜依然。

今天，他主编的《中医学方法论》，作为中医学教材面世，教授中医学子，更直接地提出当代中医学怎样才能随着现代科学发展与时俱进这一核心问题，这是当代中医学发展客观存在的、必须面对的、不可回避的现实，他以大量事实论证其中的关键的“方法论”。纵观西方医学的发展历史，就是一部医学研究方法的革命史、更替史，其他科学领域何尝不是如此。在科学飞速发展的今天，中医学也必然面临着范式变革，研究方法的变革更新，更是迫在眉睫，必不可少。在这本教材中，何教授等从中西医历史脉络的比较，东西方文化背景的差异分析，中西医学科体系诸多要素的探视等角度切入，有力地论证了上述观点，并结合现代医学发展的趋势和社会进步对医学的新要求，深入而负责任地探讨了当今中医学发展的方法论问题，明确提出了变革方法、重建体系、拓展生存空间、多层面进取等新的思路。教材中不仅详举了一些实例，如刘耕陶院士在中药开发方面的示范，而且具体讨论了不同层面中医现代研究的可切入点，这些，对于现时代的莘莘中医学子来说，无疑具有重要的指津作用。更难能可贵的是，他不仅是个理性的思考者，更是个勇于开创、勇于探索，且持之以恒的理想实践者。在他中医工作的实践中，始终贯穿着研究方法的更新，他在十余年近万例肿瘤的临床研究中，提出了“零毒化疗”，“辨证抑瘤”，进行临床群体性的医学统计学处理，以科学的数据说明问题等，均为例证。

何裕民教授，著作甚多，荣誉有加，当年是全国最年轻的中医学教授，博士生导师，先后获得上海市“劳动模范”、“全国杰出青年中医”等光荣称号，这些值得我尊敬，而我更敬重他的，是他的精神，在本书中可清楚地看到：他全身心地热爱中医，他满腔热血鼓动革新，他竭尽全力大声呐喊，他不顾前后左右勇往直前，他躺下身子铺垫道路；在科学面前，他面向着现实，不论此现实令人喜悦，还是不快，从不卷起舌头。

人的生命在中医学发展的历史长河中，犹如星火一闪，个人能走多远呢，不论成功或挫折，他都是一位留下脚印的人。留下脚印吧，愿更多更多的人，在身后时间的沙滩上，留下脚印，也许，这就是他主编该书的愿望。

强瑞春

2004 年 12 月 25 日

（原卫生部中日友好医院院长）

（中国中西医结合研究会第二届理事会常务理事）

# 前　言

新的世纪，在伟大祖国全面振兴，经济、政治、文化、科学技术快速发展之际，中医学怎么办？这是横亘在中国每个有志于健康事业研究者，特别是中医学界人士面前必须深入思考的问题。

不错，中医学是传统的，她历史悠久，积淀厚实，有着浓烈的历史烙印和沉重的人文负荷，以致于一些年轻国人不知其为何物；然而，她又是现实的，有价值、有潜在活力的。特别是当今人们普遍把享受生活，享受健康放回到应有的位置时，中医学的现实价值更凸现出来。暂且不说中医学在诸如在SRAS的防治，肿瘤、肝病、心脑血管病等各种难治性疾病治疗中的意义，即便是在亚健康防范，现代文明病纠正，生活质量提高，以及诸如美颜益智，延年增寿等目前新兴的健康项目中，她都有着无法替代的重要作用。而且，从古老理论到中药方剂，从针灸、推拿到种种非药物疗法，作为“伟大宝库”（毛泽东的评价）的中医学，都有着不容忽视的实用价值和科学意义。因此，振兴和发展中医，其综合意义不容置疑。她不仅与中华民族的全面振兴相匹配，而且，定能奉献给当今世界厚实、精彩而又实用的健康宝典。

问题只在于我们如何振兴她，发展她！

一个半世纪以来，曾经同样沉重而苦难的近代中国，多少仁人志士试图振兴她，使她强盛。最终，共产党人确立了自立之路。伟人邓小平又找对了通过“改革开放”，以“振兴中华”的方式方法。中国从此融入了世界发展，走上了腾飞之途。中医药学是中国文化的产物。从某种意义上说，一同于中国社会及文化。她的深厚历史积淀，她的实用科技价值，她的潜在勃勃生机，自不待论。近百年来，中医界贤哲们也在不断的探索、寻觅，希望找到振兴发展之路，从中西医汇通，到中西医结合，到独立发展说等等，而所有的这些探索，本质上都涉及方法论的范畴，都属于对研究、发展中医药学的方法学之探讨。

科学哲学研究的结果也昭示一点：学科走出困境或重大突破有赖于方法上的变革或更新。因此，适时诞生了中医学方法论这一研究领域。它的科学意义毋庸赘述！

把中医学方法论作为一个相对独立的命题提出来研讨，已有近20年光阴了。这20年正是中国社会快速变化，中国医学界人士奋发图强之时，然而，由于种种因素，特别是心态、观念等深层的原因，很长一段时间，对于中医学的认识存在着多种偏差。对于中医学的方法及方法论，人们也很难抱定一种平常心，从容、宽宏、理性而睿智地去看待它，常不自觉地把学术问题政治化、民族化，使之背上了沉重的非学术负荷。这种情境下的研究，很难得出令人折服、并能指导中医学现实的结论。因此，人们常在不同观点的两极中对峙着、抗争着，充满情感却少了些理性与宽容，这显然于中医学的发展无益。

身为中医学领域的长途跋涉者，振兴中医，让古老传统文化再放异彩，一直是我们的理想与目标，近30年来的经验教训又使得理性与宽容潜移默化中逐渐成为我们对待中医学的行为准则。在过去的岁月里，为中医学我们付出了艰辛和年华，我们也收获了成功和欢乐。

与此同时，我们一直在沉思、在比较、在分析，试图对中医学的方法与方法论作出一个较为全面、系统而又理性的回答。故十多年前，有了一本我们一起编撰的、有过一定影响的专著《差异、困惑与选择》。时过境迁，其中的很多问题有了些变化，我们的认识也更趋成熟。面对新世纪的中医学发展，面对新时代的莘莘学子，我们感到有必要将上述思考的结晶润色后奉献出来与人们共享。有必要将对涉及中医学方法论的学术研讨的成果，介绍给年轻一代学子。因为人们只有明确了目标和方法，了解了现状和问题，才能卓有成效地展开一系列的科学研讨和临床探索活动。鉴此，我们以原先的思考为出发点，作了新的调整，于是有了今天这本教材兼专著。

在我们看来，中医学方法论既是一个涉及广泛而庞杂的大问题，又是一个众多评判尺度有待确定的难题，研究方法论者首先需要有自己的研究方法。为此，我们以比较方法为利器，以同样走过几千年，同样涉及人的健康与疾病的西方医学作为参照与基准。因为许多问题只有借助比较才能明晰，只有在有参照系的情况下才能凸现其真实意义，故本书几乎每一章节都运用了比较方法，都以一定的同类范例为参照，所以，本书的副标题为：兼作中西医学比较研究。

历史是面镜子，许多学术难题，只有通过对历史长河的审视，才能相对清晰；许多有争议的命题，其现实或将来意义也只有通过史学的观照，才能逐步明确。因此，本书还借用了历史学研究方法，从追溯上古，寻觅中世纪，分析近代的过程中，展开对现实的评估与研讨，故在历史问题上本书花了不少篇幅。但对历史的审视，我们着眼于史论，着眼于理性层面、方法论角度的评析，而疏于对具体史实的考据或查证，因为本书毕竟不是一本医学史著作。

文化是医学诞生的土壤，任何科学研讨，包括医学研讨，都是特定文化氛围中的医师或科学家所做出的一种智力上的探究活动，往往跳不出特定人文背景对他们的制约和“操纵”。因此，从文化来审视医学，从医学来反观文化，是理性审视诸如医学方法论等深层问题时必须持有的角度与方法。鉴此，本书把医学放回到它赖以诞生、赖以生存的人文背景中，试图作出些全景式的考察。从另一角度而言，这对于今天医学院校中普遍患有的“人文知识缺乏症”，可能也是有所弥补的。

方法与方法论是个抽象的大概念，涉及众多问题，包括哲学观念、人文思想、科学理论、诊疗行为，人际交往技艺，以及科学实验的设计与具体操作等等不同层面的话题。而方法与方法论又是客观存在着的，活生生的，无处不在发挥其作用。本书不想把它表达成灰灰的、干巴巴而教条式的，故本书涉及较广，从哲学到艺术，从观念到思想，从临床到药物，从单一问题到相互关系（比如临床与理论），并努力以比较轻松、从容的笔调来阐述这些相对单调的理论问题，只是希望阅读者掩卷之余，有所感悟，有所联想，有所触动，哪怕是拍案而起……。因为只有这样，才能促使人们就方法论之类中医学的深层问题主动地作出理性深思。

本书得益于许多先行的探索者。除了编著者外，下列学者尤其值得鸣谢，他们是：常存库、程伟、关前、王宝瑞、余国友、张晔、武岩、高钦颖、李红升、华伦荣、贾雁宾等；特别值得一提的是《医学与哲学》杂志社，以及杜治政、刘增垣、赵明杰、王国强、王宝瑞等先行者和老师，他们在过去的25年中，在这一领域做了大量的开创性工作，其于中医学发展之功亦伟！在此谨致诚挚的谢意。

本书由何裕民总成，博士生曹海涛及李苑、卢蕾蕾、吴志丹等同时参与了部分章节的编著和校对。若有观点偏颇或失误不当，概为我之所失，由我等承担，并欢迎斧正。

何裕民

2004 年 8 月 6 日

# 目　录

第一章　历史比较中的方法论启迪 …………（1）
第一节　早期的轨迹 …………（1）
一、发端于本能的医术 …………（1）
二、幽灵的渗入：巫医的诞生 …………（4）
三、解剖知识的滥觞 …………（7）
第二节　理性医学的奠基 …………（9）
一、空前绝后的轴心时代 …………（9）
二、两座医学的峰巅：《黄帝内经》与《希波克拉底文集》 …………（10）
三、同中异趣：草创之初的中西医学 …………（12）
四、迥然不同的结局 …………（17）
第三节　中西医学的分道扬镳 …………（19）
一、造就医圣的时代 …………（19）
二、里程碑式的医学成就 …………（22）
三、不同的方法论特征 …………（23）
四、规范后学："医圣"的双重效应 …………（26）
第四节　中西方医学：中世纪的兴盛与沉寂 …………（28）
一、西方医学：神学的婢女 …………（29）
二、借文化昌盛以繁荣：同时代的中医学 …………（31）
三、繁荣成因的理性审视 …………（34）
第五节　近代中西医学：两股道上的车 …………（36）
一、裂变催化了的近代西方医学 …………（36）
二、惯性作用下的明清医学 …………（40）
三、中西医学的交流 …………（43）
第二章　中医学的文化土壤 …………（47）
第一节　不同的智慧之源 …………（47）
一、地理人文差异观 …………（47）
二、生产方式的锻造之功 …………（48）
三、生殖观念的泛化 …………（49）
第二节　需求支配的行为 …………（50）
一、农耕文化催生的行为特征 …………（50）

二、对待自然的态度差异 …………………………………………………… ( 51 )
三、商业与农耕：不同的思维与精神 ……………………………………… ( 52 )
第三节　神话里的真实 …………………………………………………… ( 53 )
一、异趣的“神 ……………………………………………………………… ( 54 )
二、性爱中折射出的个性 …………………………………………………… ( 55 )
第四节　文化规范作用 …………………………………………………… ( 56 )
一、文化的屏障作用 ………………………………………………………… ( 56 )
二、文化的价值取向 ………………………………………………………… ( 58 )
三、传统约束：挣不断的线 ………………………………………………… ( 60 )
四、文化：主体的选择 ……………………………………………………… ( 62 )
第三章　学科范式：无形的引力场 ……………………………………… ( 64 )
第一节　自然观：适成对照的本原论 …………………………………… ( 64 )
一、元气与原子：中西方对“本原”的主导性认识 ……………………… ( 65 )
二、无形与有形，连续与间断 ……………………………………………… ( 66 )
三、歧途之开端 ……………………………………………………………… ( 67 )
四、汇流之趋势 ……………………………………………………………… ( 69 )
第二节　天人观：融合与对立 …………………………………………… ( 70 )
一、天人合德的文化基质 …………………………………………………… ( 70 )
二、人与天地相参———中医学的天人观 ………………………………… ( 71 )
三、天人对立与“人类中心论” …………………………………………… ( 72 )
四、合与离的评说 …………………………………………………………… ( 72 )
第三节　心身观：合一与分离 …………………………………………… ( 73 )
一、心身问题，医学的一个主题 …………………………………………… ( 73 )
二、心身二元：不散的阴影 ………………………………………………… ( 74 )
三、果实的差异 ……………………………………………………………… ( 76 )
第四节　主导观念：凝固与流动 ………………………………………… ( 78 )
一、五行说与四元素说 ……………………………………………………… ( 78 )
二、阴阳说及其西方的孪生弟兄 …………………………………………… ( 80 )
三、基质的恒定与更替 ……………………………………………………… ( 81 )
第四章　带色的眼镜——认识方法论之异同 …………………………… ( 85 )
第一节　司外揣内与解剖 ………………………………………………… ( 85 )
一、司外揣内的功能观察法 ………………………………………………… ( 86 )
二、解剖———形态观察法 ………………………………………………… ( 87 )
三、西医学为何未能发现经络现象 ………………………………………… ( 88 )
四、观察陈述 ………………………………………………………………… ( 89 )

第二节 正名与逻辑 …… (90)
一、正名与概念方法论 …… (91)
二、辩证逻辑与形式逻辑 …… (93)
第三节 归纳与演绎 …… (95)
一、不同的演绎范本 …… (96)
二、从演绎到归纳 …… (97)
三、假物取譬：归纳的一步之遥 …… (98)
第四节 实验与心悟诸法 …… (99)
一、实验方法论的确立和革命 …… (99)
二、言不尽意的心悟诸法 …… (100)
三、两种截然不同的精神 …… (102)
第五节 象数之术与数学方法 …… (103)
一、同中有异的“数” …… (104)
二、数学方法的传统与发展 …… (105)
三、唯象和计量，异中有同 …… (106)
**第五章 要素的特点——核心概念解析** …… (109)
第一节 何谓科学理论 …… (109)
一、纷繁的解说 …… (109)
二、我们的看法 …… (110)
第二节 藏象与脏器 …… (111)
一、“藏象”：一种工具 …… (111)
二、外延的扩展 …… (112)
三、发展的趋势：“科学进步的理性重组” …… (114)
第三节 精气神与组织细胞 …… (115)
一、精气神：人之“三宝” …… (115)
二、细胞：生命的“本质” …… (116)
三、关乎生命的互补解释 …… (117)
第四节 病因、病机与病理 …… (118)
一、审证求因与三因论 …… (118)
二、科赫与严格的因果律 …… (119)
三、细胞病理学与病机十九条 …… (120)
**第六章 构造的特点——学科体系透视** …… (124)
第一节 超稳定结构 …… (124)
一、两千年未变的体系 …… (124)
二、超稳定的特征 …… (126)

三、熟透了的体系：必须越过的障碍 …………………………………………（128）
第二节 整体网络 ……………………………………………………………（129）
一、稳定的构架，膨胀中的“躯体” ……………………………………（129）
二、失衡的重心，遗憾的冷漠 ……………………………………………（132）
第三节 嬗变中的医学模式 …………………………………………………（133）
一、生物医学模式——文化上的至上命令 ………………………………（133）
二、可供借鉴的范例 ………………………………………………………（135）
第七章 诊断中的方法论 ……………………………………………………（138）
第一节 临床活动：医学的摇篮 ……………………………………………（138）
一、摸索性经验性：临床医学的方法论特点 ……………………………（138）
二、临床：形成要求，作出判决 …………………………………………（139）
第二节 病和病人：特殊的实践对象 ………………………………………（140）
一、实践对象的二重性 ……………………………………………………（141）
二、个体化医学与群体化医学 ……………………………………………（142）
第三节 辨证与辨病：诊断中的认知过程与方法 …………………………（143）
一、诊断的理论负荷 ………………………………………………………（143）
二、辨证，中医诊断的精华 ………………………………………………（144）
三、模型的偏爱 ……………………………………………………………（146）
四、资料搜集过程 …………………………………………………………（147）
五、推理判断过程 …………………………………………………………（149）
第四节 临床验证过程 ………………………………………………………（153）
一、拟诊、确诊与试探 ……………………………………………………（153）
二、“误诊”剖析 …………………………………………………………（154）
三、“隐证”的求索 ………………………………………………………（155）
第八章 治疗，多元的探索 …………………………………………………（157）
第一节 治则与决策过程 ……………………………………………………（157）
一、哲理化的庞大治则体系 ………………………………………………（157）
二、简洁的线性方程 ………………………………………………………（159）
三、治疗决策活动 …………………………………………………………（161）
第二节 治疗技术与结果 ……………………………………………………（163）
一、不同的技术观念 ………………………………………………………（164）
二、五彩缤纷的非药物疗法 ………………………………………………（165）
三、诊疗结果：有趣的剪刀差 ……………………………………………（167）
第三节 临床活动外推：养生、预防与康复 ………………………………（168）
一、上工治未病 ……………………………………………………………（169）

二、根深叶茂：养生的知与行 …… (170)
三、纷繁的假说，苍白的实践经验 …… (171)
第四节 相关问题的方法论思考 …… (172)
一、手段和工具 …… (172)
二、临床与基础 …… (175)
**第九章 药学：中西医学交汇的排头兵** …… (180)
第一节 源于经验的药学 …… (180)
一、庞大的神农本草谱系 …… (180)
二、发端于炼金术的李比希产业 …… (181)
第二节 “魔方”与“魔弹” …… (182)
一、魔方：天赐之物的排列组合 …… (182)
二、魔弹：试管的产儿 …… (184)
第三节 回归与创新：呼唤新药学 …… (186)
一、尴尬的化学合成之物 …… (186)
二、回归大自然，药界新呼声 …… (187)
三、旧物新泽：本草学在复苏中新生 …… (188)
第四节 新药学诞生：杂交的可能 …… (192)
一、杂交的必要与可能 …… (192)
二、面对交汇的思考 …… (193)
三、从实例证明中药研究大有可为 …… (196)
**第十章 现时代：夹缝中的医学** …… (199)
第一节 医学的困惑 …… (199)
一、20世纪生物医学的成就 …… (200)
二、21世纪世界的新需求 …… (200)
三、临床的新老“瘟疫” …… (202)
四、健康领域的新难题 …… (204)
第二节 新的趋势，新的背景 …… (207)
一、沟通、交融与重组：全球性趋势 …… (208)
二、生命科学的哲学思考：分支论与自主论 …… (210)
三、新生命科学哲学与迈尔思想 …… (213)
四、循证医学崛起的思考 …… (215)
第三节 医学变革，无法回避的话题 …… (222)
一、社会的新呼唤 …… (222)
二、现代医学，变革同样重要 …… (224)
三、中医学：危机与希望 …… (226)

第十一章　阵痛中的理性审视 ……………………………………………… (231)
第一节　排拒与交融——近现代中西医学碰撞之回眸 ……………………… (231)
一、中体西用——思维怪圈的萦绕 …………………………………………… (231)
二、中西医汇通——悲壮的尝试 ……………………………………………… (233)
三、中西医结合——一个尚待评说的运动 …………………………………… (236)
第二节　一些现象的分析 ……………………………………………………… (239)
一、汉医沉浮——一个案例的启示 …………………………………………… (240)
二、"中医热"——湍动着的暗流 ……………………………………………… (243)
三、跨文化认同：无法遏制的潮流 …………………………………………… (246)
第三节　研究现状的考察与反思 ……………………………………………… (249)
一、理性的躁动 ………………………………………………………………… (249)
二、深层的评判 ………………………………………………………………… (251)
三、参照与反馈 ………………………………………………………………… (254)
四、心理与观念 ………………………………………………………………… (257)
五、大控制论的新示范 ………………………………………………………… (258)
第十二章　理性而艰难的选择 ………………………………………………… (262)
第一节　从比较到批判 ………………………………………………………… (262)
一、中医学是什么？…………………………………………………………… (262)
二、中医理论的评判 …………………………………………………………… (264)
第二节　重建：认真而严肃的回答 …………………………………………… (266)
一、双重解构：体系与概念 …………………………………………………… (267)
二、概念与体系的重建 ………………………………………………………… (270)
三、重建的"配套"环节 ………………………………………………………… (275)
第三节　抓住机遇，加快发展 ………………………………………………… (278)
一、重建者自身的建设 ………………………………………………………… (279)
二、全方位出击 ………………………………………………………………… (285)
三、条件与氛围 ………………………………………………………………… (289)
代结束语：肩负使命　走向未来 ……………………………………………… (293)

# 第一章　历史比较中的方法论启迪

如果我们不向历史学习，我们就将被迫重演历史。

——阿尔温·托夫勒

历史是一面镜子，它能反映出人类走过的足迹。比较中西医学的历史，除可“以史为鉴”、吸取历史经验，在理论上或在实践上避免失误和减少偏差外，还有着分析、发现、掌握、汲取各种西方医学发展过程中带有普遍性的进步因子，为中国医药学的腾飞提供历史营养的方法论作用。同时，也有将自身民族医药发展之成功经验和特殊规律奉献给全人类的职责。为此，我们应该而且必须真正站在世界医学史的立场上，回顾中西医学业已走过的漫长历程，科学地对待二者的差异、冲突、交融，严肃地分析各自的兴盛、危机、迟滞，冷静地总结经验和教训。只有这样，对中国和西方在不同历史条件下产生的医学体系，出现的医学流派、医学成就、医学人物等的比较研究，才会昭示出人类医学进化的客观过程及其机制，展现中西医学发展的特殊规律和一般规律，并得以了解中医学方法论的真切特点及其科学意义。

## 第一节　早期的轨迹

太古时代，无论如何总是历史的时代，它对于一切将来的时代，都将有极大的兴趣，因为它建立了全部以后更高发展的基础。

——恩格斯

人类步履蹒跚地从丛林、洞穴中走出，艰难顽强地脱离动物界，便开始了漫长的原始社会，在占以往人类社会发展史99%时间的原始社会里，皇天后土凭它那博大的胸怀，奉献给人类远祖赖以生存的条件，但也以它那暴戾无常的性格不时地给人类各种摧残。在享受大自然恩赐的同时，远祖们无时无刻不在小心翼翼地防范与抵抗随时可能袭来的灾祸。其中，疾病是与生俱来、最为常见的。古人类化石和干尸证实，远祖们的身躯始终处在病魔阴影的笼罩下。在这些实物上，人们发现了诸如骨折、骨瘤、关节炎、骨髓炎、佝偻病、软组织损伤、梅毒、寄生虫感染等多种疾病留下的痕迹。对50万年前的北京猿人研究结果也表明，死于11岁以下的约占40%。可见原始社会并非《黄帝内经》所云：人“皆度百岁乃去”，而是多病短命、疾苦交加的。

### 一、发端于本能的医术

一有人类，便有医学。

——巴甫洛夫

脱胎于动物的人，有着社会属性，也保留着生物特征，即动物性的一面。动物本能在人身上始终时隐时显。

**（一）动物自救行为的延续**　瑞士医史学家西格里斯特（Sigerist HE）认为：“人是一种

哺乳动物，像其他动物一样具有保存个体、繁衍种族的本能。”“当疾病侵害动物机体时，本能在某种特殊情况下，迫使身体达到克服损伤和恢复健康的要求。”（《原始社会医学》）观察表明，动物受伤患病之后，每每会有本能的救治行为。例如，鼠类受毒要饮泥水；鹿儿患病会寻食薇蘅；狗受伤会舐其伤口，生病则吃稻草；猫病则嚼瓦松；埃及红鹤大便秘结时会用嘴呷水插入肛门以导便；非洲熊知道用草蒲治疗胃病；虎中毒箭后食青泥以解毒；雉被鹰伤后，常贴地黄叶于伤口；黑猩猩不仅会用树枝剔牙、抠鼻，还会在伤口流血时寻觅树叶敷贴以止血，甚至能借口对口呼吸来抢救小猩猩。从行为发生学的角度来看，人类的进化无法跳过“本能主导行为”的阶段。因此，可以说动物性的自疗救护行为是人类医疗活动之原型。

**（二）药食同源** 中医学素有“药食同源”之说。我国汉代文献《淮南子·修务训》记载：“神农尝百草之滋味，水泉之甘苦，令民知所避就。当此之时，一日而遇七十毒。”上古“藕皮散血，来自庖人”。人在寻找食物过程中发现了药物，积累了经验。而寻找食物本身就取决于人们的求食本能。中药中诸如生姜、大枣、葱白、桂皮、秫米、小麦、山楂等许多药物，本身就是食物或烹调调味品。古希腊、古印度早期所用的草药中，也有着类似的情况。

救护、求食之类的动物性本能活动，它们所表现出的医疗行为，取决于条件反射，往往是一种被动行为；这类医学，可称之为“本能医学”。而其后的经验医学则属于非条件反射的操作行为，具有主动性和意识性。因此，两者自有质的区别。但是，非条件反射活动必须以条件反射为基础，本能往往可决定和促进经验的获得。人类只是在其大脑具备超出动物的功能，产生意识、思维之后才有可能形成经验医学。因此，作为经验医学诞生前的医疗行为，人们无法否定本能在这一过程中的作用。可以说，经验医学是本能医学“进步”的产物；或换言之：本能是经验医学萌发的土壤，是内在的自然条件。当劳动促进了人类大脑的发达，产生了意识与思维，于是意识、思维与本能行为建立起必然的联系，经验医学便得以形成。

**（三）性本能与原始医学** 孟轲曾曰：“食、色，性也”，认为包括生殖和繁衍后代在内的“性”与求食一样，亦是人类最重要的本能。上世纪初的弗洛伊德，被后代西方学者标为与马克思、尼采齐名的近代影响最大的思想家，创立了他的泛性主义理论，视性本能为一切本能中最基本的东西。性，作为人类生活中既神秘而又重要的本能活动，是古人思想深刻激动的源泉。在人类医学之始，以它神奇的力量影响着医学意识的形成。

古人在对自然的认识过程中，最早的认识对象之一，是自己身体中最有魅力、最富创造性的器官——生殖器。除去性交的快感、生儿育女的功利，生殖崇拜的基因便是对自身力量的认识和赞美。西方古代神庙墙下的神谕“认识你自己”！为人类提出了亘古不衰而又时刻保持新鲜活力的研究课题。由单纯的本能宣泄，发展成生殖崇拜意识，体现了人类认识水平的提高。

原始社会，人们对两性活动所派生出的生殖现象，深刻地反映着一个绝对庄严的社会意识——作为社会生产力的人的再生产，人口问题是其主要特征。原始社会中人的增长特点是高出生率、高死亡率、低增长率。因此，只能以增加出生率来求得人口数量的增长。这种迫切的社会需求，导致原始人类产生了炽烈的生殖崇拜意识，东西方的原始人概莫能外。人们已在许多地方发现了远古生殖崇拜的遗迹。

在我国的长期宗法社会中，有一个至关重要的词——“祖”，表示宗族的源头。其构字的原由便从祭祀所用的男性生殖器模型而来:“示”表祭祀;“且”为男性阴茎之象形。我国发现的人工制成的生殖器模型均称为“祖”,有石祖、陶祖、木祖等等。

出土于西安半坡村的著名新石器时期文物“双面人鱼”陶盆,代表了生殖崇拜的观念:其中鱼纹象征女阴;双鱼中的人面,代表双鱼相交产生的新的生命,是生命之神的象征。此外,中国传统文化遗产中的“阴阳鱼”、“八卦鱼”、“龙传人”、“二龙戏珠”等,都来源于这个原型[1]。

中医理论体系的确立,以阴阳五行学说与医学结合为标志。“阴阳”这对基本的哲学范畴,来自对许多具体可感事物的特征——“象”的抽象演绎。不少学者认为阴阳的符号就是男女生殖器的符号,郭沫若曾指出《易经》中表现阴阳概念的“阳爻”(-)和“阴爻”(--)是两性生殖器的高度抽象。也有人认为阴阳文化是生殖文化的直接升华[2,3]。从某种意义上说,易学的精髓“阴阳二元论”、“太极一元论”,决定了中国传统的哲学观念。而儒家的中庸思想,道家的“道法自然”思想,从发生学角度看,都是生殖文化的衍生物。由阴阳范畴派生出的“一生二,二生三,三生万物”的原理,造就了具备中国传统特色的,以类比、推理、辩证为特征的思维方式。这些都与生殖崇拜有某种源流关系。因此,我们说中医学术植根于传统文化,在它身上,流动着生殖文化的血液。

中医基础理论基本上取源于儒、道二家,其中,儒家对生殖活动的认识,强烈地表现出社会道德的特点,最有代表性的理论是重视子嗣之说“不孝有三,无后为大”(《孟子》)。在它的影响下,中医学尤其强调“性”对子嗣的作用。宋代以后的医书凡涉及性问题的,都是冠以“求嗣”之名。子嗣问题的客观效果是社会生产力的增长,中医学作为一门实用的技术,为此发挥了巨大作用。以温肾壮阳为基本内容的男性医学,以调经养血为基本内容的妇科医学,自古至今都高明有效。

道家则对性、生殖抱着十分直率的态度。道学鼻祖老子说过:“谷神不死,是谓玄牝;玄牝之门,是谓天地之根;绵绵若存,用之不勤。”其含义是:女性是人欲产生的源泉;女性生殖器是世间万物的根本;若想精神永存,长生久视,则性交必须有节制。后世多将“玄牝之门”喻为“道”之变化无穷,这是从哲学角度释《老子》。但老子既然用女性生殖器比喻天地之始,并象征性地表述他所鼓吹的“道”,却再公开、坦率不过地表露出他对生殖文化的态度,而《老子》中“好气养精,贵接而不施”的论述,简直就是中医学性保健的理论准则。到了“独尊儒术”之后,这种重人欲的认识对中医学的影响就变得非常潜在,但它在中医学早期的发展过程中却发挥了巨大的作用,影响也十分深远。中医学的一个分支——房中术,可以说是道家养生理论与中医生理学结合的产物。

概言之,中国理性医学的确立是以阴阳五行思想与经验医学相结合为标志的,而阴阳文化脱胎于生殖文化,因此生殖文化也应视作中医理论的基因之一。由于生殖文化的基本特点是以二元的立场来审视世界,所以中医学千百年来一直讲究中和平衡,却没有陷入绝对化的形而上学,这或许可以说是得力于生殖文化二元论所赋予人们的独特的认识方法。

古代的西方也有着极为丰富而生动的生殖文化,给后代留下了不少美丽的传说和神话。例如,古希腊传说中的爱神(或性交之神)名叫阿弗洛狄特(Aphrodite),这是后来催情剂(激发性欲的药物或食物,aphrodisiac)的词源:阿弗洛狄特与荷米兹神所生的儿子梅弗罗第托斯(Hermaphrodtos),是一位同时具有男女两性生殖器的人,因此成为两性人(hermaphroditism）的词源；这个半阴阳之神却与酒神奥尼索斯生下了一个阴茎永远勃起的神普里阿普斯（Priapus），成了阴茎异常勃起（priapism）的词源。在《旧约·创世纪》里，犹大（Judah）死去的长子没有后代，犹大对另一个儿子欧男（Onan）说：与你的嫂子结婚，为哥哥育种。欧男却将“种子”（精液）撒到了地上。上帝因此杀死了欧男。于是欧男的名字成了“性交中断法”（onanism）的来源。

## 二、幽灵的渗入：巫医的诞生

巫术一方面直接导致宗教，另一方面又直接导致科学。

——丹皮尔

刚从动物中走出的人类，面对万象纷陈的大自然，无不感到神奇莫测，很想弄个明白。但是，由于当时人类的认识、思维能力极为低下，他们很难弄清楚事物的“真相”；尤其对种种非时人智力所能及的现象，如疾病、死亡之类，只能在战战兢兢之余，穷思竭智地试图加以解释。科学的阐述在当时固属奢望，于是，揣测、臆想就应运而生。这些解释的共有特征是：某些超自然的力量左右着世界。这类超自然的力量，经过极为漫长而复杂的人格化演变形成了“鬼”、“神”的形态和概念。“鬼”、“神”的出现，诞生了人类历史上最早的文化形态——巫史文化，也催生了早期的医学形态：巫医。

**（一）禁忌、崇拜与巫术** 早期，人类对许多现象深感迷茫和恐怖，不敢接触它们，遂产生了各种“禁忌”。禁忌的对象，或为不可冒犯的神圣事物；或为不可接受的危险事物。前者的人格化象征即类似“神”，后者则相近为“鬼”。疾病，是人类最为忌讳的现象，所以凡被认定可能引起疾病的因素都视作禁忌。

当一次偶尔的行为与疾病相续或同时发生时，这种偶尔因素常被视为致病之因，因而也是禁忌的对象。远古流行于整个世界的星辰降灾，天之飞鸟、地之禽蛇使人生病等信念，都是禁忌心理的产物。我国古代的禁忌颇多，《内经》、《甲乙经》、《刘涓子鬼遗方》等都有不少禁忌致病的记载。例如，隋代的《诸病源候论》中的“土疰候”即云：五行各有所忌之时辰，如在忌土之时挖掘土地，就会引起遍体浮肿，流黄水……。随着时代的发展，这种认识虽不断被纠正，但由于中医学认识论内在的缺陷，禁忌致病的思想直至明、清，乃至近期，仍未能完全消除，于中医书籍中时有所现。它多见于一些病因难明的疾病中，如某些急性突发性危重病，标为“中恶”、“客忤”；或见于某些缠绵难愈的疾病；如“疰病”等等。甚至男女不育、不孕也归诸于触犯了冥冥之中的鬼神或“犯忌害”。追溯起来，此类意识的源头便来自远古的“禁忌”。

西方上古时期，同样也产生了种种禁忌。英语中的“taboo”（禁忌），就来源于古代波利尼西亚（polynesia）语，类似含义的罗马语“sacer”、希腊语“hagios”、希伯来语“kadausch”也都源远流长。

与华夏一样，西方早期的禁忌只是基于经验而产生的行为限制，如：由于病尸可能传染疾病，故“死”就成了禁忌。毛利族人规定：须断绝与接触过尸体、参加过葬礼的人来往，甚至认为他们触摸过的食物也会腐败。菲律宾群岛的阿古泰诺族的妇女，丈夫死后七八日内只许晚上出门，且走一步须敲一下手杖，以警告走近的人，这种寡妇就是禁忌。新几内亚某地则强迫新丧夫的寡妇在一段时间内只能像野兽一样徘徊于原始森林中[4]。

由于对梦境之类生理现象的迷茫，祖先们又萌发了肉体与灵魂两类概念，并以灵魂脱离躯体来解释疾病与死亡。澳洲人认为魂藏于肾，Tukano 族认为在心，巴比伦和我国则归诸肝。

禁忌作为一种信念，远祖们早期只能采取“远而避之”这种方式来逃避那些不可抗拒的力量。在这种信念的作用下，对待病残人员的处理是很残忍的，一般采用遗弃、逐出、处死、活埋等方式。这与当时社会生产力低下、无力供养这些人也有一定关系，但将这些人视为禁忌之物仍是很重要的原因。

然而，天长地久，人们发现采取远而避之的方法并不能阻止灾祸降临或疾病发生，于是认为在“禁忌之物”的上面，还有一种超自然力量在冥冥中操纵、主宰着人类，从而萌发了敬畏心理。这种心理的产生，孕育了“崇拜意识”。

崇拜意识是原始人类在生产力有较大提高、生活相对安定后的产物。只有这样，才有可能在特殊自然物中选择崇拜对象。由于有了相对丰富的物质与精神上的寄托，人们不再以残酷的方法对待病人，而是照顾备至，千方百计用祈求等方式使其痊愈。因此，可以说崇拜的出现标志着社会的进步。由于病人不再被杀害或遗弃，也使医学研究有了观察的对象。

与此几近同时，借祭祀求得崇拜物的宽恕和保护，以达到消灾防病目的之类的活动日趋盛行。这个阶段的医学活动，有人称之为“图腾幻想医学”，其实就是“巫医”。可见，由“禁忌”至“崇拜”，由“远而避之”到“崇而敬之”，是人类对疾病态度的一大转变。

与崇拜意识相适应的治病方法，是藉祈祷、祭祀等方式向崇拜物“献媚”，企求其荫护或宽恕。我国的甲骨文中有“武丁疾身，御祭妣已及妣庚”、“武丁病齿，祭于父乙，以求赐愈”、“武丁病舌，祈于亡母庚”等卜辞，就是通过对患者前辈的祭祀来祈求治愈疾病。古代巴比伦和古埃及都有类似的情形。

“崇拜”的另一形式是“占卜”。它以某些方法来求得崇拜物用超自然的能力给人们“昭示”。例如，古巴比伦人根据动物的肝脏大小、形状、位置、血液来预测疾病的吉凶；我国则以火烧龟甲、兽骨，从裂开的纹理来判断所占的吉凶。

但是，鬼神之类并非真正的病因，祭祀和祈祷当然也不能经常“奏效”。远祖们意识到“远而避之”或“崇而敬之”都不能达到目的时，就开始了新的尝试，即对鬼神之类“驱而除之”，驱除病邪，保护自己，于是，巫术随之降生。

何休所注《春秋公羊传·隐公四年》释“巫”字曰：“巫者，事鬼神祷解，以治病请福者也。”可见“巫”的职能，一是治病，一是请福。其工作方式，即巫术，以祈祷、祭祀、符咒为主。从禁忌，到崇拜，再到符咒制鬼神、胜邪恶，应该说是人类认识上的一种进步。尽管它也是人类无力征服自然的反映，但毕竟表达了试图征服自然的幻想和努力。巫史文化的重要标志——符，就是由威吓禽兽的图画演变来的；演变为“符”后，更带有借神力征服邪恶，保护自己的意义。古代流行于世界各民族的纹身术和我国殷商铜器上的饕餮纹等，也大多以此为目的，可以说是符的不同衍化。

**（二）巫医，早期的医学形态**　原始人智力未开，对于宇宙间一切奇异现象，大都惴惴不安，恐怖畏惧，对于疾病更是如此。但也有一些勇者，如部落战争中敢于冲锋陷阵、无畏勇敢之人，他们往往被视为具备“魔力”（mana），可以与禁忌之物抗衡。于是，渐被推举为部落首领，担任诸如酋长、祭司、大祝、医毉等职务。人们误以为他们因有超常力量而无所不能，这些人也以为自己能够对付“邪恶”、“鬼神”，因而乐意为民众进行祈祷、祭祀、符咒等活动以除病息灾。例如，上古时人们视出血为“禁忌”，新婚之夜的处女膜破裂也成为畏避之事，为此，多由巫觋、祭司、酋长、君主之属来执行初夜性交，为新婚人家消灾。研究表明，这是古代人类的普遍现象，即使王族，如古代东印度王新婚亦不例外。这一遗风至今仍保留于某些原始部落。

又如在古埃及，据埃伯斯纸草书（约公元前16世纪）记载，早期埃及医师分三类：念咒语者、画符者和用草药者。其中前二类便属巫医。古代美索不达米亚的医疗活动中亦盛行巫术，有人称该时期该地区的医学为“魔术医药”。在古印度，《阿阇婆吠陀》（Atharva-veda，或译为《禳灾明论》）中既祈祷鬼神而求治，又记载了70多种病名和一些属于经验医学的内容或病案。古希腊医学源头中亦流淌着禁忌、崇拜和巫术的成分。例如，古希腊人认为疾病是神的惩罚，死亡为最坏的命运。宙斯和阿波罗诸神能用箭射人，使人生病或死亡；更有阿波罗一怒之下撒播了瘟疫的传说。治疗时便采用符咒、祈祷、释梦、献祭等，如公元前8世纪左右，古希腊的巫医们常在尊为医神的阿斯克雷庇亚庙中为人治病，主要形式是让病人睡在神像下过夜，得梦后次日由祭司来释梦。

从人类认识的发展过程来看，早期，巫师、酋长们刚开始进行祈祷、祭祀、咒符和执行初夜权之类活动时，大都是战战兢兢，不免自危的。只是积累经验之后，才渐渐成为职业性行为。巫术之治病，与巫师的其他活动一样，起初完全出乎严肃的动机与神圣的牺牲精神。现在几乎所有的医史教科书都对巫医作出“迷惑人民”、“欺骗群众”之类的评论，这是以今人的认识水平去臆测、评点远祖们古朴自然的行为，存在着历史的偏见，不足为凭。

古代的巫术，“是在最原始的时代，从人们关于自己本身的和周围外部自然的错误的、最原始的观念中产生的”[5]，是该时期人类所能选择的少数应付措施之一，且系人类征服自然愿望的一种流露。也许在巫医盛行的时代，纯朴的人们尚不知道什么叫欺骗，更不知道巫术中还有今天所看到的种种谬误和荒诞。硬说古代巫师治病是有意骗人，未免有悖历史，至少是高估了当时人们的认识水平。

称“巫医”为早期的医学形态，是基于这么一种划分：巫的渗入，给了相关的内容一定的理论解释，不管这种解释是理性的或非理性的，毕竟是人脑作出的带有某种思想观念（学）的原型。而在此之前，有的只是基于本能的一种自救行为、一类操作，充其量只能称其为“医术”，因为并无“学”（解释）的成分。医学，在我们看来，至少必须具备诊疗操作（术）与理论解释（学）双重内容。

**（三）医学的进步：逐渐告别谬误的过程** 巫医同源并存，是东西方都有过的史实。在中国医学发展进程中，巫术的影响一直存在，如“祝由”术的运用便绵延数千年，是后世包括元明临床十三科之一。长期以来，被认作有效的诊疗技术而保存，即使清朝政府严令废除，亦无法完全禁绝，民间仍然广泛使用。直至今日，一些中医心理学方面的著述已对祝由术作了较为公允的评价，肯定其中包含着一定的科学成分和实用价值。

应该指出的是，印度、非洲、南美洲的传统医学中至今仍颇为重要，依旧发挥着保健、治疗作用的信仰医师，实际上就是巫医的现代翻版，也可视作一些精神疗法的滥觞。巫医在一定程度上还和瑜伽、气功及催眠等疗法有关，是这些疗法得以诞生的众多渊源之一。上世纪在西方世界风行一时，至今仍有很大市场的精神分析疗法，可以说是脱胎于纪元前祭司释梦之原型。

客观地说，带有巫术性质的祝由及现今仍在许多国家和地区盛行的信仰医，是有一定的实用价值的。《灵枢·贼风》曾云："先巫者，因知百病之胜，先知其病之所以从生者，可祝而已也。"《素问·移精变气论》亦曰："毒药不能治其内，针石不能治其外，故可移精祝由而已。"汉代刘向《说苑·辨物》记载，祝由是上古苗黎巫医苗父所创，"苗父之为医也，以菅为席，以刍为狗，北面而祝，发十言耳。诸扶而来者，舆而来者，皆平复如故。古祝由科，此其由也。"看来，苗父的祝由术十分高明，抬来的、扶来的都能治好。足见，巫术中存在着某些合理的内涵，只不过被荒谬的、粗俗的外衣掩蔽着。因此，祝由之类巫术的愈病机制，还有待医学家协同心理学家、社会学家、民俗学家等，借助多学科手段共同加以揭示。

毋庸置疑，中西医学源头中，巫术都起着重要的作用。巫与医之间并非水火不相容，相反却存在着某种源与流的瓜葛。上古时期，东西方在这方面并无质的差异，有的仅仅是具体形式上的不同。然而，国内长期以来，却抓住文献中的片语只字，大肆渲染春秋时期"医与巫的斗争"。对此，重温恩格斯一百多年前的一段著名论述，或许可对这段历史有个较为正确的认识。"科学的历史，就是这种荒谬思想渐渐被排除的历史，是它被新的、荒诞性日愈减少着的荒谬思想所代替的历史。"[①]巫术医学的日渐消失，并不是斗争的结果，而是"被排除"的结果。中西医学的发展史，也正是由较为正确的认识和方法逐渐"排除"相对荒谬的认识和方法，包括巫术的过程。因此，巫术的幽灵在医学源头乃至后世的徘徊，是东西方的共同特征。只不过由于更深层的文化因素的作用，中西医学源头中的巫术成分，随着巫史文化的兴衰浮沉，在日后的发展过程中出现了不同的转归与结局。对此，可参见《走出巫术丛林的中医》等相关著作。

## 三、解剖知识的滥觞

自然喜欢躲藏起来。

——赫拉克利特

解剖学最能显现出中西医学的差异，凸现了中西医学方法论的不同。不懂解剖的西方医学工作者，简直是不可思议的；而在中医学界则无关紧要，照样可以成长为名医。然而，东西方早期却都有着不相上下的解剖记载。

原始时代，东西方不存在观念和方法等的本质差异。文化选择机制此时无法发挥作用，人类的发展只遵守"适者生存"的自然淘汰机制。这个机制也左右着医学，尤其是早期解剖学的萌发和形成。

**（一）不经意中的解剖收获**　早期的解剖活动，多半是一种被动行为。温饱无着的原始时代，人们绝无雅兴去探究自身的内部结构；但在求取生存的过程中，却不期然地获得了许多的解剖知识。

早期人类主要以猎取动物为主。在宰割、分配、噬食动物的过程中，对动物内脏的形态、位置、大小、颜色等有了一种被动的认识，并将人和动物进行类比，遂形成早期的人体解剖知识。《礼记·月令》等著作记载远祖们对五脏位置的认识是：肺前、肾后、心中、脾左、肝右；揣测其趣，可能是从动物背上、腹下、头前的观察方位获得的，然后再"类比"于人。也有人研究后认为，与早期巫术的祭祀活动中奉献牺牲有关。

其次，为了生存，原始人经常因争夺食物、水源而发生群落战争。在杀戮、创伤以及对俘虏的宰割过程中，常可意外地积累起解剖知识。

再如，用活人祭祀、形形色色的殉葬，对罪犯施行包括肢解、碎尸在内的酷刑，是上古各民族的普遍习俗，它有助于获得解剖机会和知识。其中特别重要的是以活人祭祀。须知，先秦以前的奴隶制社会中，我国尚不可能出现以医学为目的而进行的解剖，保留在《内经》、《难经》中的那些令人惊叹的脏器描述，是不可能仅凭杀戮动物、活人殉葬等行为获得的。只有在祭祀中，在循规蹈矩的仪式中，在千刀万剐的刑罚中，对动物或人进行细切慢割，这一切才有可能。

值得一提的是，诸如古埃及制作木乃伊等的过程，亦于解剖知识之长进有所裨益。也许，它对西方医学解剖传统的酝酿乃至形成，具有突出的意义。

**（二）有意识的解剖研究** 尽管早期的解剖观察只是一种不自觉的、被动的、附带的行为，但它所获得的知识却很早就为医学所运用。《史记·扁鹊仓公列传》记载上古名医俞跗，能“割皮解肌，决脉结筋，搦髓脑，揲荒爪幕，湔浣肠胃，漱涤五脏，练精易形。”这提示我国上古的某些名医已较精确地掌握了实用解剖知识，并利用其实施外科治疗。

以医学为目的的解剖，在我国所知最早的当为公元11年（西汉王莽新朝三年）。据《汉书·王莽传》载：捕获翟义党徒王孙度后，“莽（王莽）使太医，尚方与巧屠共刳剥之，量度五脏，以竹导其脉，知所终始，云可以治病”。此举虽以刑罚为主，但明显带有医学研究性质，它将千百年来一直从属于祭祀等活动的解剖观察，推到了以医学为目的的医学探索。撇开历史与政治上的功过，仅就医学发展而言，王莽当属我国解剖学的一大功臣。《内经》中大量解剖记载，应包括早期的被动知识和王莽后的人体解剖学记载。

西方解剖的起步稍早于我国。公元前6世纪就有人从事动物解剖。被誉为比较解剖学创始人的亚里士多德（Aristotles，公元前384~322年），已能正确区分“神经”和“腱”，详细叙述动物的内脏和器官，并指出伴行的动脉和静脉。但这些多半也是来自被动的经验，如制作木乃伊或祭祀等。因为亚里士多德本人是一个典型的经验主义者，他完全否认理论的价值，认为医生的任务只是治疗疾病——“重要的不是疾病由何而起，而是消灭疾病”，并认为，医学就是积累从实践中得到证实的治疗方法而已；医生亦只是巧妙的搜集家。

西方真正建立具有医学意义的人体解剖学，始于公元2世纪的盖仑（Galen）。从整体上看，盖仑的成就把西医学牢牢地确立在实验分析、解剖生理学的基础之上。从此至今，解剖学在中西医学中地位便不可同日而语了。

阴阳五行、整体观念、脏腑经络、六淫七情等中医学的主要理论观念形成之后，粗浅的解剖学知识便被用作理论体系的“外壳”，或谓“粘合剂”，抑或“符号”。由于儒学思想在中国的不断强化，儒、释、道三教合流所造成的中国文化思潮的确立，“格物致知”式的顿悟、思辨，使中医学家们“取类比象”、“运用之妙，存乎一心”之类忽略实证、不注重事实判断的思维倾向登峰造极，使他们完全忘记了中国古老的实证医学萌芽。于是中国的解剖知识便逐渐被远远抛在后面。甚至因为在医疗实践中长期注重“身心功夫”，而将解剖学研究视为“不穷天理，不明人伦，不讲圣言，不通世故”，致使早期大量的解剖成就日渐湮没。

盖仑之后不久，因宗教神学盛行，在漫长的中世纪里，盖仑的解剖学和亚里士多德的力学、托勒密的天文学一起，统统被纳入《圣经》的框架，成了神学“恭顺的婢女”。包括解剖学在内的优秀科学传统被宗教扼杀，有关知识被蓄意曲解或神圣化，成为僵死的历史。然而，“当生活的发展需要它们时，死历史就会复活，过去史就会再变成现在的。罗马人和希腊人躺在墓室中，直到文艺复兴时期欧洲人的精神有了新出现的成熟，才把它们唤醒。”（克罗齐：《历史学的理论和实际》）文艺复兴后，冲破神学藩篱的西方医学也“唤醒”并选择了盖仑的传统解剖学，使西方医学真正走上了实证的道路。

## 第二节　理性医学的奠基

人类医学的历史从最深层的思维结构方面可分为非理性的医学和理性的医学两大时期。前者包括本能医疗和巫术医学两个阶段；后者则经历了古代经验医学，近代实验医学和现代医学的演变。古代理性医学的诞生和最后确立构成这个时期医学发展的基本特征。古代科学医学的成长与巫术医学的不可逆转地走向衰落恰好同时发生。

——作者题记

古埃及医学是古希腊医学的直接源头。从整体上讲，埃及医学是巫术和经验的混合。但埃及人写在纸草上的医学著作，表明理性的经验医学已有雏形，巫医正逐渐失去昔日的赫赫威势。这些纸草书写成于4千年前，现存五六种，其中最早的是论述外科的史密斯纸草书，此外还有以医学通论和治疗学为主要内容的埃伯斯纸草书和讨论妇科的卡洪纸草书。

中国古代医学的“独立宣言”发布于周代。首先是医疗工作脱离巫而专业化，《周礼》把“巫祝”列入“春官大宗伯”职官中，而“医师”则属“天官冢宰”管辖。据史籍记载，当时出现了一批不再从属于巫的专职医生，如秦国就有医缓、医和等。专职医生的出现提示巫与医的开始彻底分离。此外，《周礼》还进一步把当时的宫廷医生分为食医、疾医、疡医、兽医，这是人类较早的医学分科。医和用“阴、阳、风、雨、晦、明”等“六气”来解释各种疾病的原因，开始取代原本巫术医学的超自然病因解释，成为日后病因病理理论的滥觞。尤其是扁鹊，发展了望、闻、问、切等客观诊断方法，采用药物、针灸、手术等进行治疗，擅长于内、外、妇、儿、五官各科。不仅是第一个有正式传记的古代医生，其本身也成了医疗实践的集体荣誉之代称。所以，有人称扁鹊为“中国医学之父”。

当然，古代科学医学的真正确立直到《内经》和希波克拉底时代才告完成。换句话说，我们通常所说的“医学”是从人类历史的这个轴心时代才开始。

### 一、空前绝后的轴心时代

“如果历史有一个轴心，那么我们就必须将这轴心作为一系列对全部人类都有意义的事件，……发生于公元前800至200年间的这种精神历程似乎构成了这样一个轴心。……非凡的事件都集中发生在这个时期。……并且是独立地发生在中国、印度和西方”。

“今天人们的精神生活仍然导向轴心的时代。中国、印度和西方都曾经出现过企图恢复它的自觉的努力——如各种复兴的尝试。的确，我们也曾有过伟大的新的精神创造，但是，它们都是由那些在轴心时代所获得观念而导致的”。

——雅斯贝尔斯（Jasper K）

完全可以把中、西医学的历史看作两台同时上演着的戏剧，上古的医学源头可视为“序曲”。而这，便是序曲后的第一场。人物：《内经》的作者、希波克拉底及其先驱者们等。时间：人类历史的轴心时代，约公元前400年前后的几个世纪，即春秋战国至西汉和古典希腊时期。地点：东西半球北纬35°附近的黄河流域与爱琴海区域。

就中国而言，黄河、长江，是中华民族的摇篮，它养育了黄帝、神农（炎帝）、女娲及其子孙后代，是中国古代文明的标志。一群黑眼睛、黑头发、黄皮肤的男男女女在两河流域——这块与外界相对独立和封闭的辽阔沃野上繁衍生息，塑造龙，修筑长城，不断地构建又不断地修改着一种独特的文明。与此同时，也创造了以《黄帝内经》为代表的中国医药学。

爱琴海区域包括希腊半岛、爱琴海中的各岛屿、克里特岛和小亚细亚半岛的西部海岸地带。这里海陆交错、地理景象与东方古国的大河流域颇不相同。海洋里岛屿星罗棋布，是发展航海的理想之地。浩瀚的大海赋予希腊人一种为东方大陆民族所少有的探险、进取的种族个性。陆地上山峦重叠，气候温和。希腊人就在这里辛勤地劳动，尽情地享受生活，无拘无束，自由思索，创造着自己的文化。不大的爱琴海区域，是古代爱琴文明、古典希腊文明的发祥地，也是希波克拉底等医学家们活动、生息之场所。

公元前5世纪前后的几百年，人类文明史迈进一个为历代学者缅怀追忆、史学家们一次又一次叹为“奇迹”的时期。今日存在于地球上的几个仍有生命力的文化体系，无一不起始于这个历史上再未有过的辉煌时代。借用一位西方学者的话来说，在黄河长江两岸、在恒河、印度河之滨，在爱琴海流域，人们的心灵和智慧受到某种感化与启发，开始觉醒。这一觉醒，对于后来世界的影响，决非一个世纪复一个世纪的时间长河缓慢流逝，以及历史进程翻天覆地的变化所能消殒。

在中国，首先是春秋战国的诸侯割据、强国争霸。社会的动荡，打破贵族对学术文化的垄断、精神上的禁锢趋于最小值，导致了诸子蜂起、百家争鸣的学术大繁荣。老聃、孔丘、墨翟、庄周、孟轲、韩非、惠施、荀况、屈原……许多大哲人、大智者、大艺术家纷纷活跃于这时期的历史舞台，形形色色的学说、主张和学派雨后春笋般兴起，私人聚徒讲学风行一时。这是中国古代史上一次空前绝后的文化高潮。

接着，秦始皇统一中国，书同文、车同轨，首创“大一统”的封建体制；雄才大略的汉武帝击匈奴，通西域，完善国家的政治经济制度，发展文化事业，统一意识形态。一个以汉民族为主体的华夏大帝国羽翼已成。以后的中国各朝，只是在这牢固基础上的不断发展。

中国古代文化的基本骨架形成于西汉时期。武帝“罢黜百家，独尊儒术”，儒学获得了不可动摇的正统地位。同时，中国古代科学技术也日趋成熟而形成自己的体系；史学、哲学、艺术、文学等文化分支的基本方向亦都相应确定下来。

## 二、两座医学的峰巅：《黄帝内经》与《希波克拉底文集》

《黄帝内经》和《希波克拉底文集》代表着中、西医学史上第一座高耸的峰巅。它们标志着医学真正踏上了科学、理性、经验和技术的康庄大道，并为今后的进一步发展奠定了坚实的基础，从而构成了中、西医学历史画卷的轴心。今天，当回头审视中、西医学所走过的曲折历程时，对它们的描述就不能不浓墨重彩了。

——作者题记

**（一）成书年代** 《黄帝内经》的成书年代，学术界一直颇有争议。但许多学者认为：《内经》的基本思想肇始于春秋战国，最后编纂、成书于两汉。这一观点显然有较充分的历史依据。

希波克拉底（Hippocrates）生活于公元前460～377年，享有八十多岁的高龄。处于马克思所说的希腊内部极盛时期，即“伯里克利时代”。此时，希腊的古典民主政治和奴隶制经济高度发展，科学文化领域，更是群星灿烂、万紫千红。当希波克拉底四处漫游行医，在科斯岛的一棵古松下讲授医术的时候，政治家伯里克利正抓紧进行梭伦开创的政治革新，竭力推动学术文化的进步。于是，民主、正义、法律面前人人平等，思想和言论自由等等这些现代西方文明最基本的价值观念形成了；费底亚斯把雅典城装扮得雄伟庄严又如花似锦，在大理石留下了纯正的希腊美的形象；人们在剧场里观看古希腊著名悲剧作家索福克勒斯、欧里庇得斯那震撼灵魂的剧作；喜剧家们则嬉笑怒骂，百无禁忌，阿里斯多芬常常挑剔时政，当政者伯里克利更是他讽刺、丑化的重要对象；而苏格拉底、柏拉图正孜孜不倦地追寻“善”和“真”；德谟克利特“找到”了构成世界最基本的物质——原子，并鼓吹人格独立、精神自由；希罗多德则在周游列国，因著述希腊人为自由而战的历史被后人誉为“历史之父”；修昔底得平静地观察、如实地描述了伯罗奔尼撒战争的全过程，写成西方史学著作的典范；……

没有上述这一切为背景，谁也无法想象希波克拉底医学的出类拔萃。

**（二）《黄帝内经》的源头**　医学，我国古代称方技。方技一略，《汉书·艺文志》分为医经、经方、房中、神仙四家。先秦医籍流布于后世者，亦四家：①《素问》；②《灵枢》，晋代皇甫谧认为此二书即《汉志》之《黄帝内经十八卷》；③《难经》，托名扁鹊，学者疑为《汉志》所载《扁鹊内外经》之遗；④《神农本草经》，《汉志》有《神农黄帝食禁》，孙星衍推测其即为此类。

中国有史记载的医药学，演变的途迹，可约略分为三支：①从伏羲制九针的传说，到总结成《黄帝针灸》（《灵枢》）；②由黄帝、岐伯讨论医道、经脉的传说，到总结成《素女脉诀》；③由神农氏尝百草的传说，到总结成《神农本草》。《礼记·曲礼》曰：医不三世，不服其药。三世医学，既云治病时经验之重要，更指上述三部古医书。

然而，古籍中的断篇残文终无以勾画出战国秦汉医学灿烂的前因。《汉志》所载七家医经、十一家经方，《内经》为仅存之书。所以，长期以来，人们视《黄帝内经》的医学成就，颇似空穴来风，突然而至。20世纪70年代在长沙马王堆、80年代湖北江陵张家山的汉墓中出土的古代医书清楚地表明：《内经》的出现，绝非偶然，而是上古医学的发展，晚周社会情势、先秦学术勃发的必然结果。

马王堆汉墓出土的医书，共有帛书十种，（《足臂十一脉灸经》、《阴阳十一脉灸经》、《脉法》、《阴阳脉死候》、《五十二病方》、《却谷食气》、《导引图》、《养生方》、《杂疗方》、《胎产书》）竹木简医书四种（《十问》、《合阴阳方》、《杂禁方》、《天下至道谈》）。各书编撰年代并不一致，最早的可能成书于春秋时期，最晚的乃是战国末年至秦汉之际的作品。两部灸经，最为古朴，是现今关于经络学说的最早的专门文献。《灵枢·经脉篇》与之有直接的关系。《内经》所述十二经脉，正是帛书十一经脉的基础上完善的。两书中，阴阳的概念已经引入，但应用尚不广。四部竹木简医书，保存了上古养生学、房中术和神仙方术的内容。所论的养生原则，与《内经》基本一致，但比较简略。帛画导引图，是我国现存最早的医疗体操图。它是原始人舞蹈之发展，也是华佗“五禽戏”之祖。《五十二病方》则是已发现的最早医方书，真实地反映了西汉之前我国临证医学水平。书中方药众多，所载手术疗法，亦颇多巧妙之处。

《黄帝内经》之前，有更古老的医药文献，更原始的医学理论，从《内经》本身也可找到佐证。据统计，《内经》所引用的古代医书达二十一种。单是《素问·病能篇》提到的就有《上经》、《下经》、《金匮》、《揆度》、《奇恒》等多种。从《史记·扁鹊仓公传》中也能得到印证。《内经》正是在各类更古老、更朴素的医学成就的基础上，经过医家们不断搜集、整理、综合而成的。

**（三）希波克拉底的先行者** 希腊原是一个混合的种族，具备遗传学家称为“杂交优势”的特质。得天独厚的地理环境为其与外界的频繁接触和自由交往提供了良好的自然条件，使其能较早的吸收其他地区的文化而加以融汇。早在古希腊之前，埃及、巴比伦、印度等地的医药学已达到相当水平，并不同程度地影响了古希腊医学，如埃及有“世无伦比的老练医生”（荷马语）。所以，包括希波克拉底在内的许多名医都曾到埃及旅行、学习过。荷马的史诗和希罗多德的历史著作有不少篇章描写希腊人对域外文化和医学的浓厚兴趣和如饥似渴的“拿来”心态。《希氏文集》中某些药方类似约公元前16世纪埃及的埃伯斯草书中的处方，而埃及医学的灵气学说和原始的体液学说是古希腊病理观念的先驱。此外还有大量药物来源于印度。

公元前6世纪的阿尔克迈恩（Alcmaeon）是最早从事动物解剖的人，有人认为四体液学说是他提出的。他是生理学家、医生和哲学家，最早把医术同哲学推理结合在一起。希波克拉底学派深受其思想的影响。

公元前5世纪，古希腊出现了不少名医，形成了三个著名学派。克尼达斯派：受美索不达米亚和埃及文化以及毕达哥拉斯哲学的影响，把身体与天象相比，主要代表人物有Cresias和Eurythos，他们虽不懂解剖，但临床经验丰富；意大利南部的西西里派：受恩培多克哲学影响，注重解剖动物，喜用哲学的冥想以演绎出疾病的理论和治疗方法。代表人物有Akron、Pausanisa、Philistion等；科斯学派：这是古希腊最有影响的学派，它集希腊医学之大成，是古希腊医学最高成就的最佳体现者。其代表人物是希波克拉底。

显然，纵有古典希腊的政治民主、思想自由，若无先行者们长期医疗实践的积累和医学理论的探讨与争鸣，则无以成就希波克拉底医学之辉煌。《内经》和《希氏文集》均乃因缘际会之产物。

## 三、同中异趣：草创之初的中西医学

我们所要求的是要看出异中之同和同中之异。

——黑格尔

希波克拉底生于科斯岛。虽纯系偶合，COS（科斯）这三个字母既代表着医学，也代表着《黄帝内经》和希氏医学的三个重要元素，即creativenness（独特的想象和创造）、observation（客观、准确的观察）和sensibility（敏锐的感悟力）[6]。希氏的著作——《希波克拉底文集》（Corpus Hippocraticum），和古希腊的许多典籍一样，是在亚历山大城搜集和编辑的，汇集了各种来源的医学理论与经验、包括克尼达斯学派的医著，但以希氏及其学派的学术思想为主。全书七篇，要确定哪些是希氏本人所著，非常困难，但可以肯定它非一时一人之作。《黄帝内经》由《素问》和《灵枢》两部分组成，共18卷，162篇。同样不是出于一时一人之手。

**(一)惊人的相似** 深入研究、比较《黄帝内经》和《希波克拉底文集》,不难发现许多内在的惊人相似。择其要者分叙如次:

**巫术和超自然主义观念的抛弃** 当代人看来,超越巫术,抛弃超自然主义观念似乎不足为奇。但从人类医学的全部历史进程看,却有异乎寻常的意义。这一特征表明中西医学已真正进入一个全新的历史阶段,即理性地看待人体及其疾病的时期。

《希氏文集》最基本的观点是:疾病是一个自然过程,症状是身体对疾病的反应,医生的作用就是帮助身体的自然力量。《论圣病》说:"被人们称为'神圣的'疾病(指癫痫和一些精神患者——引者),在我看来一点也不比其他病症更神、更圣,与其他任何疾病一样起源于自然的原因。只因这些病症状奇异,而人们对它们又一无所知,充满疑惑,故尔将其原因和性质归之于神灵。"[7](第Ⅰ节)《内经》认为一切疾病的原因不外内伤七情、外感六淫,超自然的原因是不存在的。"夫百病之始生也,皆生于风雨、寒暑、阴阳、喜怒、饮食、居处、大惊、大恐"。(《灵枢·口问篇》)《素问·五脏别论篇》明确宣布:"拘于鬼神者,不可与言至德;恶于针石者,不可与言至巧"。所有这些,表明中、西古代理性医学已具备成熟而自信的风度。

**整体观念的确立** 整体观念是《内经》医学的突出特征之一。《内经》重视人本身的统一性、联系性和完整性。认为构成人体的各个组织、器官之间,在结构上不可分割;在功能上互相协调、相互为用;在病理上互相影响。它从不把五脏、六腑、骨骼、肌肉、皮毛等看作互不相干的系统,而是看成在"神"(神机、中枢)的主动调节下的有机整体,关注整体联系和相互制约。治疗上也重视整体,决不单纯地头痛医头,脚痛医脚。

整体观念也是希波克拉底医学的特点之一。他强调:人体各部分之间的结构和功能互为因果。疾病不仅是某一单个器官的病变,每每牵及整个机体,导致全身的不适和功能失调。身体各部位病变可相继引起其他部位的异常。

《内经》特别强调"人与天地相应",对人与外在环境间的关系,阐述极多。"人与天地相参也,与日月相应也"(《灵枢·岁露》)。"春生、夏长、秋收、冬藏,是气之常也。人亦应之"(《灵枢·顺气一日分为四时》)。自然界是人类生命的源泉和生存的空间,自然界的运动变化,直接或间接地影响着人,使之相应地表现出不同的生理过程和病理变化。疾病的发生发展与四时寒暖、乃至昼夜变化等均有密切联系。医生治病,不仅要因人制宜,还要因时、因地制宜。"必先岁气、无伐天和"(《素问·五常政大论》)。《素问·异法方宜论》相当系统地论述了这些方面的具体问题。

《希氏文集》也很关注环境因素对人体的影响。《论风、水、地域》一文与《异法方宜论》堪称中、西古代两篇光辉的医学地理学文献。希氏告诫医生必须认真考虑季节气候、城市的座落方向、风的性质、水的质量和居民的生活方式等。他说:"为了在某一特定地区行医,医者须懂得居民的生活方式",以及他们的嗜好、饮食、劳动、娱乐、风俗之类情况,因为人的器官及其功能随季节等因素的变迁而有所不同。"医生进入某陌生城邦,不得对地方病一无所知"。(《论风、水、地域》第Ⅰ、Ⅱ、Ⅲ节)。他对不同地区的风俗习惯也有很大热情,并详细分析过不同的环境因素与人的体质、地方常见病等之间的关系。希氏特别指出:"考虑病人的生活模式是必要的,处方用药时万万不可忽视"(《论养生Ⅰ》第Ⅻ节)。

**动态平衡思想的孕育** 既然人与环境息息相关,人是有机的整体,各组成部分之间、人与环境之间的平衡、协调对于健康便有重大意义。治疗也就意味着力图恢复这一动态平衡。

阴阳是人和天地万物最基本的两类物质属性。人的正常生命活动，是阴阳两个方面对立统一、保持协调的结果。所以，《素问·生气通天论》云："阴平阳秘，精神乃治；阴阳离决，精气乃绝"。阴阳失却平衡也就成了疾病发生发展的根本机制；而调整阴阳、补偏救弊，促使阴阳恢复相对平衡，便是治疗过程中最基本的原则。故《素问·至真要大论》曰："谨察阴阳所在而调之，以平为期"。

中医学的五行学说，以五行属性来说五脏六腑、四肢百骸的生理活动、病理改变。五行之间动态的相生相克，使人的部分功能既不发育无由、也不亢而为害，维持生生不息的生理状态。若这种动态平衡失调，便会出现相乘或相侮等病理现象。

希波克拉底的四体液病理学说也寓有动态平衡思想。此说认为若组成人体的基本元素——血液、粘液、黄胆汁、黑胆汁——在比例、能量、体积等方面配合得当，且完美地混合在一起，人就享受健康。如某种体液与其他体液分离，不相协调，任何一方的过多或过少，人皆会感到不适和痛苦（《论人的特性》第Ⅳ节）。健康是体液的和谐配合（crasis），体液的配合不当必然导致疾病。希氏说："某种物质的缺乏是有害的，过多亦然"，"如果身体中的热和冷同样混合，则无恙，因为热平衡冷，冷平衡热"（《论古代医学》第Ⅸ、Ⅻ节）。

各器官之间的交互关系，即所谓体液所产生的交感平衡非常重要。《论食物》中说："一切都建立在液体统一会合的基础上，一种统一的和谐、统一的交感的基础上"。（第Ⅻ节）。自然界的每种事物都倾向于恢复到一种和谐，即恢复到那种构成生命的完善的协调。这种平衡一旦受到破坏，就需要重新建立秩序与和谐。《论古代医学》还指出：人体内的四体液又与大自然的四元素——地、气、火、水以及四特质——热、冷、干、湿——互相配合。四种体液的配合失当，有先天的、营养的原因，特别受外界季节气候等环境因素的影响。这样，人体的四体液便成了整个自然体系的一部分，机体的生命活动就需和外在环境保持和谐与动态平衡。

**细致的观察与哲学学说的引入** 在方法论方面两者也有诸多相似之处。希波克拉底认为客观、系统、仔细地观察病人是医生的基本职责，强调实践、临床观察而非思辨推理的重要性。其观察主要是依据感官，包括肉眼检查、触摸、嗅气味等，一种不成熟的听诊也被实施。整部《希氏文集》，充满大量精细的观察和对疾病过程的准确叙述。《箴言》是《希氏文集》中对后世影响最大的著作，在长达千余年的中世纪被作为医生的圣经，是长期在病人床侧进行全面观察翔实而生动的记录。对许多疾病的症状、病因、预后的描述，至今仍有价值。例如，"肥胖者比瘦人更易遭受卒死"，"逐渐昏绝，又无明显原因者，可能卒死"，"脊柱畸形常与咳嗽共存"等等。《论预后》第Ⅱ节对濒死者面容的经典性记述，已被称为"希波克拉底面容"。

临床观察也是《内经》医学的基础，其对自然和人体所作的真实观察同样是天才的。从人与自然的关系阐述、望闻问切等诊断技术记录，到脏腑生理病理的认识，对经络的循行途径的描述，以及各种疾病传变和转归的说明，无不包含着无数人长期、细致观察的结晶。

由观察获得的经验事实虽丰富、真实，但要创立医学的体系，当时的历史条件下，只能依附于古代哲学。阴阳五行学说构成了《内经》的理论骨架和说理工具。没有先秦哲学的大繁荣，没有《易经》、儒、道学说，便不会有《内经》的医学理论。马王堆出土医书与《内经》的本质区别在于，后者有着更浓厚的哲学气息、思辨色彩。

正如《内经》大大地获益于古代哲学，古希腊哲学亦同样嘉惠于古希腊医学。希氏医学的许多重要思想源渊于毕达哥拉斯、阿尔克迈恩、德谟克利特、恩培多克等人的学说。四体液病理说无疑是希腊哲学的直接演化而来。《希氏文集》中的个性主义倾向的萌芽，则与“原子论”不无联系。所以，19世纪研究《希氏文集》的著名学者 F. Adams 说：“希波克拉底著作中出现的许多医学理论可以在古代自然哲学中找到”。“如果对古代自然哲学没有充分的熟悉，绝不可能合理地懂得希氏著作中的理论和思想”(8)。科斯岛上的这位圣哲则夫子自道：“热爱智慧（哲学即爱智）的医生犹若神灵，医术与智慧之间没有鸿沟”，认为医生的工作永远离不开推理。（《论适宜》第Ⅴ节）

《内经》和《希氏文集》都是以临床观察为基础，在直观和整体水平上，借助哲学理论，从整体、联系、平衡、和谐等观念出发，概括性地表述了一系列医学问题，从而构筑各自的医学理论大厦。它们具有古代科学理论的某些共性。当代科技史学者认为：近代科学是古代科学的发展，但二者有本质的区别，“古代科学，包括古代希腊、中国、印度和中世纪阿拉伯的科学，基本上处于现象的描述、经验的总结和猜测性思辨阶段”(9)。这段话，也可用来评述《黄帝内经》和《希波克拉底文集》。

**（二）貌合神离**　受中华民族“求同”思维惯性的影响，人们在比较研究《内经》和《希波克拉底文集》时，首先注意到的是二者的相似之处。以致不少人形成这样一种看法，似乎中国古代医学与古希腊医学在本质上没什么差别。然而，《内经》和《希波克拉底文集》毕竟诞生于不同的社会结构和文化背景中，二者存在不同是理所当然的。

**功能与实体的离合**　在解剖学不发达的情况下，《内经》有取类比象、由表知里的方法，借助当时有限的解剖知识，把相互联系最紧密的生理功能、病理表现，与体表部位归纳在一起，用“五脏”和“六腑”加以概括，形成了以整体、恒动的功能系统为特征的脏象学说，该学说忽略了对人体各器官组织进行本体性、结构性研究。从此，这一倾向促使中医生理研究走上独特的发展道路。而《希氏文集》则不同，它虽然把人作为一个整体，并认识到机体各部分之间及其环境的协调平衡就是健康，但它对人体各组织器官的功能描述，更多的是以具体的客观解剖形态为依据。不妨以关于“心”的认识为例：《内经》从功能之间的联系出发，认为：心为君主之官，主血、藏神，与小肠相表里，在体为脉，在色为赤，在时为夏，在音为徵，其气候为暑，其五行属性为火，开窍于舌，其动应于虚里，在情感为喜，在声为笑，在变动为忧，在味为苦，其荣为色，其液为汗，……。尽管《难经》有“心重十二两，中有七孔三毛”之说，但这些论述猜测的成分很大，中医学的“心”，从总体上说，显然脱离了解剖学上的“心脏”，成了代表一个功能系统的符号。希氏则在《论心脏》等文中指出：心脏有两个室、两个房，右心室供给肺以血液并从肺接受气而互相交换，左心室不含血而含气，是体热之所在。希氏虽说过心是智慧之所出，但通观全书，他更主张思维、感觉的器官是脑而非心脏。这些认识固然很幼稚，但毫无疑问是建立在心脏的解剖实体基础之上，没有脱离解剖形态。这样，《内经》使解剖形态学研究成了可有可无、不那么重要的了，而《希氏文集》则为人体解剖构造的实证研究留下了余地，突出这方面探索的不可缺如性。

**理论解释的普适与局限**　希氏医学认为人体（包括宇宙万物）均由两种对立统一的干性、热性的“火”和湿性、寒性的“水”构成。日本学者将这种认识称为“水火生成论”。

此论与《内经》的阴阳学说有一定的相似之处。但水火生成论基本局限于阐述饮食物的性质和养生问题。阴阳却是高度抽象和普适的，“阴阳者，天地之道也，万物之纲纪，变化之父母，生杀之本始，神明之府也”。(《素问·阴阳应象大论》)。阴阳不仅能说明自然的构成和运动变化，更可概括人体上下、内外各组织之间，以及每一组织器官本身的复杂关系，“人生有形，不离阴阳”(《素问·宝命全形论》)；疾病的病理无论怎样变化多端，均可由“阴阳失调”来说明；在诊断、辨证、治疗中，阴阳是提挈一切的总纲。

《内经》和《希氏文集》在具体医学理论上更为接近的莫过于“五行学说”和“四体液说”。希氏四体液学说的主要思想列表如下：

| 体液<br>具体内容 | 粘液 | 血液 | 黄胆汁 | 黑胆汁 |
|---|---|---|---|---|
| 性　质 | 冷、湿、咸 | 热、湿、甜 | 热、干、苦 | 干、冷、酸 |
| 器官位置 | 头 | 心 | 肝 | 脾（胃） |
| 季　节 | 冬 | 春 | 夏 | 秋 |

医学之父主要用四体液学说进行人的气质分类，说明人体的病理，而且是部分疾病的病理。《内经》中五行学说作用比这要大得多，五行归属亦宽泛得多。可以说，自然界万事万物，人身的各个方面，均可用五行加以配属和联系。而且，五行之间不是静止的，存在着复杂的生、克、乘、侮关系。

因此，中医五行学说能解释生理与病理现象及其联系，综合和分析各种临床资料，并指导临床立法、处方、用药。《内经》进一步将五行与阴阳学说结合起来，五行中有阴阳，阴阳中有五行，并以脏腑、经络作为依据，使之贯穿于中医生理、病理、诊断、治疗的每个环节，从而形成了一个博大、自洽、完整的医学理论框架。这个体系不仅能被医生用来圆满自如地说明医学中的种种问题，还能用来解释世界上一切事物的存在及其变化。在理论的完整性方面，《内经》走得如此之远，比较之下，《希氏文集》相形见绌，望尘莫及。

**哲学与思辨的地位**　《希氏文集》引入了古希腊哲学思想，但并不占主导地位，希波克拉底在主张医学不能缺少哲学的同时，又极力反对虚妄的思辨和推理，并不以为哲学可以代替医术的具体研究。他把哲学仅仅当作一种权宜的工具和方法（参《论古代医学》第XX节）。希氏的观察陈述，基本上是就事论事，很具体实际，很少渗透有理论说明。希氏方法论的特点是归纳而非演绎，他不赞成不加限制地推理。从整体看，《内经》的哲学思辨比《希氏文集》要强烈得多。《内经》的不少观察陈述本身便包含了理论解释。“清阳为天，浊阴为地。地气上为云，天气下为雨；雨出地气、云出天气，故清阳出上窍，浊阴走下窍；清阳发腠理，浊阴走五脏；清阳实四肢，浊阴归六府。”(《素问·阴阳应象大论》) 这段文字里，对自然和人体生理的客观现象的观察叙述与阴阳学说的理论已水乳般交融在一起。

值得注意的是，希氏医学有一种个性主义倾向，而一千六百年后文艺复兴的基本特点就是个性主义。

综上所述，可以清晰地看出：《希氏文集》虽然没有直接为实验分析和解剖研究开辟道路，却提供了可能和导向。《黄帝内经》受“天人合一”哲学信念的支配，以阴阳五行学说为逻辑工具，以脏腑经络学说为核心的理论体系，具有高度抽象、涵容性极广的特点。这个理论是自洽的，具有左右逢源的生命力，其本身差不多臻于至善至美，因而很难证伪，使得理论自身的质变，突破几乎不可能。中医学术两千余年的一脉相承，与《内经》体系的这个特征有着深刻的联系。《内经》医学显然不再需要解剖生理学为其进步的前提，更不适宜于实验分析方法的生长，却为临证医学中大量医疗实践经验的理论总结留下了回旋的空间。公元2世纪的张仲景和盖仑使中、西医学彻底分向而行，其来有自。

## 四、迥然不同的结局

我们的骄傲和我们的悲哀，往往就是一回事。

——无名氏

正如一切不朽的古典著作一样，《内经》和《希波克拉底文集》对后世的影响充满曲折和戏剧性。将二者在各自医学历史进程中扮演的角色，所起的作用加以对比，不仅饶有趣味，亦引人深思。

**（一）希波克拉底的神化和被遗忘**　关于希波克拉底医学，意大利著名医史学家卡斯蒂格略尼曾作过一段精彩的概括。他说：“首先我们要知道它（希氏医学）是建立在自然科学的广泛基础上，在临床医学上有丰富的经验，在因果关系上有清晰而合乎逻辑的推理，并具有奠定在崇高道德基础上的道德观念。这些因素使一种医学体系有了发展的可能。事实上，《希波克拉底文集》是自然科学几乎没有萌芽的时代，在医术上具有先进性的最宝贵的代表文献。希波克拉底学派的医学虽然在解剖学、生理学、病理学的知识上有缺陷，虽然只是很少而粗略地研究过动物，但是它主要是建立在临床经验和哲学推理的基础上，终能使医学提高到难以超过的高度。这是历史上最有意义的现象之一，并可能是最重要的，因为它说明通过经验，实际观察和正确的推理，可以得到极有价值的宝贵材料；但是由于没有解剖学和生理学等基础知识，所以它只能有一定限度而且不免笼统”。卡斯蒂格略尼继续说道：“希波克拉底虽然并不像那些错误的说法那样，是医学科学中的完人，但是，他的确解决了医学历史上具有决定性倾向的开端”。这个决定性倾向就是科学和理性。也正是基于这个前提，我们说希波克拉底开创了西方医学。

在同代人和后裔心目中，希波克拉底被荣誉的光环包绕着。他的名字已成了医术神圣、纯洁而高贵的象征。在西方医学史上，或许没有一个医生的声誉比希氏更大。被称为“希波克拉底第二”或“当代的希波克拉底”，是西方医生的最高赞誉。柏拉图热情地褒奖他，亚里士多德称他为“伟大的希波克拉底”。盖仑尊他为“圣者”、“一切美好的奇妙创造者”[(11)]。自中世纪起，人们把他当作“医学之父”。

在漫长的中世纪暗夜里，古代学术要么消隐了，要么被严重“异化”。希氏及其著作也难逃劫数，与盖仑、阿维森纳等古代重要医学家一道，变成了神圣不可侵犯的绝对权威。他的思想和学说，包括缺陷和错误，都蒙上一层神谕或先知的色彩。

随着近代科学的兴起，古老的医术逐渐变成了一门真正的“科学”。人则相应地变成了一架“机器”，实验分析、物理化学的手段成了研究人体及其疾病的主要手段。医学呈加速发展趋势。新的总是迅速代替旧的。人们提到的更多的是维萨里、哈维、巴斯德、科赫、魏尔啸、弗莱明、华生等一系列的新人、新成就。一种全新的范式确立并壮大起来，完全取代了原有的范式。于是，希氏及其成就的命运陡然一变。“医学之父”的声音渐弱渐远，几乎被淹没于已逝的历史之河中。

在今天，希波克拉底的著作静静地躺在图书馆极不显眼的一隅，除了少数学者，罕有医学生或医生会有光顾它的雅兴，哪怕仅仅为了消遣。若任意挑选一位医学生或医生，问问知道希波克拉底否？当然，他或她会提到“誓言”，但对其中的内容一定不甚了了。也许还能引用“医学之父”的“人生短暂，医术久长”（life is short，art is long)，但他或她肯定难以准确回答这一格言的原始含义。显然，由于历史和自然的原因，希波克拉底正在从医学的历史舞台上消逝。他对当今西方医学已不再有任何实质性的影响，成了名副其实的历史人物。虽然时时有人努力复活他，甚至有人呼吁“回到希波克拉底去”，但终究只是整个医学大潮中的一朵小小的浪花，从未形成一个汹涌的潮头。

大可不必为希氏的这一命运而伤感，因为这是近现代西方医学突飞猛进的必然结果。历史的任何进步都需要付出代价，即使是那些曾经极有价值的菁华。否则，历史将停滞，就像中世纪那样。现代医学不再需要希波克拉底，正说明现代医学与古希腊相比，已有了质的的飞跃。

恩格斯曾说：“如果在细节上形而上学比希腊人要正确些，那么，从总的说来，希腊人就比形而上学要正确些。”若把这段话里的希腊人和形而上学换成希波克拉底医学和以生物医学模式为核心的近代西方医学，绝大多数当代医学家或医生们或许不屑一听，甚则嗤之以鼻。不过，鉴于人类医学的主题和目标并没有变，病人、医生、疾病依然是医术（或医学）的三个基本要素，希氏毕竟是古希腊的哲人、智者，在当代医学面临的窘境中，虚心地倾听一下“医学之父”的教导，毕竟有益无害。从现实角度上重新咀嚼一下希波克拉底关于人、关于医术、关于疾病、关于医生的各种原则性阐述，肯定会对现代医学有所裨益。他的智慧的魅力永远是迷人的，将不断地给后来者以新的启示。可以断言，希波克拉底绝不会、也不应该被完全遗忘。

**（二）《黄帝内经》的骄傲和悲哀**　《内经》全面总结了秦汉以前的中医学成就，标志着中医由单纯积累经验的阶段，发展到系统的理论说明阶段，为中国医学的进一步发展提供了理论指导和依据。《内经》的成就是多方面的，在中国医学史上一直享有崇高的地位。

虽然寒暑交替已经历了近二千载，但《内经》阐述的医学基本原理，至今仍是中医各科的理论基础和创新的源泉。千百年来，它一直是中国医学最重要的经典，指导、规范着一代又一代医药学家的临床实践和思维。在这个辽阔的国度里，无论走到哪里，南方还是北方，通邑大都还是穷乡僻壤，医药人员都使用同一种术语、信奉共同的理论。《内经》以奇特的凝聚力把天各一方、异代不同时的医生、药师、病人紧紧地联系在一起。《内经》是中医学的不祧之祖。这个结论不必引证历代医家对《内经》所作的无法再高的评价，也无须统计历代注解、发挥《内经》的医著的数量，只要翻一翻今天各级中医基础教材的任何一本，便昭然若揭。尤其令人惊叹的是，用《内经》的理论和方法指导治疗，在很多方面能够达到现代西方医学难以达到、无法解释的医疗效果。甚至使不少西方学者瞠目。一部两千年前的医学著作，竟然有如此长久的生命力，在科学史上确属罕见。就《内经》而言，无疑是它的幸运和骄傲。

可是，《内经》的作者们假若九泉之下有知，对它的两千年一直作为不祧之祖，是欣慰地含笑还是黯然神伤呢？若换个角度看，作为一门科学，理应后浪推前浪，不断创新，各领时代风骚。《内经》今天的地位，表明当今的中医学术与两千多年前的秦汉相比，还没有质的飞跃，古代的幽灵还时时左右着今天的一切。就中医这门学科而言，不能不说这是一个莫大的遗憾。

21世纪新的一代中医将在何种意义上继承和发展《内经》？他们能够超越《内经》的引力场，从一脉相承的历史惯性中走出来而叩响新纪元的大门吗？这与其说是理论难题，不如看作一个进退两难的实践问题，而且，首先是个科学方法论上的破与立的两难选题。

## 第三节　中西医学的分道扬镳

中西医学的历史就像灿烂的秋夜星空，离开千千万万普通的群星，固然构不成壮美的自然星图，而没有少数明亮绝伦的星座，星空的魅力同样荡然无存。历史上杰出的医生就是这些屈指可数的星座，正是他们，构成了医学历史进程的坐标。

——作者题记

公元2世纪，中国和西方几乎同时降生了两位医学巨人，即张机（字仲景，约公元150~219年）和盖仑（公元130~200年）。他们在中西医学的历史进程中如此重要，以致被分别尊为“医圣”和“医王”（prince of physicians）。他们继承了不同的学术传统、受差别甚大的动机支配，创造了迥然异趣的医学成就。科学方法论方面，二者相去尤远。以他们为历史标志，中西医学便踏上了两条完全不同的道路，并按各自固有的格局演进至今。

### 一、造就医圣的时代

每一个社会时代都需要有自己的伟大人物，如果没有这样的人物，它就要创造出这样的人物来。

——爱尔维修

科学技术史上总有一些奇迹般的明星辈出的世纪，一如人类之历史。公元2世纪前后，科技天才似陨石纷纷降临人间，便是典型的例证。托勒密、盖仑、卫普士，张衡、华佗、张仲景……，一大串光彩熠熠的科技巨星几乎同时涌现出来。盖仑和张仲景的医学贡献，绝不是空穴来风。

**（一）“医圣”的生活背景**　一般将古希腊和罗马医学当作一个整体，其实古罗马医学有其自身的特点，是古希腊医学之后的一个重要历史阶段。古罗马医学源于伊达拉里亚人的医疗卫生经验。在共和时期（公元前6世纪—前1世纪初），罗马医学并不发达，直到公元前146年，罗马征服希腊，大量希腊医生移居罗马，罗马的医学才迅速发展起来。公元前30至公元401年的帝国时期，罗马医学蓬勃发展，名医辈出，学派兴起，公共卫生和医学教育均相当发达。尤其是盖仑的活动和创造，使医学在罗马达到了鼎盛，从而代表了罗马医学的黄金时代。

罗马医学除了继续存在希腊原来的学派如独断学派（dogmatist）和经验学派（empiricist）以外，还出现了提米森（Themison）创始的规法学派（methkdist），阿西纽斯（Athenaeus）创始、代表人物为阿里塔奥（Aretaios）的灵气学派（pneumatist），以及阿加提纳斯（Agathinus）创始的折衷学派（eclecticist）等。

古罗马的著名医学家除盖仑外，还有药物学家底奥考理德（Dioskorides）。他曾被誉为西方古代药物学的先驱者；解剖学家拉弗斯（Rufus），所著《论身体各部位之名称》是人类第一部较详尽记述解剖名称的专书；妇产科医家索兰纳斯（Soranos），其《论妇女病》被医史学家称为古代妇产科和儿科的经典著述；以及与盖仑同时代的最杰出的外科学家安提洛斯（Antylloss），其后的奥瑞利安纳斯（Aurelianus）、艾提奥斯（Aetios）等等。

继《黄帝内经》确立于中医学的理论范式之后，东汉三国时期，临床医学以张仲景的《伤寒杂病论》为标志、药物学以《神农本草经》为代表，分别形成了独特的体系和规范。与此相适应，还出现了一批有名的医生，如擅长针灸的涪翁、郭玉，外科学家华佗，药物学家吴普、李当之等。

《神农草经》系统总结了汉代以前的药物知识，载药365种，不仅论述了每种药物的来源、采集、鉴别、药效、主治、加工炮制、贮藏、服用方法等，而且提出了今日药学仍在应用的基本理论：四气五味、君臣佐使、七情和合。若把中国古代药学史视为典型的“中国套箱”（Chinese box）式进步，那么，《神农草经》便是这一系列套箱中的第一个。

华佗（字元化，约公元141~203年），在中国医学史上与后世的吴又可、王清任有着极其类似和内在联系的悲剧意味。华佗，在中国早就成了医术高超、起死回生的象征。他是我国体育运动医学之父，精通临床各科，尤为引人注意的是，他发明了全身麻醉剂——麻沸散，从而成功地实施了腹腔手术，还采取了术后抗感染措施——“敷以神膏”。范晔的《后汉书》、陈寿的《三国志》均为他专门立传，且在张仲景之上。然而，今日观之，张仲景的成就和地位远非华佗可及。自宋明以后，本来比较发达的外科手术便渐渐停滞，中医学把“刀子”遗忘得如此彻底，以致连脓包都用膏药，甚至后世不少学者不仅怀疑华佗剖腹手术的可能性，更对华佗的中国“国籍”产生了疑问。华佗的悲剧，其实是中国古代实验分析医学传统沉沦的一个缩影。

**（二）盖仑与罗马帝国**　盖仑和张仲景的时代演变在中西历史上是不寻常的。在古罗马，先是安宁、繁盛、稳定，享乐奢华，随之就是全面危机。在中国，整个社会正处于汉末的激烈动荡之中。

自渥大维（即奥古斯都）起，罗马结束了共和时期的纷争，进入到罗马帝国时期。历史学家把罗马帝国初期近两个世纪的稳定和繁荣称作“罗马的和平”。特别是安东尼王朝（公元96~192年）时期，古罗马奴隶制以其中央集权极盛，统治秩序良好，经济和文化高度发展，史称罗马帝国的“黄金时代”，颇似我国西汉武帝在位的半个多世纪。

盖仑一生与政治上多有建树的安东尼父子的执政期相当。当时的罗马，疆域超过了古代史上任何一个帝国，地中海成了帝国的内湖。在巩固的统一政权之下，发达的海陆交通促进了区域间的往来和对外贸易，以及手工业和矿业的发展，加强了各地区文化（包括医学）的交流，帝国的经济、文化呈现出一派欣欣向荣的景象。盖仑晚年，罗马帝国由极盛开始衰败。公元3世纪，内部发生动乱，政治、经济等方面爆发了全面的危机，史称“3世纪危机”，庞大的罗马帝国即将土崩瓦解。盖仑去世后不久，随着罗马奴隶制的衰落，罗马的科学文化也就归于沉寂。经过近千年繁荣的古希腊罗马科学，不得不熬过中世纪的千年黑暗，从13世纪开始，才再一次徐徐复明。

在西方，盖仑是“医学之父”以后最伟大的古代医学家，其知识之渊博，著述之丰富，实属少有。估计他写了二百余部著作[12]，可惜其书房“和平殿”不慎失火，大量手稿顷刻化为灰烬。现存的83部亲笔著作所涉及的内容有：解剖学、生理学、脉学理论、卫生学、饮食学、病理学、治疗学、药物学、《希波克拉底文集》研究、临床各科，以及哲学、语言学、逻辑学、数学、历史、法律、自传材料等，堪称系统的医学百科全书。

不少西方医史学家颇有感慨地说过，盖仑生活于罗马帝国的黄金时代，不仅是古代医学，也是整个人类医学的幸事。只有在这样的社会环境里，盖仑才有可能到处游历、学习，并汇集、整理各地、各派的医学成就，总结东西方各族人民的医药卫生经验；才有条件从事深入的人体解剖生理研究，完成卷帙浩繁的医学著述，集古希腊罗马医学之大成。

**（三）仲景与汉末战乱、瘟疫**　张仲景所处的社会环境与盖仑大不相同。公元25年，东汉王朝建立。像历史上任何一个新生的王朝一样，年轻的东汉政权对封建制内部的关系作了某些调整，一定程度上解放了生产力，使社会经济获得了相应的恢复和发展，并出现了继汉武、昭、宣帝时期第一次科技高潮后的第二个高潮，涌现了以天文学家、文学家张衡（公元78~139年，比托勒密大7岁）为代表的一批科学家和技术发明家。但西汉中期我国政治，经济、军事、文化的灿烂辉煌毕竟已成昨日黄花，东汉初期的“中兴”好景也不长。东汉后期（约公元88~220年东汉亡），社会矛盾开始大量积累并逐渐恶化，无组织力量的干扰亦日趋明显，中国社会再次进入大震荡、大破坏阶段。公元184年，黄巾军揭竿而起。189年，东汉王朝名存实亡，各地豪强势力卷入疯狂的武装割据之中。190~208年短短的19个年头里，中国境内，特别是黄河流域成了一座大屠场，两汉四百年积累起来的社会财富大部分化为乌有[13]。直到280年，中国才结束长期的割据和战乱，重新归于统一。

战争的频繁，经济的凋败，民不聊生，遍野哀鸿，结果是其时疫瘟病流行之烈，为中国历史上少见。数年一大疫，年年有小疫。据《后汉书·五行志》载：151年，京都、九江、庐江大疫。161年，瘟疫大流行；182年，大疫；185年，大疫；217年，大疫。《后汉书·灵帝纪》亦载：171年，瘟疫大流行；173年，大疫；179年，大疫。曹植在《说疫气》中写道：“家家有僵尸之痛，室室有号泣之哀，或阖门而殪，或覆族而丧。”曹操的《蒿里行》云：“白骨露于野，千里无鸡鸣。”真实地描述了战乱和疫疾所造成的惨相。

张仲景，像许多著名科学家、医学家一样并不见于正史。《李濂医史》载：“张机，字仲景，南阳人也。学医于同郡张伯祖，尽得其传，工于治疗，遂大有时誉。汉灵帝时举孝廉，官至长沙太守，”张仲景在《伤寒论·自序》中论述了他写作《伤寒杂病论》的缘由，因为疫疾曾使张仲景宗族的两百余口人在不到10年的时间内死去2/3，以救贫贱为己任的张仲景，“感往昔之沦丧，伤横夭之莫救”，勇敢地面对严峻的现实，发愤钻研，“勤求古训，博采众方”，写成《伤寒杂病论》，确立了中医临证医学体系的基本原则和规范。《伤寒杂病论》后被分作《伤寒论》和《金匮要略》两书。《伤寒论》以六经辨证论外感，《金匮要略》以脏腑辨证论杂病，理法方药俱全。仲景完成了中医学从单味药治病向复方配伍，从针刺为中心向汤液唱主角的历史性转变。后世的中医临床各科，均视《伤寒杂病论》为圭臬，从中获得启迪。这是《内经》之后中国医学的又一座高峰，恰好与盖仑代表的古代西方医学的第二座高峰遥相呼应。

盖仑、张仲景与其时代关系的研究表明：医学科学的进步与社会政治经济状况之间，决非一种简单的正比或线性关系。一切历史现象及其相互联系都是复杂的。

## 二、里程碑式的医学成就

人们创造自己的历史，但是他们并不是随心所欲地创造，并不是在他们选定的条件下创造，而是在直接碰到的、既定的、从过去承继下来的条件下创造。一切已死的先辈的传统，像梦魇一样纠缠着活人的头脑。

——卡尔·马克思

作为中、西医学史上的坐标，盖仑倾心于探索人体结构和功能，而张仲景则关注着具体疾病的有效防治。他们以独特的方法和成就，规范着一代又一代后来者的思想和行动。

**（一）盖仑：实验医学的领航员** 盖仑对医学的主要贡献在解剖学方面。他强调解剖学对于医学的重要性，认为医生如果缺乏解剖知识就像建筑师没有设计蓝图。其解剖学成就基本上体现在《论解剖操作》、《论身体各部分的功用》两书中。前者是16卷的鸿篇巨制。而《论疾病的部位》是病理学专著。

盖仑的解剖学以骨学、肌学和脑神经学部分最为出色。对运动系统，尤其骨学方面的观察、记述，直到近现代被修正者仍不多。他把人体的二百余块骨头分为长骨和扁骨，对骨突、骨干、骨骺等主要的骨标志作了区分；描述了骶骨以上的20块脊椎骨，并把它们分为颈、胸、腰三段；命名了组成颅骨的骨块和骨缝；并将关节分为可动关节和不可动关节，还注意到耻骨联合那样的线状关节。他对手、肩等部位复杂的骨、肌肉、肌腱、神经等的记述是人类解剖学史上的珍品。盖仑描述了约三百块肌肉，对其起止和功能的认识，大多仍保留在现代的解剖学教科书中。他区别了脑神经和脊神经，提出前者司感觉，后者司运动；描写了7对脑神经，对神经节也有一定的了解。他对脑的解剖结构的研究甚详，记述了硬脑脊膜和软脑膜、胼胝体、第三和第四脑室、松果体、脑垂体、丘脑下部的漏斗等。……总之，盖仑的解剖学著述和发现，在整个古代医学史上是空前绝后的。

盖仑同时是实验生理学的奠基人。他不满足于纯粹的解剖结构描述，还进一步把自己的触角延伸到各组织器官的生理功能，从单纯的解剖学发展到实验性的生理学，试图将希波克拉底的医术变成一门纯粹的科学。所以，学者们认为，盖仑经久不衰的声誉，显然主要不是因为其临床方面那些贡献，而在于他奠定了实验生理学的根基[14]。

**（二）仲景：实践医学的奠基者** 如果盖仑的伟大成就，是为西方实验医学的降生作了准备，那么，张仲景则把医学研究的焦点集中于具体的疾病，把中医学引入到了另一个境界。《伤寒杂病论》在《内经》理论的指导下，总结前人和自己的宝贵临证经验，确立了中医临证医学的辨证论治原则，仲景的医学成就还向人们证明：中医学最菁华的内容及其生命力在于临床。若盖仑医学体现了西方民族崇尚纯粹知识，追求智慧的特征；仲景医学则展示了中华民族讲求实际，推崇“实用理性”的民族精神和传统。

《内经》是一部理论性医学经典，虽比较完整，但许多地方尚缺乏充分的实际材料，与临床实践之间还有不小距离。在治疗上，《内经》提出了许多原则，但这些原则大多是围绕针刺的，与方药治疗有关的许多问题没有充分展开。因此，各种原则性说明难免显得空泛、抽象、粗疏。《素问·热论》虽对外感热病作了论述，但治疗毕竟没有跟上，因此发展到2世纪，历史和现实在呼唤医学理论与具体实践的结合。《伤寒杂病论》的问世，就是对时代呼唤的回答。

《医林列传》云：“仲景之论，文辞简古奥雅，古今以为扁鹊仓公无以加之，故后世称为医圣。”清代《伤寒论》研究家柯韵伯认为：“《灵》、《素》已具诸病之体，而明针法之巧妙。至仲景复备诸病之用而详方药之准绳。其常中之变，变中之常，靡不曲尽。使全书俱在，寻其所集，尽可以见病之后源。”显然，仲景的贡献不仅在于一病一证的具体论述、一方一药的实际效用，更重要的是向后世医学表明：有《内经》的基本理论，结合具体临床实际，提出新观点、新学说，建立论治原则和方法的可行性。张仲景的不朽历史地位，也就是通过启发人们去寻找理论与临床实践相结合的途径而获得的。后世医学家，不论是金元四大家的学术创新，还是温病学家，“卫气营血辨证”和“三焦辨证”等的提出，都是根据临床实践的需要，在《内经》理论的启发下，另建相应的辨证论治大法。

## 三、不同的方法论特征

盖仑和张仲景之所以是中、西医学分道扬镳的历史标志，最本质的差异在于双方的医学成就包含着截然不同的方法论原则。

——作者题记

科学方法是科学成就的灵魂，是科学理论的生命线。从人类知识的积累和进步看，一种科学方法结构比某个具体的医学成就具有更强大的示范作用，因而价值更高。科学史告诉人们：当科学方法与科学的具体研究程序紧密相联，并使经验上升为系统的理论时，科学方法的功能才会充分发挥，才具有深入和普遍的指导意义。盖仑和仲景的科学方法与各自的医学研究及其成就是有机地联系在一起的，遂可以在各自的医学发展中起到典型范式的作用。

**（一）盖仑的实证精神**　盖仑重视临床观察，把感觉经验当作全部医学知识不可或缺的基础，这与希波克拉底是一致的。他的科学方法论更具有突出的特点。

第一，注重实验。他不仅强调实验是通向科学和真理的唯一道路，而且亲自做过许多重要而巧妙的实验。例如，他在活体动物身上，通过不同水平面切割骨髓，证明各种麻痹的机制；通过离体心脏实验，考察心搏肌的生理，确认心搏是独立于神经刺激之外的，这一实验被著名科学史家萨顿作为古代最值得注意的两个实践之一；用动物解剖证明输尿管的位置，通过结扎输尿管提示尿液形成于肾脏，与膀胱无关。……

第二，疾病局部定位思想。在病理学方面，盖仑虽继承了希波克拉底的体液病理学，但他有一种向器官或局部探索疾病病理的倾向。总是试图从具体器官或部位去寻找疾病的原因和机制。他认为，某一功能的失常与某个特定器官的实质损害或结构改变有关，反过来，某一器官的损伤常可导致相应的功能异常。这一思想，与18、19世纪的病理学在观念上是相同的。他把病理学思想奠基在局部病理之上，因而确立了西医学至今仍占主导地位的结构决定论的方法论原则。盖仑曾诊治一位诸医束手的患者，病人第4、5指和中指的一半感觉麻痹，双肩曾受外伤，盖仑诊断为脊髓炎症，于是敷药于背部，结果获奇效。他解释此病位在第7颈椎区，指出尺神经起于第7颈椎高处，走向第4、5指的一半，这个典型病例颇能代表盖仑诊治疾病的方法论特征。

第三，重视形式逻辑，强调演绎法。盖仑的父亲是位知名的建筑师，精通数学、物理学，和善而多智，对盖仑的教育用过一番气力。在古希腊罗马，数学是学者必须学习和掌握的知识。以演绎公理化方法为基本特点的欧几里德几何学体系深深地影响了盖仑。他断言：如果关于治病的诸项判断均以几何学的方式（即从少数简单的公理、公式推导出一个又一个定理，推导出一切自然定律）来构筑的话，那么，医学将与几何学一样，臻于体系的完美感。《论自然的特征》一书第3册的第一章便清楚地表现出了这一思想特征。无疑，这种方法为他探索真理提供了便利，但有时也使他误入歧途，强迫事实去适应先验的前提。

概言之，盖仑的成就和方法预示着西方医学必将迈入到以实验分析为主要手段，以“还原论”为基本特征的近代医学的新时期。

**（二）仲景的辩证思维** 辩证思维是对大量经验事实或现有理论知识进行加工处理，以正确反映客观世界及其规律的思维方法。它像血管和神经一样，贯穿于《伤寒杂病论》中，统摄着仲景的全部医学成就。

六经辨证最能体现仲景的方法论风格。仲景根据病邪侵害经络的不同，脏腑盛衰的程度，病人正气的强弱等，把外感病（伤寒）的发生，发展过程中各个阶段所表现出来的不同症状，借“六经”进行概括和抽象，并以此作为辨证论治的纲领。每经提纲之后列了许多细目，不仅详介了各经各证的症候特点、治则、方药，还论述了各经病证的传变关系，以及合病、并病、变证、坏证等的辨证与治疗。所以，六经病的演变及其辨证论治，生动地体现的阴阳对立统一，邪正斗争和消长，疾病传变、发展、转归的一般规律。

仲景的医学体系与盖仑医学大相径庭。《伤寒杂病论》并不以解剖形态学为指归，撇开了解剖生理学方面的研究，更不注重机体局部的结构和功能，不考虑药物方剂的药理、化学、生物、物理过程，而是按照《内经》的传统，从整体对人的生理病理、药物功效进行动态的宏观研究。中医学的起点和归宿都是活生生的、与整个生态环境息息相关的有机个体，仲景医学亦如是。

普遍联系是辩证思维的一个重要观点。六经贯穿八纲，又联系脏腑经络，六经以病证，以脏腑经络和生理病理变化为基础，而脏腑经络、表里上下、四肢九窍、皮毛筋脉等组织器官又是不可分割的统一体。因此，六经辨证密切注意脏腑经络病变的互相影响；时时记住用普遍联系的思想分析疾病。临证时不拘泥于一病一证，随时留心病症的演变，脉证的异同，素体的差异，联系起来进行准确的辨证。

《金匮要略》开篇便云：“治未病者，见肝之病，知肝传脾，当先实脾。”从基本思想看，这实际上是时间序列分析或过程分析。此方法显然也是仲景辩证思维的重要方面。

若没有正确的科学方法贯穿医学研究和医疗实践之始终，《伤寒杂病论》不过是杂乱无章的临床经验记录。若没有仲景的医学成就和科学研究，也不会有其独特的科学方法。仲景的科学方法论原则从未游离于具体的医学论述之外，而是包含在《伤寒论》397条，《金匮要略》25篇的一病一证，一方一药具体叙述之中，借助一条条朴实无华的临床札记表达出来。仲景的医学成就是他的科学方法的有形载体，而他的科学方法又赋予其医学成就永恒的生命力，使之挣脱了有限经验之局限。这样，《伤寒杂病论》的辨证论治基本原则终于得以一代代地传下来，被无数医学家继承着、发展着，形成了与西方医学各异其趣的医学体系和科学方法论规范。

**（三）异趣的传统** 不同的文化传统、医学源流，决定了盖仑和张仲景以不同的科学方法创造出截然不同的医学成就。

西方医学从希波克拉底为代表的古典时期，经历了亚历山大利亚阶段，发展到希腊-罗马时期公元2世纪，各个领域取得了不少进步，出现了许多学派。但是，就整体而言，与希波克拉底医学没有根本的不同。各派的主张和学说缺乏详尽、正确的解剖知识依托，人体生理学亦处于幼稚水平，主要依赖思辨和臆测。严格、细致的实验研究，全面、准确的解剖知识是十分需要的。盖仑正是应这一时代需要而生。他的医学活动和成就使人类在这方面迈出了决定性的一步。

盖仑非常推崇“医学之父”，但他不像教条主义学派的医家那样，把主要精力用于对《希氏文集》进行形式和字面上的研究。希氏的解剖生理描述仅限于一些模糊的认识，而盖仑的解剖学已达到相当的高度，实验生理学的成绩尤为卓著；希氏从整体的角度认识病理，而盖仑则把病理学主要建立在局部的病理变化之上；希氏侧重于人体功能的描述及其人与环境关系的推测，而盖仑医学则以解剖形态学为根基；思想方法上，希氏长于综合和归纳推理，盖仑则偏好演绎推理和实验分析(15)。

继古典时代之后，亚历山大时期的希腊人开始了系统、精确的自然研究。正如英国科学史家W. C. 丹皮尔所说，这一时期的希腊有一种我们现代人比较熟悉的气氛，方法开始发生改变，从无所不包的哲学学说和百科全书式的知识综述，过渡到富有现代气息的专门化和分门别类研究。人们对自然界的基本态度更趋科学。确定的、局限了的问题被逐个地分离，以便单独研究。这个时期，欧几里得建立了内在逻辑谨严的演绎的几何学体系，几何学脱离自然哲学而独立；阿基米德一个劲儿地做力学实验，努力把实验方法和数学推理联结起来。医学上，这是西方古代史上唯一人体解剖合法的时期。博物馆内出现了专供解剖用的房间，亚历山大城还设有一所医学学校。赫罗菲拉斯（Herophilus）对解剖学，埃拉西斯特拉（Erasistratus）对生理学，特别是消化生理，作了一些初步尝试。这些都影响到了盖仑。

盖仑医学，显然已在一定程度上背离了希氏医学的主导精神，而是亚历山大利亚的科学和医学传统的继续和发展。盖仑曾到亚历山大利亚等地学习5年解剖学和其他科学知识，在那里他接受了动物解剖的训练，并获得过多次观看人体解剖的机会。据考证，盖仑与埃拉西斯特拉可能存在着师承关系(16)。

虽然盖仑一再宣称自己是以希氏医学为宗的，但他绝不是希波克拉底的忠实学生。他把医学从技艺引入到科学之门槛(17)。他的医学成就和科学方法是亚历山大利亚科学传统在医学上结出的第一个硕果。

《汉书·艺文志·方技略》有医经、经方之说。所谓医经，“原人血脉、经络、骨髓、阴阳、表里，以起百病之本，死生之分，而用度箴石汤火所施，调百药剂和之所宜”，即以理论医学研究为主。所谓经方者，“本草石之寒温，量疾病之浅深，假药味之说，因气感之宜，辨五苦六辛，致水火之剂，以通闭解结，反之于平”，乃探讨本草、方剂之学，从事临证治疗为主。张仲景属于经方学派，但非狭隘的经验主义者。他的医学成就有机地融合了中医学的医经传统和经方传统。如他在《伤寒论·自序》中云：“撰用《素问》、《九卷》、《八十一难》、《阴阳大论》、《胎胪药录》，并《平脉辨证》，为《伤寒杂病论》合十六卷。”《素问》、《九卷》一般认为即《黄帝内经》，《八十一难》即《难经》，这些书属医经无疑，《胎胪药录》、《平脉辨证》从书名判断当属经方学派。

仲景之前，中医学不仅形成了以《内经》为标志的较完整的理论体系，而且，临证医学亦有相当的发展，开始形成自具特色的治疗学体系。从长沙马王堆和甘肃武威出土的医学文献——《五十二病方》、《治百病方》，可以窥见当时临证医学的一般状况和某些特点。在应用针刺、单味基础上，随着医疗实践的扩展，中医学已渐次广泛应用复方；并开始出现辨证论治的思想雏形和复方配伍理论。

明代方有执在《伤寒论条辨·跋》中说："昔人论医，谓前乎仲景，有法无方，后乎仲景，有方无法，唯仲景此书，方法俱备"认为"前乎仲景，有法无方"，固未必然。讲仲景之书，的确中肯。仲景的著作正是在总结、荟萃其前经方家的临床经验（"博采众方"）基础上，以《内经》、《难经》等医经理论和思想方法为指导（勤求古训）完成的，它汇医经，经方于一家，熔经验、理论于一炉，成为中医临证医学原则之奠基性著作。

**（四）从医动机的差异** 动机，依行为科学家的观点，是人类行为的原动力，它驱动、刺激、诱发人们从事某种活动，并调节、规定人类行为的方向及其特点，包括试图实现目的的方法等。文化传统制约医学进化速度和方向的一个重要途径，就是通过影响医学家们的动机结构。

中国文化的重要特质之一是实用理性精神，"医乃仁术"代表了中国文化对医学的基本看法。这一人文精神使中国古代医家的从医动机尽管表面上存在诸多不同，其重实用的本质却是一致的。张仲景告诫人们不要"孜孜汲汲、唯名利是务"，而应"留神医药，精究方术"。因为百年之寿命乃"至贵之重器"，医术上可"疗君亲之疾"，下可"救贫贱之厄"，中可"保身长全，以养其生"。这段话，典型地概括了中国古代医学生习医动机。经方、医经学派无不强调解决实际疾痛。在中国人看来，医学不过是一种防病治病，拯黎民于灾厄的"术"或"技"，而不是研究人体结构和功能的纯粹知识体系。仲景倾心于解决具体的疾病防治，正是其从医动机的必然结果。古希腊人从事学术研究的基本动机是求知的好奇心和"心灵"的内在满足，而不是现实的需要。亚里士多德曾自我总结说："为求知而从事学术，并无任何实用目的。"所以，古希腊学者一开始就把探索人体奥秘当作医学的重要方向。对于医学家，医学不仅仅只是一种防病治病的技艺（art），也是研究人体生命活动的科学（science）。盖仑属于知识型医生，不同于一般行医者，带有古希腊文化背景的烙印。他把动物解剖获得的知识移到人体上来，重视对人体结构和功能的探求。总之，不同的动机像一只无形的大手，支配着盖仑和张仲景以及其他医药学家的活动和创造，塑造着他们的方法论特征，进而深深影响了中西医学的历史进程及其特点。

## 四、规范后学："医圣"的双重效应

医学史实质上是一部艰苦卓绝的探险史。无数人途中倒下。默默无闻，尚来不及留下任何印记。只有极少数幸运者，能在荆刺蓬草的乱石堆中摸索到一条依稀的路，并以他们的生命树立永恒的路碑。

——作者题记

盖仑和张仲景在医学成就、科学方法论、动机结构等方面毫无相似之处，这与今日中、西医学体系之间的差异甚为一致。可以说，没有盖仑和仲景医学体系完全相左的示范作用，很难想象会有中西医学今天这般显著的差异。

**（一）分道扬镳的历史标志** 虽然奠基之初，中西医学已显现出某些不可忽视的差异，但《希波克拉底文集》和《黄帝内经》之间的相似毕竟太多了，尤其在方法论和思维方式方面，故有充分理由把它们当作基本近似的医学体系。只是从整个中、西医学演进的历史过程看，它们的裂痕才具有重大意义。正是《内经》和《希氏文集》中包含的分道的"种子"和"可能性"，在不同的社会政治、经济结构、民族精神、文化传统的作用下，塑造了不同的从医动机与研究方法，并生发出两个绝然不同的医学体系。中、西医学的发展如同两条奔腾的大河，在越过本能的荒原、走出超自然主义的巫术丛林后汇成河流时，尚是基本平行的，仿佛朝着同一目标，但由于河床的地质构造不同，加上源头上方向的微妙差异，随着岁月沧桑的变迁，日复一日地不断流淌，终于彻底分道扬镳了。

长期以来，中外医学史界存在一种颇为流行的认识，即过分夸大近代西方医学的开拓者对盖仑的批判，而忽视他们与盖仑之间的一致性和继承性。这一误解导致人们把中西医学的分道扬镳界定在16~19世纪。

然而，深入地考察和分析西方近代实验医学的兴起，不难发现：它的发展是以盖仑为起点的。首先，盖仑的成就是近代解剖学复兴的前提和催生剂。13世纪起，盖仑及其阿拉伯注释家的著作的出现和流行，孕育了欧洲解剖学的复兴。维萨里（Vesalius A）所进行的解剖研究，则是对盖仑已有成就的深入和发展。维氏本人也把划时代的《人体构造》看作自盖仑以来解剖学的第一个进展。我们无法想象如果维萨里像王清任一样，一切都从零开始，西方近代解剖学将会怎样。哈维（Harvey W）发现血液循环亦是以盖仑的成就为起点的。盖仑以结扎动脉的实验证明了动脉含血，这一事实成为后世血液循环概念的基础；他的血液潮动模型又为哈维提供了一个批判对象[18]。而且，盖仑以大量的生理学实验为血液循环的发现铺设了道路，特别是奠定了方法论基础。此外，尽管盖仑没有制定出近代医学系统、严谨的实验科学方法，但开创之功实不可泯没。总之，盖仑是当之无愧的近代医学之先驱。甚至可以说，没有盖仑的成就、方法及其示范，也许不会有近代西方医学的一系列突破。因此，医史学家辛格（Ssinger C）称盖仑为“现代的”，并正确地提出：虽然达·芬奇、维萨里、哈维等人的许多工作是忙于证明盖仑的错误，但他们的不朽贡献却是以盖仑的认识为根基的。

**（二）“医圣”相似的命运** 医学史不断地讲述着人们总是忘记的那个教训：盲从权威和经典，迷恋昔日的荣光，必将窒息医学的顺利成长，在走向未来的途中，如果乞灵于古代，那么，所失去的将不仅是未来的灿烂，还会断送过去一切辉煌。

盖仑和张仲景以其杰出的贡献使他们在科技史上永垂不朽。盖仑是古希腊罗马的最后一面旗帜，他死后，医学的创造能力沉睡了千余年。盖仑医学成了基督教神学的婢女，盖仑所说的一切都成了绝不许变更的教条。一直到帕拉萨尔苏斯（Paracelsus）以当众焚烧盖仑的著作作为自己学术报告的开场白，维萨里通过描述直接的人体解剖指出盖仑的诸多错误时，盖仑才离开绝对权威的宝座。《伤寒杂病论》一直被誉为“众方之宗，群方之祖”。历代医家为此而发的由衷的赞叹，纸墨难以承载，仲景之书“乃医中四书，不有《伤寒》，则众方无出；不有仲景，则生命堪虞。是其书可为万世宝典，而其人不愧医圣之才，安可因年代关系而损益其价值?”直至今日，《伤寒论》和《金匮要略》仍是中医学生的必读经典。

张仲景和盖仑的医学成就的确嘉惠于后世不少，我们无论给予他们多高的评价都不过分。但是，由于后世对权威的盲目遵从，以及他们成就中的若干错误和不足，曾严重阻滞了医学的进步，特别当新范式和新学说萌芽生长时，这种消极作用尤为明显。

盖仑医学思想中的目的论和一神信仰符合基督教、伊斯兰教的宗教教义，在神学统治的中世纪，盖仑的地位远远超过了辩证思想丰富、更有人道气息的希波克拉底。作为科学家的盖仑消失了。医生们必须，也只能背诵盖仑等权威的只言片语。盖仑解剖学中的错误也成了

“真理”。由于他的解剖学是建立在动物，特别是猴子的形态结构基础上的，与真实的人体解剖不符自属难免。但人们不愿承认盖仑错了，而不惜荒唐地曲为辩解，如股骨的弯直问题竟可笑地用流行穿紧身裤来加以解释。维萨里纠正了盖仑的两百多个错误，不仅受到教会的残酷迫害，他的老师也骂他是“狂人”，“两腿蠢驴”[19]。盖仑在虚拟的“灵气”说基础上提出了血液潮动学说，曾严重延缓了生理学的发展。16世纪西班牙医生因发现心肺小循环，竟被新教徒活活烧死。盖仑对化脓的认识不仅阻碍了外科发展，更使千百万无辜患者丧命……。

仲景医学对中医发展亦有双重影响。不管怎样，《伤寒论》毕竟以讨论外感寒邪引起的疾病为主，并未详言温病；《伤寒杂病论》中的方剂毕竟是公元3世纪以前的产物，不能包治百病。温病学派的出现并于明清形成完整的体系，本是中医学对外感热病认识和治疗的一大飞跃，是中医学术史上一次较大的创新。但不少正统医家却死死抱着《伤寒论》，把仲景比作孔子，高唱“儒者不能舍至圣书而求道，医者岂能外仲师之书以治疗?”把《伤寒论》视为“上古圣人相传”之书，坚信“一证一方，万选万中，回生起死，万载符合”，提倡“非仲景之书不读，非仲景之方不用”，诅咒温病学家们是“创异说以欺人”。这些医家主观上为了捍卫仲景的历史地位和尊严，客观上却妨碍了中医学术的健康发展。

**（三）挣脱束缚：科学创新的基本精神** 过去的一切伟大医学家，是真理的不懈追求者而不是绝对真理的占有者，把伟大学者神化，使他们的成就绝对化、教条化，是导致仲景和盖仑医学成就异化的真正原因。盖仑自已从来就不是一个盲目的传统主义者，他倾向于使传统服从于经验和实验。也许，矫枉需过正，近代医学家的先驱者们为挣脱盖仑的束缚，不得不采取一些过激之举。但我们可以说，近代医学之所以抛弃盖仑，正是作为科学家的盖仑之科学精神和科学方法论的胜利。

近代实验科学之父伽利略（Galileo G）曾以大师的语言倡导了对待伟人和经典的正确态度：“我不是说我们不应当倾听亚里士多德的话，相反的，我赞成那种虚心学习和仔细研究他的人。我所反对的只是那种屈服于亚里士多德权威之下的倾向。因此，盲目地赞成他的每个字，不想去寻求其他的根据，而只把他的每一字看成颠扑不破的定律。”这些，也启示我们应该怎样来对待张仲景之类的伟人。

不错，历史的尘埃没有也永远不会掩埋住盖仑和仲景的光辉。但是，医学进化的方向总是指向未来而非已逝的过去。当今世界各民族文化正在“地球村”大汇聚，大交融，正逢此际的我们，只有注重承继的同时，挣脱传统的束缚，创造出比张仲景和盖仑更伟大的成就，才能告慰往昔的英灵。

## 第四节　中西方医学：中世纪的兴盛与沉寂

人们对于有争议的事物的认识，往往是在比较的缝隙中深化的。

——无名氏

东西方医学舞台上的基调已经定下。正当人们满怀希望静候华彩乐章出现时，西方的神职人员却砍断了启幕人的双手。从此，欧洲大地黑幕紧垂，被制成木乃伊的盖仑僵视着黑幕后呻吟着的子孙们。而黄河流域的岐黄之乡，却金声玉振，紧锣密鼓，诸彩纷陈，上演着处于高潮期的正剧。

## 一、西方医学：神学的婢女

中世纪只知道一种意识形态，即宗教和神学。

——恩格斯

公元476年西罗马帝国灭亡，标志着西方历史翻过了厚厚的一章。征服者日耳曼人在奴隶制废墟上建立了封建制国家，开始了漫长而黑暗的西方封建社会。从5世纪直至17世纪，西方处于古代与近代之间，欧洲史学界统称“中世纪”。与此同时，遥远的东方，黄河和长江流域却处于封建社会的成熟时期，尽管周期性“震荡”规律依然起着作用，但唐、宋、元、明等鼎盛王朝毕竟代表着社会主旋律。因此，在截然不同的社会背景下，中西医学正显出格调大异发展态势。

**（一）神学禁锢下的“荒漠”**　纪元初，在罗马政权残酷奴役下的下层犹太人中，孕育出了基督教。基督教“最初是奴隶和被释放的奴隶、穷人和无权者、被罗马征服或驱散的人们的宗教。”（恩格斯：《论早期基督教的历史》）然而，随着奴隶制土崩瓦解，奴隶主退出政治舞台，基督教神职人员取代奴隶主，发展成为政治上的统治力量，作为平民的宗教——基督教，也蜕变、异化为麻醉、欺诈、统治民众的宗教。基督教作为中世纪的主宰，“乃自完全原始的状态发展起来的，它把古代文明，古代哲学、政治和法律一扫而光。”（恩格斯：《德国农民战争》）从此，西方社会渐渐拉上了黑幕。

西罗马帝国灭亡后，教皇、主教、修道士、神甫等逐渐获得了统治权，他们在经济、政治、思想文化等所有领域实施了专政。在经济上教会是最大的封建主。西欧有1/3的土地掌握在少数神职人员手中，民众直接受剥削和奴役。神职人员享有免税特权，却又要向教徒征税，因此成为永不破产的封建主。

在政治上，教会是最高统治者。恩格斯说过：“教会教条同时就是政治信条，《圣经》词句在各法庭中都有法律的效力。”教皇格利哥里宣称，他有上帝所赋予的废黜帝王的权力，臭名昭著的宗教法庭“异端裁判所”，对人民掌握着生杀予夺的一切权力，无数坚持真理的科学家和无辜平民惨死在基督教的火刑柱上，中世纪欧洲各国被判刑烧死的约有500万人！

在思想文化领域，教会对不利于神学观点的所有古典文化和进步思想强行扼杀和摧残。教皇格利哥里一世用一把火烧掉了罗马时代著名的巴拉丁图书馆。羊皮纸上的珍贵古代著作被肆意销毁或刀刮。凡不利于上帝存在的知识都遭到歪曲和篡改。除基督教外，古希腊、古罗马的优秀文化及其传统几乎荡然无存。

教会的种种倒行逆施，使得西方这段长达十多个世纪的历史成为有名的“黑暗时期”。而西方医学也为整个社会的命运所羁绊，沦为一种腐朽的、毫无生命、毫无活力，恭敬于神学的“半死亡医学”。

**（二）恭敬于神学的“半死亡医学”**　在中世纪的医学界，希波克拉底和盖仑的著作是公认的唯一权威，医学研究的唯一目的就是解释和论证希氏、尤其是盖仑学说的正确性。这是因为，按经院哲学的原则：在《圣经》或神父的著作中，已经给予了一切可能的知识。盖仑是“医中之王”，早已进入“神父”的行列，因此他的论述被认为是绝对不会错的；医学家首要和唯一的任务是死记硬背盖仑的教条，注释盖仑的著作。实际上，盖仑已被注释家们篡改和歪曲，成了僵死教条和为基督教服务的恭顺“婢女”。

中世纪的欧洲，神学渗透到一切知识部门，医学亦不例外。当时的医疗工作多由僧侣们所控制。他们替人看病，更为病人祈祷。当时的社会观点认为疾病就是罪恶，祛病莫善于祈祷。而一旦病愈，则又归之“圣迹”。治疗过程主要在教堂进行，要求病人作忏悔和祷告，鼓吹神职人员“将手放在病人身上，病人就会恢复健康”。（《马可福音》）据记载，这种“按手礼”的“治疗”方法当时颇为盛行，英国国王就曾用这种方法让成千上万的人在集会时接受他的治疗，他的口中振振有词：“我碰一碰你，上帝令你痊愈”。由于当时的医生都是修道士出身（牧师/修道士医生），而行医又都在教堂和寺院中，故史称“寺院医学”。

**（三）沉寂的原因** 以寺院医学为代表的中世纪医学，是整个西方医学发展史上的低谷期，甚至是大步倒退。造成这种现象的原因很多，大体上有以下诸种。

**社会因素** 古希腊、古罗马的医学虽然相当发达，但只是由贵族所享有，广大民众是无缘接近的。罗马帝国灭亡前，连年战争，科学研究失去了经济基础。公元410年，未开化民族侵入罗马，人心浮动恐慌，贵族奢侈放纵，民众苦于徭役，文化开始断裂；贵族被外族灭亡后，他们所垄断的文化也随之被消灭。

**宗教因素** 随着奴隶制的结束，基督教神职人员走上统治地位，宗教的影响和权力空前巨大。教徒们无不仰慕天国，以为自己的生存与死亡、上天堂或下地狱，都是由超自然的上帝所裁定。一切科学知识都被否定，医学领域也是《圣经》和教会的讲坛。教徒们认为治病是牧师的特权，祷告、禁食是最好的治疗方法，而患病则是神的惩罚。人心被天国所夺，现实的科学便显得不足为道，医学自然成为不必要的东西。当时，僧侣治病即使用药，也要抽去早期医药的优秀精神，如有一种药称为“盖仑丸”（又名“万病丸”），由70多种东西混合而成，能包治一切疾病。这就从根本上违背了盖仑的传统。科学被蹂躏，迷信便盛行。占星术、妖术、祈祷、咒言，为中世纪治病的主要方法。多数医学家都采用占星术治病，青年人宁愿学习神学，不肯学医。

**哲学因素** 公元8世纪时，卡尔大帝在宫廷、修道院普设“经院”（Schola），令王侯贵族子弟学习古典哲学，目的在于论证基督教的正确性、神圣性。

经院哲学对医学有极大的影响，将医学引向了极为荒唐的地步，如医学家们讨论的主要问题是：上帝从亚当身上取下一根肋骨制成夏娃，亚当痛不痛？亚当是否只有23根肋骨？夏娃是不是应有25根肋骨？这样的医学必然无所成就。法国曾有一张讽刺画，嘲笑这一时期的医生：两位身穿学究式宽袍的医生正情绪激动地争论着盖仑书上的一条原文，他们站在病人床边，背向患者，打开书本，唾沫四溅地互相指责、批驳对方；与此同时，在他们身后，死亡却冷笑着带走了病人。现实正是如此，中世纪欧洲平均寿命甚低，病死率很高，鼠疫、麻风、梅毒、天花、斑疹伤寒等接踵横扫欧洲大地。据记载，仅14世纪的一次瘟疫大流行，大城市中枉死者竟占总人口的50%~90%！

欧洲中世纪医学沉寂的教训是多方面的，思想禁锢，盲从宗教权威，不尊重客观现实，囿于陈腐观念与方法，则是最值得我们现时代中医人士好好深思和汲取的。

疫病的大流行充分暴露了中世纪医学的落后，它迫使医学家们首先在疫病方面进行本质性的探讨。部分医学家终于摒弃了经院学派的教条，开始建立卫生法规，兴办医院和隔离所，成立药房，禁止和取缔江湖医生的欺骗行为，加强对妓女和卖淫的管理，改善医学教育……。对于传染病的预防，则采取火烧或冰冻居住环境及杂物，浸泡钱币等措施。当时，麻风、梅毒等病较为猖獗，为此，不少国家设立了麻风病院，将患者与正常人隔离；病人拿东西必须先以信号示意，并使用棍子挑取等。由于中世纪宗教战争频繁，战伤外科亦取得了一些经验。

## 二、借文化昌盛以繁荣：同时代的中医学

唐宋时代，中国温文有礼、文化腾达、科技昌盛和威力远被，同西方世界的腐败、混乱、愚昧和分裂对照得那样鲜明，以至人们不得不要问，是什么促成了这一繁荣？中国的这些领先，为什么没有保持至今？

——作者题记

当欧洲正在黑暗中痛苦呻吟之际，中国人却正在创造灿烂辉煌的东方文化，以至13世纪意大利人马可·波罗（Marco Polo）来到中国时，对所见的一切惊羡不已。在众多有利条件的催化下，中医学正在向新的高度挺进。

**（一）社会文化：处于稳中上升态势** 西晋隋唐至五代（265~960年）的700年间，中国政局典型地表现出战乱和稳定相互交替。自“三国鼎立”，司马氏建立西晋后，“八王之乱”、“南北对峙”、“隋末起义”、“安史之乱”、“五代十国”等动乱之后，分别尾随着一个时期的统一稳定。在这种环境下，科学文化能以其特有的步态，表现出与西方中世纪截然相反的态势。

当时中国的文化环境并不禁锢人们的思想。虽然汉代已“独尊儒术”，但儒学并没能像西方的基督教那样走上政治前台，中国尚未出现“政教合一”的统治形式，道教和当时大举渗入的佛教始终与儒学分庭抗礼，互相牵制又互为补充；战国时期“百家争鸣”的余波仍存。最根本的差异在于：欧洲中世纪是宗教控制着政权，而中国历来皆为世俗政权左右，宗教始终是种陪衬。由于宗教的从属地位，神学对人们意识形态的影响有限，即使在战争、灾祸的状况下，也能因为思想意识方面的颇为宽松而有利于科学思想的形成和科学技术的进步。

继东汉蔡伦发明造纸术后，各种新的科学技术成果不断涌现。火药、指南针、活字印刷等重大发明都出现或成熟于宋代以前。这些科技成果，经由印度、阿拉伯等传至欧洲后，给身处黑暗中的西方人送去了阵阵清风；为文艺复兴运动的爆发，起着推波助澜的作用。马克思在给恩格斯的信中称这些成果为“资产阶级发展的必要前提。”并予以极高评价：“火药把骑士阶级炸得粉碎；指南针打开了世界市场，并建立了殖民地；而印刷术则变成新教的工具，总的来说，变成科学复兴的手段，变成对精神发展创造必要前提的最强大的杠杆。”[20]

**（二）医学：春天里的繁荣** 元代以前，中国在天文、历法、地理、地质、数学、物理、化学、生物、历史、考古等领域内，都取得了大面积的丰收。诸如唐诗宋词、莫高窟壁画彩塑、龙门卢舍那佛雕等文化艺术之灿烂辉煌，皆堪称举世无双。这些成就使我国在世界科学文化领域内独领风骚几个世纪。我国的医学亦在这一文化氛围和科技成就的撑托下，借鉴来自阿拉伯、印度等国的医药成果，迈进了它的黄金时代。这一时期的中医学，从方法论高度，大致表现出以下的特点：

**实证医学的可贵摸索** 在中国医学史中，人们往往忽视了这样一处重要史实，即西晋隋唐时的实证医学倾向。在中医学走上辨证论治道路之后，在医学理论的原理化、抽象化过程中，凡不符合思辨、领悟、类比等中国传统思维倾向的实证科学，都自然而然地成了细枝末

节而被舍弃。以至人们今天很容易忽视它的存在。实际上，以解剖、胚胎为代表的实证医学摸索，在当时已具有相当成果。隋唐时期的医学家们比较注重探求医学自身的特殊规律。他们在玄学盛行，讲究“循名责实”，追求“名实统一”的时尚影响下，力图超越整体自然哲学对医学的束缚，努力进行着实证观察的尝试。

例如，这一时期，解剖和胚胎学方面的研究进展不少。例如，对于胚胎的生成，隋唐时已不满足“两精相搏”的理论，而是猜测到有一种类似“受精卵”之类的物质导致了胎儿的形成，这种物质称为“子精”。“子精与血气相遇，犯禁，子精化，不足成子”（《诸病源候论》），并致力探求“子精”的来龙去脉，从而得出一些解剖发现，如“胞门”、“子户”即是。

“胞门”、“子户”，后世多宗《脉经》而将其作为“气穴”的别名。其实，据《诸病源候论》载，胞门、子户“主子精神气所出入，……禁闭子精”，是“子精”出入的门户，系具有开合功能的通道，且归肾所主。可见，它们是对生殖系统某个通道的描述。通过尸体标本实测：子宫底位置与关元穴平行略高，正常成年女子子宫体近底部直径一般为5~6cm；而两侧输卵管在子宫腔内的开口，距离约为2~3cm。据《甲乙经》记载，胞门、子户作为穴位名，分别位于关元穴旁开半寸，两穴间距约1寸。按中指同身寸折量，约合2cm略多，与解剖位置对照，此二穴等同于输卵管在子宫腔内开口处的体表投影！

这一事实，不经过具体而详细的解剖观察是不可能发现的。类似的例子还可以在宋以前的医书中找到许多。这也反映自西汉王莽开始我国第一次医学意义上的人体解剖后，解剖学一度有所发展，它与两晋隋唐时期医学的飞速进展相适应。

宋以后，以辨证论治为特征的方法占据了中医理论和临床的主导地位，但解剖观察仍在一定范围内进行。北宋末年的《欧希凡五脏图》，依据56具被处死的罪犯尸体，“使医与画人一一探索，绘以为图”。成书于1102~1106年的《存真图》，也是据罪犯尸体绘得。但主导文化的影响，却使解剖观察变了味，未能得以顺利发展。

除上述之外，宋以前的医界，还比较注重对客观病因的研讨，有关认识突破了六淫、七情等传统学说，注重特殊病症的特殊根源，尤其注意探索直观的具体病因，反映了实证科学的精神。例如，《诸病源候论》对流行性传染病（温病）的认识，是“感乖戾之气而生病”；疥疮，是“有细虫甚难见”；均超出“六淫”的范围。漆疮，是因为患者“禀性不耐漆”，隐约提出了过敏体质的问题。对瘿瘤（地方性甲状腺肿）的发病学观察，认为是饮用山区沙水或情志因素致病。虽然没有直接指明与缺碘有关，但亦非固守传统病因学的成见，跳出了简单类比的老路。

**实践医学的大步前进**　在东汉仲景奠定的临床规范基础上，数百年来，中医临床医学呈现出常规科学稳定发展的态势。实践医学无论从广度与深度，都得到了充分的发展。除各种具体病症的治疗及方药日渐丰富外，这一时期，中医的临床医学已按内、妇、儿、外、皮肤、眼、耳鼻喉、口腔、精神病等进行分科；另有急救、针灸、按摩等；接近现代的医学分科，这些都是大的进步。

此外，对许多急性传染病、内脏器官病、寄生虫病等的命名亦已趋于科学。如消渴、脚气、蛲虫、蛔虫、寸白虫（绦虫）、食噎（食管肿瘤）、肺痿、沙虱（恙虫病），射工（类似血吸虫病）等。《诸病源候论》甚至将肿瘤专列一门。外科方面，除了当时较为发达的伤科、疮疡等外，皮肤病认识亦很丰富，记载了白秃、疥疮、痤疮、瘤（皮肤良性肿瘤）、赤疵（血管瘤）、黑痣、湿疮、干癣、浸淫疮、风疹、丹毒等近百种病名；妇产科领域已将“妇”与“产”分论，出现了月经不调、子宫脱垂、乳痈、恶阻、胎病、妊娠数堕胎（习惯性流产）、难产、恶露不尽等名称。这些病名大多沿用至今。

此时，开始注重针对病因治疗，如谷皮治脚气（维生素 $B_1$ 缺乏症）；动物肝脏治夜盲；槟榔杀绦虫；常山治疟疾；水银（汞制剂）治皮肤病等。病因治疗体现在外科疾病上，是采用手术疗法。当时已能进行兔唇修补术、拔牙术、龋齿修补术等等。

**辨证论治成为主流**　这一时期，虽出现了一些实证医学的研究取向，但中医学的总体走向仍以“辨证论治”为主流，这在宋朝以降更为明显。

“辨证论治”的基础是“证”。“证”是疾病过程中一定阶段各种症状和病因、病性、病位及邪正对比等各方面病理因素的综合。针对这种综合的失调状态进行治疗，可以控制和纠正病理过程中的某个或某些环节，同时可以针对性地促进机体的抗病和修复机能，以利根本上治愈疾病。辨证论治包涵着的高度实用性、科学性，是它独领风骚数百年的内在原因。

“辨证论治”法则的最大特点是在治疗上能“曲应其变”，灵活处理各种临床现象，使治疗重心落在疾病和机体功能的现时状态上。这一治则的深层又积淀着“以不变应万变”的思维特征，这同时也恰恰是它最明显的弱点。因为它造成了人们头脑灵活但视野狭窄的思维定势——长于“思辨”，懒于“循名责实”。只要有临床症状，总能辨出一个“证”来；只要某些药物治好某种病，终归可以根据疾病表现出的“证”，给药物定出一个相应的药性和治疗机制来。正因为它可以利用已有的知识来解释和应付一切新的病理现象，所以，客观上阻碍了中医学对其他科学方法的主动求助，给人们带来了颇为严重的惰性。可以说，该法则在“灵活变通”的特点背后，确实隐有“保守”的潜在性质；它的再次崛起和核心地位最终确立，为中医学后来的发展缓慢埋下了伏笔。

**医之门户，分于金元**　金元时期，中医界出现了一些重要的历史事件，这就是史称“金元四大家”的学术争鸣。其代表人物是刘完素、张从正、李杲、朱震亨。《四库全书总目提要》说：“儒之门户分于宋、医之门户分于金元”。

金元四大家虽彪炳医史，但客观分析却不难发现他们并无多大的新的理论建树或临床发现，而只是根据自身经验，分别抓住《内经》中的片言只字加以发挥，如刘完素致力于“六气化火”说，张从正阐发祛邪论，李杲着眼于“有胃气则生，无胃气则死”之旨，朱震亨则发展了“相火”学说，从而分别主张寒凉、攻下、补脾、滋阴。他们各自的学术主张，是对《内经》理论某一部分的重申和强调，并没有突破性的发展，只不过给各自所抓住的那一块理论增加了实践的资料。

正由于他们分别从自身的体验来阐发所青睐的那一块理论，所以对这部分理论的认识常较透彻，能在该理论所适用的那部分疾病的临床治疗上创造出新的疗法或提出新主张。然而，过分强调自身体验与《内经》中“部分理论”的结合，又不可避免地产生片面性。刘完素主寒凉，自己患伤寒却治不好，反被张元素治愈[21]；张从正主攻下，语属偏颇，以致被后人攻讦；李杲创温补学派，对后世影响很大，导致喜温补的医风，直至清代叶桂对此提出“养胃阴”学说，才算补偏救弊。可见，这种“争鸣”，客观效果也只能是《四库全书》所说的门户之争和自立流派。

## 三、繁荣成因的理性审视

凡事必合因缘二者而成。因如种子，缘如雨露。无种子，固无嘉谷；无雨露，虽有种子，嘉谷亦不能生也。——先秦诸子之学，非至晚周之世，乃突焉兴起者也。其在前此，旁薄郁积，蓄之者既已久矣。至此又遭遇时势，乃如水焉，从派争流；如卉焉，奇花怒放耳。积之久，泄之烈者，其力必伟，而影响于人必深。

——吕思勉

**（一）正性影响因素** 这一时期社会文化总体处于上升态势，其中许多因素影响着隋唐宋元时期医药事业在稳定中繁荣发展，正性的大致有：

**稳定的政治局面** 在公元3~14世纪（晋~元）一千多年的漫长历史中，尽管朝代几经更迭，战争时有发生，但每次改朝换代后总会有一段政治稳定、经济繁荣、文化活跃的平静时期。人民在休养生息期间发展生产，钻研技术，使我国科学技术不断上升和强化。在这段时间内，我国一直是世界上最为富庶，社会文明高度发达的大国。在这种政治环境中，医学事业自然能得以蓬勃发展。

**宽松的学术环境** 尽管汉代“废黜百家，独尊儒术”，但中国有百家争鸣的传统，加上早期儒学又有一种较为宽容的学术风气，能以其“中庸”精神兼蓄各家之长。因此，学术界思想意识可以在比较宽松的环境中各自相对独立的发展。这种局面，与中国一直没有出现像西方中世纪那种宗教统治有关。南宋以降，人们的思维模式在理学的影响下日趋模式化、单一化，学术环境逐渐走向僵化、保守，这影响了近代医学的发展。

**豁达从容的国民心态** 由于整个封建社会处于蒸蒸日上之升腾态势，社会良性发展，国力较为强盛，文化氛围宽松，故国民心态也豁达从容，能坦荡地对待各种自然及人文事件与外来文化，这不仅是造就唐宋诗词盛极一时、气度恢弘的主因，也是促使中医学术良性发展的重要因素之一。因为在扭曲的心态下，是无法理性而从容地从事学术研究与探索的。20世纪很长一段时间中医学的两极振荡，就与“中医共同体”的心态欠健全有关。

**重知识的行政制度** 唐宋实行“文人当政”，注重科技，在行政上规定出一套一定程度上可以改变轻视医疗事业态度的制度。为了改变医生“流品不高，士人不耻”的社会地位，唐代设太医署，成为世界上最早官办的高等医药学校。到了宋代，著名文人范仲淹提出“不为良相，当为良医”，医生几与“丞相”等同。从此从医成为人们崇尚的职业。从宋代大量医事诏令、行政制度、法律规章中可以看出，朝廷比较重视医药学术和人才质量，为医药事业的发展提供了保证。诸如唐代官办的“养病坊”、“疠人坊”、“悲田坊”等，宋代的“和剂局”、“熟药所”、“校正医书局”，都是这种保证在制度上的体现。这些机构，不仅促进了医药事业本身的发展，也使我国具备了世界上较早的医学教育、住院病房、传染病院、国家药局和医学文献整理机构。

**规范化的医学教育** 重教育，也是当时医学高度发展的促进力。唐代成立世界上最早的高等医药学校以后，几乎历代都有相应机构。所设课目，也比较科学而系统。

**开放式的医药交流** 当时国内外的交往频繁，医药方面的交流也十分活跃，常通过诸如通商、通婚、互访以及战争等方式进行。例如，汉族与藏族的医药交流，最早可追溯到隋代，《诸病源候论》中“氐羌毒”之名即来自藏医之名。唐初文成公主远嫁松赞干布，是汉藏文化交流的高潮。

此外，还与邻国有广泛深入的医学交流，包括与阿拉伯、印度医学等，在从容豁达的心态下，中医学间接地吸收了国外的不少医药成果。

**（二）不可忽视的负面因素**　唐宋医学的发展，既有值得庆幸的一方面，也隐埋着一些消极因素。

首先，就主导文化方面，南宋，朱熹集理学之大成，“程朱理学”大盛，并为统治者所提倡，取得了思想统治的地位，且长达数百年。此时，隋唐之前深入探讨疾病本质和特征的学术态势受阻遏。理学家们认为，理（事物的本质、规律）与人的理性是一致的，顺着人的本性，便能认识和把握“理”与“太极”（宇宙）；人心之知与世界之理本质一致，人依靠理性不断“格物”，就可以达到对理的全面认识（致知）。理学家朱熹斥责那些探求事物客观性质的人：“为此学而不穷天理，明人伦，讲圣言，通世故乃兀然存心于一草一木，器用之间，此是何学问!”在格物致知思想方法指导下，任何社会实践和科学探索，其措施与手段只能是“学也者，使人求于内也。不求于内而求于外，非圣人之学”。医学界同样崇尚圣人，因此，必然要到《内经》、《伤寒杂病论》等圣人之书中去找“求于内”之法；既然“格物之功只能在身心上做”，医学上的“身心功夫”最好莫过于“辨证论治”。而《内经》等著作中恰好蕴藏着大量的这方面素材，于是，它便成了医学家们最可发挥创造力的用武之地。请看：南宋陈无择，首先在病因学上“返朴归真”，他所倡导的“三因论”影响远广；金元刘完素、张子和，领疾病分类简约化之先，将一切疾病约为“六气（淫）”分类，外加内伤、外伤、内积、外积共10类，隋唐时倡行的科学分科法退居末流；明代张介宾，集宋金元辨证思想之大成，力主八纲辨证，将所有医学实践范畴仅用“阴阳、表里、寒热、虚实”八字概括……。

主导文化冥冥中的规范作用常是异常强大的，在注重实用的农耕文化氛围中，弄清客观事理的实证研究及其所表现出的纯粹理性精神尽管有萌芽，却缺失进一步水分和养料滋育，便逐渐枯萎。宋以后的解剖实践远不如两晋隋唐时活跃，也不是以“探索”为主要指导思想，而多半为了印证古代的理论。例如，《欧希凡五脏图》中有“蒙干多病咳，则肺焦胆黑”，“欧诠少得目疾，肝有白点”等等。这些显然是从现成理论为出发点，有目的地在解剖中按图索骥：肺主咳喘，目疾属肝，早有定论，如解剖发现与之相符，便记录在案；反之，必舍弃不用。这种以实用功利价值为出发点的实践活动，预示中医学发展中注重实验的风尚无法形成气候。

就金元四大家而言，他们的出现，也与辨证论治原则在中医领域确立了主导地位有关。这一原则可以在整体上帮助把握医学事实的一般性质，但缺乏细节的说明，造成了一种模糊朦胧的特征，使人的思维带有较强的、受个体经验制约的直观性、经验性和臆测性。这些特征一旦造成思维定势，就会呈现出满足个体经验需要而随心所欲、无所不能地运用理论的现象，导致“公说公有理，婆说婆有理，公婆都有理”的局面。金元四家正是分别站在各自的经验立场上，充分利用辨证论治原则的灵活性和可循环论证的封闭特点，来证实自己的学术见解。

更为糟糕的是，广受推崇的金元四大家已成为后世医家的范本，后世的医家即便是再有创新精神，再有探索热情，充其量也只是在《内经》给定的范畴内，给旧的术语赋以新的含义，或添加些新的悟解，全然不涉及实质性的新内容。宋以降中医学的发展趋于沉寂，不能不说肇始于斯。

宋王朝可以说是中国封建社会由上升阶段转向成熟僵持的转折点，社会文化及国民心态也由先前的活泼进取、从容豁达、宽松自由转向条框增多、限制加强、约束拘谨。程朱理学的兴盛，正说明了这种思想禁锢开始加强，并逐渐成为主流，这对元明清以后的中医学发展投下了浓重的阴影。

最后，值得一提的是，由于中医学自身的独特风格和先进性，加上地理上的“文化屏障”作用和医学体系的自给性，尽管在漫长的中世纪，曾经受到来自各方面的冲击，或者与中亚、西亚以及南亚次大陆、欧洲大陆的医学进行过颇有声色的交流，但始终没有出现类似印度医学因雅利安人入侵而削弱，埃及医学因亚历山大大帝占领而希腊化，罗马医学因日耳曼蛮族南侵而中断，从而成为世界上唯一一个“万物皆备于我”的，包容性很强的传统医学体系。但这种环境造就的自信心，后来也蜕化为拒绝接受西方文化的封闭保守心理，很大程度上成为中医学发展的障碍。

## 第五节　近代中西医学：两股道上的车

我试图把人类的历史看成一个整体，也就是说，从全球性的角度看待它。

——汤因比

15世纪，无论对西方还是对中国的医学，都是一个具有重要意义的时代。伴随着宗教改革而来的文艺复兴运动，促使西方医学冲破了封建宗教藩篱而得以迅猛发展；在中国，中医学体系完全成熟，且越来越紧地被箍上了保守拒外的封闭环。自此，中西医学体系中潜在的不谐因素完全暴露并进一步扩大。实验科学为西医学插上了腾飞的翅膀；中医学则仍以沉重、缓慢的步履，在固有的惯性下移进。

### 一、裂变催化了的近代西方医学

没有文艺复兴，便无从谈及近现代的西方社会文化与科学革命。

——无名氏

文艺复兴运动翻开了西方历史崭新的一页。而15世纪的宗教改革，则是这场轰轰烈烈、意义深远运动的序幕。诱发宗教改革的导火线正是残暴腐朽的教会专制，故它也可以视为一种异化的产物。

**（一）文艺复兴运动**　在基督教从平民百姓的宗教蜕变为统治者的工具后，专制与腐朽便逐渐成了它的特征。在持续了一千多年残暴而黑暗的统治之后，人民终于忍无可忍，掀起了反对教会，要求宗教改革的浪潮。德国的宗教人士马丁·路德（Luther M，1483～1546年）首先发难，他对教皇的专制与教会的权力提出了挑战。虽然他仍站在宗教的立场，但这一改革主张反映了广大市民的热切愿望，因此反响异常强烈，成为欧洲教会大分裂的起因。在不长的时间内，德国、荷兰、丹麦、挪威和瑞典等国，都先后依附马丁·路德所创立的“新教”。路德派成了欧洲新兴资产阶级的代表。

欧洲新兴资产阶级极力追求具有世俗特点的新文化，他们的兴趣焦点已从虚幻的上帝转移到实在的“人”。他们提出“我是人，人的一切我应该了解”的口号。新文化是人文主义的文化，当时的作家、艺术家们努力打碎宗教神学的桎梏，认真从生活中汲取创作营养，真实地描绘人与自然。科学技术界亦与之相呼应，跳出经院派的束缚而投身探索自然。这与中世纪前的古代希腊、罗马文艺和科技追求自然、纯朴、客观、真实的精神不谋而合。优秀的传统是反对腐朽现实的最好武器，因此重新尊崇、发掘、探究古希腊、古罗马传统科学文化蔚然成风。这一新的文化思潮被称为"文艺复兴"（Renaissance）。它是欧洲封建社会向资本主义社会过渡这一历史变革在意识形态上的集中反映。在这场运动中，"教会的精神独裁被摧毁"，它使科学与艺术从教会的囹圄中解脱出来，并得以蓬勃发展。这场运动初始虽以"复古"为口号，但实质在于从古希腊、古罗马文化中寻找可供反对封建文化的哲学和科学武器，以及重塑以"人"为中心的世界观。复兴古典文化，是为了提倡人本主义，反对宗教迷信。所以，这场运动显示出讴歌世俗，蔑视天堂；标榜理性，取代神启；提倡个性自由，反对独裁统治等特征。欧洲近代科学、文化的开拓者们，在这个主体意识的引导下，广泛发掘欧洲古典文化中的合理内容，汲取各国先进的科学文化营养。弗·培根（Bacon F）曾指出："没有中国的三大发明（指火药、造纸、罗盘），就没有欧洲的文艺复兴。"尤其是中国的印刷术，在传播人文主义文化中发挥过巨大作用。随着实验方法等的确立，以实验为根基的西方近代医学也在母腹中躁动，行将足月面世。

**（二）科学精神的建立**　实验为主的实证方法，是科学脱胎于哲学，决裂于神学的主要标志。文艺复兴运动则促进了科学精神的建立，促使大批有志于自然现象的探索者投身于观察与实验之中。西方近现代科学因此常被称作"实验科学"。当时，整个科学文化领域实验意识日趋浓厚，在这氛围中，医学研究也开始向实验科学靠拢。被马克思、恩格斯誉为"英国唯物主义和整个实验科学的真正始祖"的弗·培根在《论科学的价值及改进中》便呼吁医生，必须"放弃一般普通的观点（即牵强附会，形而上学体系的），要面向大自然。"他本人则从事过生理、病理方面的实验，主张研究比较解剖学与病理解剖学。培根的主张，代表了文艺复兴初期医学改革的方法取向，也代表了对科学精神的迫切呼唤。

医学改革，首先必须变革观念，这就需要对医学研究中的"经院哲学"进行彻底的清算。瑞士著名医生、化学家帕拉萨尔苏斯率先在意识上向经院哲学挑战，对死抠盖仑教条的僵化行为发出战斗檄文。强调："医生的理论就是经验，没有科学和经验，谁也不能成为医生。""我的著作不是引证古代权威著作，而是借最伟大的教师——'经验'写成的"，并嘲讽那些"寺院医生"是"乘航在一只愚人的船上"。他甚至当着医学生的面烧毁盖仑的著作。这些激烈的言行，猛烈地震撼着医界之士的心灵，以其探索医学真理的大无畏气概，强烈地扭转着医学界的观念，并因此带动了医学研究方法的革命。

在治疗医学上，有识之士抛弃了背诵或辩论古典医学原文以治病的方法，离开了羊皮纸卷和大书本，面向病人以寻求疾病本质。帕多瓦大学的蒙塔奴（Montanari G）公开宣告："医学的根源只是在病人的床边"，"要学习只能访视病人"。他的教学都在医院中进行。他们这种对陈旧事物怀疑、批判、决裂的态度以及重视实践蔑视权威的科学精神，为文艺复兴后兴旺发达的实证科学奠定了坚固的心理基础。

**（三）大步走向实证科学**　医学领域最能体现人文主义思想特征的就是人体解剖学。自15世纪开始，人体解剖学研究真正走上了科学的坦途。

多才多艺的文化巨匠达·芬奇也是现代解剖学的先行者。有足够的证据表明：他第一个发现了上颌骨内的 Highmore 氏窦；最早描述了子宫的正常位置和胎膜的三层结构；率先记录了心室内链锁带（此带又以他的姓氏命名，称为“The band of Leonardo”——里奥那多带）；首次绘出了人体骨骼图，以其精湛的绘画技艺留给后人大量精美的图谱。此外，他还发明了不少解剖实验方法。

被誉为科学“复兴”标志之一的《人体构造》的作者维萨里（1515~1564 年），公开反对并纠正了绝对权威盖仑的许多错误。例如，推翻了盖仑有关成人心室隔膜有孔的结论，描述了心脏的瓣膜；指出盖仑关于手臂部、骨盆部、胸骨等构造错误；并开创了以实物、模型、动物实验进行解剖教学法，注重解剖与生理机能的联系。他在人类历史上第一次根据实验的结果，系统地对人体构造做了描述，创立了解剖生理学。

其后，英国的威廉·哈维（1578~1654 年）用实验的方法证明了人体血液循环。恩格斯曾称赞他因为发现了血液循环而把生理学确立为一门科学。随即，马尔皮基（Malpighi，1628~1694 年）又利用改进了的显微镜在 1666 年发现了毛细血管网。

18 世纪，西方解剖学向纵深发展，意大利摩尔干尼（Morgagni GB，1682~1771 年）创立病理解剖学。1731 年出版的《论疾病的位置和病因》一书，首次成功地澄清了病变器官与疾病表现形式之间的关系，成为病理解剖学的奠基作。法国医生比沙（Bichat MFX，1771~1802 年）则又将病理解剖学推进了一步。他进行了正常组织结构和病理解剖的比较研究，使他获得了组织学创始人的殊荣。摩尔干尼与比沙的成就，为 1855 年德国病理学家魏尔啸（Virohow RLC）建立细胞病理学铺平了道路。

**（四）加速度发展的方法论思考** 文艺复兴运动熏陶了医学家们的科学意识，使他们将眼光聚焦于人体本身，采用观察实验、比较分析的科学方法来研究医学。在这种意识的驱使下，他们既能光大盖仑著作中的科学精神，又能冲破中世纪神化盖仑所造成的禁锢，从而开创了医学科学的新局面。随着文艺复兴运动而来的工业革命，也为医学家们奉献了实现科学意识的手段和工具。试想，如没有虎克（Hooke R）研制的显微镜，何以能发现细胞及微细结构？没有桑多里欧（Sanctorius，1561~1636 年）创制、改进的体温计、脉搏计，何以能进行机体新陈代谢试验，并使生理学在 17 世纪大步走向科学？医学得益于各门自然科学所提供的成果，恩格斯论述自然科学飞速发展对世界观的影响时说：“第一是由于发现了细胞……第二是由于发现了能量转化规律……第三是达尔文证明了一切有机体是由于长期发展的结果而产生的……由于这三大发现，自然界的基本过程得到说明，比起前一世纪来，唯物论的自然观现在是奠定在更加牢固的基础上了。”[22]唯物主义世界观和实验方法、实证主义，造就了施莱登、施旺、穆勒、伯尔纳、巴甫洛夫、魏尔啸、巴斯德等大批医学泰斗，他们犹如一块块里程碑，耸立在近代医学科学历史进程的两旁。与他们的名字联系在一起的生理学、组织学、病理学、药理学、诊断学、治疗学等也有了坚实的根基并日趋成熟。

17 世纪，西方的力学、天文学取得了巨大的成就。著名科学家伽利略在天文学、静力学、动力学、物理学等方面有着重要贡献；牛顿进一步发展确定了运动三定律和万有引力定律，创立天体力学，并与莱布尼茨共同创立微积分。在这些伟大成就的感召下，人们头脑中认为世界上一切物质运动，都将遵循牛顿的力学定律，于是试图采用实验与数学相结合方法来研究生物学、生理学、医学。范·海尔蒙特（Van Helmont JB）在实验中广泛应用天平来计量；黑尔斯（Hales S）在研究血液动力学时，首次用计数的方式测定了动物血压，并指出毛细血管具有收缩与扩张的性能。这种定量分析方法，使医学摆脱了思辨推理的玄想而升华为一门实验科学。

弗·培根阐明了科学方法在认识论中的重要作用，给科学注入了理性的灵魂。在方法论上，他提倡经验归纳法。法国哲学家笛卡儿（Descartes R）则提倡人类理性解放，高度重视哲学对科学的指导作用。方法论上提倡演绎法。这些思想，为西方科学技术的飞速发展起了很大的推动作用，也是西方医学保持至今的思想基础。

**（五）几丝阴影**　自然观方面的深刻烙印，使得形而上学的哲学观自17、18世纪起在自然科学中占据了统治地位，一直影响着西方医学（包括我国的西医学界）。这种思维习惯主导的医学研究使西医学在腾飞的同时，夹带着顽固的并发症。其中，机械唯物论是形而上学唯物主义的典型形式，它用机械的观点解释自然观和认识论问题。这在当时反封建、反神学、反经院哲学、驳斥"上帝创造万物"的革命中起过积极的作用。文艺复兴后的医学，不满足于古贤哲们对事物的笼统认识，要求搜集大量事实，进行分析、比较和分类记忆，这样，不得不将物体分解，在"静止态"下对"部分"进行观察研究，以得到具体和精确的结论。习以成俗，这种科学方法遂演变成一种传统，一种思维定势，它引导人们只注重局部的机械运动，并以机械运动和局部形态来看待一切。表现在医学界，人也被看作是由个别零件组成的机器，法国拉美特里（Lamettrie）的《人是机器》一书，就将心脏看作水泵，肌肉视为杠杆，消化如锅炉燃烧，大脑是操纵盘；而人胚就是完整的人，成人只是胚胎在量的方面增长，没有质的变化。更有甚者，巴利维（Bagllivi G）把人的身体分解为许多小机械。对此，恩格斯指出："把自然界的事物和过程孤立起来，撇开广泛的总的联系去进行考察，因此就不是把它们看做运动的东西，而看做静止的东西；不是看做本质上变化着的东西，而是看做永恒不变的东西；不是看做活的东西，而是看做死的东西。"

形而上学的唯物主义忽视了生物与非生物的区别，以力学等解释复杂的生命运动形式，必然疏于整体功能的联系，忽视人与自然、精神因素与健康、疾病的关系等重要内容。其价值观念，是以实体观察为基础，由客观存在推导价值关系，注重逻辑学的科学方法论，强调"结构决定功能"，凡是在微观结构上找不到基础的功能，一概不予承认，这就遮挡了科学发现的视野。中医学中诸如"经络"学说，气功状态、情志疗法等都由于颇难确定其物质基础或结构特征，只能一概被排斥在"科学研究"之外。可以说形而上学的阴影，是敦促西医学家逐渐回过头来注意中医学的原因之一。

概言之，文艺复兴运动唤醒了人们的科学意识，使人们重新重视古希腊、古罗马的科学精神，并开始在医学领域积累素材，收集资料，基础医学逐步得以发展。但临床治疗却依旧无法超越希波克拉底时代的水平。17、18世纪虽已完全从盖仑的教条中解放出来，然仍时时偏离正确轨道。理论上，机械唯物论和形而上学是医学观念的主体成分，治疗上还笼罩着先验的神秘主义色彩，故这一时期只能视作是现代医学科学的孕育准备阶段。19世纪初叶，人们开始注重病理解剖学与临床诊疗的联姻；中叶与后叶，实验生理学与微生物学介入临床，对诊治产生较大影响。这些，逐渐赋予临床医学以自然科学性质，导致了诊断学与治疗学的彻底改观，医疗技术也日趋走向精细和复杂，西方医学进入成熟阶段。跨入20世纪后，更是紧密地与现代科学技术成果结合在一起，一步步发展成为当今的现代医学。

## 二、惯性作用下的明清医学

我们的祖先，有过彪炳史册的伟大成就。然而，到了封建社会中后期，却引出了一幕幕的悲剧：先人们创造了指南针，只被古代借以看“风水”；发明了火药，却主要用于制作鞭炮、驱鬼避邪；天文观察也沦为卜算王朝吉凶的工具；……。西方汲取了这些成就，却用武装艇船利炮，叩开了闭锁的国门。所有这些，说明了什么呢？

——作者题记

**（一）成熟了的“大一统”社会文化体系** 轰轰烈烈的文艺复兴与我国大明王朝的中、晚期同时。此时，欧洲进行了工业社会中现代科学文化的奠基工程，中国则完成了农业社会中宗法制度文化的理论化、固定化。宋明理学攀上顶峰之际，科学技术的发展便被纯思辨等的模式牢牢地套上了紧箍，中医学也失去了强劲的动力，依赖着惯性行进。

经过宋、明两代儒学家们的努力，中国“大一统”的政治、经济、文化体系已经相当“完善”，类比、推理、思辨的思维方式被人们运用得娴熟无比，阴阳五行学说构建起的理论体系成熟透了，整个医学理论被雕琢得“尽善尽美”，以不变应万变之功能更加“健全”。所有这一切，都使得中医理论体系日趋固定、僵化，从而出现日见停滞的进化态势。

借助历史的惯性，明清两代医家也做出了不少成就，这主要表现在三个方面：①对历代中医学术的集大成，如李时珍的《本草纲目》、最大的方书《普济方》等；②文献整理式的文本考据，如明清时期大量的医经校注、辑佚；③带有近代科学意义的医学意识，如吴有性的温疫学说、王清任的解剖医学等。前二者主要是对历史的总结与整理；后者则是17世纪后受西方科学文化影响的中医学有识之士迸发出的思想火花，这些开拓者们敏锐地察觉到中医学发展的契机。可是，文化土壤非但不能营养、助长这些可贵的科学意识，反而摧残、埋没了许多优秀的医学萌芽。

**（二）《本草纲目》的成就与缺憾** 妇孺皆知的明代大医药学家李时珍（1518～1593年），有感于历代本草著作“舛谬差讹遗漏，不可枚数”，决心编撰一部集历史药物学知识之大成的《本草纲目》。该书历时二十七春，囊括了先贤几千年用药经验和药物理论，提出了当时最先进的药物分类方法，纠正了一些反科学的传统或误解，对世界科学影响很大。全书涉及人体生理、病理、证候、预防、卫生、植物、动物、矿物、物理、天文、气象等诸多分支，基本上是以科学的态度和求实方法完成的。在编写过程中，李氏“渔猎群书，搜罗百氏。凡子史经传、声韵家圃、医卜星相、乐府诸家，稍有得处，辄著数言”。全书载药1892种，分为16部60类。古今中外，对此书的评价极高。

《本草纲目》尽管是一部科学巨著，但并未为中医学开拓出一个新境界。首先，医学的发展必须实现观念的更替，而《本草纲目》基本上是一部经验总结式的著作，在思想上是维护传统的。其次，医学的发展必然要在理论、方法上有所突破，《本草纲目》也未能做到这一点。尽管该书在某些问题上有所创新，但对整个中医思想体系并未有丝毫的改革。即便如此，在宗法制度文化影响下的中医界，仍时常有人对该书滥加指责，清代名医陈念祖便认为它“杂收诸说，反乱《神农本草经》之旨”；甚至主张将其烧毁。窥斑见豹，明清之际中医发展所处文化环境之顽劣岂不昭然若揭？

**（三）疏校医籍之风的兴起及功过** 宋明理学作为中国传统文化的后期代表，基本倾向是反对创新。孔、孟、程、朱这些儒学大师的著作，被奉为不可更易的圣人之言。与之相应，《内经》、《伤寒论》之类的医学经典，也成了不可企及的至圣之书。“儒家不能舍至圣之书而求道，医者岂能外仲师之书以治疗?” 在这种深层文化惰性影响下的明清之际，“考据学”成为时尚。这种情形与中世纪的西方对盖仑著作的态度颇为相似。

由于雕版印刷发达，加上考据学潮流的波及，不少人钻进故纸堆，以至于文献整理同“文本”研究成了当时医界的主要任务。此时，出现了大量的“全书”、“丛书”，如徐春圃的《古今医统大全》、张景岳的《景岳全书》、王肯堂的《古今医统正脉全书》、《证治准绳》、清代朝廷编纂的《古今图书集成·医部全录》等，这些大部头著作几乎将中国明清以前流传下来的著作收罗殆尽。

除此而外，明清两代对医经的校正、诠释、辑佚、发挥，也是医学研究中的主要内容，文献整理方法异化为医学研究的主导方法。一时间，出现了大量文献整理性质的著作。尤其在清代，此风更甚，成为清代中医学的一大特色，也是一大悲哀。

医学文献的整理，对保留文化遗产作出了贡献，但成为“时尚”，却反映了“泥古守法”的文化心态。医学作为一门科学、一类应用技术，研究主题始终是活生生的人及千变万化的疾病，医学文献整理充其量只是实现这一主题的辅助手段之一。一旦喧宾夺主，辅助手段成了中心任务和目的，中医学的发展进程便可想而知。中医学绵延二千年，始终保持其基本结构，与这种文化心态，与这种“述而不作”的古籍整理不无关系。这与现代科学强调以事实为对象，突破传统的观念大相径庭。因此，浩瀚的医学文献被保留下来，既是我们的骄傲，也是中医发展的不幸。而更为可悲的是，这股明清遗风影响至今，文献整理研究仍是今天中医学研究的主旋律之一。此风不正，中医学何以走出匍匐行进之困境。

**（四）温疫学说的发端与蜕变**　1642 年，中医史上出现了一部试图超越中医传统模式，从“本体论”角度探求医学规律的著作——《温疫论》。作者吴有性，生活于瘟疫流行的明末。他总结了当时对热性病治疗的经验，结合自己的实地观察和诊治实践，从临床上将伤寒与温病区别开来，并认为瘟疫是由不同于六淫外感病因的“戾气”所致，感染途径由“口鼻而入”；特定的“戾气”可以引起相应的疾病，治疗上宜采用针对性较强的方药以“逐邪”；并指出外科感染与传染病属于同一范畴。这一整套的理论，超出了传统的六淫致病模式，发前人之未发，揭示了传染病的诸多规律，预测到了致病微生物的客观存在。这些，在没有显微镜的条件下，已经达到了科学发现的最高限度。有人甚至指出，吴有性的“戾气说”，“已包含了科学革命的胚胎。如果他能有一台显微镜，他就足以能成为中国的列文虎克和巴斯德”。[(23)]

然而，在明清时代的文化环境中，中国传统文化思潮中封闭崇古、内省、求同的特质已经登峰造极。吴有性这样个别的科学天才以及他预示现代病原生物学的杰出假说——戾气说，与整个观念指导下的辨证论治体系显然格格不入，与“医者岂能外仲师之书而治疗”的医学意识更是水火不相容，因此只能成为“非圣无法”的异端邪说，被指责为“独出心裁，并未引古经一语”，“创异说以欺人”。在这种文化背景和医学环境中，天才的发现只能以夭折而告终。

由于《温疫论》自有其指导临床的独特价值，故后世仍崇吴有性为温病学派的开山祖师。但对“戾气说”这一“群目为怪物”的异端邪说，尽管没有采用像西方送上火刑柱那般残酷手段，却以中国的特产——“中庸”思想那种最大的宽容性加以改造。具体的方法是在《内经》、《难经》、仲景之书中为温病学说寻找近似的理论依据，以使其重新归入传统范式之中。叶天士、吴鞠通、王孟英等温病大家的著作，全都从传统典籍中找到了理论根据。他们所创造的三焦辨证、卫气营血辨治法，都是《内经》理论的扩充适用，将温病学派的优秀经验纳入传统医学体系，因而被改造成可以接受的“正宗”。而温病学说创始人的初衷——戾气论体系，亦被杨栗山、余师愚等吴有性的嫡传弟子改头换面，复归于六淫病因，成为火邪的一种类型——“疫即曰毒，其为火者名焉”。而吴有性试图对“戾气”进行分解，从实证出发探讨的企图，因“戾气说”的灵魂被抽取，则心有不甘地成为以《内经》为代表的中医理论范式之侍从。

**（五）王清任“解剖医学”的坎坷** 清代医生王清任（1768~1831 年），在文化禁锢最严重的时代做出了一个惊世骇俗的举动——强调人体解剖学对医生的重要性，并大胆对古代医学典籍中解剖记载进行怀疑和匡正。他在《医林改错》中疾呼：“著书不明脏腑，岂不是痴人说梦？治病不明脏腑，何异于盲子夜行？”为了实现自己的主张，王清任以超人的胆略，并付出极大的心血与汗水，亲临刑场、坟冢观察尸体，描图绘形。他正确描述了动静脉，发现了脑神经，指出“灵机记性在脑不在心”，“两目系如线，长于脑，所见之物归于脑”等等。

王氏的伟大，并不在于他所描绘的解剖图谱，因为这在当时的世界范围内已不先进，甚至某些地方还没有《难经》的论述正确；而是在于他的革新、实证精神；在于他敢于冲破封建礼教的束缚，大胆地对古代圣贤持批判态度；在于他是一个充满战斗激情和献身精神的改革者。如果人们沿着他的方向努力，也许以后二百年的中医史就要重写，至少也会得到迅速进步，不至于今天仍陷在泥泞而崎岖的小路上。

然而，历史又一次嘲弄了中医学的探索者。王清任的医学成就，同样逃不脱类似吴有性戾气学说的沉沦命运。薄薄的《医林改错》一问世，“卫道者”们便群起而攻之，指责王清任“越改越错”、“错上加错”，说他“教人于胔骼堆中、杀人场上学医道”。王清任与西方近代实验医学的先驱维萨里有许多相似的学术思想和科学成就。本来，王氏的《医林改错》完全可以以它独特的科学精神和思维敲醒沉睡的中医学术界，像维氏的《人体构造》为西方医学开辟了一个崭新的天地一样，为中医学的发展提供一种新的可能。可令人惋惜的是，尽管人们“高度地”评价了王清任，这仅仅因为他的气血学说和临床方面的成就，而他孜孜以求的解剖学研究，试图把传统医学建立在一个全新的基础之上的愿望和努力不仅没有被后世继承发展，甚至未引起应有的理解和重视，而被默默无闻地否定[24]。至今还不时有人埋怨他不尊重经典著作，“缺乏中医学的认识论和方法论”，“拉了历史的倒车”。于是乎，注重实证科学的思想萌芽又一次被固有的传统掩埋了，王清任冤魂不死，亦只能幽幽哀怨。错失突破契机的中医学再一次摆脱“干扰”，沿着原来的机制继续运行。

王清任等人的科学创新精神不被中医学接受的关键，在于他们的思想中跳动着一种急切要求采用严密的逻辑体系和锐利的认识方法来发展中医事业的火种，这正是现代科学所倡导的“构造的特征”。但它却与传统中医学强调的整体直观性、模糊性的方法论原则相抵牾。清代阮元说过：“良以天道渊微，非人力所能窥测。故但言其所当然，而不复强求其所以然。此古人立言之慎也。”因此，王清任之辈所要求的医学改革，并没有滋生成长的土壤。

**（六）人痘接种术的境遇**　天花是世界疾病史上波及面极广，为害期甚长的烈性传染病，千百年来人们对它束手无策。然而，至晚在明代，甚至早在宋代，我国的民间医生即发明了预防该病的特效方法——人痘接种术。

据俞茂鲲1727年在《痘科金镜赋集解》中记载，明徽宗隆庆年间（1567~1572年），安徽宁国府太平县的佚名医生开始为人种痘。张琰在《种痘新书》亦有相近年代种痘的记载。

1695年《张氏医通》和1742年《医宗金鉴》记载了接种方法。其中的“痘衣法”，是将天花患者的内衣给健康人穿，以获得免疫力。这种方法对染毒量无法掌握，比较危险。另一种“鼻苗法”，取用天花患者的痘浆或痘痂接种入健康人的鼻腔，预防效果较好，逐渐流行起来。

人痘接种术因其有效，很快传至国外。1652年前后，龚廷贤弟子戴曼公在日本介绍了该术。17世纪后，俄罗斯等国派人来我国学习该术。此后，逐渐泽被朝鲜、土耳其、英国等国，受到西方人士的赞扬。法国哲学家、思想启蒙者伏尔泰（Voltaire）赞曰：“我听说一百年来中国人就有这种习惯（指种痘术）。这是被认为全世界最聪明最讲礼貌的一个民族的伟大先例和榜样。”[25]

人痘接种术对战胜天花作出了重大贡献，被称为是人工免疫法的先驱。但对这一事件全面审视后却使人不无遗憾地感到，它与我国其他科学技术成就一样，是由“能工巧匠”们在工作中的天才发现。人痘接种术之所以能广为流行运用，是因为它有着即刻的效用和客观的眼前利益。但它却无法在中国演变成现代免疫学。倘若任其发展，充其量只能在具体操作方面有所改进而沿用至今。西方人却能在人痘接种术的启迪下，在一百多年的时间内，由琴纳（Jenner E，1749~1823年）的牛痘接种术脱胎成巴斯德（Pasteur L，1822~1895年）的体液免疫学说乃至梅契尼可夫（ИИ Меqийков，1845~1916年）的细胞免疫学。这除了当时的中国无法提供探索人痘接种机制的科学手段外，传统文化中无意构建纯自然知识体系，注重急功近利的“务实精神”，轻视微观世界纯科学探索的思想惰性，是更为深层的原因。

以上的几个片段，反映了中国医药学在明清时代的一些成就，但多是少数人的较个别的活动，并未对整个中医理论体系的更新改造作出实质性贡献。中医学仍然维持着一贯不变的传统范式，吴有性们撞击出的几点耀眼的火花，由于没有文化环境的支持和科学技术的保证而不足以触动原有的体系，只能落得个被兼并或夭折的惨局。

## 三、中西医学的交流

> 不同文明之间的交流过去已经多次证明是人类文明发展中的里程碑。……在许多这种交流中，作为“学生”的落后国家最终总是超过做“教师”的先进国家。
>
> ——罗素

**（一）表层的汇通**　17世纪以后，随着西方的领土扩张、文化侵略，东西方医学在中国全面相遇了。相遇激起的碰撞促使两者的交往进入了一个新的阶段。西方医学除了进一步吸收中国卓有疗效的治疗措施如针灸、药物等外，也开始对中医学的历史、医学理论、脉学等发生兴趣，并进行了研究。中医学界对大举渗入的西方实验医学，不少人措手不及；也有一些明智之士面对实验医学的成果，悟出了自身的欠缺，认识到吸收西方之长的重要性。

17世纪以来，西方陆续出现了一批研究中医学的著作。在这些著作中，西方医学家们充分运用了“选择”这一主体的能动性和创造性，以中国医学的实用技术充实了西方的实证主义医学。但是，他们对中医学的核心理论并未加以重视。

1643年以后，波兰传教士卜弥格（Boym M）在华期间，选择了部分中医医理、脉学、药物学著作，其中1656年在维也纳出版的《中国植物志》（拉丁文），是最早传到欧洲的本草专著。1671年，法国Harvieu RD所著《中医秘典》，1682年Cleyer A所著《中国医法举例》都引录了卜弥格译述的中国脉学。后者还介绍了中医舌苔与289种中药，附有经络与脏腑插图68幅。1707年末，脉搏计数器的发明者弗洛伊尔（Floyer SJ）著《医生诊脉表》，亦转译了卜弥格的译著，并指出中医脉学对他的发明有所启发。

我国的针灸术也是17世纪传往西方的。1676年，德国、英国分别出版了关于灸术的书；1683年，荷兰医生赖尼（Rhyne WT）推出了最早介绍针刺术的著作——《论关节炎》；同年，Gehema JA在汉堡撰写了《应用中国灸术治疗痛风》，认为灸术是治疗痛风最好的方法。此后，针灸术开始流行于意大利、西班牙、瑞典、比利时、法国等。

19世纪初，西方医学界对中国医学史发生兴趣。1813年Remusat A著有《关于中国医史研究》；1820年，Pearson写下《中国医学史》。

所有这些，虽然多从实用出发，但也为20世纪后深入研究中医学开了先河，积累了资料。

20世纪中叶，西方医学界逐渐看到自身医学观中以原子论的间断性、结构性、层次性观念为导向，偏重于分析解剖，强调病理诊断和单纯拮抗性治疗，从不同层次研究人的生理活动和疾病过程的具体细节等探究活动带来的一些弊端，部分有识之士深入研究了中医学元气论为主的基础理论，意识到中医生理观、病理观等中贯穿的矛盾统一整体观方面的长处，从而将中医学看成是西医学的重要补充。

在西方医学的飞速发展形势下，中医界亦有一批有识之士，敏锐地发现实验科学的长处，在强大的保守势力围困下开始汲取西方医学精华，试图为中医学的发展开辟一条新路。中西汇通学派则是其中之代表。

从明末医学家方以智开始，清代王宏翰、王学权、朱沛文、唐宗海，以至19世纪初的张锡纯、恽铁樵、陆渊雷等著名中西汇通派代表人物，他们或接纳西学，提倡汇通，或互验勘比，中西对照，或援西证中，或取长补短，或借鉴西医以使中医科学化，提出了种种主张，汇成了轰动一时的学术潮流。

中西汇通学派的实绩并不十分坚实，其原因在于当时没有形成开放的文化环境；传统文化封闭、保守的积淀使得他们必然会受到重重围攻。此外，当时的科学方法论并不成熟，不能为他们提供先进的手段；在认识论上，尚不能深入地从哲学、思维方法、医学范式、审美角度等较深层次解析双方体系，无法构建新医学的蓝图，而只能从较浅表的层次进行粗略的比较、牵强的解释和生硬的引用中西医结合。

**（二）历史比较中的同与异** 中西医学都共同经历了起源阶段（本能医学）、巫史医学、经验医学等阶段。尽管各自发展情况极为复杂，但相同的内容毕竟较多，且总体上看，13世纪以前的中国医学一直处于世界领先地位。只是17世纪以后，欧洲社会条件和自然科学的刺激，使西医学呈现出加速度发展，中医学开始落伍。

有人曾粗略地比较过中西医学的发展史[26]，表明：中西医起源时间略同；公元2世纪前基本平行发展；2世纪以后、15世纪以前（中世纪），西医学明显处于低潮，中国医学平稳发展；17 世纪后，西方医学直线上升，中医学虽仍处于上升状态，但对较西医学落后了许多，使中医学在比较的意义上处于低谷。但值得注意的是，19 世纪以后西方医学涌入中国，中医学并未被取代，而且仍有一定的发展趋势。这与现代科学技术及西医学对传统医学的撞击有关。

总之，中西医学的差异，主要是发展过程中形成的，文化背景是其根源性因素之一，方法论不同，则是造成差异的直接原因。中医学几千年来的一脉相贯，显示出强大的超稳定性及基此而衍生出的排外、自我封闭等特点；而西医学经过学术中心的多次转移，遂发展成集多民族医学精华于一体的开放型体系。此外，中医学的发展，是在经典理论框架内的微观渐进，始终保持一种低速度的稳步特点，属于常规科学发展类型，故此数千年来的学术进步都没能超越《内经》奠定的理论基础，只不过使其更加丰富、更充实、更加成熟。近代西医学则处于方法不断创新，理论不断更替，框架不断突破的比较剧烈的变革之中，一同于库恩所说的“科学革命”。

**（三）迎接新的整合** 诺贝尔奖获得者普利高津（Prigogine I）在《对科学的挑战》一书中指出：“我们正向着新的综合前进，向着新的自然主义前进。这种新的自然主义将把西方的传统带着其对实验的强调和定量的表述，与以自发的、自组织世界的观点为中心的中国传统结合起来”，并认为这将创造新的科学与文化。其实，医学界也已显露类似的端倪。西方在经历了高度发展后对东方文化进行了有条件的选择，作为中医学的传承者、接力者，我们又应该如何应对呢?

通过中西医学发展史的比较，我们有可能深入了解各自的特点，寻找出各自特殊的规律性，以及与之相应的方法论特征。瑞士心理学家皮亚杰说：“一个刺激要引起某一特定反应，主体及其机体就必须有反应刺激的能力。”这种能力是由认识结构体现的，方法论则是其中重要因素。上述发展史的比较研究，就是为了健全这种认识结构，加强对西医学撞击中医学这种刺激的反应能力。历史证明，中国传统医学力图用原有的模式去同化西医学是徒劳的。只有对自身作出顺应、调整，创建新模式特别是进行研究方法及方法论的变更或革命，以适应时代的挑战，才是今天中医学发展的康庄大道。

## 参 考 文 献

1. 据新华社 1988 年 6 月 9 日电讯稿
2. 学习与探索，1988，（1）
3. 袁钟. 生殖文化 · 马王堆医书的牝牡 · 《内经》的阴阳. 中华医史杂志，1988，18（4）：193-199
4. Frazer JG. The golden bough，II，Taboo and the perile of the soul
5. 恩格斯. 马克思恩格斯选集. 第四卷，北京：人民出版社，1972，250
6. Clliott-Binns C. Medcine. The Forgotten Art? Prologue，1978
7. Jones WHS，Withington ET. Hippocrates. Vol. 1，Vol. 2，Vol. 3，Vol. 4. Loeb Classical Library. Heinemann，London，1923-1931. 本书《希波克拉底文集》原文均处于此，以下不再一一说明
8. Admas F. The Genuine Works of Hippocrates. Vol. 1，London，153，131，1849
9. 钱三强等. 红旗杂志，1980，（15）：26
10. 卡斯蒂格略尼. 世界医学史. 第一卷（中译本），北京：商务印书馆，1986，175

11. Lund FB. Greek Meddicinl. Clio-Medical, 1936, 16
12. Mettle CC. History of Medicine. Toronto, 1947, 29
13. 范文澜. 中国通史（第二册）. 北京：人民出版社，1949，194，196
14. Meger T. —Steminey. Studien zur Physiolgie des Galen. arch. f. Gesch. b. Med. Vol. Ⅵ, 1912, 417
15. 马堪温. 中华医史杂志，1981，11（3）：190
16. Sarton G. Galen of Pergamon. Lawrence, Kansas, 1954, 39
17. Acker Knecht EH. A Short History of Medicine. Baltimore, London, 1982, 73
18. 邱仁宗主编. 成功之路. 北京：人民出版社，1987，75
19. Carrison FH. An Introduction to history of Medicine. 1929, 116
20. 马克思. 马克思恩格斯选集. 第4卷，北京：人民出版社，1972
21.《金史·张元素传》
22. 恩格斯. 费尔巴哈与德国古典哲学的终结. 北京：人民出版社，1972，35~37
23. 常存库. 医学与哲学，1988，18（8）：15
24. 聂菁葆. 王清任与维萨里的成就及命运. 中医药学报，1988，（6）：2~4
25. 伏尔泰. 哲学通信. 上海人民出版社，1961，43
26. 录自《医学与哲学》1982，（10）：1
27. 希波克拉底. 希波克拉底誓言. 北京：世界图书出版社，2004
28. 何裕民，张晔. 走出巫术丛林的中医. 上海：文汇出版社，1994
29. 马伯英. 中国医学文化史. 上海人民出版社，1994
30. 文兹梅尔. 世界医学五千年史. 北京：人民卫生出版社，1985
31. R. 霍伊卡. 宗教与现代科学的兴起. 成都：四川人民出版社，1991
32. 何裕民总主编，陈晓主编. 中医古典理论精华. 北京：中国协和医科大学出版社，2004
33. 柳治徵编著. 中国文化史. 东方出版中心，1996
34. 刘洪涛编著. 中国古代科技史. 天津：南开大学出版社，1991
35. 李约瑟著，陈立夫译. 中国古代科学思想史. 南昌：江西人民出版社，1990
36. [英] 马林诺夫斯基. 文化论. 中国民间文艺出版社，1987

# 第二章 中医学的文化土壤

有一种倾向，忘记了科学是与总的人类文化紧密相联的，忘记了科学发现，哪怕那些在当时是最先进的、深奥的和难于掌握的发现，离开了它们在文化中的前因后果，也都是毫无意义的。

——欧文·薛定谔

特定的菌族只有在特定的培养基中才能迅速繁衍，不同的植物也大都依赖一定的土壤条件和相宜的气候环境。中西医学作为中西方人类智慧和实践的产物，它们的萌发、成长和趋于成熟，亦与各自特定的“土壤”和相宜的“气候”有着千丝万缕的联系，这个土壤气候就是中西方的自然地理条件和文化背景。

## 第一节 不同的智慧之源

水性使人通，山性使人塞；水势使人合，山势使人离。

——黑格尔

1871年，泰勒（Tylor EB）在其名著《原始文化：对神话、哲学、宗教、艺术和风俗的发展的研究》中提出：文化“是一种复杂的整体，包括知识、信仰、艺术、道德、法律、习惯及作为社会一成员的人所获得的任何其他能力及习性”(1)。近几十年来，“文化”一词在中国有被滥用的倾向，诸如：厕所文化、鞋文化、酒文化等，都堂而皇之地出现在大小媒体。然就本质而言，文化的含义应是相对清晰而非泛化的。例如，怀特（White LA）提出“工具+象征符号=文化”的公式(2)，巴格比将文化定为“除了在来源上明显地属于遗传的以外，某一社会内成员的，内在和外在的行为规则”。可以这么说：人的行为规则靠符号指令，而符号指令依赖训练学习，训练学习的内容是前人长期“耕耘智慧”的结果。显示文化特质的行为规则，从发生学的角度看，可以追溯到“耕耘智慧”的结果，故文化（culture）一词的古拉丁和中古英语的词根中，包含有“耕耘”和“智慧”之义。这恰巧也是文化概念形式的逻辑进程。因此，文化特质更深层的内容是包括知识、信仰、艺术、道德、法律等的智慧产物。

### 一、地理人文差异观

开始，上帝就给了每个民族一只陶杯，从这杯中，人们饮入他们的生活。

——迪森尔 印第安人箴言

不少学者持地理决定生存，生存塑造文化的地理人文观。“各个民族文化的差异性，是那些民族所处的地理环境、所从事的物质生存方式、所建立的社会组织形态的多样性造成的。因此，要把握一个民族文化的特征，必须首先了解这个民族的文化得以繁生的独特的自然环境和社会条件。”(3)

**（一）三类文化的源头** 20世纪中国著名学者钱穆在分析中国文化特点时认为：人类文化从源头处看，大约有三类：为游牧文化，发源于高寒的草原地带；二为农耕文化，发源于河流灌溉的平原；三为商业文化，发源于滨海地带以及近海之岛屿。“三种自然环境，决定了三种生活方式；三种生活方式，形成了三种文化型。”(4) 人类智慧在不同环境中得到不同的“耕耘”，便有不同的产物。古巴比伦文化、古印度文化、古爱琴文化及古中国文化等正是其中的代表。

**（二）滨海的商业文化** 西方文化的雏形最初存在于克星特、爱琴海各岛、大陆希腊和小亚细亚西部。这些地区与海洋息息相关，海洋对该地区人们生活的影响较之世界其他地区尤为强烈。人民栖息在半岛或群岛上，享有海运之便，因而商业发达较早。海洋提供了丰富的高蛋白食品，从而有强壮的肌体；海洋有利于人们通往四方，强悍的渔民从海上发动战争，并不断扩大贸易；大海的广阔和他们居住岛屿的狭窄，使他们更乐意从海上去扩大自己的活动范围，向外拓展，孕育了这些民族外向开放的民族文化及群体心理特征，造成他们的文化主流常处于一种动态的和开放的状况。在这些航海民族的眼里，海洋延伸多远，他们的航船就可以漂向多远。这样，在广阔的海洋上向四方扩展就成为他们强烈的观念。另外，海洋的广阔和航海的流动性使人们难以据海陆某一点为固定活动中心，时常是“四海为家”。所以，航海民族头脑里更多的是向外扩展的四方观念，很少有以什么为中心的中央观念。四素说与五行说中，就可以鲜明地看出这一差异。所有这些，也都在古希腊罗马的早期学术思想和医学活动中体现出来。

**（三）大陆大河型加半封闭圈的农耕文化** 中华民族生活在富饶的东亚，周围是一个由地理条件构成的天然的封闭圈。南有地势险恶的崇山峻岭和大海，西南是“世界屋脊”喜玛拉雅山脉，西边连绵的雪山和不尽的沙漠，北方则是辽阔的大草原和荒无人烟的西伯利亚，向东则是茫茫无际的太平洋，大洋彼岸当时远不可及。一面临海，其他三面陆路交通极不便利，而内部回旋余地又相当开阔，这就造成了一种与外部世界相对隔绝的状态，这对中国文化类型的形成，产生了不可低估的影响，这一半封闭的大陆性地理环境，使中国文化系统在早期就获得了比较完备的“隔绝机制”。这一机制正是一个独立的古文化系统得以长期延续的先决条件。因此，虽然中国文化曾与中亚、西亚游牧文化和南亚次大陆的佛教文化有过值得书写的交流，但中国古文化始终保持着自身的风格和系统，而没有出现其他文化因异族入侵而被摧毁或中绝那样的“断层”。也正因为这样，滋生了中国文化中强烈的“中央观念”，从五行学说到“中华”、“天朝上国”、“中国”等词中，无不流露出“天下之中也”的骄傲感。同时也形成了颇富尊严感的“自我意识”和闭锁保守的心理定势。

于中，也不难寻觅中医理论体系两千年来的一以贯之，并无更新，更无革命之文化背景源由。

## 二、生产方式的锻造之功

> “亚细亚虽有创生文明之力，而无发扬文明之力。盖由各地孤立，故生崇尚保守之恶风，抱惟我独尊之妄见。以地理不便，故无交通，无交通故无竞争，无竞争故无进步。”
>
> ——梁启超

**（一）农耕的“家庭本位”** 在东亚这个封闭圈中，以长江、黄河两大流域为主的沃土养育了数万万中华儿女，农业是人们主要的生产方式，土地是人们赖以生存的基本条件。绝大多数人世世代代依靠从前辈手中继承而来的土地以谋生，人们祖祖辈辈生息在以自家土地为中心的圈子内，自然地形成了若干血缘中心。诸如张家沟、李家坝、唐家村、王家屯、刘家湾等。在同血缘的势力范围内，人们感受到利益的保证和安全的存在。血缘促成共同利益的高度一致，从而产生强烈的排他性，小到对外姓氏族的排斥，大到对异邦势力的抗拒。血缘中心里还有一个家庭中心，建立在固定土地上的家庭中心是人们生存的天堂。于是强烈的、以"家庭为本位"的宗法制度应运而生。陈独秀就曾认为："（这种制度）是中国文化类型形成的重要原因"。[5]

**（二）"家国一体"的宗法社会**　农业民族对外部势力主要表现为防御，即担心自己的土地被掠夺。这种防御最常见的是依靠血缘势力，因而更增强了趋向血缘内部的凝聚力。家庭如此，宗族如此，国家也是如此，巨大的血缘凝聚力构成了人们的中央观念。皇恩浩荡，庶民万福。从家庭中依赖父母到宗族中依靠长辈，再到国家中依赖天子，人们很难信任毫无血缘关系的异邦、异族人，而强烈地趋向民族、宗族和家庭的血缘中心，于此形成了独具特色的，以血缘为纽带的"家国一体"的宗法社会。

**（三）祖先崇拜与权威遵从**　进入阶级社会后，上述制度经由统治阶级及士大夫阶层刻意加工改造，使之理论化、固定化，铸造出了一整套宗法意识，它深刻地影响了中国人的国民性格和文化传统。这种影响首先表现在对血缘关系的高度注重上，中国国民对亲属称谓的区分之细，举世独一无二，便是明证；医家业医，"上以疗君亲之疾"，亦其表现之一。其二是对祖先的顶礼膜拜，浓厚的祖先崇拜意识直至今日仍顽强地存在于广大农村城镇。正是在此基础上，演化发展成了"三纲五常"等一整套伦理体系。就学术领域而言，"忠君敬上"的规范又促使学者们在先圣划定的圈子内谨小慎微，不敢越雷池一步。再者是造成了人们对传统的极端尊重，并在各个层次上得以展现。例如，政治上迷信"正统"，"汉贼不两立"，强调"法先王"、"尊先王"，学术上追求"道统"、"心传"，从韩愈到晚清学者，无不以"尧舜禹汤——文武周公——孔孟"体系的继承者自居；文学上推崇"文统"，"文必西汉，诗必盛唐"；医界则尊奉《内经》和仲景，绝对服从先师和权威，徐灵胎就曾明言："言必本于圣经，治必尊于古法"，认为《伤寒论》是"金科玉律，不可增减一字"（见《徐灵胎医书八种》）。诚如冯天瑜所指出的那样，"从积极面而言，这种尊重传统的作法大大强化了中国历史和中国文化的延续力，使得中国历史和文化（医学体系亦然）成为世界上少见的不曾中断过的典范；从消极面而言，一味迷恋传统的宗法意识造成中国人向后看的积习和守成的倾向，保守知足，重古轻今，把'信而好古'，'述而不作'视作至理，从而消磨了进取和创新精神"。[6]

## 三、生殖观念的泛化

性，不单纯是个心身享受与生殖问题，还有着塑造文化之功。

——无名氏

**（一）生殖观念与文化**　人类生殖确定了人与人之间的血缘关系，而血缘关系又带来了相互依赖的血缘感情。这在一般动物的利他行为中表现得尤为突出，也是原始氏族社会中人类生存的重要支柱。可以说，血缘为纽带的氏族社会是人类社会进化中的必然阶段，欧洲社会亦不例外。然而，随着社会的发展，它在欧洲受到了新的生产方式的猛烈冲击。古希腊，长期航海的流动性带来了家庭的不稳定性；没有土地的死死束缚，淡化了人们的血缘感情和家庭、宗族观念。海上风暴和战斗又使非血缘关系的航行者加深了相互间的感情。人们不再以血缘关系的远近来确定人与人之间的信赖程度。而更多的是以人的诚实、勇敢和才干来确定，因为航海需要这样的人。因此，氏族制度解体得十分充分。很早就发展成了以等级差异为基础的城邦制社会。进入奴隶社会后，胜利者往往将俘虏中有才干的人留下作为奴隶，视为自己的财富。长此以往，人们重视的是个人的才干，而不是血缘关系。于是，人们通过战争获得有用的人才，而不是通过生殖获得可信赖的劳动力。不同的是，土地使中华民族始终保持着家庭的稳定性，也保持着血缘关系和血缘感情的稳定性。在这样的农业民族中，强化着动物原始的利他行为，父母对子女强烈的责任感，子女对父母浓厚的依赖性。在医学人才成长中，就表现出承启家学，秘不外授，世代相传等特点。

**（二）农耕中的血缘生殖观**　农业生产是以家庭为单位进行的，家庭内最可靠的劳动力是具有直接血缘关系的子女。为了获得更多的可靠劳动力，人类生殖在这种家庭的作用尤其重要。所以，中华民族很早就有较浓厚的生殖观念，进而繁衍出了世界人口最多的民族。在中国的古代战争中，由于对非血缘关系劳动力的不信任，胜利者很少将战俘中的人才作为奴隶，而是统统杀掉或集体赶往边区。由此，古代中国也没形成类似古希腊罗马社会那样鼎盛的奴隶制。

**（三）生殖崇拜，二元论的肇端**　在思想领域，浓厚的生殖意识使古代中国人将生殖观念泛化，并影响着人们对世界本原的探索。出于"一为始"的观察，古代许多民族都认为世界的本源是"一"，由此而逐渐有"多"。这个"一"可以是"水"、抑或是"火"，也可以是上帝。古代中国却有世界本原是"二"的观念，虽元气论较晚面世，于战国末年才占据重要地位，但即使一元之气，亦被分解成两个方面："天地之气，合而为一，分为阴阳"（《春秋繁露》）。这个"二"是性质不同的阴阳，类似家庭最初的夫妻。《荀子·礼论》云："天地合而万物生，阴阳接而变化起"。《易传》谓："天地絪缊，万物化淳；男女构精，万物化生"。天地像"男女构精"一样化生万物。此处的"天地"是阴阳的代表物，同指世界两性本原。由此可见，中国独特的阴阳学说中，以两性划分世界本原，以两性交感作为世界演化的基本方式，以血缘关系作为世界万物间的联系，……。这些只能在农业的土地上，血缘感情丰富的家庭内，重视生殖的社会中才会产生。

## 第二节　需求支配的行为

> 各地文化精神之不同，究其根源，最先还是由于自然环境之分别，而影响其生活方式，再由生活方式影响到文化精神。
>
> ——钱穆

"民以食为天"，民族要生存，就必须以一定的方式从事生产。而只有当生产方式发展到一定阶段，有可能提供多余的食物时，才能使人群中分化出一部分人从事非生产性的文化创造活动，因此，生产方式影响着文化创造。地理环境与自然气候条件等又影响着早期人类的生产方式，这也是造成文化差异的重要因素。

### 一、农耕文化催生的行为特征

> "'禹''稷'躬稼而有天下"
>
> ——《论语》

中国的先民们早在6千年前，便已超越了狩猎和采集经济阶段，步入了种植为主体的农业社会。稍后，中国更素称“以农立国”，“列朝帝王都有耕藉田，祀社稷、祷求雨、下劝农命的仪式和措施，并且无一例外地把‘重本抑末’作为‘理国之道’。”它表明，中国是一个典型的农业社会。这一特点与地理环境密不可分。

**（一）适合于精耕细作的长江黄河流域** 前已论及，中国属于大陆型的地理环境。一般来说，大陆环境有几种亚型：中亚一带属大漠大陆型，匈奴、突厥、蒙古人在这里发展了游牧经济，其地以骑兵骁勇善战，好向空间扩展为特点；东欧系草原—森林大陆型，斯拉夫人在这里发展了半农半牧经济，成为欧亚文明的过渡形态，中国、印度与墨西哥属于大陆大河型，中国人多居住在湿润半湿润的大河流域。这些，为充分从事精耕细作的农业经济提供了条件。

**（二）农耕塑造的国人行为特征** 与农耕经济相维系，逐渐孕育了农耕文化。中国人的主体——农民，大都束缚在土地上，“日出而作，日入而息，凿井而饮”，少有流动。世世代代、年复一年地从事简单的再生产。他们大多“与其耕地相连系，胶着而不能动，生于斯，长于斯，老于斯，祖宗子孙世世填墓安于斯，故彼之心中不求空间之扩张，惟望时间之绵延。绝不想人生有无限向前之一境，而认为当体具足，循环不已。彼之所想象而祈求者，则日天长地久，福禄永终。”(8)基此，形成了根深的“安居乐业”、“安于现状”和循环不已等观念，缺乏拓外和进取精神。此外，民族心理中和务实精神，亦是由农业社会导致的一种心理趋向。章太炎有曰：“国民常性，所察在政事日用，所务在工商耕稼，志尽于有生，语绝于无验”。(9)章氏此言，刻画了以农民为主体的中国人“重实际而黜玄想”的民族性格。“实用理性”之肇基，正始于斯。梁漱溟在《中国文化要义》中指出：（这就是中国）“不足为产生学问的根源”。

**（三）独特观念的深层根源** 农耕社会还造成了一系列特有的观念和行为。千百个彼此雷同，极其分散而又少有商品交换关系的村落及城镇组成的社会，一方面使生活在其间的人们“鸡犬声相闻，老死不相往来，”社会沟通和交流甚少；另一方面，这种社会又特别看重安宁稳定，亟须产生高高在上，君临一切的集权政体和统一思想，这在政治领域表现为“东方专制主义”，文化领域则衍生或强化了崇尚先圣、迷信权威，强求认同，排斥异议的观念或行为。他如崇尚中庸，少走极端；着眼于现世和人伦，不关心来世和自然；“不患寡而患不均”，蔑视技术发明或改进及其推广应用，视作为“雕虫小技”，充其量只用于发展精美的艺术和灵巧的玩具等等，也都是农业民族的典型性格表现或其衍生物。所有这些，又与濒海的希腊商业文化所表现的特点，相差甚远。这一深层的差异，或隐或显地存在于中西医家的思想观念、行为活动及有关的认识之中。

## 二、对待自然的态度差异

第不知西人之谈医，其一本“天人合一”之理否也？

——清·罗定昌

**（一）抗争与顺从，迥异的态度** 面对自然，基源于不同的生产方式，不同的民族有着不同的应答方式。海上的风暴是自然对航海民族最严峻的挑战。此时，退却意味着死亡，人们必须齐心协力战胜风暴。这孕育了航海民族被迫与自然不断抗争，并力图战胜自然。尽管风暴是猛烈的，然而，通过提高技能和改进工具，人们能在一定程度上战胜它或避开它。这又增添了人们的信心，并逐渐产生了天人对立的观念。但是，威胁农业民族的干旱及洪水却往往无力避开，无论怎样改进生产工具和生产环境，收效仍微。这一铁的事实使农业民族深感自然的巨大威力和自身的微弱无能。面对无力战胜的对手，农业民族只有两种选择：一是顺从对手（自然），以免遭致更大伤害；二是进行内罚，以求得强大对手的同情。东西方天人观念中“合一”、“相应”与“对立”之差异的深层根源，便在于此。

**（二）发展自我和顺从祈求** 显然，航海民族和农业民族对自然的依赖程度大异其趣，导致了他们与自然斗争的方式也不一样。技艺高超的船员驾驶性能良好的船只往往驾风驭浪，战胜风暴，这促使人们对提高技术和改进工具的重视。使用工具则是人类征服自然的最有力的武器。于是，希腊人早在荷马时期就造出了高头低舷、快速的三层桨座之远航船，同时也出现了一系列的工具发明与改进。相传，阿拉卡雪斯（Amacharsis，公元前592年左右）发明了陶工用的转车；格劳卡斯（Glaucus，公元前550年左右）掌握了焊铁；提奥多劳斯（Theodorus，公元前530年左右）创造了水准器，车床和三角规[10]。而希罗（Hero，公元前2世纪左右）制造了虹吸器、测温器、空气抽压机和最早的蒸汽机。因此，不断钻研、发展自我，成了航海民族的基本特质，这又演绎为对个性的追求和对工具的充分利用。

相反，农业民族很难凭借工具与自然抗衡，干旱和洪涝是人类社会至今所发明的任何工具都无法抵御的。所以，人们的兴趣不在发明或使用工具，而在于如何顺应和祈求自然。如洪水到来，便顺应水之自然属性，疏导以引水。并常以同类或动物为牺牲来祈求自然的保护。在这种情况下，孳生了利用自然生成物以体现自然的力量，而运用非自然的工具有可能违背自然意志等的观念。因而，人们多运用体现自然力量的朴素工具，如吃饭用竹筷、木勺；耕田用木犁；观天象用肉眼；炼金丹在深山；诊病也凭医生的自然感觉，治疗用草药……。所有这些在古代中国的农业社会中表现得十分充分。

人们无力对抗自然的强大力量，不仅采取顺应自然的方法，而且还通过对自己“内罚”的方式来祈求自然赐福。东方盛行的佛教就是这种思想的典型产物。人们通过忍受各种“苦行”以乞求来世的幸福。如戒荤、戒色，甚至赴汤蹈火。

## 三、商业与农耕：不同的思维与精神

> “海也者，能发人进取之雄心者也；陆居者以怀土之故，而种种之系累生焉”
>
> ——谭嗣同

**（一）商业与自由竞取** 古代西方航海民族通过贸易和战争获得了大量财富。战争提供了廉价的劳动力——奴隶，公元4世纪后半期雅典约有40万人，其中奴隶占了一半，贸易将奴隶生产的大批产品远销海外，如雅典的“红花陶”、科林斯的羊毛和家具、米利都的纺织品和毛毡等。通过中介贸易，不仅商业奴隶主获得厚利，雅典政府也抽得2%的关税。经济的繁荣带来了文化的发展，物质财富的剧增使人们有条件去创造更多的精神财富。著名哲学家泰勒斯（Thales，公元前580年左右）是摆脱神话传统的早期思想家。他首先是一位商人，这奠定了从事纯理论研究的经济基础，使他有条件、有精力去探索自己感到好奇的所有问题，终成一大哲学家、政治家、工程师、数学家兼天文学家。古希腊的许多学者情况皆大同小异。反观古代中国，大商贾吕不韦可谓是一例外，且他的学术研究成就大都系其3千食客所为。孔子、老子、墨子等大都潦倒一生。因此，古希腊时期涌现出阿那克西曼德（Anaximander）、毕达哥拉斯（Pythagoras）、赫拉克里特（Heraclitus）、恩培多克（Empedokles）、留基伯（Leucippus）、德谟克利特（Democritus）、苏格拉底（Sokrates）、柏拉图（Platon）和亚里士多德等一大批著名思想家，绝非偶然。他们基于繁荣的经济和社会背景，醉心于自己的兴趣，广泛汲取各种学说，通过分析批判，形成了各自独特的思想。此外，商业活动中浓厚的竞争意识也深刻地影响了思想家们的行为。他们之间思想上的争鸣、撞击和言语的争论，是司空见惯之事。例如，毕达哥拉斯的思想受到过巴门尼德的抨击，柏拉图和亚里士多德则批判了德谟克利特。言语的争论又引起了对语词和句子的重视，柏拉图通过对“理论”的研讨，关涉了字的含义；亚里士多德的“共相论”探索了专有名词和形容词。在这些思想碰撞和言语精炼过程中，人类思维得到了明显的提高。

**（二）农耕与恬淡无为** 就在古希腊锻炼思维的同时，古代中国却出现“恬淡虚无”、“静观玄览”的道家思想。农业民族在无力与自然抗争的状态下，降低了认识和征服自然欲望，向往顺其自然的“无为”境界。道家思想的经典著作《老子》曰：“塞其兑，闭其门，终身不瘥。开其兑，济其身，终身不救”（《第52章》），反对去探索自然，认识客观世界，更反对用感官去接触客观事物，主张取消感性认识，“不出户，知天下；不窥牖，见天道。其出弥远，其知弥少。是以圣人不行而知，不见而名，不为而成”（《第47章》）。甚至鼓吹：“五色令人目盲，五音令人耳聋，五味令人口爽”（《第12章》）。《老子》提倡用一种静观的方法去认识自然的“道”，“致虚极，守静笃。万物并作，吾以观复。夫物芸芸，各复归其根”（《第16章》）。这就是说，应使内心清静、虚寂远于极点才能认识自然的“道”。要人把内心“打扫”得干干净净，不受一点外来干扰，像一面最清澈幽深的镜子，不沾一点灰尘，这样万物自然会呈现在面前。这些观点排斥人的感性和理性，弱化了人类最宝贵的思维功能，是面对强大自然无能为力的流露。人们已经注意到：道家思想是《黄帝内经》的主要源头之一。(11)道家的上述态度和方法，自然也对中医学产生了深远而复杂的影响。一个有趣的现象是，无论印度，还是中国，古代东方农业民族都主张通过极端的淡化思想来开发机体潜在功能，遂有了充分发展的印度瑜伽术，中国的导引（气功）等。基源于农耕文化的“淡化思维”，不利于发展人的思维能力。

梁启超的一段话颇能说明问题：“试一观海，忽觉超然万累之表，而行为思想，皆得无限自由。彼航海者，其所求因在利也。然求利之始，却不可不先置利害于度外，以性命财产为孤注，冒万险而一掷之。故久于海上者，能使其精神日以勇猛，日以高尚。此古来濒海之民，所以比于陆居者活气较胜，进取较锐”。(12)

## 第三节 神话里的真实

精神之链是人脑锻造的奇迹，
它使亚当远离丛林中的芸芸众生，
它使夏娃开始懂得戒律和禁忌；
不少人世代讴歌，
造物主赐与文化的这般魔力。

——无名氏

相传，人类来到这个星球后分成三股，一股向寒带走去，一股向温带走去，另一股向热带走去。去寒带的人沿途死去大半，只有极少数生存下来，但这些人具有强壮的体质和坚毅的性格，并发明了一些抗御自然恶劣环境的工具；去热带的大部分活了下来，他们无需先进的工具和复杂的劳动就能生存下去；去温带的却处于两者之间。这显然是种神话般的传说，但它却客观地描述了不同环境中人们的生活特点，强调了环境对人类发展的影响。

## 一、异趣的“神”

神话中反映着少年人类的真实想法。

——无名氏

**（一）剖析“英雄神话”的寓意** 海上风暴来临时，船员们处于孤立无援的境地，要生存全靠自己。生与死的考验锻炼着航海者的智慧、力量与胆略，塑造了他们的探索和冒险精神。而航海没有给胆小、愚笨和体弱者留下生存余地。就是这样一个随时处在死亡边缘的族群，出现了许多勇敢的冒险家和强悍的征服者，也产生了流传至今的英雄神话。

在古希腊的英雄神话中，陆地往往对神是敌视的，而海洋才是他们的发祥地。阿波罗神与宙斯神都诞生于海洋。阿波罗甚至好不容易在陆上找到了一个水潭，想喝几口，农夫都不允许。宙斯则是一个上天入地的宇宙主宰，他一会儿飞到西亚，一会儿往来于北非与希腊之间，是一个流动性极大的飞行之神。在他身上，其实凝结着古希腊航海民族和依靠远程海上贸易生活的人们，渴望超越空间限制的幻想。英雄神话中体现更多的是人类与自然界血腥搏斗的故事。宙斯与怪神提福俄斯之间的争斗，普罗米修斯为宙斯禁锢在高加索山崖，任凭鹰鹫啄食等传说，均寓有此层含义。所有这些神话，其实反映了当时希腊人的心态和精神风貌，天人对立、勇于冒险、崇尚探索之所以成为西方主导观念和精神，并非纯属偶然。

**（二）“救灾超人”身上的寄托** 反观中国古代农业民族，也流传着话多动人的神话，但神话中却突出了许多救灾的超人，他们帮助人们摆脱干旱、洪水等的灾害，以非凡的本领保护人类，表达了农业民族在自己无力与自然抗争时，盼望救世主的朴素感情。《淮南子》云：“往古之时，四极废，九州裂，天不兼复，地不周载，火滥炎而不灭，水浩洋而不息；猛兽食颛民，鸷鸟攫老弱。于是女娲炼五色石以补苍天，断鳌足以至四极，杀黑龙以济冀州，积芒灰以止淫水；苍天补，四极平，淫水涸，冀州平，狡虫死颛民生。”这里提到的“火滥炎而不灭，水浩洋而不息”就是烈日下的干旱和泛滥中的洪水，女娲则是人们的寄托，盼望能借助神的力量，“补苍天”，消灾祸。

羿是另一个救灾超人。传说原先有“十个”太阳，遂“焦禾稼，杀草木，而（民）无所食。”人们借十个太阳来喻当时干旱之严重，并冀望有“神”能“上射十日而下杀猰貐”，使人们免遭“灭顶之灾”。

中国古代最典型的是“大禹治水”。它也反映了饱经洪水泛滥之苦的人们，切盼超人能息灾祛祸之愿望。所以，《宋史·符瑞志》云：“禹治水，勤劳历年、救民之害，天应其德而至”。

从东西方神话中可以看出，古希腊诸神表达了人类自身能够战胜灾难或敌人而生存下去的信念；中国诸神却流露出人类无力战胜灾害，无法自我拯救的心态。前者充满了个人自我奋斗的精神；后得体现了乞求上天，依附超人、圣人的倾向。中国人对祖上的特别崇拜，对权威经典的极其迷信，也许与这亦不无瓜葛。

**（三）不同的形象** 同样论及“神”，东西方却有着不尽相同的形象。古希腊神话中的“神”，是现实生活的夸大再现；而中国神话中的“神”，则是主观愿望的尽情发挥。于是，古希腊神话的神更接近人类自身，他们有着典型的人类外形和人的意志、欲望、性格等，其活动往往直接反映了社会生活图景，他们也喝酒，也恋爱，也争斗，也喧闹，一如当时的“强者”和贵族。在他们那里，古老神祇那种恐怖感和神秘感已荡然无存。

然而，古代中国神话中的神在人类社会里不能看见，他们具有鲜明的人兽同体特征，尽管已具有部分人的面目和半人化的心智，但身体还停留在泛灵论的动物世界，表明人们尚未全然摆脱对非人力量的依附心理，从《山海经》中可以看出河神“冰夷”、水神“天吴”、海神“禺京”、沼泽神“相柳”、沙漠神“长乘”等都是人面兽身、人面鸟尾或人头蛇躯的。还有些神干脆表现为完全非人形态，被视作民族象征的龙、凤，就是比较著名的例子。他们大多具有神秘的、超人的灵魂，不可思议的神威或魔力，没有人类所具有的欲望和性格，更具有一般动物的特点。这一方面反映尚未摆脱原始图腾崇拜的影响，另一方面显示人们没能从自己身上看到战胜自然的力量，只能寄托于那些似人非人的神。

## 二、性爱中折射出的个性

自古就有的神话、宗教、主义等实际上都以各自的方式启发和引导众生归属于自己认定的人生价值论，委身于自己所倡导的“终极关怀”。

——刘再夏

从心理学而言，人类面临强大而无力抗拒的对手时，常反过来惩罚自己，这种惩罚表现在许多方面，但主要是对自己施加痛苦和压抑幸福追求。就人的本能而言，性爱的追求显示着最大的幸福渴望。由此，对性爱的压抑又往往是古代农业民族对自己进行“内罚”的重要手段。在中国古代神话里，很少涉及性爱故事。我们知道，每一个民族都曾经历过盛行群婚、性关系相对自由的阶段，但对这段历史的回忆与传说，“反映”在中国神话中则是简约、朦胧、轻描淡写的——每一个神都持身拘谨，仿佛都在一致地为了某种高于自己的道德规范而活着。即使是神话传说中的“反面角色”——肆意破坏的共工、蚩尤等凶神，在私生活上也是很少瑕疵的。中国神话里虽有“鲧腹生禹”或“简狄吞卵生商”之类的生殖内容，但其描述却是克制的、零星的，没有铺张的“内罚”心理，这一心理直接导致了后世的内省性格特点和思维倾向，表现为克己守礼、无为而治、以退为进、以柔克刚、含蓄、容忍、礼让、自我压抑等行为特征。而这一切，既顽强地体现在传统文化的深层结构中，也鲜明地反映在历代中医学家的思维特点、行为模式及研究方法等诸多方面。

与中国神话中神的拘谨形成鲜明对比，古希腊神话中的神放荡不羁充满了风流韵事，“乱伦”、“乱爱”不仅在同辈血亲之间，就是上下辈之间，甚至相隔几代之间，也频频发生。其中最典型的是宙斯，他尽管有七个妻子和一大群形形色色的天神子女，却还有许多“外室”，并擅长逢场作戏式的“浪漫”。例如，他曾假扮成底比斯王，与王后阿尔克墨涅同房，结果生下了伟大的英雄——赫拉克勒斯，他与腓尼基公主欧巴、天后赫拉的首席女祭司伊娥各有一段风流故事。宙斯与“大地女神”塞墨勒的爱情“果实”是酒神狄奥尼索斯，与女星神迈亚交欢的“产物”是亡灵的接引神赫耳墨斯，……。这些，与中国神话形成了鲜明的对照。它反映了希腊的风土人情。温和的气候，贸易和战争带来的经济繁荣，使希腊人有条件追求现实生活中的种种享受。而海上航行的流动性使航海者缺乏牢固的家庭观念，男人在性爱方面的追求随着航海而四处体现，从而留下了一路风流韵事。性行为不羁只是个人行为不愿受到过多约束、制约，突出个性自由的典型表现。大海塑造了希腊民族行为不羁的特点，它反映在学术探究中，便是思维活跃，无所顾忌，尽性而发，这一特点是在中世纪曾一度受扭曲，但随着“文艺复兴”运动中“人”作为人重新获得确认，便又顽强地表现出来，至今仍鲜明地反映在西方社会中。

如今，当我们欣赏二胡和提琴的不同曲调，观看京剧和歌剧的不同演技，回味国画与油画的不同情趣及阅读鲁迅和雨果笔下人物的不同色彩及身世时，无不感受到两种文化的巨大差异，而这一切，或多或少地在中西医学中都有所体现。可以说，海洋和内陆塑造了不同民族异趣的民族“色彩”，它包括性格、气质、价值取向及思维特征等等，这些既“存放”于各自的神话和传说里，又体现在各自的现实生活及学术探索过程中。

## 第四节　文化规范作用

横看成岭侧成峰，远近高低各不同；
不识庐山真面目，只缘身在此山中。
——《题西林壁》

人们永远也不可能随心所欲地创造自己的历史，因为人是在一定的历史前提下创造着历史的。特定的地理环境、生产生活方式、经济政治制度造就了特定的文化类型，传统在每个人心中，在每个民族的文化心理中生生不息地涌流着。传统是现实的基地，它左右着置身于其中的所有人们的心态结构、思维模式、价值观念和情感态度，同一文化心理的通约性，动态地维持着同一文化中各个亚层次的选择和整塑条件，从整体上保证了该文化内部的稳态和有序，因而避免出现传统的“断裂”和“文化失范”。在这样的历史环境中：所发生的事件可以是偶然的，而发展的指向却是必然的。

### 一、文化的屏障作用

文化是我们身外的东西-它存在于个体之外，而又对个人施加着强大的强制力量。我们并不老是感到文化强制的力量，这是因为我们通常总是与文化所要求的行为和思想模式保持着一致。然而，当我们真的试图反抗文化强制时，它的力量就会明显地体现出来。
——埃米尔·杜尔干（Emile Durkheim）

作为文化类型中子系统的某一具体学科或领域，无不跳动着母体的脉搏，犹如一条无形无迹而又挣脱不断的红线，将其与文化背景致密地缠绕着。因而，在探讨具体学科发生发展的历史过程时，势必要结合其所滥觞、兴盛和绵延的文化环境。同样，又必须以异质文化中相同学科在不同时空中的横向坐标作为参照，才能更加准确地作出本质上的说明，既不会陷入“不识庐山真面目”的历史困惑里，也可以避免“盲人摸象”式的肤浅和片面。

**（一）传统历史与现实**　文化传统是历史，在人们创造文化的同时，文化也塑造了人，人类行为的理性选择不可能超越选择的心理环境。文化传统为具体学科预设了价值取向和发展趋势，限定了研究者的心态结构和研究方式。并且，研究者本人就是这种文化氛围里熏陶出来的，“存在决定意识”，超然行进于文化传统之外的学科和学人，是难以存在于现实之中的，要求某一学科具备这种超越性，无疑是一种无视历史的苛求。

文化传统也是现实。我们寻求发展的每一步，都踏在传统的基础上，都是以新的现实在塑造着传统。鲁迅先生在讨论新旧文化关系时认为：新文化“并非突然从天而降，大抵是发达于对于旧支配者及其文化的反抗中，亦即发达于和旧者的对立中，所以新文化仍然有所承传，于旧文化也仍然有所择取”。[13]传统与现实就是这样如胶似漆地难解难分，因而它既有着内在的逻辑联系，又不可抗拒地要随着经济基础的演变而发生相应的变化。只有在这一前提下，人类才能够走出蒙昧，抛弃迷信，告别混沌而迎来理性的觉醒和科学文明，我们才能有所作为地弘扬民族文化或塑造民族精神。反之，则只能在传统面前束手无策，噤若寒蝉。这也是如今对待中医学的理性态度。

**（二）文化传统：特性与共性**　一切真正怀有科学精神的人们都不会拒绝这种观点：以某一文化类型的发展过程做为衡量其他文化的绝对标准是片面的，借口某一文化类型在历史上形成的特殊性而忽视人类文化发展的共性趋势更是一种错误。在肯定这一总趋势时，又该理解由于不同历史时期和不同民族地域的差别而选择不同的途径和具体方式，“条条大道通罗马”。在比较文化研究中，既要着眼于特殊，又要把握住普遍，国粹主义的文化中心论与民族虚无主义同在摒弃之列，鲁迅先生在《致陈烟桥》中亦曾辩证地指出：“有地方色彩的，倒容易成为世界的，既为别国所注意，打出世界上去，即于中国之活动有利。”[14]因此，在分析中医学的相关问题时，实事求是的科学精神和严谨客观的治学态度，就是我们探求之舟的航标和帆楫。

**（三）文化选择**　医学做为一门具体的学科，有其内在的特殊性：医学研究对象是具有“社会—生物”双重属性的人；医学既不同于纯粹的自然科学，又有别于一般的应用技术。作为研究对象的患者与担当研究工作的医学家们，都身处于具体的文化氛围中，文化传统中的价值观念必然左右着他们的心态与追求目标，思维模式又限定着他们的研究方法与手段。因此，对同一客观事物或现象的认识和判断，由于认知主体不同的文化心理和视角，而势必运用不同的认识手段，经过不同的取舍选择，并进行“去粗取精、去伪存真、由此及彼，由表及里”的加工过程后，就形成了截然不同的医学理论体系。所谓横看成岭侧成峰——这并不是“中西人士脏腑不同”之类的客观差别，而是不同文化环境对其亚层次的学术体系进行的“适者生存”这样无情地选择和调适的必然结果。

文化进化有两条规律是不可抗拒的：一是强制性同化，一是保护性淘汰。在一定限度内，体系保持稳态，没有质的突破时，一切新理论、新发明发现、新方法手段都必须纳入旧有轨道中，按部就班地运行；凡是与旧有体系不能吻合相容的新异假说、技术方法，均被拒之于外不予接受，这样才能保持整体的稳态，同时也带来了整体进化方向上的单一和速度上的凝迟。所以，早在数百年前，列文虎克的显微镜是不可能用于中医学理论中“气血精津”、“六淫”、“戾气”等概念的研究过程中的，那将会导致巨大的惶怵和愤慨。同样，今天中医学“脏腑理论”堂而皇之地宣讲于谙熟了形态解剖、功能定位、微观分析方法的西方医学界时，仍然多少会引起瞠目和骚动。“文化屏障”这个词汇用于中西医学体系的交流碰撞中，的确是太合适太贴切了，两种迥异的医学体系差异实质是东西文化的差异。然而，我们不是“文化决定论”的简单重复者，我们所力图表述的是：医学体系是由文化传统选择调适的，它的发展变化必然与文化的变革紧密相伴，既然传统不是凝迟不动的一潭死水，那么医学体系的变革随着时代洪流而前进，则势在必行，势不可挡。

## 二、文化的价值取向

价值是一种明确或隐涵的观念，它的功能在于表示人的全部存在目的。同时，它制约着人类生存实践中的一切选择，一切愿望以及行为的方式和目标。

——作者题记

不同的文化模式具有不同的价值取向，因而文化传统中对现实、对人群最深刻最直接的作用，就在于它为人们预设了一整套整个社会通行的思维准则、行为规范及价值观念。文化的沉淀和超积累，不仅会使每个社会成员放弃个人清醒的、自觉的价值取向，选用社会价值观来支配自己的思想行为，追求和选择，而且往往惯性般地制约着社会群体意识而影响社会发展趋向及进程。

**（一）谋义与谋利** 孔子曾经明言："君子喻于义，小人喻于利，"并汲汲于"克己复礼"，一部《礼记》成了垂万世而不易的经典。董仲舒则力倡"正其谊（义）而不谋其利，明其道而不计其功"。这些论述，揭示了中国传统文化重义轻利的特点。它使中华民族赢得了礼义之邦的盛誉。有人认为，这是中国传统文化的核心，"它以最强劲的意识形态，规范人们的生活行为、心理情操、是非善恶观念。"[15]它一方面导致中国社会产生了繁杂无比的礼仪，所谓大礼三百，小礼三千，社会和日常生活的各个方面，莫不以礼的形成加以束缚；在严格的礼教枷锁下，驯化了中国人的和顺性格，《周礼·地官司徒》篇中便鼓吹对民施以十二教，教民不苟、不争、不怨、不乖、不越、不逾、不虓、不怠、不失职、知足、慎德、兴功。这些，从统治阶级立场考虑，有助于社会的安定和政权的持续，却也磨去了个性特点和探索、创新精神，以至于整个社会乃至某些具体学科领域常缺乏一种勃勃的内在生机。另一方面，重义务、轻功利之类观念虽对伦理的发展起着积极作用，但对科学技术之类探索性活动，又有着负面效应，它使人们的医疗实践仅仅满足于一种道德上的无形的需求，而缺乏功利方面实实在在的激励。

**（二）人伦与自然** 在重义轻利传统中生息的历代学者，在"究天人之际，通古今之变"的探求中，重点自然是政治伦理的探究。他们不是将"天"——自然界，客观世界，作为认识对象去研究，而是将"天"当做具有政治伦理色彩的人格化整体来体验，甚至将其视为人的主观世界的外化，孜孜于"一天人"、"合知行"（道德践履）、"同真善"。而对应用科学技术的发明则视为"奇机淫巧"、"雕虫小技"，不屑一顾，"羞而不为"，更遑论纯粹自然科学知识的研究了。所以，我国古代灿烂的文明中，自然科学的发明发现大都没有得到应有的重视和推而广之的运用。在浩如烟海的学术著作中，自然科学技术方面的著述是微乎其微的，因为他们"于功名进取，毫不相关"。社会价值就是这样无情地行使着它的权力，以至于今人在比较中西传统文化时，只能发出如此感叹："中国人讲学问，详于人事而忽于物理；……虽云详于人事，虽非今之所谓社会科学。……由此遂无科学"。[16]

**（三）"粗守形，上守神"** 《周易·系辞》提出了"形而上者谓之道，形而下者谓之器"的命题，从那时起，各种学术研讨中重视"形而上"，蔑视"形而下"便成了一种约定的传统。朱熹曾直截了当地抨击过留意于"器物"之辨的学术探讨倾向。曰："且如今为此学而不穷天理，明人伦，讲圣言，通世故，乃兀然存心于一草一木一器用之是，此是何学问?"这一类观念折射在中医界，表现为根深的重神轻形之价值取向。《灵枢·九针十二原》有曰："粗守形，上守神"。何谓神，此处之神，并非简单的精神之神，而是一哲学范畴。荀子有曰："不见其事而见其功，夫是之谓神"。即指事物变化难测的功用及其规律，属于"形而上"的东西。因此，神与形的关系，就是"行为"、"功能"、"规律"与"结构"、"元素"、"具体器物"之间的关系。这一价值取向使《内经》之后的医家，大多只注重对机体功能变化（神）的考察，而不重视对微观机制和形态结构的研究分析，只满足于以阴阳之类进行生理病理方面抽象的思辨表述而不深入到具体环节。面对中西医学在脏腑认识方面的巨大鸿沟，有人解释为中医学讲的是"功能学单位"，而不是"形态学"意义上的脏器，其实正反映了这一价值取向的必然结果。基此，我们也不难理解，为何直至今日中医学在解剖形态方面的研究仍鲜有进展，为什么注重解剖和具体形态研究的医家很难为中医学共同体所认同。

**（四）智者察同，愚者察异**　梁惠王曾问孟子："天下恶乎定？"答曰："定于一"（《孟子·梁惠王章句上》），其意为天下只有归于大一统，才会安定和发展。这可以说是中国传统文化注重求同，崇尚一统之观念的典型流露。纵观历史，中国自商代起，就有了一个形式上的"中央"；秦以降，则维持了一个大一统的局面；且秦起就尝试统一思想，甚至秦始皇企图以极端的手段——焚书坑儒，来实现这一目标，到汉武帝时这一目标则基本完成。也正是那个时候起，被"定于一尊"的儒家思想主导了中国人的思想行为将近达 2 千年之久。

社会和意识形态方面的"定于一"观念，反映在学术领域，就是强调"正名"，崇尚"求同"、"存异"。孔子便有"名不正，则言不顺"之训导；墨子则有"一同天下之义"之教诲。正名方法在中国传统文化研究中，包括中医学研究中的地位是举足轻重的。何谓"正"，在社会学上，它同"政"（孔子曰："政者，正也"。见《论语·颜渊篇》）。意即治，以"定于一"的观念进行统治；故其反义为"乱"。就"正"之本义言，《说文》曰："从止，一以止。"《说文系传》亦曰："从一从止，一以止，"并解释为："守一以止也"。其反义为"歧见"、"异义"。很显然，对于一些学术问题，特别是自然现象的观察、认识，人们常会歧义纷呈，若推崇个人经验，则势必无法统一。因此，排斥歧见、异议的人们只能先验地确定一个共同的"准绳"，以早期先人的认识为尺度，求得"一同天下之义。"这样，求助于先圣，把早期的学术著作经典化，教条化，便成了必然趋势。且越到后世，此"势"越甚。在这种观念主导下，遂演出了众多中国的学术特点，特别是崇尚先圣，恪守经旨，党同伐异的习弊。

强调"定于一"，"一同天下之义"，"尚同"（墨子），还给人们的思维活动笼罩上了过分夸大事物之间的共性，简化事物之特性，忽略具体探究，只求同一的阴影。这在中医学中体现得比较明显，《素问·阴阳应象大论》所谓的"智者察同，愚者察异"，便是这一倾向的典型体现。历代中医学研究中，有些传统与文化背景中过分求同倾向不无瓜葛。例如，历代医家热衷于"援物比类"，畸形地发展了这方面的方法，因为类比的逻辑依据正在于事物本身的同一性；又如，中医学中"天人相应"、"天人合一"观念得到了充分发展，并渗透到理论体系的多方面，这一观念的更深层核心也在于一个"同"字；再如，纵观中医学对具体病症的特异性考察，比如具体病症的机制分析，常常或是缺如、或是模式化的，究其根源，过分推崇求同而蔑视特异性的研讨之价值观，可谓同样是其要害之一。

**（五）悟性与论证**　在注重实用理性的价值趋向主导下，中国传统文化表现出了重"悟性"而轻"论证"的特点。张岱年在《中国哲学大纲》中曾分析指出："中国哲学只重生活上的实证，或内心之神秘的冥证，而不注重逻辑的论证。体验久久，忽有所悟，以前许多疑难涣然消释，日常的经验乃得到贯通，如此即是有所得”。颇有迷人色彩“格物致知”，其本质也只是指启发内心直觉以达到“一旦豁然贯通”，获得对客观事物的认识。这一方法特点渗透在中医学领域，便表现为“重技轻理”，强调“医者意也”，认为医学真谛只有通过直觉、顿悟等思维方法和实际操作才能领会，从而忽略了逻辑演绎和论证。张景岳有言：“医者意也，意思精详则得之”、清代医家吴瑭在《温病条辨·自序》中则说：“瑭进与病谋，退与心谋，十阅春秋，然后有得。”都含有这层意思。它使得中医在理论方面表现出浓厚的思辨色彩，在操作方面则形成了鲜明的个体化技艺特征。

**（六）“能而不为”与“欲为不能”** 综而言之，上述这些价值取向、心理特征和方法特点交错成一体，互为因果，表现出鲜明的注重“实用”之精神。它们对中国科学文化的发展，起着深刻的影响。纵观中国传统文化，自然科学技术发展逐渐迟滞，没有形成完整的近代科学技术体系，这绝非偶然。它深深植根于“重道轻器”、“述而不作”、“重神轻形”、“崇古贱今”、“尚无薄有”、“尚同非异”、“重天理人伦而轻物器之性”等一整套社会价值观念中。中华民族的先民并不比古希腊罗马人愚笨钝鲁，这是早已为历史证实了的。我国古代存在着自然科学发展的无限的潜在机会。张衡、祖冲之、《九章算术》、《黄帝内经》……都可为证。然而，终究成为历史事实的是：作为一种学术体系，它们毕竟未在这块文化土壤中成长为根深叶茂的参天古树，以至于中医学显示出其“一枝独秀”的风姿。究竟是“能而不为”，还是“为而不能”？就文化模式对其子系统的选择调适作用而言，可谓“能而不为”，人们的行为要以价值判断和现实利益为标准，“无效作功”是不可取的；而从传统的思维模式来看，元气论为核心的混沌的自然观，化生的、非结构性整体观，重道轻器、重神轻形的价值观和得意忘象的方法论，再加上形态结构研究、实证观测分析手段的阙如，又的的确确导致了“欲为不能”的逻辑必然。

## 三、传统约束：挣不断的线

> 习俗在形成个人的行为中所起的作用，远远超过了个人对传统习俗所能发生的任何影响。
>
> ——约翰·杜威

有人曾把传统文化形象地喻之为一条很多股线拧成的绳子，或者说一条粗大的“电缆”，里面由各种各样的“线”组成。此“电缆”互贯古今，尽管其中有些细线断了，有些地方又派生出新的，但作为一条总线，却始终未断。这些文化之线构成了一个不可分割的有机体，常常潜移默化地主导着生活在其间的人们的思维和行为。

**（一）简单的概括** 相对而言，以航海为生的古希腊民族，在众多方面都表现出了与东方农业民族异趣的传统。文化比较学家一般认为：相对于个性阙如的中华民族，西方人更多地富有个性特征，酒神精神可为是其形象的概括；农耕塑造了中国先民安于现状，崇尚一统、求同存异的心理特征；而商业冒险却使西方先民更富有竞争意识和进取精神，崇尚标新立异；须知，西方中世纪的盖仑被神圣化、权威化，是宗教文化使然，随着传统精神的复活（文艺复兴），绝对迷信权威，崇尚先圣在西方学术领域也就渐趋匿迹，商业的赢利原则使西方“义”、“利”之间，更重于实实在在的“利”，这尽管是众多丑恶的社会现象之深层根源，却也作为一种强有力的激励因素，推动着西方社会，包括技术乃至医学的发展。类似的差异，还可寻绎出很多，这些差异既和各自的“土壤”环境——人文地理因素，密不可分；又或隐或显地体现在人们的行为及行为的结果——具体的文化学科领域之中。

**（二）两种理性精神** 人们认定浸漫在整个中国传统文化之中的是实用理性精神，而以古希腊为代表的欧洲文化则主要表现出纯粹理性特征。希腊人认为：古往今来的一切哲理探究，均起源于对自然万物的惊异和好奇，都是满足人自身愿望的一类行为。尽管在惊异之余，人们探索的目的与所得出的结论常可大相径庭，但这一特点却是确凿无疑的。亚里士多德便多次强调："研究哲学是为了求知不是为了实用"，"我们追求这种知识并不是为了什么别的好处"，纯粹是"为了摆脱无知"。[17]而当时希腊社会富裕的生活又为这种追求和研究，提供了物质可能。正是在这种纯粹理性精神的驱使下，西方学者能摆脱实用主义的过分羁束，在众多领域开拓出新天地。

从"希腊七贤"之一的泰勒斯开始，就明确认为整个宇宙是自然的。从可能性来说，是能够用理性的探索加以解释说明的。他开创了希腊文化中重视演绎方法的研究之倾向，是欧几里得几何学可追溯的先驱。

公元前6世纪时的阿那克西曼德，也和我国上古贤哲一样，认为世界是由于混沌未分的原质中的对立面分裂而产生的。但他并未满足于用混沌来阐述整体，而是力图了解整体的构成。结构性整体观以及由此衍生的方法论原则就这样开始了它们的使命，它激发了人们的理性欲求，引导人们倾向于从多元多层次的角度去开拓自然，不懈地穷尽事物现象内部的构成。

上述观念也影响到医学界，如"医学之父"希波克拉底就坚信疾病服从自然法则，主张进行精微的观察和对现象的底蕴作周密的解释。显而易见，当医学把结构性整体观作为构筑理论的根基时，解剖知识必然决定着医学的发展。正是这一观念，促使亚历山大利亚时期的科学家们意识到唯有熟知人体内部构造，熟知调节人体生命规律的人才能从事医疗技艺。这也正是现代医学科学的基本信念。

**（三）文化：无声的指令** 意识是反映存在的，但意识又不是消极、直观、机械地反映客体，而是一个能动的主体选择、思维创造过程。因而对于同一客观事物才能产生"横看成岭侧成峰"的主体差异。中医学理论与中国传统的整体观、自然观在本体论上就开始了它们一脉相承的统一。强调人是由充斥于天地之间，聚则有形散则流动的"气"构成的，化生性整体观与混沌大化的自然观有本质的联系。中国哲人们对于"有物混成先天地生"的"道"，对于"太极→两仪→四象→八卦→万物"的宇宙生成模式，对于如"月印万川"般构成宇宙本体的"理"、对于化生天下万物的"有"以及生有之"无"，对于"不为尧有，不为桀亡"行之有常的"天"，大都没有萌生进一步探求论述其结构形态等问题的愿望。对于自然万物的惊异而引起的哲理探索，又引导他们回到了他们永恒关注的主题：政治伦理，世道人心，道德践履。"即物穷理"——体验自然之物，穷人生道德之理。论述自然的目的在于启迪人心，而无意于自然界姿态各异的客观事物现象的研究。社会的价值取向是君子"志于道，据于德，依于仁，游于艺"（《论语·述而》），对"艺""只可兼明，不可以专业"（《颜氏家语》）。因为其"虽小道，必有可观者，致远恐泥，是以君子不为也"（《论语·子张》）。

"中国哲学中的宇宙论、颇有尚无薄有的倾向，……一般都认为本根必是无形的，有形的物不足以当之，必求之于无形，于是不肯对于事物之精密的研讨，而崇尚幽远的玄想"。（《中国哲学之大蔽》张岱年）对世界的根本看法决定着认识世界的根本方法，本体论的超形态的倾向必然导致重道轻器的价值观和得意忘象的方法论，使中医学发展绵延的历史过程和认识过程都跨越了一个重要的中间阶段——实证分析。“能而不为”——传统价值观对自然科学研究的束缚；“为而不能”——传统思维方式对人们研究能力与方法的束缚；造成了中医学对人体形态结构——机能认识起点上无法回避的盲点。

## 四、文化：主体的选择

最初的，从动物界分离出来的人，在一切本质方面是和动物本身一样不自由的；但是文化上的每一个进步，都是迈向自由的一步。

——恩格斯

人创造了文化，文化桥梁将人类从动物世界的群落中引向人的世界。从人类第一次赤手空拳地直立于世界，到今天令人目不暇接的科学技术文明，雄辩地体现了人的文化主体性。人不是消极被动地接受文化的熏陶和塑造，而且具有创造文化的主动性，积极性。一旦某种文化现象不再为人所需要，成为人类发展的羁绊，人类就会对其进行改造和创造。所以，“环境的改变和人的活动的一致，只能被看作是并合理地理解为革命的实践。”[18]

既然文化是随着经济基础的演变而发展变化着的——这已被历史证明必然，既然医学体系的发展是受文化模式支配和制约的，既然传统与现实是相互作用而并非一成不变的，那么我们也必然地要看到文化环境、经济基础、科学水平的变迁所带来的医学理论的变迁和转变。

中国历史上高度稳定的漫长的封建社会持续两千余年，虽然其间不乏改朝换代的战乱及农民起义的斗争，但总的生产力水平和经济基础没有质的变化，宗法血缘社会结构和自然农耕经济的稳定保证了封建权制的绝对统治，而且最终窒息了生产力发展和明末一度出现的资本主义萌芽。继之，随着清朝统治者的绝对集权和绝对腐败，国力衰微，各种矛盾加剧，在失去了自我更新能力的国家经济政治体制面前又出现了迅速强大起来的帝国主义列强，“天朝大国”的神威一去无踪，中华民族失去一次腾飞的良机而沦入半殖民地半封建的历史悲剧中。此期不唯中医学，各学科各领域都步入低谷，使国人大有“常恨春归无觅处”的概叹。中西医学在此期的差距不仅仅是技术手段方面，而且表现出两种理论体系对创新发展，对异质文化、新鲜事物的不同态度上。概而言之，中医学术体系在过去的两千年间，初起活力四射，中则繁茂昌盛，继则凝迟僵化的发展态势，正是中国传统文化两千年间发展状态的映像或缩影。

然而，世道沧桑、时过境迁，21世纪的中国，一脚已跨入小康社会，经济政治全面崛起，社会文化一片繁荣，作为一个大国，中国已开始复兴崛起。尽管中国社会文化的发展还存在一系列问题，但作为世界文化之林中有众多特色的一大族，重振后的中国文化泽被全球，只是个时间问题。于此，科学日趋昌明，新技术广为普及，思想交汇每见增多，文化凸现多元趋势的氛围之中。作为中国文化的重要一支：中医学适逢其重振之良机，那种认为“中医过时”或力图保持它固有传统“特色”的认识和做法，都是短视的，没能摆正社会文化氛围与主体科学发展的辩证关系。我们远未达到可以自信或自豪之际，然而，在看清传统文化与中医学发展的辩证关系，以及人作为创造文化的主体的一定的主动性与选择性的同时，我们是否应主动进取，借中国传统文化复兴与重建之际，对中医学也做些“与时俱进”的开创性、创新性工作呢？答案相信是肯定而毋庸置疑的，因为这才是对待传统中医学的最积极、最科学而且是最具有民族性、最负责任的选择。

## 参 考 文 献

1. EB Tylor. Primitive Culture. 5ed, London: John Murray. 1871, Vol, 1
2. LA White. The Sciena of Culture. New York City, Farrar, Straus and Cudaliy, 1949
3. 冯天瑜. 中国古文化的特质. 见：中国传统文化的再估计. 上海人民出版社，1986，81
4. 钱穆. 中国文化史导论. 上海三联书店，1988，21
5. 参见《独秀文存》卷一.
6. 冯天瑜. 中国古文化的特质. 见：中国传统文化的再估计. 上海人民出版社，1986，98
7. 冯天瑜. 中国古文化的特质. 见：中国传统文化的再估计. 上海人民出版社，1986，89
8. 钱穆. 中国文化史导论. 上海三联书店，1988，3
9. 章太炎. 驳建立孔教议. 见：章太炎政论选集（下），689
10. G. Sarton. History of Science, Vol. 1, Baltimore, 1927, txht75dmu
11. 参见严世芸主编. 中医学术史. 上海中医学院出版社，1989
12. 梁启超. 地理与文明之关系.《饮冰室合集·文集之十》
13. 鲁迅.〈浮士德与城〉后记. 见：集外集拾遗. 北京：人民出版社，1972
14. 鲁迅通信集. 上卷，北京：人民出版社，1972，528
15. 刘志琴. 礼的省思. 见：中国传统文化的再估计. 121
16. 梁漱溟. 中国文化要义. 学林出版社，1987，280
17. 参见：西方哲学原著选读（上）. 北京：商务印书馆，1985，119
18. 马克思恩格斯选集（卷一）. 北京：人民出版社，1972，17
19. 张振犁. 中原古典神话流变论考. 上海文艺出版社，1991
20. 马伯英等. 中外医学文化交流史. 上海：文汇出版社，1993
21. 李约瑟著. 陈立夫译. 中国古代科学思想史. 南昌：江西人民出版社，1991
22. 亨利·摩尔根. 古代社会. 北京：商务印书馆，1992
23. W. C. 丹皮尔. 科学史——及其与哲学和宗教的关系. 北京：商务印书馆，1995
24. 曾乐山. 中西文化和哲学争论史. 上海：华东师范大学出版社，1987
25. 克里斯托弗·道森. 宗教与西方文化的兴起. 成都：四川人民出版社，1990
26. ［英］泰勒. 原始文化. 上海文艺出版社，1992
27. 郭志诚. 中国术数概观·卜筮. 北京：中国书籍出版社，1991
28. ［英］弗雷泽. 金枝精要. 上海文艺出版社，1992

# 第三章　学科范式：无形的引力场

有了一种范式，有了范式所容许的那种更深奥的研究，这是任何一门科学部分达到成熟的标志。

——托·库恩

范式（paradigm），或译范型、规范，是现代美国著名科学哲学家托·库恩在《科学革命的结构》（1962）一书中提出的核心概念。此概念一经提出，即掀起轩然大波，赞同与反对之见纷呈。发展至今，人们逐渐认定在评价科学的过程中，库恩的学说及“范式”一词至关重要。“今天，如果人们想要继续从哲学的角度开展对科学的研究，无视库恩，包括他的问题、学说、方法等，是不可能的了。”(1)

在库恩的早期著作中，范式一词颇是含混。主要指某一科学共同体成员所共有的信念、价值标准的总和，是一个具有整体性的认识世界的框架（见《科学革命的结构》）。十多年后，库恩在其《再论范式》（1974 年）一文中，对范式进一步作了界定，把它确定为由科学家共同体的共同信念和理论等要素构成的学科模型(2)。一般地说，范式涉及某一科学共同体成员（如中医学家、西医学家）共同信奉的基本观念，遵循的方法论原则，接受、使用和藉以交换研究的语辞系统（如符号概括、文字概括之类），及某一学科的结构、经典著作、代表性教科书、公认的科学成就等等。实际上，它含赅了该学科的本质特性，对该学科共同体成员起着约束和规范作用，就像引力场的效应一样。中西医范式的比较直接关涉两大学科差异的深层结构或核心部分。

如果把一门学科视作为一个“生命体”，那么，一些主导该学科共同体成员探索行为的基本信息或观念，就可视作为这一“生命体”的“基质”，生命体的各组织细胞大都为这些基质所“浸泡”或“渗透”。对于学科范式的研讨，自然应以这类基质的分析对照为起点。

## 第一节　自然观：适成对照的本原论

西方科学和中国文化对整体性、协和性理解的很好的结合，将导致新的自然哲学和自然观。

——普列高津

众所周知，对于本原问题的认识，很大程度上决定着人们的科学探索及其结果。在东方的中国，关于本原问题，先秦时期曾有“太虚”、“水、地”、“阴阳”、“五行”、“元气”等说，经过纷争，随后皆统赅于“元气说”之下(3)。西方早期则有“火”、“水”、“空气”、“原子”、“四素”等见解，且很长时期内新说迭出，争执不下，亦呈现出流动更替的特征。然而，细加寻绎，人们在西方科学思想发展长河中，依稀可以分辨出一条主线，它沉淀于西方学者的思想深处，影响甚至主导着他们的探索实践，这就是“原子论”。这两种学说可分别代表东西方，亦包括中西医学中占主导地位的自然观。(4)(5)

## 一、元气与原子：中西方对“本原”的主导性认识

> 西洋哲学中之原子论，谓一切气皆由微小固体而成；中国哲学中元气论，则谓一切固体皆是气之凝结，亦可谓适成一种对照。
>
> ——张岱年

**（一）通天下一气耳**　元气论，是以“气”来解释宇宙间万物本原的哲学观念。在中国的传统文化中，气的含义庞杂，涉及广泛，但本义却很简单。《说文》曰：“气，云气也。”原指近似于云雾状的物质，在公元前8世纪的文献中，气即已上升为一哲学概念。公元前三~四世纪的庄周在《庄子·至乐》中曰：“察其始而本无生，非徒无生也，而本无形；非徒无形也，而本无气。杂乎芒芴之间，变而有气，气变而有形，形变而有生”。提出了“气变有形”的命题。《知北游》中他又强调：“通天下一气耳。”结合老子“有生于无”的著名论断，无形之气化生万物的“气一元论”，已有雏形。稍后，《鹖冠子》径以“元气”相称，谓：“天地成于元气”，提示着元气论的形成。这一观念经《吕氏春秋》、《淮南子》和王充等的充实、论证，到了东汉后期，发展成压倒或含赅其他本原说而影响最大的主导性观念。此后，众多贤哲对元气论进一步加以阐发、修正，特别是宋儒张载的系统研讨，遂使这一学说的主导地位更为牢固，内涵也益趋丰富，成了一博大的学说体系。尽管历史上曾有过关于“理”“气”孰先孰后的争鸣，但气被视作万物的组成（本原），却是根深蒂固，不容置疑的。

在中医学中，它的作用始终如一，即使在今天亦丝毫未受影响。例如，在《内经》中，论及“气”的共有两千余处，有学者感慨曰：“如果说，《内经》的全部学说都是建立在气的理认之上宾，那并不为过”。[6]而民国时期的著名中医学家、汇通学派的代表人物恽铁樵在比较中西医学时就认定讲“气化”是中医学的主要特点（《群经见智录》）。当今中医现代研究中，人们又纷纷致力于探讨气论的“本质”，试图赋予元气论以现代科学观念的色彩，以致成为一大热门。

**（二）原子论，近现代科学的基石**　西方本原说的演变似乎纷杂得多。公元前6世纪的泰勒斯提出水为万物之始基，阿那克西美尼（Anaximenes）主张空气为本原，赫拉克利特认定物质性的火。稍后的阿那克萨戈拉（Anaxagoras）则归之为“种子”，恩培多克倡导著名的四根（四元素）说。与此同时，留基伯创言“原子论”，他的学生德谟克里特承继师说，且光大之，形成了原子学派。他们认为万物的本原是“原子”。所谓原子，是一种最后不可分的物质微粒，是绝对的充实体。由于原子论逐渐成为西方学术思想发展进程中的主导观念，德氏也就成了与亚里士多德齐名的，古希腊“哲学家中最强的一位”。[7]

继德氏之后，公元前三~四世纪的伊壁鸠鲁（Epikouros）承启发挥了原子论，并提出原子运动的偏离说[8]。公元前一世纪的卢克莱修（Lucretius）在《物性论》中，以诗歌形式对原子论作了形象的阐述，遂使此说广为布传，并对文艺复兴后的近代科学之崛起和发展，起到了深刻而积极的影响[9]。

神学禁锢下的中世纪，原子论被视作“邪说”，打入冷宫。随着资本主义的出现和渐趋壮大，文化领域掀起了人文主义思潮。而访求古希腊、古罗马思想家的名著对这一思潮起到了推波助澜的作用。其中，“被利用得最多，影响最大的伊壁鸠鲁的伦理学，古希腊的原子论”。[9]许多启蒙者，如布鲁诺（Bruno G）便直截了当地接受并发展原子论思想，他认为事物最普遍、最基本的实体是一种不可分的最小的“单子”，这种单子是构成万物的“原子”，

原子的结合与分解就形成现实的多种多样的事物。伽利略也强调物质是由微粒（原子）构成的，原子有一定的体积、形状和运动速度。被马克思誉为“整个现代实验科学的真正始祖”的弗·培根[10]，更是旗帜鲜明地宣传德谟克里特的原子论观点，只不过他结合当时的物理学研究成果，以分子构成说替代了德氏的原子构成说[11]。列宁在《唯物主义与经验批判主义》一书中曾把狄德罗（Diderot D）与马克思、恩格斯并称为“伟大的唯物主义者”，而他的突出功绩就在于发展了原子论。他认为自然是“元素”的组合，所谓“元素”，就是“分子”（或称“异质物质”）。[12]此后，19世纪的道尔顿（Dalton J）又提出了化学原子论，使“原子”这一原属自然哲学的概念，跃迁为近现代科学的核心术语，这“不仅是原子论发展史上的里程碑，也为化学的发展开辟了新纪元”。[13]恩格斯也赞誉说：“化学中的新时代是随着原子论开始的”。而普列高津在不久前批评近现代科学的“现实世界简单性”这一基本信念，其实正是传统的原子论观念之余绪。因此，如果说西方近现代科学（包括医学）发轫于原子论自然观，毫不为过。需要指出的是：人们在接受原子论从事科学探索的同时，又以探索的成果修正、充实着这一观念，带有近代科学理论性质的道尔顿“原子论”，与自然哲学的德谟克里特学说，便有天壤之别。纵然如此，人们注意到原子论历史形态差异的同时，又发现其本质方面所存在的前后相继的一贯性。有学者曾深刻地指出：留基伯、德谟克利特、伊壁鸠鲁的原子论隐含着注重微观，强调还原分析的方法论传统[14]。在此，我们拟就双方较为本质的传统作一比较，而姑且忽略各自的历史形态差异。

## 二、无形与有形，连续与间断

天下万物生于有，有生于无

——《道德经》

**（一）无形弥漫，气之本体** 尽管元气和原子分别被东西方古贤哲认定为世界的终极本原，属于客观的物质存在，但对这一本原的认识和理解却迥然相异，东方学者认为：万物的本原——气是一些无形（肉眼看不见或细微到缺乏具体形态结构）的物质，故有“太虚无形，气之本体”的说法；其内部没有空隙，外部没有边界（“其小无内，其大无外”）；本身有着阴阳可分；元气就是阴阳混一之气（“阴阳，气也”，“元气未分，浑沌为一”）；而阴阳两者之间又无“毫发断处”，具有连续性的特征。自然界各种有形的具体事物，皆气“聚合”而成（气聚而有形）。空间（即古人常说的“虚空”）亦“弥漫”着气，故曰：“虚空即气”。这样一来，整个天地自然，无论是有着具体形态的实体，还是各实体之间看不见，摸不着“东西”的“虚空”，皆由气所组成，都充满着气，故有“通天下一气耳”的著名命题。只不过实物中和“虚空”中，气的存在形式不一：前者呈现出“聚合”状态，后者表现为“弥散”特征。古代哲学大师王廷相说：“有形亦是气，无形亦是气，道寓其中矣。”便强调这一点。张载更曰：“太虚不能无气，气不能不聚而为万物，万物不能不散而为太虚。循是出入，是皆不得已而然也”。（《正蒙·太和》）如此，整个物质世界就统一于气这一物质本原之中。

**（二）性质、重量与形状：原子的要素** 西方原子论者认定世界的本原是“atomos”（希腊语，意为“不可分割”，亦即“原子”）。它是一种最小的，不能再分的物质微粒。原子在数量上是无限的，其性质则相似，只有形状、大小、位置和次序之异。因此，它们都具有一定的几何形状，是“有形”的。“宇宙万物的千差万别就是由它们本身的构造，即原子的形状、大小和排列次序、位置的不同所造成的”。[15]事物性质的差异归因于原子形状和构成的不同。然而，假设万物的本原是一类性质有差异而又有形的实体，就意味着同时须承认这类实体的种类是有限的。从而，无限的宇宙万物与有限的有形本原之间就产生了矛盾。对此，原子论哲学家们作了多种努力，试图自圆其说。但终因摆脱不了原子有着固定形态这一基本假设，各种努力均无济于事。

其次，对于“虚空”，德谟克利特认为是“空洞的空间”。伊壁鸠鲁也主张是“绝对的无”，“它既不能作用于原子，也不能承受原子的作用，而只能给原子提供运动的场所”。“宇宙就是许多物体和虚空”。[15]这样一来，物体与“虚空”便互不相涉。再一方面，原子既然是有形的，其内部则一定是绝对连续、不可分割的；其外部则是绝对间断的，没有联系的。德氏便认为：“原子是绝对的充实体，每个原子中间没有任何间隙，……（它是）不可穿透的”。[15]由它集结而成的有形之万物，亦只能是一个个孤立地存在于空间的实体。因此，原子论孕育了原子内部绝对连续与原子及实体之间绝对间断的观念。故有人认为原子论“布下了近代形而上学唯物主义的种子”。[16]

## 三、歧途之开端

只要对中国文化稍有了解，就足以让访问者感受到它具有一种远非消极的整体和谐。这种整体和谐是由各种对抗过程间的复杂平衡造成的。

——G. 尼科里斯

元气论和原子论关于物质形态的认识都带有自发的唯物主义倾向，它们“十分自然地把自然现象的无限多样性的统一看作不言而喻的”，并且试图在某种本原性物质中去寻找这个统一[16]。这表现出了人类早期认识的某种一致性。然而，在这一致性的背面，又存在着重大差异。正是这些差异，促成了东西方学术循着各异其趣的道路演进。

作为东方贤哲天才猜测的结晶，无形之气既与感觉到的许多经验相吻合，又把物质世界的间断与连续统一起来，并能思辨地解释众多自然现象，且避免了诸如无限之实体与有限之本原，内部的绝对连续与相互间绝对间断等的矛盾，故不能不说是当时社会一种比较完美的学说。正因为它的“完美”，诱使人们津津乐道于接受和颂扬此论，满足于大千世界，“一气牵系”等的解说。而绝少想到要再去作进一步的深究或改弦易张，重建新的自然观。更为消极的是，以“无形”（亦含有无法深究之意）之气作为实体的本原，且避而不谈实体的性质与其构成本原之间的关系，遂酿成了不注重对实体的具体组织特点、形态结构和微观机制进行研讨的文化“基因”缺陷，中医理论中的概念，大都带有这一缺陷的烙印。

作为西方古代学者思辨的精华，原子论肯定物质世界的本原是有形的，且认定这些本原在形态等方面的差异是造成实体千姿百态、性质迥异的根源。这一认识尽管给它带来了麻烦，使之陷于“悖论”中，但又导致了一种倾向，塑造出西方文化肇始之初便有注重结构分析，还原研究的传统，并演变成一种深刻的方法导向：“自然界万物变化都是原子的组合和分解。因此，观察到的变化应该用更低的组织层次上发生的过程来解释，宏观变化应该用微观相互作用来解释，以及把宏观层次的质变还原为原子层次的量变”。[14]这正是近现代西方科学（包括医学）得以冲破思辨之樊篱，逐步逼近真理的动力机制所在。

**（一）动因：矛盾作用说和重量说** 持元气和原子论者大都觉察到物质与运动不可分，气和原子既是客观存在的物质，又运动不息。这一认识体现了他们的睿智，也表明思辨对于认识真理的一定价值。然而，这一问题的认识上，东西方同中又有异。东方元气论者认为：气本身便具有运动不息的属性。其动因缘于气的内在矛盾，亦即阴阳两个方面，并不依赖外界的推动，也丝毫无神秘之处。“天地之间，有阴阳之气”（《春秋繁露》），“二气交感，化生万物”（《楚辞集注》），“太虚之气，阴阳一物也，然而有两体，健顺而已”（《横渠易说》）。气本身可分成既对立制约，又互根互用的两个方面（两种势力），它们之间的相互作用，使得气处于运动不息状态，表现出升降出入、引吸排斥、聚合弥散等形式。在这些过程中，气凝聚而成实体，实体又散而为气，物质的连续和间断状态处于不停的转化中，一物亦可向他物转变。气的永恒不灭性就体现在其永无休止地运动（转化）中。由气聚合而成的各种实体自然也就同样处于运动不息，变化不止状态。这一观念纯系思辨的产物，但却弥足珍视，因为它充满着辩证思想，因为“矛盾……是一切运动和生命力的根源”。(17)

德谟克利特等认为运动为原子本身所固有的属性，但他们没能解释原子的动因。伊壁鸠鲁和卢克莱修亦持德氏之见，并向前迈进了一步，认为动因在于原子自身的重量。因此，其主要形式是下坠。“无数的原子在无限的虚空中像下雨一样，用同等的速度平行降落”。(15)在直线降落过程中，伊氏还认为有的原子可自动地偏离原来的直线运行轨道，向旁边倾斜出去。他说：“原子永远不断在运动，有的直线下落，有的离开正路，还有的由于冲撞而向后退”。(8)正是这种偏离运动，引起了原子的互相碰撞而结合成万物。德谟克利特等也认为原子的凌乱运动，造成了涡旋，在涡旋中不同形状和体积的原子结合起来，形成了各种各样的混合物。这些观点强调了原子的不可生和不可灭及其运动属性，且突出了在运动中原子本身形状和大小的不变性。这些思辨的认识，“实际上是一种机械的运动观”。文艺复兴后的学者们大多更新了对原子动因的解释，但在许多基本点上却依然遥承了早期先哲的见解。如伽利略在接受原子论的同时，便强调物质的运动就是机械的运动，他的观点甚至比“古希腊的原子论带有更多的机械唯物主义性质”。狄德罗的“移动”和“激动”说，亦留有伊氏学说影响的痕迹。这些观念当然也在近代自然科学领域起到了某种规范作用。

**（二）感应与碰撞** 中国古代贤哲认为：各事物之间存在着相互作用，这种相互作用的主要方式是“感应”。万物由气聚而成，虚空亦气，且“气有潜通”，能渗入或逸出实体而进行内外交换，故气能感物。“二气感应以相与”（《易大传》）。远近距离的实体借助气而发生相互作用。或曰：一物能“感知”它物的变化而作出相应的反应。元气论者以“感应”来解释自然界的种种相互作用现象。例如，乐器共鸣、磁石吸铁、阳燧取火于日，海水受制于日月而为潮汐……，并认为：“天地间只有一个感应而已，更有甚事”（《二程遗书·卷十五》）。在这些感应过程中，气为中介，光是气的“蕴发”；声是气的“窍激”；鹤唳夜半，鸡鸣将旦，也缘于“天气感物”（《论衡·变动》）。而“人之气与天地之气常相接无间断，人自不见”（《语类》卷三）。借助气的中介，“人与天地相参也，与日月相应也”（《灵枢·岁露》）。自然界的种种变化都影响着人的生理病理过程，“天人相应”的机理也得到了某种解释。

持原子论观点的西方贤哲大多认定原子之间的作用方式主要是“碰撞”。留基伯和卢克莱修认为：没有直接的接触和碰撞，“就永远不会把什么东西创造出来”。(18)伊壁鸠鲁也把事物的作用方式主要归之直接的碰撞。在他们看来，原子组合而成的物体之间，也只能通过直接的接触与碰撞，或者通过物体发出的由原子组成的“射流”，才能互相作用。这一观念在解释诸如磁石吸铁等复杂现象时，便陷入困境。德谟克利特曾令人费解地提出是磁石中精细的原子，“钻进铁的微粒中，并使这些微粒运动起来，导致铁原子向外扩散，流向磁石，于是铁本身也就被拖向磁石。”[18]这些观点，在文艺复兴后的一些大思想家的论著中，其痕迹依稀可辨。霍布斯（Hobbes T），这位曾被马克思称作“把培根的唯物主义系统化了”的大思想家[10]，就认定物体的“运动”，只是直接接触所引起的单纯位置移动。“运动就是失掉一个位置而获得另一个位置”。[19]也正因为这样，“人与天地相参，与日月相应”等观念，就西方多数学者看来，是不可思议的。

**（三）不同的导向** 元气论与原子论在物质观、运动观等方面的本质差异，对东西方学者的探索活动，起着不同的导向作用。可以说，这些差异，使得西方文化表现出偏重于结构还原，个别分析和宏观机械运动形式的研究等传统倾向；而东方文化表现为偏重于功能研究，整体综合和自然感应现象的思辨性探讨等特长。因此，从某种意义上说，中西医学学术范式的主要差异，都可以在东西方自然观的比较中找到某些原型。

比如说，原子论把运动的原因归结为重量，形式归纳为下坠和碰撞（实质上都是吸引），就很难使西方学者在这些问题上摆脱外因论，机械论和形而上学的陷井。基此，也不难理解，注重宏观的机械运动研究，会成为西方文化的传统倾向。而以还原方法为手段，被标记为科学发展的“分析时代”的近代科学，兴起于西方，且正好发轫于宏观的机械运动之研究，更非历史之偶然。因为原子论存在着孕育近代科学，包括医学的“基质”。

## 四、汇流之趋势

元气学说，可以看作是现代量子场论的滥觞。

——何祚庥

一般说来，作为一种文化传统，元气论和原子论并不存在绝对的优劣高下之别。各自都有可取之处，蕴含着某些科学成分与合理性。正因为这样，它们才能击败其他自然观而各在东西方雄居主导地位。但两者又皆非尽善尽美。数百年来的文化交流并没使一方完全退出历史舞台就是明证。而事实似乎提示人们：在不同的历史背景和科学技术发展阶段，元气论和原子论的科学价值是不完全相同的。元气论由于先天性地蔑视形态结构的具体分析，长期以来只能停留于对自然界笼统模糊的认识，缺乏对事物特性、原因及结果等的深入研究，因此始终未能在现代理论上有突破性飞跃；忽略具体的分析研究，又使实证科学无法在中国顺利地发展；缺乏实验依据的支持，则使中医学在精确性上黯然失色；再加上沉湎于自然感应等现象的思辨性研讨，不愿意从研究各种不同的、具体的运动变化着手，因而牵强附会成分颇多。这些，都阻滞了中医学近代和现代的发展。

然而，螺旋式上升也许是历史进步的常见形式。原子论主导下的科学成就，却也使得原子论观念本身遇到了严峻的挑战，陷入了困境之中。例如，原子论的间断性观念所追求的物质的不可再分的终极本原，至今尚无法发现；人们不断攻破原子论中一个接一个的壁垒，相继找到了电子、质子、中子、光子等一系列基本粒子。绝少有人再坚持原子的不可分了，要探讨物质终极本原的固有形态，也成了海市蜃楼，可想而不可及。在运动观等方面原子论也碰上了自身难以克服的麻烦。传统原子论大厦的根基动摇了。这一动摇几乎震撼了所有的实证学科。以物理学为例，杰出的现代科学家普列高津指出：“物理学正处于结束‘现实世界简单性’信念的阶段，人们应当在各个单元的相互作用中了解整体，要了解在相当长的时间内，在宏观的尺度上组成整体的小单元怎样表现出一致的运动”[20]。这些观念与“中国的学术思想更为接近。”[20]被誉为不列颠之脑的科技史专家李约瑟也认为：中国的元气论（有机论）比原子论（构造论）更容易与现代科学结合。看来，普列高津所说的“西方科学和中国文化对整体性、协和性理解的很好的结合，将导致新的自然哲学和自然观”，[20]至少是值得重视的。因为在一些领域，如现代物理学的物质观、现代宇宙学的“大爆炸学说”及现代系统论等中，都不同程度地显现出元气论与原子论在观念上的某种汇流趋向。这些，将对中西医学的汇通及整个医学科学的发展，起到积极的示范作用。

## 第二节 天人观：融合与对立

在处理（人）与自然界的关系上，世界历史经历了三个阶段：崇拜自然、征服自然和协调自然。

——冯之浚

人与自然的关系（天人观）不仅是个深刻的科学问题，也是个重要的哲学问题，包括方法论的问题，因为它决定了人们的行动。这方面观念的差异，在中西医学理论和实践中留下了深刻的印记。

### 一、天人合德的文化基质

“天人一物，内外一理，流通贯彻，初无间隔”

——朱熹

**（一）天人本为一体** 孔子即持天人合德的观念，子思、孟子等则言“天人合一”，后说经董仲舒发挥后，影响深远。如今，无论是激进的反传统派，还是温和的现代儒学家或折衷派，都把“天人合德”或“天人合一”视作中国传统文化的基质。

所谓“天人合德”或“合一”，强调“天道”与“人道”，“自然”与“人为”的合一。认为天与人本源为一体，同是生生不已的生命，这是起点的一致；天与人相互交流而无间隔，天人为创造而实现同一目的，即生命的丰富与充实，这是终点的一致；天人均必以动与创造来发挥其本源，实现其目的，故过程上也是一致的。因此，从古人看来，文化探索活动，包括医学实践，也就成了实现天人合德（合一）的过程。“一切文化之创造本源均必溯之于天人合德的宇宙真实”。[21]人对自然之理的把握，源于天人合一，又实现着、完善着天人合一的过程。

**（二）溯源与寻果** 前已论及，这一观念自有其人文地理和社会历史根源，是农业民族无力抗争自然的一种文化表现。发展到后来，它演变成一庞杂的宇宙本体哲学，既可为董仲舒建立封建伦理纲常和神学体系提供“天不变、道亦不变”及“天人（互相）感应”等的理论依据；其讲究“合”、“和”（一般认为“中庸之和”是这一观念的核心和根基），强调以同容异，以简驭繁，又对国人趋向于精确化、个体化思维的发展，设置了严重的路障。有学者认为“它使之（中国人）只停留在一种普泛化的、模糊化的群体水平之上，从而窒息了人的巨大创造力和标新立异的思维在改造自然和改造社会中的发挥”。其消极后果甚至应对国人缺乏独立性、自主性的依赖人格或“自觉的奴性人格”承担责任。然而，从积极方面来看，开发天人合一等观念中的合理成分，“亦足以解决当前多元文化相争相持的冲突问题，使世界文化逐渐进于大同之世”。[21]……总之，这一观念对人们的影响是极为错综复杂的。它渗入医学界，则又是一番气象，其社会的、伦理的色彩大为冲淡，却提供了人们理解健康与疾病和自然的关系，并循此关系以从事医疗保健实践的一把钥匙。

## 二、人与天地相参——中医学的天人观

“人与天地相参也，与日月相应也。”

——《灵枢·岁露》

天与人本为一体，天与人相互交流而无间隔的观念，进入《内经》中便被改造成人系自然的产物、受着天地间众多因素的影响、这一带有更多自然科学成分的理性认识。

**（一）人以天地之气生**　《素问·宝命全形论》曰：“天覆地载，万物悉备，莫贵于人。人以天地之气生，四时之法成。”清楚地表述了人是天地自然的产物，且是演化到较高级阶段的结果。因此，要研讨人的起源与本质，必须首先探究与人关系最为密切的，人赖以生存的自然环境。对此，《素问·六微旨大论》指出：“言人者，求之气交。……何谓气交？上下之位，气交之中，人之居也”。“天地气交，万物华实”（《素问·生气通天论》），天地之间的运动变化及由此产生的物质交换，为万物，包括生命的形成和发展，提供了物质基础。其中，犹以太阳的作用最为重要。故《素问》曰：“天运当以日光明，”强调“生气通天。”天地宇宙具有时空特性，生命过程亦然。《素问·藏气法时》等便着意探讨生化于不同空间的藏气在时间过程中的盛衰移易变化。从天人合德，天人合一到“人与天地相应”，外延明显窄了，内涵则更为具体，深刻。这一观念一经确立，便促使人们把生命过程和健康疾病问题等放在最为宽广的背景中加以考察。而通过数千年的探索，人们发现：季节、气候、时间（包括昼夜、年月）、地理因素都影响着人的生命过程，都与健康和疾病存在着某种或强或弱的关联，且表现出一定的规律性。从而，中医学得以在诸如时间医学、气象医学及地理医学等众多新学科兴起后，热衷于“寻根”者大有人在，且大都获得一定的收获。如果说“人与天地相参”这一观念倡了医学生态学研究之先导，毫不为过。

**（二）顺应自然，养生防病之要则**　从“人与天地相参”的观念出发，必然得出养生和防治当“顺应自然”的实践原则。《素问·四气调神大论》便专门讨论“调神”和养生如何顺应自然问题。指出：“夫阴阳四时者，万物之终始也，死生之本也。逆之则灾害生，从之则苛疾不起，是谓得道。道者，圣人行之，愚者佩（违背）之。从阴阳则生，逆之则死，从之则治，逆之则乱”。这一原则对养生实践来说，是有价值的。

防治实践也应考虑时空特性，参照日月天地等变化因素而适当作出调整。中医临床治疗学遂有“因时制宜”、“因地制宜”等重要治疗原则。在丰富的临症实践基础上，人们总结出了众多切合实用的具体大法，如“用寒远寒”、“用热远热”、“用凉远凉”、“用温远温”、“月生无泻”、“月满无补”，“月廓空无治”及“子午流注”、“灵龟八法”等，且在药物的具体选择运用上，也积累了不少经验。许多名医反复强调在选择运用麻黄、桂枝、附子、黄连、大黄等性味偏峻猛的常用药物，包括决定剂量大小时，必须考虑季节特点和区域差异，甚至昼夜之别。而现代研究结果也部分揭示了生理、病理变化的昼日、周月等节律，[22,23]群体调研所提示的人群体质构成的时空差异[24]，及诸如桂枝、大黄毒性作用的昼夜变化[25,26]等等，都支持或印证了中医学的有关认识。可以说，顺应自然这一原则帮助人们从理论认识走向具体的实践操作，有助于解决一些临证问题。

## 三、天人对立与“人类中心论”

自然也追求对立的东西，它是以对立的东西产生和谐，而不是从相同的东西产生和谐

——赫拉克利特

**（一）从合一到对抗** 就像其他观念不断更替一样，西方的“天人观”，也经历了一个演变过程。寻绎其脉络，约可分为三大阶段：古希腊罗马时期，存在着类似于中国古代“天人合一”的“有机的自然”的概念，认为自然界是个不断成长中的有机体，“人和自然是同质的和谐”。[27]同时，由于航海的熏陶，也孳生了征服自然，对抗自然的意识。此后，观念被禁锢了，蜕变成由“异质的”“神”、“人”和“自然”构成的三级等级结构，在这个结构中，三者是相互对立的。神超越一切，创造和支配一切；人则为神所创造，为神而存在；自然则是纯粹的“外物”，是没有生命的被动世界。文艺复兴运动是以否定上帝和神，解放人自身为宗旨的，因此，神就被从“天人观”中赶了出去。于是，中世纪的由神、人、自然构成的三级结构，变成了人与自然对立的，以人为中心的新结构。这一新观念的意义十分重大。

**（二）我是人，我是世界的中心** 众所周知，“文艺复兴”吹响了人文主义的号角。它打出“我是人，凡人的一切我都要了解”的旗号，强烈反对以神为中心的旧教义，鼓吹“一切要以人为中心”。这其实是希腊精神的某种“复兴”，与该地的人文地理条件和生产方式等都有着内在的联系。这些观念被某些学者称作“人类中心论”。它不再把人类单纯地看作是有机自然的构成部分，或附庸，而是自然界的对立物，“人和自然都是独立的”。并突出人类在认识自然，改造自然中的主体性力量。笛卡儿强调：人类应成为：“自然之主宰和统治者”。认为人能够认识自然和控制自然，而要控制自然，首先须通过“实验”来解剖自然。所有这些，不啻给近代自然科学探索者注射了“解剖”自然的勇气，指明了研讨的对象——自然界及人的自身；而且在方法论上也有大胆的提示：可割裂人与自然、局部与整体，把要考察的对象从整体的错综关系（统一性）中抽取出来，分门别类，就事论事地深入了解各个细节。另一方面，人与自然的分离，天人对立，引导人们“把自然看作一种威胁，而不是归宿，强调人与自然之间的不可调和的对立关系。对立导致冲突，冲突必然在导致人的恐惧、痛苦、神秘感的同时，激发出人类想要征服自然，改造自然，使自然为人所有所用的强烈欲望”。新的观念对人们探索实践的有形或无形的驱动作用是巨大的，她敦促人们大胆解剖自身，分解对象，并不断获得确凿的科学知识。因此，有人如是说：“正因为在西方人的观念中，把自然作为人类的对立面，……才能创造出发达的自然科学，使人对自然的改造……飞跃性地发展，并使人的思维能力日益提高”。

## 四、合与离的评说

我们生活在一个转变的年代，必须更好地了解我们的环境，并与大自然建立起一种较少破坏性的共存关系。

——G·尼科里斯

人与自然“合”与“离”的评价，不是一个简单的是非、优劣和高下问题。无可否认，没有人与自然的分离，很难想象会有深入的实证研究，文化领域的“天人合德”观念也的确对国人的思维和个性方面消极成分的滋长起着不良影响。更何况中医学对天（自然）的认

识，带有明显的、闭合的空间观（以天地为上下限）和循环的时间观（以昼夜、四季的周而复始变化为主要标志），因此，古人特别注重人体生理功能的潮汐样“振荡”（循环）变化——生物节律，并“造成了偏重、甚至夸大事物统一性和一般性的倾向”。[28]这些，都无助于人们客观、深入地探析自然的奥秘，了解人与自然的本来联系，对此，应该有所认识。

天人对立，人与自然分离，对于认识的深化来说，是积极有益的，但它也造成了一些负面的效果。一是易使研讨倾向于割裂事物间的联系。例如，在观察人的健康、疾病等情况时，每每忽略外界因素的错综影响，而仅仅把众多生理参数看作是恒定不变的，在病因病理上亦常陷入线性因果联系的泥潭；另一方面，这一观念驱使人们过分肯定人的主观性、能动性及征服力量，强调人对自然的征服。事实表明，近几十年来，许多世界性灾难都源于人类的过分自信和她对自然肆无忌惮的“征服”。美籍华人学者成中英教授公正地指出：“有许多错误观念的形成是由于认为自然与人是对立的，如果这种天人相对立的观念是对的，人显然会遭受自然的迫害，或人将为自然所完全控制。”现代科技界的精英们亦积极呼吁：人们应该“更好地了解我们的环境，并与大自然建立一种较少破坏性的共存关系”。[29]总之，人与自然的关系中，统一与对立，和谐与矛盾是并存的；“顺应”就是“征服”的一种方式，一味的征服，必然使人无法顺应自然，而顺应和征服的目的都是为了更好地利用自然，发展人类，并做到可持续发展，故执“合一”或“分离”，“顺应”与“征服”之任何一端而不顾其他，都是欠妥的。我们倾向于认为，应注意它们之间的相互联系和相互补充，而把每一个都用到该用的地方。现代系统论和现代生态学的崛起及发展，可以说是贯彻这一精神的成功范例。

## 第三节　心身观：合一与分离

*哲学智慧有时比具体知识更重要。*

——作者题记

回答了人与自然的关系后，人们的视野自然而然地集中于人本身。人的外在可以把握的现象只有两类：心理的和生理（躯体）的。前者常简称作“心”或“神”（心神）；后者则概之为“身”或“形”（形骸），有些学者或宗教又称之为“灵”与“肉”。人类对于自身本性及千奇百怪的心理现象之关注，决不晚于对生理和躯体变化的观察，而这两个问题皆十分错综复杂。因此，早期的史料中，这方面的论述斑驳陆离，色彩异常。医学家们更多关注的是心与身，形与神之间的相互关系及其对健康的影响等问题。

### 一、心身问题，医学的一个主题

*经验是没有错误的，犯错误的只是我们的判断。*

——达·芬奇

**（一）源于经验的真知**　当人类走出本能医学阶段，医疗实践上升为有目的探索行为，并成为一种社会分工时，人们自觉地把医学的探视重点聚焦于“人”及他的健康和疾病问题上。当时，直观加猜测是人们的主要认识手段，这些方法使人们在考察人的问题时，每每易把心理现象和躯体异常扯在一起，或混作一谈。而凭藉直觉和经验，又不难发现心与身都和健康及疾病相维系。例如，春秋时的管仲说：“思索生知，慢易生忧，暴傲生怨，忧郁生疾，疾困乃死”（《管子·内业》）。古希腊的斯多葛学派也强调精神安愉可促进肉体健康。希波克拉底倡言的“四气质说”，揉合了身心两方面的特点。他的名言，“知道谁生了病，比知道他生了什么病更为重要”，影响深远。迄止当代，1948 年，世界卫生组织成立宪章中通过的关于健康的定义：“健康不只是没有疾病或虚弱现象，而是躯体上、心理上和社会上的完满适应状态”，更是有所承启。可以说，研讨医学，诊治和防范疾病，不可能不涉人心身问题，它是医学研究中的一个主题，然而东方（包括中国和印度）与西方在这一问题的认识上却迥然相悖，由此衍生出双方的多方面特点。

**（二）形神合一：始终的传统** 早在春秋战国时期，一些思想家就从直觉中洞悉了形神之间的某些关系。例如，荀子在《天论篇》中指出：“形具则神生”。体现了唯物的心身一元观。中医学则承继和发展了这一观念，《灵枢·经脉》曰：“人始生，先成精，精成而脑髓生。”名医张景岳在《类经》中也反复强调：“神依形生”，“无形则神无以生”，“血脉和则精神乃居”。这一形在神先的一元观，是中医学有关形神问题认识的出发点。基此，人们又提出了“形神合一”、“形质神用”等具有辩证思想的观点。《灵枢·天年》说：“血气已和，营卫已通，五藏已成，神气舍心，魂魄毕具，乃成为人。”《素问·上古天真论》也认为“形体不敝，精神不散”，人方泰然长寿，主张“形与神俱”。张景岳则指出：“人身血气为本，精神为用，合是四者以奉生，而性命周全矣”，强调“形神相即”。这些论述体现了一个基本观点：人的生命过程，是由形与神两方面相互协调、和谐，综合而成，故考察生命及健康和疾病问题，切不可忽略精神心理活动，而应综合心身，作出全面考虑。

**（三）形质神用观** 上述观点促使医家进一步倡导“形质神用，神可御形”的理论，使中医学对形神关系把握，更为深刻。南北朝著名学者范缜曾把形神关系形象地喻之为刀的“刃利”，指出：“神用形质”，“神之于质，犹利之于刃；形之于用，犹刃之于利。利之名，非刃也；刃之名，非利也。然而，舍利无刃，舍刃无利。未闻刃没而利存，岂容形亡而神在?”（《神灭论》）基此，刘完素把形神关系概括为“形质神用”，认为形体是心理活动的物质基础，心理活动则是形体的功能表现。张景岳亦指出：“形者神之体，神者形之用；无神则形不可活，无形则神无以生”。形神体用一源的认识，敦促中医学家重视形神之间的相互依存，相互作用关系。同时肯定了心神对形体的影响，不只是一种从属的、次要的，在某种特定情况下，它甚可起主导作用。刘河间把这种作用称之为“神能御其形”。张景岳则发挥曰：“虽神由精气所生，然所以统摄精气而为运用之主者，则又在吾人心之神”。[30]明末清初的医家绮石的论述更为精辟，“以先天生成之体论，则精生气，气生神；以后天运用之主宰论，则神役气，气役精。”[31]这些认识肯定了形在神先，形神一元，形神合一，形质神用，又突出了精神心理对躯体生理的某种十分重要的调控作用，显然是深刻的，猜度到了形神之间的辩证关系。而这一认识又与《素问·上古天真论》所说的“恬淡虚无，真气从之；精神内守，病安从来，”遥相承启，且为《内经》反复强调的“上工守神”之治疗原则的最好注脚。因此，形神合一观是中医学的一个彻底的传统，它既体现在前后认识的承启性、一贯性上；又表现在认识本身的内在相互衔接、较为彻底上。

## 二、心身二元：不散的阴影

19 世纪，上帝死了；20 世纪，人死了。

——无名氏

**（一）纷杂的看法** 古希腊时代，是贤哲迭出的时代，学者们对于心身问题，仁智互呈，并无一致的看法。有不少学者持有较正确的观点。大哲学家柏拉图却持有心身对立，心身二元的观点，并“吸取了关于灵魂不死和转世的神秘主义说法”[32]。柏拉图的哲学体系对后世影响很大，故心理学史专家发现“从柏拉图时代起，大多数学者采取所谓二元论的观点，认为心和身是具有两种不同的本质”[33]。有些学者甚至走得更远，认为心身两者是彼此独立，互不相干的。古罗马覆灭后，神学占了主导地位，宗教教义就成了解释心身关系的唯一权威。从此，精神与肉体对立，心身二元的观念更成了西方对这一问题认识的主旋律，其阴影不散，可以说一直笼罩至今。

**（二）人是机器** 文艺复兴运动是以向神学宣战为主要旗帜的。而18~19世纪，神学已被全面击溃，故人们通常戏称这一时期“上帝死了”。然而，尽管如此，上帝的余威仍在，西方学者在心身问题上依旧陷于二元论的泥潭中，而表现出一些极端的看法，如不少学者遥承中世纪的观点，认为“心与身彼此的关系就像演木偶戏者与其木偶连在一起的那种关系一样，……心俨然是以绳子拉着身体的演木偶戏者”。[33]如此割裂心身，一味强调心的作用，自然走向了极端。

笛卡儿，这位被视作文艺复兴后对心理学作出了重大贡献的人物，则走向了另一极端。他无法否定心可影响身体这一事实，却反复强调身对心的作用更强，并“把注意力集中在严格的心——身的二元论上”，[33]将心身完全分开，视作两个不同的实体，力图对心理现象作出纯机械的解释，故心理学史权威杜·舒尔茨认为：顺着笛卡儿的思路走下去，“迟早要把人的心只归结为一架机器”。[33]稍后于笛卡儿的拉美特里在这方面走得更远，把心灵视作人这架机器上的附庸。[34]他们的思想影响延续至今，19~20世纪的心理学家如赫尔姆霍茨（Helmhoitx HV，1821~1894），冯特（Wandt W，1832~1920）乃至今日仍盛于美国的行为主义，都有笛卡儿等观点留下痕迹。

**（三）纯生物论** 上述两种极端的认识深深地影响了近代西医学界，使他们有意无意地割裂了心身两者的关系，其中，后一种观念的作用更为明显。以致许多医学家在探讨有关健康或疾病问题时，对心理问题不屑一顾，或者仅仅视作是躯体的附庸，寄居物。例如，比利时医生房爱尔蒙（Helmont V）就认为心灵只是寄居在“幽门”部位的，有的医生则认为“心灵住在胃里”，或住在脑中，只是身体的从属，他们大都赞同心身二元的观念，据此，人们自然不难理解，为什么“生物医学模式”这个没给心理和社会因素留下立足之地的观念，会演变成统治西方医学数百年，且一直延续到今天的，教条化了的“至上命令”控制着一代又一代的西方医学工作者。令人感叹的是，恩格尔教授，这位以激烈抨击传统的生物医学模式，反对心身二元论，提出社会-心理-生物医学模式而著称的现代医学家，其本身观点亦残存着心身二元的阴影。对此，曾有过专文评说[35]。可见，束缚人们思想的无形的观念，就像如来佛的掌心一样，有时要想摆脱它，绝非易事。

**（四）根深蒂固** 挖掘中西方对心身关系认识差异的根源，是困难的，复杂的。首先，其渊源在于早期的哲学传统：割裂或对立心身两者的观念，在先秦时期的中国并未占据主流；而柏拉图则确立了心身二元之信念。其次与宗教的地位有关。众所周知，中世纪的欧洲，是神学占统治地位，宗教为了自身的目的显然竭力强化心身对立的观念；在中国，宗教从未占据过统治地位，相反，由于主导观念的恒定、凝固，使早期从直觉中获得的心身一元认识得以一脉相承，不断深化。再次，文艺复兴后，机械主义成为当时风行欧洲整个自然科学界的时代精神，因此，笛卡儿和拉美特里的观点之产生及成为主流，是很自然的事。这些观点虽可以驳倒早期带有宗教色彩的二元论，却无法深刻揭示心身之间辩证的一元关系，因为简单的机械主义观点，对于心理活动及心身关系这类极为复杂的对象的研讨，是无能为力的，它本身亦不足以贯彻到底。最后，有西方学者认为：文艺复兴后，在自然科学家的攻击下，宗教神学溃退了，把很多原先宗教教义中已有"定论"的领域，无可奈何地拱手让给自然科学家，让他们根据自然界的本来面貌加以研讨，当时，宗教界和自然科学界就人的问题的研究似乎达成了一项默契，生物躯体问题允许人们的自由探讨，而心灵问题，依然是神学的领地，不希望自然科学界染指。正因为这样（当然也包括前几项原因），心理学从神学和哲学中分化得最晚，它真正走上科学化道路，只是缘于19世纪后叶冯特的开创性研究。而这一时期，自然科学家系统探讨心理问题的也确属罕见。心和身分别由神学家和生理学家加以研讨之，心和身之间的"鸿沟"自然无法弥补。

还应该指出的是，19世纪末，马克思、恩格斯从哲学角度很好地揭示了心身之间的关系，然而，这些深刻的思想似乎对西方医学界和心理学界影响不大。倘若人们能重视这些观点，循此而作出探究，近百年下来，也许生命科学在不少方面会大为改观。

## 三、果实的差异

我们必须抛弃旧的纯生物医学模式，而需要新的社会—心理—生物医学模式。

——恩格尔

**（一）经验的成功** 观念的分歧，使得中西医学在这一问题上呈现出一系列不同的特点。强调形神合一，形质神用，便使得中医学形成了注重心身，密切结合形神两者来研讨健康和疾病的传统。这一传统又产生了一系列硕果，表现在医学理论、医学方法和临床实践等各个环节。如在理论方面，藏象学说中就把生理和心理综合起来考察。"五脏五志"说，感觉与五脏的联系说等揭示了脏腑与精神活动之间的特异性关系，而心藏神、肝藏魂；"血者，神气也"等等强调的又是脏腑与心理活动之间广泛而非特异性的联系；中医学对心理活动，心理结构的认识也很有特色，它以"神"来概括各种精神心理活动，又以"魂"、"魄"作出进一步的区分；神、魂、魄、意、志、思、情、性、欲等构成了中医学所特有的，对人的心理结构的系统认识[36]。它把"心"（脑）作为整合躯体功能和精神活动的中枢，曰："心者，五脏六腑之大主"；心，"神明出焉"，猜测到了心与身交互作用的主要作用点，并在此基础上建立起心身系统结构理论；[36]这也是中医学整体观念的重要支撑点[37]。在病因病理上，它也提出了一系列实用而又深刻的认识，如从《内经》起，就把精神心理因素视作病因之一，后世更发展成"内伤七情"说；对于引发精神情绪的各种因素，也作了较全面的总结，至今仍有重要的指导意义[38]。在病理机制上，中医学的认识是宏观的，却又是丰富和实用的[36]。在对具体病症的认识上，中医学家从临床经验中体会到许多病症都与精神心理因素有关，且作了一定深度的探讨，留给今人以翔实的经验性资料，可补新兴的心身医学这方面之缺陷[36]。另一方面，国外学者发现，在对于心身病症症状特点的描述方面，中国人远远走在前头。而在防治实践中，它又首先确立了必须注重患者精神心理活动这样一个基本原则；其次，在具体治法上，它一方面积累了大量药物治疗的经验，创制了诸如小柴胡汤、逍遥散等有效方剂，另一方面形成了独特的情志疗法系列，这些在今天仍备受重视，以致一度形成研究热潮。此外，不可忽视的是，经络的发现，气功的形成和发展，皆和实践中注重形神合一有关，可以说都是心身功夫所结出的硕果。古代印度关于心身问题有过与中国类似的观点，因而印度的瑜伽术会独秀一枝，高度发展。

**（二）偏见的代价**　心身二元显然给西医学带来了更多消极后果。它的理论和实践几乎不涉及心理问题。很长一段时间，诊治中的心理因素亦被撇在一边，不予理会，更不用说把它视作重要的致病因素和影响因素。即使在今天，对于临床常见的，与社会适应及心理因素有关的病症，西医学家不是推给“精神病学”，就是套上一顶本身命名就不太确切，而外延又无边际的“神经衰弱”、“神经官能症”之类帽子。一般医生与精神科医生则老死不相往来，而精神医学至今仍蒙上了一层神秘、可怕的阴影，以至社会舆论迫使人们谈精神病而色变，不敢自动地寻求精神科医生的帮助，更不敢跨进精神病院之大门。在另一方面，近百年来，心理学获得了极大的发展，许多学科都主动与心理学攀亲，心理学也的确渗透到了这些学科领域，发挥着积极作用。然而，与心理关系最为密切的医学却异乎寻常，无动于衷。医学心理学是心理学家前来与医学家联姻，但在西医学界，人们的反应近乎冷漠；相反，中医学界却非常积极。再者，许多对于解决躯体病痛颇有效果的心理疗法，也都是心理学家所奉献的，这些疗法尽管文献中反复推荐，却很少有西医学家想到要试一试，临床用一下，也很少有人对此表示兴趣。他们还只是迷信手术刀及化学药物。所有这些，寻绎其认识论根源，皆在于心身二元观上。它已阻碍了现代医学的健康发展。

**（三）心身医学崛起的思考**　上世纪30年代，一些精神病学家和临床心理学家创立了心身医学这门新兴学科。这是站在医学角度探索心与身和健康与疾病关系的有益尝试，它发展迅速，且在不少领域已取得令人瞩目的实绩。它的崛起和迅速发展，至少给人们以下几点启迪：

首先，医学研究必须定位于完整的人，定位于人的健康和疾病，而不只是躯体正常与异常。完整的人有着相互作用却层次不一的生理和心理两大功能。心身医学研究所提供的大量事实表明，心理因素与健康和疾病的关系及其重要性，并不见得次于生物因素，所不同的仅是作用方式和机制的差异而已。忽略心身中的任何一方，或不能把握两者的相互关系，都无助于医学问题的解决。在疾病谱迅速演变，纯生物躯体性疾病日趋逊位于有社会、心理、生物等综合因素参与其间的心身疾病、行为疾病或曰生活方式病的今天，这显得尤为重要。也正因为这样，不少心身医学专家视心身医学为现代医学发展的健康方向。例如，日本的池见酉次郎教授认为：“所谓心身医学，是依其采用正确意义的心理学以期对医学进行重新调整为目的的学问”[39]。日本的秋本教授说得更精辟，“对心身相互关系的探讨是所有医学领域的研究者和所有专门领域的临床家都应该关心的问题，并非特别人的专有物。也就是说，不可能有心身医学者这样的专门家。如果主张其存在理由的话，就是现代医学依然故态，站在机械的心身分离的疾病观点上，对医学对象的人，不能作为统一存在来认识。反过来说，当心身医学的出现，渗透于所有医学领域之时，也正是心身医学丧失其存在理由之时”[40]。

其次，要顺应医学健康发展的趋势，真正做到把医学研究的对象定位于完整的人及其所生的病，就必须变革心身对立、心身二元的传统观念，接受正确的思想认识之指导。从一元论的基点出发，把握心身之间相互维系、相互作用的辩证关系。这可以说是现代医学不得不经历的、艰难的过程。

## 第四节　主导观念：凝固与流动

人们创造了观念和精神的世界。这些观念又反过来制约人们的创造，对其新的探索活动进行导航。

——作者题记

假定要用两个词来概括中西医学主导观念与方法的外显特征，那就是：凝固与流动。中医学的主导观念与方法数千年来一成不变，呈现出恒定、凝固的特征；西医学的主导观念却几经更替，存在着不断变化的趋向。

### 一、五行说与四元素说

五行者，五官也，比相生而间相胜也，故谓之治。逆之则乱，顺之则治。

——董仲舒

公元前6~4世纪，黄河流域与爱琴海地区同时盛行着两种同中有异的学说——五行说与四素说。作为一种基本观念，它们分别对早期的中西医学产生很大的影响。

**（一）五行，行列次序与运动变化**　基于殷商时的“五方”（指东、南、西、北、中）观念，春秋时期的贤哲提出了“五材”说。《尚书·洪范》又发展成“五行”观，后经邹衍，乃至董仲舒等人的推衍发挥，遂演变成一波及深远和广泛的基本观念。所谓“五行”，“五”是指木、火、土、金、水五种物质；“行”则有两层涵义，一是指“行列”、次序；二是指运动变化。故可以说“五行指的是木、火、土、金、水五类事物的相互联系及其运动变化。它的含义与仅仅指木、火、土、金、水五种物质材料的‘五材’说有很大的不同，是对‘五材’说的一种发展”。

古代中国学者，包括中医学家，凭借五行学说，一则试图说明世界万物的物质属性及其构成特点；二则冀能对各种事物或现象，包括人体各脏腑组织的特性及表象作出分类、归纳和解释；三则企求探讨各事物之间，包括脏腑器官之间的相互关系，追索事物运动变化的机制及其规律。例如，中医学中，人们借助五行，将复杂的人体组织结构归为以五脏为中心的五大系统，大千世界的千变万化亦被分作五类，且两者被有机地联系起来；再以五行属性来阐发论述五脏及其系统的生理、病理特点；以五行的相生、相克，生克的常胜无常胜和乘侮等来研讨、说明五脏及五大系统之间在生理上相互协调、病理上互相影响和转变的规律，从而形成了中医学所特有的、以五脏为中心的基本理论——“藏象学说”。此外，五行学说还用于诸如人的总体特征（气质、体质特点）的把握与分类，临床征象的识别及其意义判断，治则治法的选择和确定，药物性能及功效的认识、归类等众多方面。可见，五行学说浸淀于中医理论与实践的各个层面。它在中医学中的作用，有事物归类、属性解释等，而借助五行次序和生克等概念研讨事物的相互关系则是最为重要、最富特色的。

**（二）四素，四种构成要素**　公元前6世纪，古希腊的毕达哥拉斯学派把宇宙的本质看作是“数”。他们主张水、火、土、气这四种元素以各种不同的方式互相转化，于是创造出有生命的、精神的、球形的世界[41]。此说开了“四素说”的先河。约一百年后。恩培多克把火、水、土、气认定为物质性元素，强调万物源于这四个“根”[42]。四种元素按不同比例混合，就形成各种不同性质的东西。如肌肉是由四者等量混合而成，神经则由火、土和双份的水结合而成，……。[43]健康就是这四种元素的平衡、和谐；疾病则是其比例失调，和谐被破坏。而饮食失当，气候异常等均可引起体内四种元素的比例失调，从而招致疾病。此时，四元素说已趋于成熟，且影响日甚。

晚于恩氏30~40年希波克拉底十分推崇四元素说。他以此为基础，发展成了“四体液说”，提出了著名的气质四体液分类学说和体液病理学说。体液成分稍有偏颇，个体就表现出多血质、粘液质、急躁质、忧郁质之不同。疾病是某种原因所致的体液失常，治疗就是设法排除这些失常了的“病态体液”。其后，盖仑完全接受了希氏的四体液学说，并使之进一步系统化。从而，“四元素说”对西方医学的影响，经由盖仑等的努力，一直延续到文艺复兴之际，并波及古印度医学。

**（三）调控模式之雏形**　很显然，五行说和四元素说有着众多相同的地方。首先，它们都试图以几种基本元素来解释世界万物的物质同一性；其次，又都希冀借助这几种基本元素对万物作出归类，阐发它们的属性特点，并企望利用这些学说来研讨一些运动变化过程。然而，四素说与五行说的差异也很明显。一方面，五行的生克概念是四素所欠缺的，借助生克，中医学家每可更多地致力于不同事物之间相互关系的研讨，这一点对于复杂的医学研究来说，是至为重要的。另一方面则表现在“四”和“五”这组成元素的数量上，这使得五行说更富含“数”的奥秘，有可能发展成一自洽的，相对来说更为普适的解释工具。因为研究表明，除了以五为基数外，其他任何数都不可能演绎成含义十分深刻的五行生克（调控）关系模式，见下图：

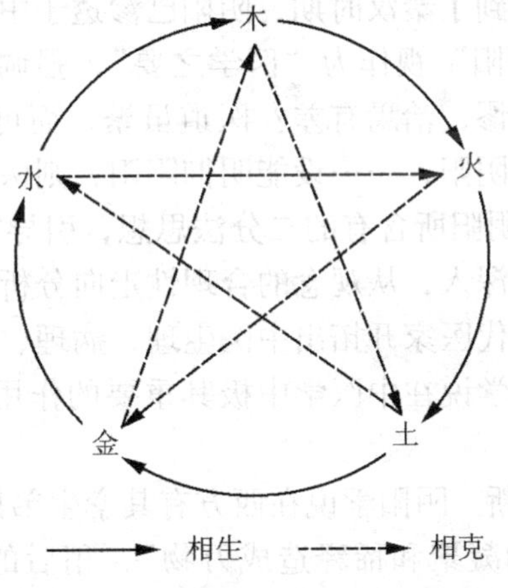


在这种调控模式中，任何一个子系统都和其他子系统发生着方式不同的相互作用。可见，四元素说与五行说的雏形——五材说更为接近，它们都只注意用几个基本元素去解释万物，却尚未进一步致力于事物之间相互关系的研讨。正因为引进了相生相克概念，且利用了“五”这个数的奥秘，上述调控模式方能形成。古医家也才可以运用五行，随意且又得心应手地解释自然，总结经验。所有这些，皆巩固了五行说在中医学中的地位，使之得以渗透到学科各个层面，作用远较四元素说为广，且延续至今，也正由于古贤走得如此之远，今人试图挣脱五行之藩篱，仍非易事。

## 二、阴阳说及其西方的孪生弟兄

中国哲学强调和谐，西方哲学强调争斗。

——罗素

**（一）阴阳，一分为二也** 在中国，阴阳学说几乎与五行学说一样古老。公元前8世纪的伯阳父就曾用阴阳变化来解释地震。《周易》中，阴阳已被上升为一类独立的哲学概念。其曰："立天之道，曰阴曰阳。""一阴一阳之谓道"。到了《内经》时代，阴阳已渗透进日常生活的各个方面。例如，《素问·阴阳应象大论》指出："阴阳者，天地之道也，万物之纲纪，变化之父母，生杀之本始，神明之府也"。延及隋唐，名医杨上善则以"一分为二"来界定"阴阳"。元代的朱丹溪又指明"阴阳二字，固以对待而言，……"。迄至今日，阴阳说及其现代翻版——矛盾说，仍是中国文化中最为重要的内容之一。

对于阴阳，似乎可以定义为"是对相关事物的相对属性或一事物本身存在的对立双方的属性的概括"。而阴阳学说便相应地成为"通过分析相关事物的相对属性或一个事物对立着的双方的相互关系及其变化，来认识自然、解释自然的一种理性知识"。借助阴和阳的属性特点，及阴阳之间交感相错、相反（对立制约）相成（互根互用）、消长平衡和相互转化等关系，人们可以认识自然界众多复杂的现象，并就其机制作出某种颇为合理的哲学说明，故《灵枢·病传》有曰："明于阴阳，如惑之解，如醉之醒"，点出了阴阳学说的方法论性质。

阴阳作为一种占主导地位的观念和学说，很早就被引入医学领域。春秋时代的医和，论述病症时便借助了阴阳术语；到了秦汉时期，阴阳已渗透于中医理论和实践的各个方面；而后世医家，如张景岳更把"阴阳"视作为"医学之要"，强调："凡诊病施治，必须先审阴阳，乃为医道之纲领。阴阳无谬，治焉有差？医道虽繁，而可以一言蔽之者，曰阴阳而已，故证有阴阳，脉有阴阳，药有阴阳，……设能明彻阴阳，则医理虽玄，思过半矣"（《景岳全书·传忠录》）。可以说，阴阳所含有的二分法思想，引导古代医家在认识生命、健康与疾病的道路上逐层分析，步步深入，从观念的合理性走向分析的深入性，并促成了理论的稳定性和实践的有效性；帮助古代医家开拓出中医生理、病理、发病、诊法、辨证和治法方药等各个方面与各个层次。阴阳学说在中医学中极其重要的作用，使得五行学说也相形见绌，大为逊色。

**（二）西方残缺的思想片断** 阴阳学说在西方有其孪生弟兄。大约在公元前六~七世纪，希腊的米利都学派认为"气的凝聚和稀释造成万物"，稍后的赫拉克利特则有"相反者相成"，"对立的统一"等说法。再后的恩培多克在持四元素说时，认为是"爱"和"憎"这两种相反的力量使这些元素结合或分离，从而形成万物，并产生各种变化。这两种力量是永恒的，它们之间的斗争又是普遍的，不断处于消长之中[15]。所有这些，都可以与阴阳学说相互映辉。然而，遗憾的是，这类可贵的思想萌芽，在此后的古希腊、古罗马哲学家中并未得以光大，后贤的论著中再难找到这类思想的踪迹，它们只是消失了的火花，残留于早期部分哲贤的思想片断中。

例如，希氏医学思想中，有诸如"热平衡冷"，"干平衡湿"之类看法，但这类认识是个别的、支离破碎的，且未贯彻始终，亦未占据主导位置。这显然应归诸当时的哲学界，他们无法提供这类认识充分发展所必须依赖的沃土。只是到了19世纪，德国的克塞尔（Kieser）

才明确地主张两极性学说，认为一种物体，一切生命，均由阴阳两极支配。阴阳平衡，则两极之间有正常振动进行，即为健康状态，一极的力量显著强大，阻碍了正常的振动，便发为疾病。但值得注意的是，这时，西方学者在莱布尼茨等的感召下，已开始对中国文化感兴趣。克氏本人在《医学之体系》的著作中，也曾引证了中医的阴阳学说[44]。因此，这一思想很可能是东学西潮的产物。

**(三) 重返故里的思想** 看来，阴阳说的西方孪生弟兄命运不济，发育不良。当李约瑟(Needham J) 和一批国外学者在追寻"欧洲的辩证唯物主义来源于何处"时，他们从马克思上溯到黑格尔，"循着黑格尔的踪迹，我们（指李约瑟等）可以追溯到莱布尼茨，可是然后却难以在欧洲找到辩证唯物主义的源头了。不过我们知道，莱布尼茨曾对中国的哲学抱有极其浓厚的兴趣。"[45]莱氏曾从传教士中得到了许多有关中国，特别是11~13世纪理学的资料和信息。因此，他们认为"新儒学（程朱理学）对世界的看法同辩证唯物主义是一致的"，欧洲辩证唯物主义的源头在中国，在中国的阴阳学说和理气之说。他们并以此来解释马克思主义哲学为何如此容易在中国流传，为什么那么多的中国知识分子会轻易地靠拢马克思主义的原因。"这似乎就是他们自己的基本思想重返故里，不过是穿了件新的外套而已"。[45]不管此说依据是否充分，富含辩证思想的阴阳学说在古代中国得到了最充分的发展，而其西方的孪生弟兄却不幸夭殇，这是历史事实。

**(四) 辩证法的原形** 列宁在《谈谈辩证法问题》中指出："统一物之分为两个部分以及对它的矛盾着的部分的认识，是辩证法的实质。"[46]这些也可作是对阴阳学说的评价。阴阳学说以其交感相错（相互作用）、相反相成（对立统一）、消长平衡和相互转化等，深刻而颇为全面地揭示了事物内在的丰富联系。它与充分体现辩证法思想的现代矛盾学说，存在着明确的源流关系，其仅有的差异也不是实质性的。正因为阴阳学说富含辩证法思想，它才能够有效地引导古代医学在深奥莫测的医学领域自由翱翔，在理论和实践方面创造出众多奇迹。可以说，若无阴阳学说，便根本不会有今天这般规模、内容及其意义的中医学。

迄今为止的现代医学研究不断提供证据表明：生命体内对立统一的现象的存在是客观的、普遍的。从整体的神经系统控制，到分子水平的cAMP/cGMP调节；从生理过程，到生化反应；都表现出类似阴阳学说所说的某些变化规律。由此可以想象，若阴阳学说能接受时代的洗礼，脱胎换骨，成为今人普遍接受的现代自然哲学观念，它仍将在现代和未来医学研究领域发挥重要作用。

## 三、基质的恒定与更替

中国社会，存在着某种自发的自我平衡，欧洲则有一种内在的不稳定性品格。

——李约瑟

**(一) 稳定的根源** 纵观中医学术思想史，可见两千多年来，尽管发展明显，变化很大，但学科基质却恒定不变，甚至有凝固僵化之感。阴阳五行等依旧是主导观念，整体观、形神观、天人观等皆一如《内经》，今日的认识，其理论根据在秦汉之际悉已确定，后人充其量只是不断作出阐释，局部有所充实、深化而已。基质的恒定，是整个学科体系呈现出稳定特征的深刻根源之一。

中医学学科基质的恒定，自有多方面的原因。文化氛围中主导观念的数千年一脉相承，几无变化和研讨者的遵经崇古心态等都是重要因素。而秦汉之际的阴阳五行学说及与之密切相关的整体观、天人观、形神观等如此早熟，且发育得如此完备，亦是不可忽略的原因。这些观念所覆盖的内容，足以使因循者乐此而忘彼，终身受用，无意于从事新的开拓；这些基质所含的麻痹或抑制成分，又恰好中和了创新者的勇气，扼杀了不羁之才。也正是靠这些恒定的基质之滋养，中医学得以在原有的学科体系中充分发育成熟。

**（二）流变的基原** 诚如四元素说和两极说所揭示的，西方医学的“基质”处于不断的更替变化中。稍后于希氏的“独断学派”选择了柏拉图“理念在先”的主张，认为健康和疾病取决于一种“灵气”。从此，“灵气”主宰机体一切的观念进入医学。柏拉图的学生，被恩格斯称作为希腊哲学家中“最渊博的学者”的亚里士多德亦持灵气说，他认为生物由形体与灵魂构成，灵魂可分为三种：植物灵，司营养；动物灵，司感觉；生命灵，司理性。此说一度广为后世接受。亚里士多德又信奉“目的论”，认为机体的一切构造都是按一定的目的而成的，这一观念对后世的解剖学和生理学亦曾有过影响。公元前3世纪的爱拉塞斯特拉特（Erasis-Tratas）为代表的医学学派，采纳了“精气学说”，以真空填充现象加以推行，认为血液和精气是生命功能的本源。公元前1世纪的名医阿斯克莱庇亚德（Asclepiades）则推崇德谟克里特的“原子说”。主张人体是由原子组成的，体内的原子运动正常，它们之间的空隙也就正常，人乃健康；若运动故障或停滞，就发为疾病，故治疗的关键是保持原子运动的正常。盖仑则接受希氏的四体液学说，并在一定程度上揉合了亚里士多德的“灵气”学说和“目的论”。此后，在神学的统治下，人们的思想僵化，观念凝固，盖仑的学说则在医学论坛上盛行千余年。此时，当然也就无以谈医学“基质”的更替问题。

文艺复兴运动使人们的注意焦点从“神”，回到了活生生的“人”，医学走上了实证的道路，但主导观念的争执依然存在，医学的“基质”仍在变更之中。例如，著名的医学物理学派接受了笛卡儿（Descartes）“宇宙为一大机械，身体亦为一精妙之机关，自然现象无一不可以机械说明”的观点，企图以纯粹的物理学原理来解释人体器官内所发生的一切过程。信奉“化学万能”的医家则形成了医学化学学派，试图把一切动物的生命现象都归纳为化学过程。此外，还有不少医家主张用某种特殊的力来解释复杂的生命现象，如霍夫曼（Hoffmann）持张力学说，认为生命就是运动，而运动是由于身体的“纤维”的张力变化引起的；西塔尔（Stahl）则接受了“活力论”，认为人类一切生理、病理变化的本源在于“精神”。直至19世纪，两极性学说、动物磁气说、寄生论学说、疾病变调说等还此起彼落，相互竞争。不过自19世纪后半叶起，西方医学的主导观念趋于统一，“基质”中的主要成分已逐渐稳定。这使它进入20世纪后，出现了迅速的腾飞。

上述所涉及的，显然不完全属于同一层次的观念。有的与本体有关，有的兼及方法论，有的则属于对医学核心问题的看法，但它们在医学学科体系中的作用，却大同小异，称之为学科体系的“基质”，并不勉强。进一步分析可见，基质的恒定与变更，其实质是观念的选择或扬弃问题。西方医学“基质”的不断变幻，使之在20世纪前无法演进成一庞大而丰富的理论和经验体系，因为人们是在类同观念主导下，协调一致，前后承继地积累知识和经验的，这就是库恩所说的“常规科学”的发展模式。然而，有“选择”才会有“进化”，有流动才会富有生机。“基质”的更替，错误的、不太科学、不太合理的、或陈旧的观念之扬弃，是库恩所谓的“科学革命”的前提，西方医学近、现代的异军突起，概缘于此，中医学要脱胎换骨，大步走向现代，亦当以此为发端。

## 参 考 文 献

1. 邹立群. 库恩的范式理论. 见：现代西方哲学概说. 上海：复旦大学出版社，1986，115
2. 托·库恩. 再论范式. 见：必要的张力. 福州：福建人民出版社，1981，315
3. 程宜山. 中国古代元气学说. 武汉：湖北人民出版社，1986，26
4. 张岱年. 中国哲学大纲. 北京：商务印书馆，1958，64.
5. 何裕民. 中西医学的自然观差异及其汇通趋势. 医学与哲学，1987，6：16
6. 刘长林.《内经》的哲学和中医学的方法. 北京：科学出版社，1982，32
7. 古希腊罗马哲学. 三联书店，1957，95
8. 伊壁鸠鲁. 致赫罗多德的信. 西方哲学原著选读（上卷）. 北京：商务印书馆，1981，161
9. 全增嘏. 西方哲学史. 上海人民出版社，1985，233，357
10. 马克思恩格斯全集（第2卷）. 北京：人民出版社，1972，163
11. 同（10），第462页
12. 狄德罗哲学选集. 三联书店，1956，103
13. 林德宏. 科学思想史. 南京：江苏科技出版社，1985，251
14. 邱仁宗. 科学方法和科学动力学. 北京：知识出版社，1984，2
15. 全增嘏. 西方哲学史. 96，226，227，228
16. 恩格斯. 自然辩证法. 北京：人民出版社，1972，164
17. 列宁. 黑格尔（逻辑学）一书摘要. 北京：人民出版社，1971，65
18. 同（7），第414页
19. 16~19世纪西欧各国哲学. 北京：商务印书馆，1957，69
20. 普列高津. 从存在到演化. 自然杂志，1980，1：11
21. 成中英. 中国文化的现代化与世界化. 北京：中国和平出版社，1988，46，55
22. 伊滕真次. 人体昼夜节律. 重庆出版社，1983
23. 何裕民，等. 辽宁中医杂志，1987，11：1
24. 何裕民，等. 中医杂志，1986，5：46
25. 何裕民，等. 浙江中医杂志，1987，11：46
26. 何裕民，等. 中药通报，1988，13（2）：49
27. 自然辩证法原理. 上海科技出版社，1985，11，13
28. 刘长林. 内经的哲学和中医学的方法. 133
29. G. 尼科里斯，I. 普列高津. 探索复杂性. 序，成都：四川教育出版社，1986
30. 张介宾. 类经. 北京：人民卫生出版社，1965
31. 绮石. 理虚元鉴. 南京：江苏科技出版社，1982，10
32. 同（15）第133页
33. ［美］舒尔茨. 现代心理学史. 北京：人民教育出版社，1981，21
34. 拉美特里. 人是机器. 见：西方哲学原著选读. 下册，第106页
35. 何裕民. 医学与哲学，1983，4（10）：38
36. 刘增垣，何裕民主编. 心身医学. 上海科技教育出版社，2000
37. 何裕民. 整体观念之我见. 上海中医学院学报，1988，（2）
38. 何裕民. 七情内伤探赜. 上海中医药杂志

39. 池见酉次郎. 现代心身医学. 东京：医齒药出版社，1982，6
40. 石川中. 心身医学入门. 北京：人民卫生出版社，1986，10
41. 西方哲学原著选读. 上卷，北京：商务印书馆，1981，20
42. 恩培多克. 论自然. 残篇，D6，北京：商务印书馆，1981，41
43. 艾修斯. 学述. 第22章，见：古希腊罗马哲学. 三联书店，1957，77
44. 贾得道. 中国医学史略. 太原：山西人民出版社，1979，290
45. 约翰·梅逊. 西方文化对中国的影响. 见：中国传统文化的再估计. 上海人民出版社，1987，533，534
46. 钱学森. 大自然探索，1983，(3) ：1
47. 陈江风. 天文崇拜与文化交融. 郑州：河南大学出版社，1994
48. 柳治徵编著. 中国文化史. 东方出版社，1996
49. 高亚彪. 在民族灵魂的深处. 中国文联出版公司，1988
50. 谢松龄. 天人象：阴阳五行学说史导论. 济南：山东文艺出版社，1991
51. 露丝·本尼迪尼特. 文化模式. 生活读书新知三联书店，1989
52. C. 恩伯. 文化的变异. 沈阳：辽宁人民出版社，1994

# 第四章　带色的眼镜——认识方法论之异同

构成科学的并非是事实本身，而是整理事实的方法。

——毕尔生

一部医学史同时也是一部医学方法论的发展史，因为“方法并不是外在的形式，而是内容的灵魂和概念”[(1)]。可以说，任何一个历史时期的医学范式，都以与之相适应的方法论作为其理论发展的杠杆。中西医学范式的差异，从其外部因素来看，打上了人文地理和文化背景等的烙印；而从其内在因素分析，方法则具有最深刻本质影响。

“方法”一词源出希腊文 μTαδs，原意为沿着某条道路行进，黑格尔认为，“方法”即是主观方面的某个手段和客体发生关系，并运用已有的知识概念对经验材料进行思维加工，从而获得新的认识[(2)]。方法有认识方法和实践方法之别，本章拟只就黑格尔所说的认识方法加以讨论。认识方法是主体观念地掌握客体的手段，认识方法之结构是医学理论和范式的深层结构。而所谓方法论，则是对某一认识方法体系的形成、特点和运用以及与理论结构的关系的一种哲学反思。我们试图通过对中西医学认识方法论的共时态研究，揭示出形成中西医学理论和范式差异之内因。

## 第一节　司外揣内与解剖

观察渗透理论。

——无名氏

中西文化比较研究的先驱之一梁漱溟先生早就敏锐地看到，同一种疾病在中医学说是中风，西医学说是脑出血，这种差异主要是由于中西医学观察同一桩事所操的方法之不同[(3)]。观察，是医学活动主体在一定的认识目的、意向和知识背景下，有意识地发挥感觉器官的功能或借助一定的工具，从客体获得有关科学事实的基本认识方法。无疑，观察在中西医学理论体系的形成和发展中都具有重要的基础性意义，如《内经》中已明确提出“察病人之态”、“察色按脉”、“察其形色气泽”、“察其寒热”等观察内容，以作为认识之始基。

然而，观察绝不是消极被动的直观，也不是简单的看、听、嗅、触的感知活动，客体如何成为主体的观察对象，这取决于对象的性质以及与之相适应的主体本质力量的性质，因为正是这种关系的规定性形成一种特殊的、现实的肯定方式[(4)]。虽然梁漱溟先生看到了中西医学观察方法的差异是：西医学所操的是解剖法，即一种“总是变更现状的看，试换个样子看，解剖了看，不拿那个东西当那个东西，却拿别的东西来作他看”的方法[(3)]。但是，对于人类生理和疾病这样同一个对象，中西医学为什么会有这样截然不同的观察方法和它所体现的不同主体的本质力量，以及这两种方法的各自利弊和互补性，梁先生却远未论及。这恰恰是我们要继续思考的问题。

## 一、司外揣内的功能观察法

有诸内必形诸外，故远者司外揣内。

——无名氏

如果说中医学不曾有过形态解剖方法，那显然是不公允的。因为早在《内经》里就有不少解剖学的记载，甚至《灵枢·经水篇》中已明确声称："夫八尺之士，皮肉在此，外可度量切循而得之，其死可解剖而视之"。但是，遗憾的是这种解剖研究方法两千多年并没有为后世医家所弘扬，并且也始终未能登上中医教育之殿堂。形态解剖的观察方法在中医发展的早期便夭折了，取而代之的是司外揣内的功能观察方法。

**（一）以"象"测"藏"法** 所谓司外揣内，就是"视其外应，以知其内藏，则知所病矣"（《灵枢·本藏》）。中医学为何要使用这种"由表知里"的方法，而不运用"解剖而视之"这种更直接的方法呢？《灵枢·决气篇》中说："人有精、气、津、液、血脉，余意以为一气耳"，而"气之不得无行也，如水之流，如日月之行不休，……终而复始"。可见中医认为生命之本质乃在于"气"的生化运动，而不是形。因"气合而有形"（《素问·六节藏象》），"形归气，气归精，精归化"（《素问·阴阳应象大论》）。《灵枢·胀论》中也说得很明白："藏府之在胸胁腹里之内也，若匣匮之藏器也，各有次舍，异名而同处，一域之中，其气各异"。所以，中医学观察注重气之运动，而轻视形态，观察气之运动必须在机体活体状况下才能做到。这就决定了中医学家对认识方法之取向必然是一种功能观察法而不可能用静态的解剖法。这正如对"命门"的认识，清末医家何廉臣说："（命门）视之不见，求之不得，附于气血之内，宰乎气血之先。非解剖法所能知，非显微镜所能窥"（《通俗伤寒论》）。

**（二）有诸内则形诸外** "司外"又何以"揣内"呢？中医学认为，"形精之动，犹根本之与枝叶也，仰观其象，虽远可知也"（《素问·五运行大论》）。这就是说"藏府"虽隐而不见，然其气象性用必显之于体外。正如《灵枢·外揣》形象之比喻，"日与月焉，水与镜焉，鼓与响焉。夫日月之明，不失其影，水镜之察，不失其形，鼓响之应，不后其声，动摇则应和，尽得其情。……若是则内外相袭，若鼓之应桴，响之应声，影之似形，故远者司外揣内，近者司内揣外"。具体说来，《内经》提出与规定了"内藏"与外应之"象"的关系：如"心之合脉，其荣色；肺之合皮，其荣毛；肝之合筋，其荣爪；脾之合肉，其荣唇；肾之合骨，其荣发"（《素问·五藏生成》）；又如："五官者，五藏之阅也"，"鼻者，肺之官也；目者，肝之官也"（《灵枢·五阅五使》）。由于作为客体事物的"内藏"本身是许多属性和关系的总和，它们在活动状况下的表现必然是复杂多维的，显然，对生命机能的认识远不如解剖形态的认识之直观和单纯，故中医学创造了从音、色、脉、舌等多个维度的"象"，来获取内藏生理和病理信息的四诊方法，以求达到全面系统的观察。

**（三）"黑箱"方法的雏形** 从观察要素来看，中西医学的明显差异是中医学仅仅使用人类自然的五官四肢作为认识工具，而西医学则借助仪器和设备。我们姑且不说后者对人感觉器官能力的扩大和延长所带来的革命，仅就观察结果来说，工具的使用就具有极其重要的意义。也许有人以为，感觉器官的天然观察界限必然导致结果的粗陋和简单。其实恰恰相反，无论是舌诊，还是脉诊，其观察结果之繁细竟是拥用无数电子设备的西医学所望尘莫及的。而观察工具的使用使得观察的对象、内容和结果被限定在非常有限的范围内。因此，可以说，感觉器官和直接观察和以客体不加干涉的自然观察方法，才正是观察结果之繁密和释义域（或解释阈）增宽的渊薮，而这又必然带来医学命题的歧义和不精确性。

我们知道，上世纪30、40年代，控制论的问世，催生了“黑箱”方法，所谓“黑箱”方法，是指不解剖具体对象（系统），或只是粗略地了解具体对象地结构，着重根据输入输出信息之间的不同的变化趋势来分析判断对象（系统）的某些规律性的变化或过程。无须多作阐述，便可看出，中医学的藏象方法是“黑箱”方法的雏形。

## 二、解剖——形态观察法

> 要了解生命，只需要了解构成生命的砖瓦——而且，懂得了生物大分子核酸、蛋白质，就读懂了生命。这就是关于“现实世界简单性”的基本信念。近代与现代科学的物理学正处于结束现实世界简单性信息的阶段。
>
> ——普列高津

**（一）形态结构决定功能**　与中医学轻解剖方法相反，西医学从古希腊起就具有良好的解剖传统，这种传统可能发源于古埃及制作木乃伊的风俗。早在公元前6世纪时，希腊学者已意识到解剖对医学的重要性。至盖仑时代，解剖学已成为当时医学教育的基础课程。文艺复兴后，西医学的进展大多与解剖学及观察方法的进步有关，如列文虎克（Leeuwenhoek A）和马尔比基把显微镜引入解剖学，便使西医学的形态观察进入了一个新的历史台阶。

解剖，是一种主要的形态观察方法，它在西医学中之所以发达，主要乃是主体的认识信念与中医学不同。西方的哲学家、生物学家和医学家都普遍倾向于认为，动物进化所表达的语言和音节就是生命体的各种形态结构。亚里士多德认为，在无生命的自然界，“物质”高于“形式”，而在有机界，则是“形式”支配着“物质”。黑格尔也曾说：“形态是动物的主体”。他们还认为，人体是世界构造的反映，是大宇宙的缩影，是造物主的伟大杰作。于是，艺术家们和解剖学家们试图通过研究人体这种完美的杰作来认识造物主，这成了与他们宗教信念一致的自觉行为。即使在所谓中世纪的黑暗时期，医学家们仍然紧紧抓住着机体形态结构这个要素，只不过是更赋有造物主合目的的构造这种神学色彩而已。

**（二）局部定位思想的传统**　解剖及其形态观察同样是西医学研究疾病的主要方法。早在埃拉西斯特拉斯时，他就认为研究病理解剖学是了解局部疾病的关键。盖仑甚至认为疾病原因的根本就在于局部。1761年意大利解剖学家摩尔干尼的《疾病位置和原因的解剖学研究》一书，开创了器官病理学，把西医学的病理观建立在形态观察的基础上。继而，法国比沙把这种病理形态观察推进到组织学层次，创立组织病理学。1858年，德国病理学家魏尔啸应用显微镜技术开创了细胞病理学，从而找到了细胞——西医学这个“最根本的形态学成分”。魏尔啸宣称：任何生命现象皆表现在细胞中，这是所有生物学说（包括医学）唯一可能的出发点[(5)]。

**（三）西医学不断进步的源泉**　解剖形态观察法的应用与发展给西医学带来了不断的革命，这正如魏尔所概括的那样：“只要我们对医史作较为广泛的回顾，就能了解医学的持久进步总是有解剖学的革新作为标志的。每一个较这重大的新纪元，都曾直接地由一系列人体结构的重要发现为前导”[(5)]。然而，从方法论的角度来看，解剖法的重要性不仅仅如此，还在于它为西医学破除迷信，排除谬误，根除思辨，检验假说和发展理论提供了一种有效的方法和尺度。例如，盖仑说：“不仅要研究希波克拉底的拥护者和反对者的观点，而且要直接观察自然，观察动物，通过对自然状态下真实情况的研究，才能判定他的学说是否真实，是否正确”[6]。哈维更是明确地提出：“我申明：解剖学不能根据书本或哲学的教条，而只是在自然的作坊中进行学习和讲授”[7]。以血液循环的发现为例，从亚里士多德到盖仑，再到维萨里、哥伦布（Columbus R）和哈维，血液循环假说几经解剖形态观察的检验和修正才得以确立。解剖法把理性从书本引向对象的彼岸，并加以实证检验，从而使西医基础理论的发展进入了一个“假说→检验→修正”或“假说→被推翻→提出新假说”的良性循环机制中。

**（四）毕竟是尸体** 毫无疑问，解剖方法的发达是西医学获得巨大成功的基本条件。但是我们也不能不看到这种方法似乎助长了近代西医学中形而上学思维方式的蔓延。诚如恩格斯所分析的那样：“把自然界的事物和过程孤立起来，撇开广泛的总的联系去进行考察，因此就不是把它们看成运动的东西，而是看作静止的东西；不是看做本质上变化的东西，而是看成永恒不变的东西；不是看做活的东西，而是看做死的东西。这种考察事物的方法被培根和洛克从自然科学中移到哲学中以后，就造成了最近几个世纪所特有的局限性，即形而上学的思维方式”[8]。西医学在相当长的一段时期内正是以这种思维方式堵塞了自己从了解部分到整体，从因果联系到普遍联系的认识道路。难怪黑格尔一再提醒人们，在解剖学家手里处理的只是尸体，而各肢节只有在它们的相互作用的联合体中才保持其有机体的存在[9]。因此，解剖法也只能说是完整认识人体生命之奥秘的一个必要环节和窗口之一，历史发展的必然已经向我们昭示：它与整体的机能观察方法的互补是可能和必要的。

## 三、西医学为何未能发现经络现象

内景隧道，唯返观者能照察之

李时珍

经络学说及其针灸是中医学的瑰宝之一，现代医学的大量调查和实验研究足以证明了经络现象的存在以及针灸治疗的客观有效性。这就从方法论角度提出了一个值得深思的问题：为什么在古希腊罗马时期就已正确区分了动脉和静脉、感觉神经和运动神经的西医学却未能发现经络现象和发明针灸？

**（一）经络，一种“共时结构”** 首先须了解“经络”是什么？《灵枢·本藏》中说：“经脉者，所以行血气而营阴阳，濡筋骨，利关节者也。”“血”之概念与西医学无异，关键在于“经气”。经气，即经络之气。它“所受于天，与谷气并而充身也”（《灵枢·刺节真邪》）。真（经）气在“经脉留行不止，与天同度”（《灵枢·痈疽》）。经气终绝，会导致“形无知，其状若尸”（《素问·缪刺》）。很明显，“经络”运行气血的生命现象只是在活动状况下的一个过程。气之为气，全靠其运行发挥，唯有经过运行发挥，气才存在和显现于生命过程中，气之运行发挥亦即气之本身。这正如辩证法大师黑格尔所说：“形态作为活着的东西，实质上就是过程”[10]。并且，这个过程是受制约于“谷气”等物质的消耗作用的。可见，“经络”作为活体状况下一种运动的形态，实质上是与营养物质消耗及生理功能的发挥等生命机能过程并行存在的“共时结构”。生命一旦停止，气顷刻消散，经络现象也就不复存在。于是，不难理解，以尸体为标本的解剖法是无法发现“经络”的。

**（二）内景返观：独特的方法** 经络现象的发现必定产生于对活体的功能观察，特别重要的是主体对自我的观察。即中医学所说的“内景返观”。这是一种特殊的自我功能观察方法，华佗、葛洪都曾论述过这一方法。李时珍在《奇经八脉考》中说：“内景隧道，唯返观者能照察之”，是说唯有用自我功能观察（或曰内视、内照）的方法，才能观察和理解“经络”（即使在今天，对循经传感现象的调查，还必须借助受试者自我感受的报告）。当然，我们不能不注意到，早在中世纪，奥古斯丁（Augustine ST）也提出了类似的自我观察方法，亦称内省法。这一方法在18~19世纪甚至被推崇到十分重要的地位。但是，与中医学对自我生理现象的“内视”有所不同，它只是把这一方法用于意识和经验，以了解人自我的灵魂。两者所观察的目的、对象和内容亦都截然相左。

**（三）观察中主体的作用** 这里，便表明了一个更为基础性的问题：即“观察渗透理论”。即使中西医学观察同一个对象，不仅仅观察的方法不同，而且观察什么，观察何处，如何记忆和分类观察的结果，都会因主体先前所接受的理论的不同而相异。试以对病人的肤色的观察为例，中医学有一个具有普遍意义的命题，“夫精明五色者，气之华也”（《素问·脉要精微》），如“五藏已败，其色必夭”（《素问·三部九候》）。而西医学只有关于一病一症肤色改变的认识。这种理论的普遍性程度如何，直接影响着观察的范围和主体观察时的选择性注意。其次，观察病理性肤色必有一定的参考系。在西医学只是以一个民族普遍的和“均匀的”肤色为唯一的参照标准；而中医学对肤色的观察却是多色谱的，即“五色微诊，可以目察”（《素问·五藏生成》）。“以五色命藏，青为肝，赤为心，白为肺，黄为脾，黑为肾”（《灵枢·五色》），此为其常色。那么，正常与不正常的肤色又如何鉴别呢？《素问·脉要精微》中说：“赤欲如白裹朱，不欲如赭；白欲如鹅羽，不欲如盐；青欲如苍壁之泽，不欲如蓝；黄欲如罗裹雄黄，不欲如黄土；黑欲如重漆色，不欲如地苍”。赭、盐、蓝、黄土、地苍等色皆为五藏精微之败象。此外，中医学还对观察五色之色部，观察肤色的内容（浮沉、荣枯、夭泽、聚散等）皆有详细的理论规定，这些都是西医学所没有的观察理论负荷。可见，观察方法对医学理论并不是保持中立的，它受理论的传统范式和历史发展的影响，这就不能不使我们注意到，中西医学在如何获得以及获得怎样的科学事实方面，已经有了基石性的差异。

## 四、观察陈述

> 我们甚至可以说，语言是文化存在的条件，因为它为文化的各个不同方面的复杂结构奠定了基础
>
> ——列维·斯特劳斯

**（一）语言描述观察** 观察的目的是为了查明有关客体的事实，掌握现实的感性经验材料。但是，这些感觉、知觉和表象形式的感性经验只具有不可复得的短暂性。为了保持这些感性材料，以便对它们作进一步的思维加工，或者为了传递给他人，就必须运用语言对观察过程和结果加以记录和描述，对有关客体的事实给予陈述。中西医学不仅观察方法及其理论负荷不同，而且观察陈述也大异其趣。

首先，表现在使用不同的语言系统，语言是“思维本身的要素”（马克思语），观察陈述必须借助这种符号系统来指称被观察的客体现象。然而，在不同的民族用什么符号系统来指称客体，表达事物之间的关系，却常常有很大的差别。例如，英语句子靠形合法（hypotaxis）来连接，而汉语则靠意合法（parataxis）串联。挪威著名学者J·加尔通（Galtung）认为，在语言的时空表现上，英语呈直线、僵硬、明确的表语型特点；而汉语呈灵活、多义（甚至具有超含义）、模糊的关系型的特点[11]；显然，用英语所作的观察陈述单义和明确，易于检验；而用汉语所作的陈述多为隐喻、借喻、类比，文学色彩浓厚，不易作出证实或证伪的

检验。

其次，在中西医学不同的语言系统中，对生命现象有不同的“切分”程度和方法。例如，英语不分“粗”、“厚”、“浊”、“密”，都称为 thick，而汉语则区分很细。如“气之大别，清者上注于肺，浊者下走于胃”（《灵枢·清浊篇》）；“密理厚皮者三焦膀胱厚，粗理薄皮者三焦膀胱薄”（《灵枢·本藏》）；“味厚者为阴，薄为阴之阳”（《素问·阴阳应象》）等等。

**（二）译不准现象** 再次，中西医学各自使用自己的词汇和术语来指称独自发现的客体现象，如中医学对“气”、“六淫”、“穴位”、“经络”、“神”等的观察描述，在西医学无法找到对等的词汇；同样，西医学的“细胞”、“组织”、“变性”、“坏死”等观察陈述在中医学中也缺乏互译的确切概念。根据美国民族语言学家沃尔夫的假说，同一个客体的论据，并不使所有的观察者都得到相同的宇宙图像，除非他们的语言背景是类似的。而且，观察陈述所使用的术语、符号以及陈述的结构还直接地影响着中西医学各自陈述的精确性。可见，要对中西医学观察陈述进行比较和检验，非得从这些“语言的细胞”——词汇的分析开始不可。

观察只是整个认识方法和过程中的一个环节，仅仅凭靠这个环节得到的经验，是决不能充分证明必然性的。医学家只有在这个基础上，进一步运用理性思维，对经验的事实进行加工处理，才能建立起具有普遍必然性的理论或认识。

## 第二节　正名与逻辑

> 我们的意见之所以不同，并不是由于一些人所具有的理性比另一些人更多，而只是由于我们通过不同的途径来运用我们的思想，以及考察的不是同样的东西。因为单有良好的心智是不够的；主要在于正确地应用它。
>
> ——笛卡儿

任何科学都是应用逻辑的，逻辑方法是一切科学技术体系的核心要素之一。正因为如此，爱因斯坦把形式逻辑与实验并称为西方科学发达的两大杠杆。在近代中国，当西方学术涌入黄土地时，首先受到学者们关注的也就是中西方逻辑方向和方法的差异。他们认为逻辑学是“一切法之法，一切学之学”（严复语），试图通过中西方逻辑思想的比较，找到根治中国旧学弊端之良方，抓住振兴中国传统学术精华的根结。

值得研讨的是：中西医学的逻辑思想及其方法是如何影响各自理论体系的建构和发展的。

从总体上看，中国没有现代意义上的形式逻辑，除了像《墨经》等个别著作外，绝大多数逻辑思想是与政治伦理或治学等问题混杂的一起的，其中心是谈名实关系的“正名论”。与此相应的是，中医学逻辑也是一种蕴含在各种具体问题之中的应用逻辑。相反，西医学由于医家和逻辑学的关系，很早就十分关注自己理论的无矛盾性和概念、命题表达的清晰性，如作过医生的亚里士多德就堪称形式逻辑的开山祖；而著名的古罗马医生赛尔苏斯（Celsus）也写过许多关于逻辑修辞和哲学方面的著作；毛细血管的发现者马尔比基甚至还担任过逻辑学的讲师。从19世纪初起，有关《医学逻辑学》专著不断问世。这些是我们理解中西医学逻辑思想与方法之异同的必要背景。

## 一、正名与概念方法论

东西文化的巨大差别也许在实际生活中不被重视，但幼年时期的细小条件反射往往会决定他成长后的功罪千秋。

——洛仑兹

**（一）循名责形法** 日本著名逻辑学家末木刚博等认为：中国的逻辑是以正名（相当于概念）论为中心，印度的逻辑则以推理论为主题，西方的逻辑又是以判断论为核心的[12]。的确，正名逻辑在中医学中始终具有重要的地位。“循名责实”、“按实定名”，通过“名”来辨别现实的同异，一直是中医学家所追求的。

《内经》“以名举实”，系统地总结了前人和当时医家对人体各个部位脏器、穴位、经络以及部分病种的命名知识。如明确提出了“其病各异，其名不同”（《素问·风论》），以病名界说其病种的逻辑要求。书中提到的病种名称有200多个，其中百余句是专门界说或讨论病种概念的。其格式多为：“征候现象描述+病机分析+名曰……”。

“名者，名形者也；形者，应名者也”（战国·伊文《大道》），名作为概念，具有“正形”的作用。《内经》以讨论病种名来区分同类不同种的疾病或同类异名的事物。例如，对同类的“风病”，中医学根据其发病的诱因，区分为“漏风”、“内风”、“首风”等不同病种；又如，对阴阳和气血的辨析：“阴之与阳也，异名同类，上下相会，经络之相贯，如环无端”（《灵枢·邪气藏府病形》）。“营卫者，精气也，血者，神气也，故血之与气，异名同类焉”（《灵枢·营卫生会》）。

正名逻辑在中医学的另一个主要表现是概念划分得相对发达。划分是明确概念全部外延的逻辑方法。“阴阳”是中医学二分法的纲领。以人的机体划分而言，“外为阳，内为阴；背为阳，腹为阴”……（《素问·金匮真言》）；“以证而言，则表为阳，里为阴；热为阳，寒为阴；……以脉而言，则浮大滑数之类皆阳也，沉微细涩之类皆阴也；以药而言，则升散者为阳，敛降者为阴；辛热者为阳，苦寒者为阴，……”（张介宾《传忠录·阴阳篇》）。几乎所有的普遍概念都可以进行这种二分法的划分，难怪“阴阳”被誉为“万物之纲纪”。“五行”则是中医学多类划分法的纲领。《内经》把五行“推而散之”，以五行论“五形之人”、“五气之变”、“五邪所见”、“五劳所伤”、“五虚”和“五味所入”等等，广涉中医学的生理、病理、诊断、方药和治则，是中医学对生命的复杂现象之网认识的一个主要逻辑工具。

**（二）循名与学术之争** 中医学正名逻辑还突出地表现在各家学说的学术争鸣中。例如，《难经》首先提出了“三焦有名而无形”的说法，引起了持续至今的名实之辨；又如，对“六经”的名实之辨，有认为六经即经络，有认为六经主要指六气，现在又有人指热性病的几个不同阶段。诸如此类，不胜枚举。中医各家学说异常之发达，在世界医学史上实属少见。这是因为中国的学者认为，“万物俱存，不以名正之则乱；万名俱列，不以形应以则乖”（伊文）。把名实关系看作为认识之基本需要。然而，症结在于中医学的名实之辨其要害常常是抱住“先圣”所定的“名”不放，去争论与此相应的“形”（实）是什么。而不是相反，去反思一下称谓某个“形”的“名”之准确性、清晰性和唯一性如何？结果因“正名”而失去对“实”的新发现和旧概念的更新。

中医学维护“名”的传统突出地反映在训诂学方面。所谓“诂者，古也。古今异言，通之使人知也。训者，道也。道物之形貌以告人也”（唐·孔颖达《毛诗·周南·关雎诂训传疏》)。狭义上，训诂学主要是讲字音词义的。它的意义和作用在于通过互训、推原和确定义界等手段，以明确古籍中词的概念界限，保持概念的古今一贯或一致性而避免歧义。一本《内经》和《伤寒论》两千年间竟有数百家注释和训诂著作，耗费了无数医家学者的心血和精力，其最终目的只是为了维护一个权威的理论范式。因此，似乎可以说，正名逻辑是一个不利于医学革命和创新的篱笆。

**(三)可操作性概念** 在西方逻辑发展史上，第一个使用并定义"概念"一词的是与中国墨子同时代的古希腊哲学家德谟克利特，而真正奠基概念论的则是苏格拉底、柏拉图和亚里士多德。黑格尔和爱因斯坦则最后确立了概念方法论在科学发展中的重要地位。

西医学的概念论有三个明显特点：其一是对定义理论的特别关注和实质定义的相对发达。早在亚里士多德的论著中，就对定义的概念、下定义的方法和规则以及种类等都作过详尽的讨论。他认为，"定义是表明事物本质的短句"，而且"只有本体可作定义"。因为"凡自然所创造者，我们均称之为本体"。"我们对每一事物之充分认识必自本体始，然后再进而及其质、量或处"(13)。西医学正是以这种反映事物本质的实质定义方法来界定事物的，这与中医学对事物的描述性定义或正名不尽相同，特别是由于实质定义明确地揭示了概念的内涵，从而使西医学概念具有可操作性（所谓概念的可操作性(14)，是指概念的意义等同于一套相应的操作解释，例如"体温"、"肺部啰音"、"肌力减退"、"细胞"、"组织"等等西医学的基本概念均可找到一套相应的操作方法来作出本体的解释)。这样，西医史上许多思辨性概念（例如："灵气"、"燃素"等）由于最终无法由操作找到本体论的解释，而逐渐被淘汰。这种对虚假概念的放弃精神和对概念检验的定义基础，正是中医学正名逻辑所缺乏的。

其二，与西医学形态解剖方法的发达相适应的是西医学有关结构的概念丰富。西医史上不断有新的名词出现来指称那些新的解剖发现，而中医学似乎在《内经》就已一下子完成了这个命名过程，以后几千年竟没有多少新的有关人体功能和结构的概念出现。结构概念的不断涌现，说明西医理论的形成经历了一个归纳和概念积累的过程，只有当有关某个系统的结构概念积累到相当程度时，那个系统的整体理论才可能建立。以血液循环系统的概念为例，西医学明显多于中医学。后者只有"心""心包"和"脉管"几个结构概念；而西医学在希波克拉底时就区分了心脏的左右两室、两房；亚里山大利亚时期区分出了动、静脉，也观察到了心脏二尖瓣和三尖瓣、室壁间的腱索等结构；文艺复兴不久又证明了心脏瓣膜具有阻止血液逆流，保证血流方向的作用；以及否定了左右心室间隔小孔存在；近代又有了静脉瓣的概念。因此，到哈维建立血液循环理论时，有关心脏、动脉、静脉的结构和功能概念的认识已经完成，剩下的发现不过只是如何把这些认识串联起来，作出一个逻辑严密的整体解释而已。到哈维时，由于毛细血管还没有发现，哈维的理论解释动静脉之间沟通方面仍然是不完善的。可以说，理论的形成与概念的发育是携手并进的。正如没有点、线、角的概念就不可能构成三角形理论一样，中医学没有关于血液循环系统的各个关键性的结构概念，也就不可能建立起科学的血液循环理论。

其三，科学发现是概念的运动。黑格尔和爱因斯坦都深刻地意识到科学革命在于由最少数的概念和基本关系所组成的基础发生了变革。西医学的发展正是这样一个不断摧毁旧概念，创立新概念的过程。在西方学者看来，概念不是感性事物本身，而是人类思维的自由创造，因而为了科学就必须反反复复地批判和检验那些基本概念。西医学古典时代的那些"四体液”概念、“灵气”、“活力”概念，一个个为后来建立的“细胞”、“内环境”、“新陈代谢”等科学概念所取代，就是明证。而这种概念的修正与更替运动永远不会停止。与此形成对照的是中医学概念体系的早熟和稳态。正名逻辑则正是这样一个“称职”的卫士，它不断排除了“异端邪说”对这个稳态体系的冲击和干扰。

## 二、辩证逻辑与形式逻辑

当希腊人和印度人很早就仔细地考虑形式逻辑的时候，中国人则一直倾向于发展辩证逻辑。与此相应，在希腊人和印度人发展机械原子论的时候，中国人则发展了有机宇宙的哲学。在这些方面，西方是初等的，而中国是高深的。

——李约瑟

**（一）范畴的“流动”与“固定”**　的确，诚如英国著名科学史专家所言，中西医学逻辑的差别，并不仅仅是普通逻辑发展程度的不同，更重要的是两种逻辑类型的区别，即一个是带有“固定范畴”的形式逻辑体系，另一个则是带有“流动范畴”的朴素的辩证逻辑系列。辩证逻辑是中国古代逻辑思想的主流。这样人们就不难理解为什么爱因斯坦说，虽然中国没有西方科学发展的形式逻辑基础，却同样做出了伟大的成就。

中医学的辩证逻辑直接承继于先秦的辩证思维。《易经》最先建立了中国哲人的矛盾对立统一和变化的观念体系。以后老子、《易传》、儒家等许多贤哲都提出过不少辩证逻辑的概念和命题，奠定了中医学辩证逻辑发展的思想基础。古代医家认为，“不知《易》，不足以言太医”，“医易同源者，同此变化也”（《类经附翼·医易义》），主要是指医对《易》的辩证逻辑思想之接受和弘扬。

西医学注重形式逻辑的传统开始于做过医生的哲学家亚里士多德，他在历史上第一次对判断作了严密的规定，即判断是由主词和谓词相结合构成的，且又有真假可言的表达。正是以这种真假判断及其用于判断正确性的同一律等逻辑原理为核心，建构了整个形式逻辑体系。

形式逻辑和辩证逻辑在概念论、判断和推理等方面均有各自的特点，在医学中运用亦结出了不同的果实。

**（二）形式：多样与单一**　首先从概念方面来看，一个是具有多样性之统一的概念，另一个是单一形式的概念。

所谓具有多样性之统一概念，是指一种包含有许多规定和关系的，特别是有对立统一关系的复合概念，例如中医学的“阴阳”、“气血”、“五行”、“证”等基本概念，都是具有这种体现同一与差异，个别与一般，确定与灵活等诸多矛盾对立统一性质的辩证概念。例如，“阴阳”概念，既是对众多事物差异同一性的抽象，即“阴阳者，天地之道，万物之纲纪，变化之父母，生杀之本始”；又是同中有异的具体，即“寒暑燥湿风火，天之阴阳也，木火土金水，地之阴阳也”。它既是确定的，又是灵活的；如“言人身之阴阳，则背为阳，腹为阴”。但是：阳中之阳，心也；阳中之阴，肺也；阴中之阴，肾也；阴中之阳，肝也。又如“气”，因不同场合，不同时间有其不同的名，“气合而有形，因变以正名”就成了给概念下定义的辩证逻辑原则。列宁十分称赞黑格尔的这句话：“统一物中的肯定与否定的这两个规定，如果单独来看，没有一个是真的，只有两者的统一才是真的。这就是对这两个规定的真正辩证法的看法"[15]。阴阳等概念是中国哲人和医学家对人及宇宙世界中正项与反项两个方面规定或矛盾的反映，以这种矛盾复合体的概念，只有在两者的辩证统一的理解中才能真正把握其之真谛。

与中医学不同的是，西医学的概念则是根据"同异分立"原则，撇开事物的特殊性、个别性和偶然性，只把事物的一个侧面、一个片断或某种规定和关系的共同属性概括出来形成的抽象概念。例如，"细胞"、"组织"、"病原体"、"抗原"、"抗体"、"激素"等概念，是对相应客体确定和单一形式的反映，它的指标是固定和唯一的，不具有流动性和灵活性。西医学概念的这种特点与其认识方法和认识活动有着内在一致性，因为概念不过是主体认识结果的观念反映形态而已。例如，魏尔啸说："在身体的所有部位中存在着许多分散的微小中心，……并不存在着能够由解剖学证明的管理身体各种活动的单一中心点。因此，按照我的看法，必须把上述推论作为今后考察全部生命及生活功能的出发点"[16]正是从这样一个类似的解析和分隔的观点出发，西医学的概念具有间断性和同异分立的基本特点。恩格斯和列宁都曾正确地指出过，形式逻辑的这种抽象概念是认识进一步上升发展的起始环节，是近代生命科学取得巨大分析性成就的基本的必要的条件。

但是，我们不能不看到，"任何一个有机体，在每一瞬间都是它本身，又不是它本身"，[17]生命世界归根结底是流动和连续的，是多样性的统一，而不是凝固的和间断的，也不是单一形式的。显然，如果把形式逻辑抽象概念的特性当成了客观具体事物的性质，认识就会通向形而上学。实际上近代和现代西方医学已经有过这种危险的滑坡。

**（三）判断的差别** 其次，从判断方面来看，一个是主词和宾词含有矛盾结构的辩证判断，另一个则是只言真假二值的判断。

典型的中医学辩证判断有如下几种形式：①宾词中的两部分为辩证矛盾结构：如"阴阳四时者，万物之终始也，死生之本也"（《素问·四气调神》）；②主词中的两部分为矛盾结构：如"高下相召，升降相因，而变作矣"（《素问·六微旨大论》）；③主、宾词均含内在矛盾的形式：如"虚实以决死生"（《素问·玉机真藏》）；④揭示主宾词内在矛盾转化的形式：如"寒极生热，热极生寒。……重阴必阳，重阳必阴"（《素问·阴阳应象》）。在这种辩证判断的基础上可继续建构辩证的推理。后者即是从辩证矛盾的下项的存在和出现，推知其反项也必然存在或出现，反之也成立。如"正气存内，邪不可干"（《素问·刺法》），"邪之所凑，其气必虚"（《素问·评热病》），又以此论治则："阳病治阴，阴病治阳"（《素问·阴阳应象》），"有余者泻之，不足者补之"（《灵枢·根结》）等等。恩格斯指出："所谓主观辩证法，即辩证的思维，不过是自然界中到处盛行的对立中的运动的反映而已"[18]。可以说，中医学的辩证思维是一种符合自然及生命运动规律的思维方式，它以辩证概念、判断和推理的形式，自觉揭示了事物内在矛盾导致的运动过程，发展与转化，是现代医学仍然应该弘扬的逻辑方法。当然，对于中医学辩证逻辑来说，这是一种借助哲学的天才直觉所达到的高度，是一种尚未弄清和把握细节的直觉，因而也是一种并未奠定在科学基石上的软弱的逻辑。

**（四）各自的窘迫** 以形式逻辑为基础的西医学在建构自己的理论大厦时，表现出主体对认识对象属性、关系断定时的绝对寻找同异分立性，而较少关注对象自身的辩证矛盾。魏尔啸的一段话可为例证，他说："神经系统也被分割成无数分散的中心，……在整个神经系统内绝没有一个部分可以称是真正的中心点。尽管神经系统各个部分之间有无数的联系，却不能以此证明神经系统就是所有器官活动的中心”[16]。可见，这种以同一律为基础的逻辑思维方式未能跨越单个细胞与多个细胞联系的同异分立的认识之沟。恩格斯针对当时西方生物学的这种思维方法指出，“植物、动物，每一细胞，在其生存的每一瞬间，都既各自己同一而又各自己相区别”，抽象的同一性，无论在自然界还是在无机界，实际上都是不存在的。“旧形而上学意义下的同一律是旧世界观的基本原则：a＝a。每一个事物和它自身同一。一切都是永久不变的”[18]，一切都只能“非此即彼”。然而，事实上“这个命题在每个场合下都被自然科学一点一点地驳倒了”[18]。就是说，西医学形式逻辑思维面临的困难是：如何用“同一”来反映对象的既同又异的“同异矛盾”，如何用“确定”来反映对象“运动的连续又间断的矛盾”，以及如何用“单一”来反映对象既是单一又是许多规定的总和的矛盾。黑格尔、恩格斯和列宁都敏锐地觉察到，解脱这种思维困难的唯一途径乃在于根据事物的自身矛盾，发展辩证的思维，使思维由遵循同一律进一步上升发展为遵循对立同一思维律。

当然，要发展辩证思维，不经过形式逻辑这个以确定的、分隔的思维形式和方法分析事物的环节是不可能的。特别重要的是，由于以同一性为基础的西医学命题，具有肯定或否定的唯一和确定性，即主词和宾词关系的同异分立是明白无歧义的。因而，以这种命题所建构的医学理论相对较易受到检验，或是证实，或是证伪。这样就为旧理论的淘汰，新理论的出现提供了逻辑的可能。例如，19 世纪鲁斯（Roux W）提出一个“镶嵌式”发育理论：“每一个细胞都可以独立于邻近的细胞而正常发育，整个胚胎的发育则是各个部分分别发育的总和”。这显然是一个肯定主词与宾词同一的命题。1891 年，赫特维希（Hertwig R）用海胆卵实验得出了上述主宾词不同一的情况，因而证伪了上述命题。因此，西方哲学家认为，“每一个命题都是指导证实活动的路标。理解一个命题的含义也就是知道它的真假问题是如何被确定的。”[19]中医学的大量命题似乎不具有这种指导证实活动的功能和确定其真假的条件。例如，“风伤筋”；“寒伤血”；“肝之合筋，其荣爪也”等命题似乎超出经验之外，在原则上是不可能被检验的。这样，许多虚假的问题和命题在中医史上长期得不到消除。甚至可以说，直到今天，中医现代化的工作仍只是局限在所谓“精华”部分的继承研究上，而对“糟粕”部分还不知道如何判别和清除，这恰恰是思维发展的更重要的前提，因为在否定中，包含着新东西生成的依据。

以上分析我们看到，近代西医学割断了与古希腊医学整体思考方式的合理联系，把整个西医学奠定在形式逻辑的基础上，朝着分析型的实证科学方向发展；而中医学始终与中国古代辩证思维系在一起，朝着整体有机的经验科学方向发展。显然，这种背向的发展终究要为一种更高层次或阶段的医学取代。

## 第三节　归纳与演绎

引而伸之，触类而长之，则天下之能事毕矣。

——《易传·系辞》

当严复把英国哲学家约·穆勒（Mill JS）的名著《推理和归纳的逻辑体系》节译为《穆勒名学》（1905 年）并介绍给国人时，他深有感触地说：中国“旧学之所以无补者，其外籀

（指演绎）非不为也，为之又未尝不如法也，第其所本者，大抵心成之说，持之似有故，言之似成理，媛媒者以古训而严之，初何尝取其公例，而一考其所推概者之诚妄乎”？（《穆勒名学·部乙》第66页）又说：“吾国向来为学，偏于外籀，而内籀（指归纳）能事极微”（《名学浅说》）。的确，反思中国逻辑史，注重类推和演绎，轻视甚至缺乏归纳，不论是名家、墨家，还是在儒家皆然，似乎是一个普遍现象[20]。其实这种比较只看到了近代中西方逻辑差异和分化的一面，而没有看到古代中西医学逻辑相近和同路的一面。

## 一、不同的演绎范本

现在所使用的逻辑，与其说是帮助着追求真理，毋宁说是帮助着把建筑在流行概念上面的许多错误固定下来巩固。所以，它是害多于益。

——弗·培根

古代中西医学同重演绎，但同中有异。这种演绎之理源出两个范本，即《易经》和《欧几里德几何学》。

**（一）易以推演万理** 司马迁说：“《易》本隐而之显。《春秋》推见至隐。”严复深究司马迁之意，认为所谓“本隐而之显”即是演绎。《易传》曰：“夫易，广矣大矣”，“易简，而天下之理得矣”。可见，《易》为中医学提供了一套演绎的原理和一个演绎的范本。《内经》效仿这一范本，把阴阳之理推而广之。正如《灵枢·阴阳系日月》中说：“且夫阴阳者，有名而无形，故数之可十，离之可百，散之可千，推之可万，此之谓也”。可以说，整个中医理论的主线就是把“阴阳”这个“有名而无形”的“隐”推至可见的各种具体，如气血、形体、脏腑、男女、寒热、动静等等。因为在中国传统文化中，“道者，阴阳之理也；阴阳者，一分为二也”（张景岳语），“一每生二，自然之理也”（朱熹《周易本义》）。所以，天地之变化，阴阳二端而已，这成了中医学演绎推理不证自明的大前提之一。且看古代医家是如何演绎的：

例：“四时阴阳者，万物之终始也，死生之本也”（《素问·四气调神》）。“人生有形，不离阴阳”（《素问·宝命全形》）。所以，人生之阴阳，为生死之本，即“阴平阳秘，精神乃治，阴阳离决，精气乃绝”（《素问·生气通天》）；“从阴阳则生，逆之则死，从之则治，逆之则乱”（《素问·四气调神》）。

除“阴阳”之理作为演绎大前提外，还有“五行”、“四时”之理为中医学演绎之大前提。

例：“天地之间，六合之内，不离于五，人亦应之”（《灵枢·阴阳二十五人》），“五行者，金木水火土也”，（《素问·藏气法时》），“先立五行金木水火土，别其五色，导其五形之人，而二十五人具矣”（《灵枢·阴阳二十五人》）。

例：“春生夏长，秋收冬藏，是气之常也，人亦应之”（《灵枢·顺气一日分为四时》）；“四变之动，脉与之上下”（《素问·脉要精微》）；“春脉如弦，夏脉如钩，秋脉如浮，冬脉如营”（《素问·玉机真藏》）。

中医学似乎是凭天才的直觉“匆促”地从经验跃到公理（阴阳五行四时），再演绎出中间公理和其他具体的医理来。

**（二）源自几何的演绎** 西医学发展的早期阶段，同样以演绎逻辑为主导。因为在西方古代科学中，最早兴起和最发达的是数学（特别是几何学）和天文学。古希腊人运用演绎推理的方法实现了“实验几何学”向“推理几何学”的转变和革命。《欧几里德几何原本》就是达到了从公理出发进行演绎证明这一方法论最高峰的典型，故几千年来一直被当成科学精确性的理想范本。演绎方法在几何学上取得巨大成功几乎影响了古代西方所有其他学科的建构思想和方法。希波克拉底曾说：“如果理论建立在事件的基础上，并演绎出与现象一致的结论，我就赞成提出这种理论”（《希氏文集·箴言篇》）。盖仑也曾一再表示要以几何学的演绎方法来建构医学理论体系的想法。他说：“几何学从原已存在的论据推导出一个又一个定理。直到最后，运用前已获得的一切知识，推导出不仅关于日、月、地的大小，而且关于它们的距离这样一类知识。因此，我断言假如关于治病的诸项判断均以这样的方式建构起来，那么医学就将与几何学一样，臻于体系的完美”[21]。他甚至以逻辑结合经验来制定治则，说：“治疗正确性的标准有二：推理的和经验的。若有人问为什么给发热病人用冷水，我们回答有两个理由：第一，是基于发热和冷水两者的性质在逻辑上是背反的，第二，是基于经验，因为当患这类特殊疾病时，在类似环境条件下，已发现应用冷水有好处”[21]。笛卡儿也认为能够通过演绎逻辑来确定物理学和医学的定律，即只要用一种实体（即机械）就可以解释生命的全部内容。在他看来，直观和演绎推理是构成科学知识的主要要素，而用别的方法只能得到错误的或有嫌疑的、危险的知识。18 世纪，苏格兰的 Brown J 竟设想用“应激性”一个单一的概念推导出所有有关健康和疾病的解释。由此可见，西医学并非缺乏演绎的文化基因。中西医学早期皆重演绎，但西方特别注重演绎法的形式化研究，讲究推理规则和推导的严谨性；而中国从《易经》到《内经》，演绎推导从未考虑要以规则和定义来规范，而只是从“天人相应”的“公理”来完成从前提到结论之间蕴含关系的推导。

## 二、从演绎到归纳

*以真正的归纳法来形成概念和原理，这无疑是排除和肃清假象的对症良药。*

——弗·培根

**（一）从阴阳五行推演万物的思辨陷井**　演绎推理是从一般到个别的认识方法，因此它主要是一种证明（已知之理）的说理逻辑，而非研究未知之理的发现逻辑。于是，人们不难理解，为什么两千余年来中医学的发展并没有超越《内经》的理论框架。从逻辑上看，阴阳五行是一个可以包容万物的“大类”和公理，而人之气血、脏腑、经络……运动之理均不会超出阴阳一理之外，故张景岳强调“设能明彻阴阳，则医理虽玄，思过半矣”（《传忠录》）。这种逻辑特征，决定了中医学有关生理、病理、诊断、治疗和药理等见解始终只是围绕阴阳之理展开的，而终无具体机制的发现。西医学虽然也经过类似中医学的这样一个摸索过程，但是它不仅没有占据过独一无二的地位，而且当近代实验医学降生时，这种软弱无力的古代思辨的演绎方法很快被抛弃，取而代之的是一种全新的方法。

**（二）归纳：重要的发现逻辑**　这种堪称近代实验医学发展杠杆的方法就是弗·培根提出的系统的归纳逻辑体系，它是一个与传统的亚里士多德《工具》不同的《新工具》。这是历史上第一次把逻辑之术放在科学发现的殿堂之上。培根说：“我这种科学的目的，不在于争辩，乃在于发明的艺术，在于发明工作的计划指导。因为我觉得归纳法这种推论形式可以扶助感官，接近自然”[22]。培根的归纳法后来经约·赫舍尔（Herschel J），威·惠威尔（Whewell W）和约·穆勒等人进一步完善和发展，特别是穆勒制定了归纳法的具体程序和规则——即著名的求现象之间因果联系的“穆勒五法”，使归纳法真正成为推动西方科学发展的重要的发现逻辑。19世纪，对地方性甲状腺肿病因的发现，坏血病因的阐明，20世纪，对吸烟与肺癌关系的确定等等都是运用归纳法的典型例子。

**（三）促进加速发展的逻辑之因** 由于归纳法是依据过去而推断未来，依据个别、特殊而推断一般和普遍，因此，了解事实是进行归纳推理的必要条件。于是我们看到了摩尔干尼在700多具尸体解剖的基础上才写成《疾病的位置和原因》；哈维以每周解剖6具尸体的速度工作才发现血液循环；细胞学说的形成，巴斯德细菌学说的提出，也都经过千百次的观察和实验。归纳逻辑与演绎逻辑最大的不同在于它的推理过程必须时时与实践保持密切的联系和接触。严复说："内籀（归纳）必资事实，而事实必由阅历。一人之阅历有限，故必聚古人与异地人之阅历为之"（严复《政治学讲义》）。因此，归纳法是一种更有利于收集事实和学术交流的逻辑，是阻止思辨和倡导观察、实验的新工具。可以说，归纳法的兴起与运用，是造成近代西方医学加速分化发展的逻辑之因。

## 三、假物取譬：归纳的一步之遥

每当理智缺乏可靠论证的思路时，类比这个方法往往能指引我们前进。

——康德

在我们感叹中医学缺乏归纳法之时，却又不得不惊叹她在与归纳法只有一步之遥的另一条逻辑道路上硕果累累，这条逻辑大道就是——假物取譬。

**（一）不引比类，知不明也** "譬"同"辟"，"辟也者，举也（它）物而以明之也"（《小取》）。战国的惠施把这种"譬"式推理定义为："以其所知，谕其所不知，而使人知之"（刘向：《说苑·善说》）。东汉王符则界定为："夫譬，喻也者，生于直告之不明，故假物之然否以彰之"（《潜夫论·释难》）。中国逻辑史家们倾向于认为，它与今日的类比法相似，是一个从已知的个别到未知的个别的推理过程(20,23)。

"假物取譬"这种类比方法早在《易经》、邓析和墨翟的时代就已广为运用，如孔子说："能近取譬，可谓仁之方也"（《论语·雍也》）。至惠施时，已是"无譬，则不能言"，它成为表达思想的一个主要工具。形成于这一时期或稍后的《内经》中，"假物取譬"的类比法亦被广泛采用。《素问·示从容论》中说："及于比类，通合道理"，"不引比类，是知不明也"。表明区别事物之同异和进行类比推理，是人类早期优先得以发育的原逻辑思维，是理性之本能（黑格尔语）。

中医学的类比常以日月、天地、四季和气象变化这些日常所见所得的经验知识为根据，如：

例1："寒则泣不能流，温则消而去之"，故"血气者，喜温而恶寒"（《素问·调经论》）。

例2："夫病已成而后药之，乱已成而后治之，譬犹渴而穿井，斗而铸锥，不亦晚乎"（《素问·四气调神论》）。

**（二）或然性的类比推理** 诸如此类，不胜枚举，中医学广用类比说理论证，推测生理、病理之未知。

类比推理，在辩证逻辑的眼光中并不是与归纳逻辑无缘的。亚里士多德认为，类比推理是不完全归纳和三段论的结合(24)。因为在类比推理中，其推理的结论实际上揭示了甲、乙两个个体类同的属性或规律性。这样，其结论比前提具有进一步的一般意义，类比推理有着从个别推出一般的逻辑萌芽。而归纳正是在类比的基础上诞生的。黑格尔指出："归纳推理的真理因此是这样一种推论，它以一个个别性为中项，这个中项又自在地直接是普遍性，——即类比推论。这种推论以直接推论的第三式—‘个别—普遍—特殊’—为其抽象的格式”[25]。而胡适看来，归纳不过是建立在更广泛的事例观察上的类比的逻辑联系[26]。

可见，从类比到归纳并非十分遥远，如果对更多个体的共同属性进行概括和抽象，那么，中医学完全有可能也走上与西医学同样的逻辑道路。

当然，类比毕竟不是归纳。归纳前提中的个别与结论中一般所包含的个别是同一类的，于是要得到这类事物的一般性结论，就必须直接对这类事物的若干个别作具体的考察；而类比推理的前提与结论中的个别既可以是同类的，也可以完全分属不同类的事物。于是，类比有两个新的特性：一是要对某个事物的性质作出推测时，只需找到任何一个已知的相似物（不管它们是同类或不同类）就可以进行类比推理。例如，中医学以“性三品”类比药物属性划分，以兵法比针刺治法，以木匠砍削比患者身体素质与病症关系，等等。二是类比作为一种解释方法可以外推（extrapolation），如《内经》中说：“五藏应四时，各有收受”，肝“其应四时，上为岁星，……（心）其应四时，上为荧惑星……”（《素问·金匮真言》），故“凡刺之法，必候日月星辰，四时八正之气”（《素问·八正神明》）。对于这样一些超出人地关系范围的“宇宙医学”论断，如果我们不是夜郎自大，以为这是伟大的超前发现的话，那么，这只能从类比外推——这种把局部范围内得出的类比结论，推到一个新的更大范围，以推出一些未能直接证明的结论中得到合理的解释。由此可见，类比是中医理论假说诞生的逻辑摇篮。在缺乏实验等可靠论证手段的古代，不失为指引中医学前进的有效路标。但肤浅和轻率的类比也常阻止人们深入思考和把理智引入歧途。

总而言之，中西医学逻辑具有类型、方法和重心等多方面的差异，同时也有历史的同路和分化发展的关系。现代医学的发展不仅依赖比以前更为广泛的实验材料之归纳，而且仰仗以假说为标志的演绎指导，也有求于更大范围的学科交叉和多个领域观念、技术的移植和类比。实际上，在现代医学的思维中，各种逻辑方法的应用已经成为一种连续的辩证组合过程。贬低或抬高任何一种单一的方法，都势必堵塞通向客观真理的正确思维之路。

## 第四节 实验与心悟诸法

真正的科学是实验与理性的密切结合。

——弗·培根

中西医学认识方法的差异最明显的莫过于：传统中医学几乎不曾有过真正的实验，而近代西医学却正是借助实验的翅膀，使之挣脱了思辨哲学的怀抱，走上独立的科学之路。

面对这个历史事实，值得反思的是：西医学实验方法论的认识基础是什么？中医学为何没有发展起这种方法论？相反却走上一条与实验方法方向相反的道路？这两种方法对于医学理论建构的必然效应是什么？

### 一、实验方法论的确立和革命

由论辩而建立起来的原理，不会对新事物的发现有什么效用，这是因为自然的精微远较论辩的精微高出许多倍。

——弗·培根

**（一）空洞的论辩** 西方科学的实验方法论的确立，是从伽利略和弗·培根开始的。培根认为，过去那种依据经典在书本上苦心编织学术之网的方法，就像蜘蛛网一样，虽然编织之精细令人赞叹，但却空洞无益。我们要窥探大自然的奥秘，就只有依赖自然和经验，设法用替代物来补救感官印象的缺陷，按照一个“稳固设计”的程序进行系统的实验，除此之外，别无其他门径。培根还提出了实验医学建设的纲领，认为为了求得人体结构和功能的理论知识，应借助动物实验和病理学的解剖检查，而不要对希波克拉底学说估价过高，并强调学习物理和化学知识的必要性。

**（二）实验：现代生物医学的催生婆** 实验医学开端的两个先驱学派是医学物理学派和医学化学派，显微镜则被称作是“应用物理学献给医学的第一件伟大的礼物”，是实验医学建立的关键技术。因为没有显微镜的放大术，过去争论不休的假说或命题仍将无以澄清，认识也就无法前进。例如，在显微镜下精子和卵细胞的发现才使从亚里士多德就有的“胚中预成论”（preformation）寿终正寝。不难想象，如果没有细胞的发现，也就不会有现代生物学、遗传学、胚胎学、细菌学等学科的建立。

**（三）尊崇权威：实验方法的大敌** 实验方法在医学上的应用并非偶然。其实，近代以前的西医学与中医学一样，有一个遗传下来的“既定”权威（经典）束缚着人们的头脑和手脚。因此，对“权威禁闭”的冲破，把自己的感觉经验置于认识的最高出发点，乃是实验方法建立的认识基础。西方文艺复兴和宗教改革正是这样一个扫荡中世纪的神学禁闭，解放思想的革命。伽利略说：“任何一个平凡的人，只要他碰巧找到了真理，那么一千个德摩斯梯尼和一千个亚里士多德都要陷于困境。”[27]维萨里也大声宣布：“真实地描写人体的构造，而不管这种描写与古代权威的观点有什么不同。“值得注意的是，在中国思想史上，比西方文艺复兴时期还早出600年的宋代，也曾发生过一场对传统的冲击波。正如清代《四库全书》所评价的那样，“诸儒各争门户，垂数百年”，斥《系辞》、毁《周礼》、疑《孟子》、讥《尚书》，诸儒争相发明经旨，非前人所及。这种思潮也给中医学发展以推动，出现了金元四大家争鸣的繁荣局面。但是，遗憾的是，这种活跃的思想运动，并非是对古代权威经典的超越，也不是学术范式的革命，充其量只是对经典的“各明一义而已”，通过这场振荡，中医学仍然在《医经溯洄集》（元·王履撰）和《推求师意》（明·戴原礼撰）这种崇古的道路上匍行，而没能完成从故纸堆向自然的视角转换。

也许17世纪以来的实验医学研究并没有给当时疾病的治疗带来迅速而明显的改观，但这种暂时远离临床的基础研究却为以后西医学的腾飞准备了雄健有力的翅膀，中医学却自始至终没有离开实用主义的传统。

## 二、言不尽意的心悟诸法

> 禅宗非常喜欢与大自然打交道。它所追求的那种淡远心境和瞬间永恒经常假借大自然来使人感受或领悟。如果剔去那种种附加的宗教的神秘内容，这种感受或领悟接近于一种审美愉快，……（此时）不仅能主客观浑然一致，超功利，无思虑；而且似乎有某种对整个世界的规律性与自身的目的性相合一的感受。…不仅感到大自然与自己合为一体，而且还似乎感到整个宇宙的某种目的性的存在。
>
> ——李泽厚

**（一）悟：非理性思维** 清代医家陈修园在《医学心悟》序中说：“孔门一贯呼参，二南诏鲤，师以授之弟，父授之子，皆本心法，以为心传。医道何独不然。……心悟乎古人之言，能畅达古人言中之意，心契乎古人之心，能曲绘古人意中之言。辨其是非，判其偏正，莫不以仲圣为折衷。……殆所谓神明于规矩之中，变化于规矩之外矣。”这段话典型地反映了一种与实验方法截然相反的中医学认识方法和心态。

所谓心悟，是指在学习的基础上，个人对圣贤之言和经典论述，或“某些问题念念不忘，殚心思忖，反复琢磨，终于心领神悟，获得独到见解的一种思维方式。”[28]它与佛教所说的“顿悟”、“悟性”有所不同，在早期的中医学著作中，常被描述为“慧然独悟，昭然独明”，后期则多称“心悟”、“心法”、“禅悟”等。[29]清代医家吴体仁说：“诚以学非精详，不可以云学，学必会通，乃可以言悟，悟不先之以学，则无师而所悟亦非，学不要之以悟，则固执而所学亦浅”，[29]说明了学与悟的关系。如何悟？程国彭说：“学者读书之余，闭目凝神，时刻将此数语（指经典的某些命题），细加领会，自应一旦豁然，融会贯通，彻始彻终，了无疑义”。[29]心悟，必经一个艰苦的思考过程，如吴鞠通自信“十阅春秋，然后有得”（《温病条辨·自序》）。

**（二）中医学中“世界 3”现象**　心悟是中医认识发展史上的一种基本的认识方法，这可以从其引起的“世界 3”现象来证明，这就是以心悟和心法命名的医学著作层出不穷。例如，《伤寒标本心法类萃》（刘完素）、《丹溪心法》（朱丹溪）、《外科心法》（薛己）、《伤寒心法要诀》（吴谦）、《医学心悟》（程国彭）、《金匮要略心典》（尤怡）、《片玉心书》（万全）、《痘疹心法》（万全）、《疡科心得集》（高秉钧）、《伤寒心要》（镏洪）、《四圣心源》（黄元御）、《扁鹊心书》（窦材）等等，这种认同现象在世界医学史上是独无仅有的。

**（三）根源：农耕所塑造的传统**　心悟和心法，反映了中医学家崇古尊经，反省自我的一种思维方式和心态。而这种方法与传统的农业生产方式不无联系，是农业民族“内罚”心理的一种表现。儒家道家都有这方面的传统。孟子曰：“学问之道无它，求其放心而矣”（《告子上》）。在他看来，耳目感官不是认识外界的通道，而是陷溺心性的罪恶根源，只有思考反省，存心养性，向内追求自我完善，才能为完人。中医学心悟、心法时兴之时，也正是儒学的“心学”、“理学”昌盛之际。心学鼻祖陆九渊说：“学问不得其纲，则二君一民”；理学创始人朱熹也提出：“心包万理，万理具于一心”（《语类》）的认识论。王守仁承继陆九渊和朱熹的思想，认为：“人者，天地万物之心也；心者，天地万物之主也，心即天，言心，则天地万物皆举之矣”（《全书》卷六）。这与佛教禅宗的认识方法有着内在一致性。“心者，万法之根本也。一切诸法，唯心所生，若能了心，万行俱备。犹如大树，所有枝条及诸花果，皆悉因根”（神秀《观心论》）。农业民族这种轻视自然探索，向内心求学问的方法论给中医学的影响是消极的。

心悟等法的宗旨首先是着眼于领悟经典的要义，于是又有了这样的“世界 3”现象：《内经知要》（李中梓）、《本草备要》（汪昂）、《医学六要》（张三锡）、《素问要旨》（刘完素）等为名的医著应运而生；又因为心悟、心法因个体而异，且获得某种独有心得非一日之功夫，于是，反映中医学家的这种难得之体会的著作，如《外台秘要》（王焘）、《素问玄机原病式》（刘完素）、《素问论奥》（刘温舒）、《伤寒蒙秘》（陶华）、《伤寒微旨》（韩祇和）常常和众多的“祖传秘方”同时畅行于世；心悟也是为了心传，即避免后世越出先圣所立之规矩和为异端邪说所蒙蔽，于是，从《内经》又不断复制出《类经》（张景岳）、《医学纲目》（楼英)、《医宗金鉴》(吴谦)、《医经原旨》(薛雪)等等大同小异的模板，来一代代地塑造维护传统范式的医家后代。

总之，苦读医经，“取其精微，间附已意，以及考验”(吴鞠通)是中医学家发展理论的基本形式。可以说，整个中医理论体系的发展，大体上是在经典和经验的偶联中缓缓前进的。

## 三、两种截然不同的精神

观察者听命于自然界，而实验者则质询自然界。

——居维叶

**(一)观察科学与实验科学** 按照伯尔纳对观察科学与实验科学区分的理论[30]，可以认为，从方法论的角度看，中医学是一种对研究对象不加干扰的观察科学，而近、现代西医学则是一种对研究对象的自然状况加以干扰的实验科学。如同对脉象的观察，中医学用“自然工具”的手指进行，而西医学用物化的工具——血压计和听诊器对肢体进行加压干扰，一个用触觉，一个用听力来获得血压变化等信息。这种区别如同居维叶(Curier)所说的那样：“观察者听命于自然界，而实验者则质询自然界，并且迫使自然界袒露她的奥秘。”[30]现在要思考的是：这种区别以及心悟诸法、实验方法对各自理论的检验作用和它们所体现出来的主体精神。

一般说来，中西医学对理论的检验程序和要素是基本一致的，即从某种理论或假说出发，施加一定的手段或因素于研究对象，然后从施加对象的效应来推断理论或假说的逼真性如何。但是，细加分析，两者在对待出发点的理论或假说的心态上，以及施加因素和效应解释上都存在根本差别，而方法在造成这种差别时扮演了一个主要的角色。

**(二)不同的评判尺度** 伯尔纳指出：“实验的真正性质是作为一个外在的、无意识的标准，它只给出相对的真理，而不可能证明思想上绝对地认识到了真理。”[30]故实验“除了事实以外，不承认任何权威，并且不受个人权威的影响。”因此可以说，“实验方法在科学上引起的革命就是：确定了一个科学的标准，来代替个人的权威。”[30]使用这样一种方法的西方学者常常自觉地寻找理论的缺陷与错误，并且乐意按照检验的结果来改正错误。而心悟方法熏陶下的中医学家，却很少关注对理论中的不合理成分的批判，他们反思的不是理论，而是主体自我。他们把《灵枢》、《素问》、《神农本草经》、《伤寒论》当成“心始有定见”的“根柢者”(陈修园语)和无可置疑的准绳。可以说，“不向权威屈服的精神，是实验方法所看成的基本信条”；[30]而循规蹈矩，削自我之足适经典之履，则是心悟诸法的基本精神。这种基本精神的差异，决定了中西医学理论检验时的思维取向：一个是证伪，一个是认同。对于后者，明代医家方有执的一段话可以彰明。他尽20余载心血写成《伤寒论条辨》，而“心仲景之心，志仲景之志，以求合于仲景之道”，就是研讨心态的自我如实写照。

**(三)丰富的个性与可重复的经验** 实验方法的一个特点是它可以被不同的人在不同的时间重复，这就意味着“实验方法是不受个别人影响的，它用统一或牺牲个人特定观念来消除个性，并且把它们变成借助实验批判证实的普遍真理”。[30]而中医学心悟诸法却意味着个性成分将源源不断地注入理论和经验之中。从古至今汗牛充栋的中医学个人医案集，正是这种个性的丰富表现。于是，我们可以看到：西医学家不以重复别人的实验为耻，而以新的证实，特别是证伪为骄傲；而中医学家却以独有心得的诠释和灵活运用为自豪，即“贵能超乎规矩之外，不离规矩之中”（陈修园：《医法长沙》）。显然，这种个性的有无与理论检验的客观性密切相关。

**（四）因果链：线性与非线性** 为了检验理论，还必须以一定因果观为基础。西医学从科赫准则起，为了求得确切的因果关系，一方面尽量把“因”分离出来，成为一个简单的变量；另一方面以反证实验表明：“消除原因，就不出现结果”。这种因果观是线性的。而中医学的因果观大多是非线性的，或为一因多果：如“风之伤人也，或为寒热，或为热中，或为寒中，或为疠风，或为偏枯，或为风也”（《素问·风论》）；或为多因一果，如“风寒湿三气杂至，合而为痹也”（《素问·痹论》）；或是多因多果，如“以身之虚，而逢天之虚，两虚相感，其气至骨，入则伤五藏”（《素问·八正神明》）等等。这种复杂的因果观，显然给中医理论的检验带来重重困难。加之中医学的施加因素（如中药）也是复合的，其施加的对象又是一个不能加以分割和强令静止的活体，于是，中西医学的理论检验就形成了本质的差别。中医学从效果到施加因素，从施加因素到理论的各个环节，都存在着相当大的自由度，这些就成了中医理论逃避反证检验的避难所。

特别值得指出的是，西医学发展了比较实验，以排除那些虚伪的有效理论和偶然呈现的因果联系。而传统中医学医案所载的既不是对同一类病人治疗的反复验证，也并非对同一种疾病不同方法比较的经验，而多是常人少见的“疑难杂症”。其实，所谓“疑难杂症”是整个疾病谱中的特殊性和个别性，是疾病世界的偶然的一面。借助这种量少而又很难复验的治疗经验，要作出对理论的检验，实属困难。事实上，把这种个人的、局部的经验，上升为普遍的经验，或从理论加以推广移植，并不能取得重复的效果。

“因地、因时、因人制宜”的辨证施治也应该是一种实践的逻辑，它不能取代比较和重复这种检验理论的认识逻辑，当然也不能作为借口来逃避这种检验。

按照流行的说法，发展中医学的当务之急是继承和总结老中医的经验。在我们看来，这其实只能是延续那种言不尽意的心悟诸法。从当代实证科学的基本精神出发，亟待解决的是有关中医学的观察方法（如四诊）、基本理论（如八纲）的客观化研究，有关这些理论、方法的比较和重复的检验，把个人内心的东西转变成可以为公众察验的东西。只有这样，中医学的现代研究才有可能起步。

## 第五节 象数之术与数学方法

人类的任何探讨，如果不是通过数学的证明进行的，就不能说是真正的科学。

——达·芬奇

西医学的精确性不仅仅在于以实验方法为基础，而且表现为无法与数学方法相分离，甚至可以说前者是以后者提供的信念为实践动机的。数学方法赋予西医学以科学的表达形式，它是现代西医学临床与科研的助产婆。基于这一特点，学者们普遍认为中医学是模糊的、唯象的。其实，这只是历史的结果。中国古代数学并非落后，中医学也不乏数与量概念的种子，因此，为什么中医学没能走上科学数学方法的道路？这一问题既有趣，又值得深思。

## 一、同中有异的“数”

> 早期人们的思维中，“每个数都有属于它自己的个别的面目，某种神秘的氛围，某种‘力场’。因此，每个数都是特别地，不同于其他数那样地被想象”
>
> ——列维·布留尔

**（一）“数”与“和谐”：毕达哥拉斯学派** 一般认为，西方数学方法论形成于古希腊的毕达哥拉斯学派。他们认为，“数”乃万物之原，即自然间万物莫不由数所构成，宇宙的秩序即数的“和谐”。“数”与“和谐”两个概念是毕达哥拉斯学说的精义。作为方法论的意义，它揭示了万物之始基，这一论断本身即隐含地提出科学应以精确性作为知识的规范这样一个重要的方法论思想。在近代笛卡儿数学方法诞生以前，西方数学方法主要是几何学的，如柏拉图就怀有这样一个信念：认为神总是按几何规律办事的，它把数学模式印在始基上。

**（二）《易经》的“学”与“数”** 对照中国思想史，我们同样可以发现有类似的思想肇基。这就是“生于数，积于数，成于数，变通于数”[31]的《易经》体系。《易经·系辞上》说：“一阴一阳之谓道”，即《易经》以阴爻（--）和阳爻（-）两个基本符号的组合演变来推演万事万物之理。故南宋数学家秦九韶说：“数与道非二本”（《九章算术》）。我们试比较下面两段话：

“夫五运阴阳者，天地之道也，万物之纲纪，变化之父母，生杀之本始，神明之府也”（《素问·天元纪大论》）。

“夫算者，天地之经纬，群生之元首，五常之本末，阴阳之父母，星辰之建号，三光之表里，五行之准平，四时之始终，万物之祖宗，六艺之纲纪”（《孙子算经·序》）。

这种惊人的相似表明：中国学者对数的认识也象对阴阳的把握一样，认为数是万物之根本规定。例如，宋代李复所说：“物生而后有象，象生而后有数”，“数出天地之自然也。盖有物则有形，有形则有数”。复旦大学顾晓鸣教授则把“象数”视作“中国文化的一种‘基因’”[32]。然而，值得注意的是中西医学上述信念中的同中之异，即中医学用数而非定量，用图像而非几何的特殊的数学方法，这就是“以数取象”的象数方法。

**（三）源于占筮之术** 象数之术源于《易经》的占筮。何谓“象”？其本指动物像，韩非子释其引申义为：“人希见生象，而得死象之骨，案其图以想其生也。故诸人之所以意想者，皆谓之象也”（《韩非子·解老》）。《易传·系辞上》中说：“圣人有以见天下之赜，而拟诸其形容，象其物宜；是故谓之象”。《易传·系辞上》中又说：“子曰：书不尽言，言不尽意，然则圣人之意，其不可见呼？子曰：圣人之象以尽意，设卦以尽情伪，系辞以尽其言，变而通之以尽利，鼓之舞之以尽神。”可见，取象的目的是为了表达圣人对深奥之理的诠释之意。“象”又如何表示呢？这就是数。即“天一地二，天三地四，天五地六，天七地八，天九地十。天数五，地数六，五位相得而各有合。天数二十有五，地数三十，凡天地之数，五十有五，以所以成变化而行鬼神也。”故“极其数，遂定天下之象”（《易传·系辞上》）。

**（四）本质的异化** 有了这个“象”，表示量的规定性的数的本质便被阉割了，数不需测量，而仅仅充当表征这个“象”的符号，故《素问·五运行》说：“天地阴阳者，不以数推以象之谓也”。这种象数之术渗透和体现在《内经》之始终。

首先，《内经》承认“天地之至数，始于一，终于九”（《素问·三部九候》），以自然数1~9作为一种名称尺度，对生命现象加以分类标识。例如，《素问·三部九候》曰：“一者天，二者地，三者人，因而三之，三三者九，以应九野。故人有三部，部有三候，以决死生，以处百病，以调虚实，而除邪疾。”

其次，以数论阴阳五行。例如，《素问·五常政大论》中说：“木，其数八；火，其数七；土，其数五；金，其数九；水，其数六”。这一象数理论本于河图洛书。汉代杨雄认为：在河图中，“一、六为水，象北方和冬日；二、七为火，象南方夏日；三、八为木，象东方，春日；四，九为金，象西方，秋日；五，五为土，象中央，四维日”（《太玄·玄数》）。从《易经》开始即用奇数示阳，偶数表阴，故上述奇偶数的配对是象天地阴阳匹耦的变化。任应秋先生认为，这种“数之所起，起于阴阳；阴阳往事，在于日道”[33]。即古人以数象日道之阳气，地之阴气，一年四季在五个方位的强弱变化。河图中，一、二、三、四、五为生数，六、七、八、九、十为成数，生数少，成数多。故《素问·六元正纪》提出：“太过者其数成，不及其数生”。河图被誉为：“天地生成图”，对医学象数之术影响极深。所以，清代陈修园说：“河图洛书之理，如能渗透，虽病有千变万化，亦无遁情矣”（《颠倒五行解》）。

图，是数学中的一个主要内容。然而，即使是对待同一幅图，中西方学者会各取其不同的意义加以解析。例如，同为八卦图，中医学借其言自然、人体阴阳变化之象，而莱布尼茨则从中获得了作为现代电子计算机技术基础的二进制信息！犹可见，中西医学同言数和图像，形似而质异。

## 二、数学方法的传统与发展

如果说实验方法是近代的创造，那么，数学方法就是近代对古代科学方法论的“复兴”。

——康德

**（一）一种源自古希腊的传统**　的确，从古希腊、罗马时期开始，西医学就十分重视数学方法的引入。在古罗马时，数学是否要作为医学生的必修课程，竟一度是医学教育的一个争论焦点。名医索兰纳斯（Soranus）和盖仑认为，几何学对骨外科学，算术对理解内科疾病过程很有帮助，是数学和几何学把医学从皮朗（Pyrrho）的怀疑主义哲学中拯救了出来。盖仑甚至试图用几何学方法建立他的医学方法论模型[34]。11世纪前半叶，许多著名的阿拉伯医生不仅是哲学家，还是数学家或物理学家，这对西方文艺复兴时数学方法的再度兴盛，无疑起着承启之功。可以说，近代科学的开创者们满脑子充塞着毕达哥拉斯学派的精神，以为宇宙这部书，包括人体这个完美的杰作，都是用数学语言写成的。那时，许多医科大学把“几何学与数学原理”作为内、外科医师的共同必修课，强调要通过对尸体和活体的观察，加深对人体几何图形和结构的理解。伽利略开创了用实验方法缜密地考察物理事实，与用数学方法刻画及论证对象相结合的科学方法论。科学史家认为，这乃是导致精密科学的两个必要条件。人们只要回顾一下哈维血液循环的发现和孟德尔遗传定律的揭示，就不能不赞叹数学方法在医学研究中的作用，同时也不难确认数学方法在加速中西医学分化中的历史地位。

**（二）促进科学发现的方法**　科学史家评论认为，哈维主要是从“血液的数量和来源”这个角度着眼考虑问题的，他做了许多实验，目的都在于求出每次心跳喷出的血液之准确数量。他以计算的数据论证了，如果全身血液不是连续不断地循环，而是像盖仑所说的那样，是由肝不断合成，以起点流向终点的话，那么，只能得出每分钟心脏泵出的血液重量将是一个人体重的1/3这样一个逻辑矛盾。可见，在微循环结构发现之前，哈维之所以能证实血液循环，主要得益于数学方法的运用。孟德尔揭示遗传定律亦同样，科学史家注意到，尽管当时进行植物杂交试验是相当普遍，但就是没有一个植物学家曾想到要对所有的杂交种后代作数学处理。正是孟德尔创造性地把统计方法应用于杂交结果的处理，从而得出对现代人类遗传学和医学遗传工程影响深远的两大遗传定律。

当然，医学数学方法的发达与否不仅仅取决于医学的实验基础，而主要取决于作为背景的数学科学之进展，恩格斯发现到19世纪以前，数学在生命科学中的应用几近乎零。后来，随着概率论、集合论、微积分、拓扑学、图论、矩阵和矢量代数、模糊数学等一系列数学理论和方法的建立，才真正扫除了生命科学中应用数学的困难和障碍。数学方法在生命科学领域的广泛应用，使西医学经历了一场洗礼。数学生理学、数学生物物理学、数理流行病学、药物动力学、数理诊断学等一批数理医药学迅速崛起，使得数学方法已成为西医学基础学科和临床实践的支柱之一。在一定的意义上，可以说，西医学已成为一门计量的医学。

## 三、唯象和计量，异中有同

《易》有太极，是生两仪，两仪生四象，四象生八卦。

——《易传》

**（一）以数取象，以象尽意** 西医学重测量与计数，凡脏器大小、重量，细胞多少、种类，机体功能强弱，等等，无一不以公制计量。而中医学以数取象，犹重其象，以象尽意实为中医学一以贯之的方法。如以象推其内藏，以脉象、舌象言气血津液五藏等等。王冰说："五脏虽隐而不见，然其气象性用，犹可以物类推之。何者？肝象木而曲直，心象火而炎上，脾象土而安静，肺象金而刚决，肾象水而润下。"[35]中医学正是以这种"木、火、土、金、水"之象来表征和解释五藏之客体的。即以解释象征来理解意义。例如，《灵枢·动输》言"气之离藏"这一生理现象时，曰："气之离藏也，卒然如弓弩之发，如水之下岸，上于鱼以反衰，其余气衰散以逆上，故其行微"。从"如"、"故"等逻辑联结词的引入来看，这无疑是一个类比推理的语句。但它与科学类比或形式逻辑的类比的不同在于，它类比的是"形象"——这种比书写和言语似乎能包含更多东西的符号，——"象"提供的深奥之理，除了把它描述出来，意识是无法说明的。相应地，对于学习者，对这种"象"的理解，只有通过心悟，除此别无良法。正如清代医家周学霆的切肤之感叹："医理无穷，脉学难晓，会心人一旦豁然，全凭禅悟"（《三指禅》）。因脉象在经典论述中全为"象"的描述，如："夏脉如钩"、"春脉如弦"（《素问·玉机真藏》），"平心脉来，累累如连珠"、"平脾脉来，和柔相离，如鸡践地"（《素问·平人气象》）。形象成了中医学理解生命现象的主要工具。难怪梁漱溟先生说中医学与艺术具有相差无几的精神[36]，钱学森等人说中医学是唯象的科学[37]。书不尽言，言不尽意，唯象可以尽意尽情，这是为何中医学把数、大小、强弱等全部转变成象来描写的认识基础。

**（二）唯象的文本，循环的圈** 德国哲学家狄尔泰（Dilthey）认为，人类有三类生活表达式：一是理性陈述（如逻辑判断）；二是公开的行为；三是经验表达式（如艺术作品等），最后这种表达式能包含的东西比它们的创造者所认识到的还要多[38]。中医学的"数"，已经超越了其计数的意义，而成为隐含某种不能言传之意的"象"。而"象"作为象征，并不能在自身中包含被象征者，于是，唯象的医学解释永远包含着不完全和不确定的因素。正如对一件艺术作品意境的领会远比一篇论文的理解要难一样，含有大量"象"的中医文本显然比以逻辑语句为结构的西医文本费解得多。中医学发展的两千年，以对这种“象”的理解已产生了无数的新文本，“各一见以自高”。当代还有学者仍试图以这种注释的方法来研究“象”，和发展现代中医学。这不能不令人感到惊讶和费解。我们认为，注释必须以理解为基础，而理解注定不可能走出传统之外。因此，再仍以注释的方法为主导，不可能把中医学导向现代化的道路上。要打破传统中医学靠心悟的释义学循环的唯一办法就是走出注释的怀古之圈，面向人这个自然。

**（三）形与象，可能融合的两个维度** 当然，“象”，毕竟是一种自然客体的东西，我们摈弃以经注经，以经释象的考古方法，并不是要抛弃对“象”的研究，而只是要把“象”当成一种客体，用科学实验的方法来作出研讨。比如许多“藏象”，在西医学的解剖刀下未曾被发现过，它们是活体状况下显现出的生命过程和“现象学”，是一种比规律更丰富的东西[39]。如“五官者，五藏之阅也”（《灵枢·五阅五使》），从五官之象揭示出的五藏生理和病理变化的信息，业已为现代医学研究提供了有用的线索或素材。可以说，唯象的中医学用它细微的活体观察，为我们描述了众多的经验过的“象”。这是一种包含了某种解释的知觉或视觉思维。显然，它是一种补偿西医学计数和计量研究之不足的有价值的研究。也许解剖的方法必然带来测量和计数的方法，而唯象的医学也必然产生于活体功能观察的方法。计数测量本身就意味着分析和概念的思维，而观物取象则意味着整体和形象的思考，在唯象的医学中，形状本身作为概念[40]，就是对在客体中发现的机能——这种运动形态结构特征的捕捉。即使是借它物之象来言生命，那同样也是为了揭示对象的“象”，因为同类可以互予。

“有物则有形，有形则有数”。而形有静止结构之形和活体运动之形——“象”之分。传统西医学之计量研究偏重于结构之形，而当代对运动之形的计量研究正日渐增长。形和数同为物之自然的规定，对其形的测量和计数的分析与对运动形态的整体观察，是现代医学对人的生命现象完整把握的缺一不可的两种方法和维度。生命全息律的发掘和建立充分显示了这种方法融合的必然趋势。

## 参考文献

1. 黑格尔. 小逻辑. 北京：商务印书馆，1982，427
2. 列宁全集. 第38卷，北京：人民出版社，1959，236
3. 梁漱溟. 东西文化及其哲学. 北京：商务印书馆，1922初版，1987影印版，28
4. 马克思恩格斯全集. 第42卷，北京：人民出版社，1972，125
5. 魏尔啸. 细胞病理学. 北京：人民卫生出版社，1963，2
6. ［美］洛伊斯，等. 生命科学史. 武汉：华中工学院出版社，1985，88
7. ［西德］文士麦. 世界医学五千年. 北京：人民卫生出版社，1984，90
8. 恩格斯. 反杜林论. 北京：人民出版社，1970，20
9. 黑格尔. 小逻辑. 北京：商务印书馆，1980，271
10. 黑格尔. 自然哲学. 北京：商务印书馆，1980，525
11. 国外社会科学，1985，(8) ：11
12. 参见末木刚博. 现代逻辑学问题. 北京：中国人民大学出版社，1983
13. 杨百顺. 西方逻辑史. 成都：四川人民出版社，1987，62

14. 这一思想是由美国著名物理学家，诺贝尔奖获得者布里奈（Bridyman，P. W.）提出的
15. 列宁. 列宁全集. 第38卷，北京：人民出版社，1972，38，119
16. 魏尔啸. 细胞病理学. 北京：人民卫生出版社，1963，225
17. 恩格斯. 反杜林论. 北京：人民出版社，1970，20
18. 恩格斯. 自然辩证法. 北京：人民出版社，1972，189
19. [美] M·K·穆尼茨. 分析当代哲学. 上海：复旦大学出版社，1986，270
20. 周山. 中国逻辑史论. 沈阳：辽宁教育出版社，1988，243、289
21. Singer C. A Short History from Greeks to Harvey，1957，46
22. 杨百顺. 西方逻辑史. 成都：四川人民出版社，1987，307
23. 温公颐主编. 中国逻辑史教程. 上海人民出版社，1988，17、113、183
24. 亚里士多德. 亚里士多德逻辑学说. 上海译文出版社，1980，289
25. 黑格尔. 逻辑学. 北京：商务印书馆. 1976，374
26. 胡适. 先秦名学. 北京：学林出版社，1983，90
27. 伽利略. 关于托勒密和哥白尼两大世界体系的对话. 上海人民出版社，1974，67
28. 何裕民. 中医学导论. 中国协和医科大学出版社，2004
29. 程国彭. 医学心悟. 序之二
30. 伯尔纳. 实验医学研究导论. 北京：人民卫生出版社，1987，13、27、32、45、252
31. 清·《周住菰楼易学·序》
32. 顾晓鸣. "象"，中国文化的一种"基因". 见：断裂与继承. 上海人民出版社，1987，62
33. 任应秋. 阴阳五行. 上海科技出版社，1960，22
34. 周昌忠. 西方科学方法论史. 第120页
35. 黄帝内经素问. 北京：人民卫生出版社，1963，75
36. 梁漱溟. 东西文化及其哲学. 商务印书馆，1987，26
37. 钱学森. 中医药信息报，1988年10月12日第一版
38. 张汝伦. 意义的探究-当代西方释义学. 沈阳：辽宁人民出版社，1987，50
39. 列宁. 黑格尔<逻辑学>一书摘要. 北京：人民出版社，1972，80
40. 鲁道夫·阿恩海姆. 视觉思维. 沈阳：辽宁人民出版社，1988
41. 王振复. 巫术：<周易>的文化智慧. 杭州：浙江古籍出版社，1990
42. 曹锦清编选. 儒学复兴之路——梁漱溟文选. 上海远东出版社，1994

# 第五章　要素的特点——核心概念解析

科学概念是一张系统的相互关系网的结，而定律和理论原理形成这张网的绳。

——亨普耳

从系统论角度来看，某个系统的功能特点取决于组成该系统的要素及要素间的排列与组合方式。中西医学理论体系，就是两个同中有异的系统。各有一些要素影响着它们的总体特点。从方法论角度来说，中西医学理论中的一些核心概念，就是这么一些要素，这些概念受制于认识方法，而本身又影响着学科总体特点。

## 第一节　何谓科学理论

当科学家觉察到所研究的问题以前并不作为一个问题存在，这时科学变革就开始了。

——［日］广重彻

要比较科学理论概念，首先有必要了解一下人们对这一命题的纷杂认识。

### 一、纷繁的解说

我现在甚至能为一个我所钟爱的理论遭到证伪而感到高兴，因为甚至这也是一个科学成就。

——艾克尔斯

**（一）实在论与知识体系**　近代科学思想史中，传统的、占主导地位的观念是把科学（主要指自然科学，或曰物理科学）视作为一个系统化了的“实证”知识体系。科学知识被认为与一般的经验知识、生活知识有着本质区别。它的任务是揭示事物发展的客观规律，获得客观真理。具体说来，它不仅应可靠地概括、确认、描述和解释事实，而且要准确地预见未来。因此，持此见者强调理论概念必须是“实在”的，完全对应于实体。

**（二）工具论与解难题**　近数十年来，不少科学哲学家提出科学是一种探索活动及探索活动的工具。科学最终要靠它的有效性和成效作出判断。持此见者认为：一个科学理论越有用，越有成效，也就越可取，如费耶阿本德指出：科学只是人所发明的，用以应付环境的工具之一。且不是唯一的工具，也不是绝对可靠的。它是有许多优点但也有许多缺点的一个有趣的却决非唯一的知识形式。库恩受工具论的影响，也把科学（范式）看作为是一种工具。“只要范式所提供的工具还能解决它所能规定的问题，那么科学家就会合理地使用这些工具。理由很清楚，科学像制造业一样，更换工具是一种浪费。只有到必需更换时才行。危机的意义就在于它标志更换工具的时机已经到来。”(1)库恩把真理比喻为科学家使用的工具，即一种用以解除科学研究中的各种难题的工具。科学研究则被视为解难题活动。理论概念也只是为了达到这种解题目的的工具。它与实体的关系自然是次要的，关键在于它有没有用，能不能有效地用于解题实践中。库恩在解释新旧理论更替时，也只是认为：“后期的理论在应付环境的变化或解决难题方面是比早期的理论为好”。[1]

**（三）信念与约定** 20世纪中叶的新思潮把科学理解为是一种整体的理论思维形式。在某种意义上说，科学不仅仅是实证知识体系或探索活动及探索工具，而是一种信念。它为科学家提供了特定的信念，并形成科学家集团的集体信念。例如，美国学者奎因（Quine WVO）就认为：“我们所谓的科学知识，或信念，是一个统一的整体。它们组成一个人造的大网络，这个网络的边缘与经验紧密接触”。[2]历史学派也强调：科学不光是逻辑问题，也不只是正确与谬误问题，而且还是一个信念问题。而信念在一定程度上可不受经验的检验。他们认为，科学不是一堆绝对可靠或相对可靠的、已被证实或有待证实的僵化的知识，而是人的活生生的创造活动。

约定论科学观与信念论有所接近。此论的代表者马赫（Mach E）和杜恒（Duhem P）把科学理论区分为“唯象”的和假设的，前者以描述性为特征；后者以解释性为目的。马赫倡导前者排斥后者，他主张理论仅仅是预言的工具。杜恒也认为人们接受的任何理论框架都是“约定”，这样一来，理论概念的内涵和外延自然也就常带有人为约定性质。彭加勒（Poincare H）并不把整个科学看作约定，他区分了原理和定律，认为原理是约定，经验定律却不然。我们可以试图去修正定律，但不能修正原理。约定的原理不会受到实验的反驳，即使它们被抛弃，也只是因为发现了更为有用的理论。持此见者还可以同时承认两种互相矛盾的理论，把它们分别用于处理两种不同的情况或两个不同的领域。[3]

## 二、我们的看法

没有疑惑就没有智慧。

——无名氏

我们不想评论各种见解的短长，只想从中引出一些有助于对中医学理论概念认识的旨趣。

科学的发展，使关于科学上真理和谬误的概念发生了根本的变化。那种把真理与谬误绝然分开的观点已经陈旧过时，几无市场了。因为科学研究往往并非在两个不同体系中确定一个、否定一个；或肯定一者为真，另者是谬。今天，普遍适用的方式是通过理性的比较分析，对它们分别作出科学性、有效性和局限性等方面的评价。

我们认为：科学不仅仅是一种经过实践检验的系统化的知识体系，也是人类一种认识探索活动；不仅有其内在发展的逻辑，也是一种社会文化的历史过程；不仅有愈来愈接近于实在世界的描述和解释，同时也愈来愈成为人类实践活动中的有效工具。因此，科学理论必须具备可检验性、相关性、超量内容等特征。

所谓“可检验性”，又称“操作意义”或“经验意义”[4]。指原则上，理论概念可以借助实证手段加以检验，且这种检验要求可以重复，否则就不应纳入科学理论领域，因为它将使人们陷于无休止的争论中，而无法达到科学地解释和预言功能。但应着重指出：不是科学理论，不等于没有意义[5]。

所谓“相关性”，亨普耳（Hempel CG）称“系统意义”，指科学理论概念应能使人们“对经验现象获得一个简单的、系统地连结在一起的说明”[4]。亨普耳把科学概念看作是“一张系统的相互关系网的结，而定律和理论原理形成这张网的绳”。“会聚在某一概念结处或从这里发出的绳愈多，概念结的系统化作用或系统意义将会愈大”[4]。遂更有价值。

超量内容，“指新提出的理论必须具有超过背景理论的知识或信念”[5]，而不应只是原有理论的翻版或简单之和。我们认为这些可视作尺度，来评价中医学的理论概念。

## 第二节　藏象与脏器

科学是内在的整体，它被分解为单独的整体不是取决于事物的本质，而是取决于人类认识能力的局限性。

——普朗克

一般认为：藏象学说是中医理论体系的核心，它赋予中医理论以一系列特点。而解剖学的脏器概念，又是西医学理论的基本要素，生理、生化、病理、诊断、治疗等基础研讨或实践操作都是围绕着脏器概念展开的。然而，人们早就注意到：“藏象学说中的心、肺、脾、肝、肾等脏腑的名称，虽与现代人体解剖学的脏器名称相同，但在生理、病理的含义中，却不完全相同。中医藏象学说中一个脏腑的生理功能，可能包含着现代解剖生理学中几个脏器的生理功能；而现代解剖生理学中的一个脏器的生理功能亦可能分散在藏象学说的某几个脏腑的生理功能之中”[6]。也就是说，对于类同的对象，中西医学有着不同的理论解说，存在着不可通约性。

### 一、“藏象”：一种工具

“象，形象也，藏居于内，形见于外，故曰藏象”。

——张景岳

**（一）从象测得脏**　唐代王冰在疏注《素问》时说：“象，谓所见于外，可阅者也”。张景岳说得更清楚，“象，形象也。藏居于内，形见于外，故曰藏象”。可见，“藏象”一词，本身具有由外在信息（象）推知内在情况（藏）的方法论含义，亦即前面讨论的司外揣内方法。中医学关于脏腑的理论认识，与这一方法有着不解之缘。它主要是通过对生理、病理等表象信息的观察分析后获得的。

中医学对藏象学说的系统阐述始于《黄帝内经》。藏象学说将人体内脏分成“脏”、“腑”与“奇恒之府”三大类。心、肝、脾、肺、肾组成“五脏”，“所谓五脏者，藏精气而不泻也，故满而不能实”，[7]有着“化生和贮藏精气”之共同生理特点；[6]胆、胃、小肠、大肠、膀胱、三焦等组成“六腑”，“六腑者，传化物而不藏，故实而不能满也”，[7]有着“受盛和传化水谷”等共同生理特点；[6]“脑、髓、骨、脉、胆、女子胞，此六者，地气之所生也，皆藏于阴而象于地，故藏而不泻，名曰奇恒之府”。[6]三者中，详于脏而略于腑，对奇恒之府甚至很少论及，遂形成了以五脏为中心的藏象学说。

**（二）形态研究的缺失**　无法否认，实体解剖在藏象学说形成之始，曾起过一定的作用。《灵枢·肠胃》和《平人绝谷》等篇对整个消化道的形态、大小、长短、内外经等的描绘，便足以说明当时已有一定的解剖实践和大体解剖知识。然而，人们不应该过高估计解剖学知识在藏象学说形成和发展的作用和意义。它充其量只是在形成之初，为人们归纳分析表象信息资料，提供了一粗略的内在脏器大体解剖概况，以便外在之“象”可以和内在之“器”在人们构造理论过程中借助思辨对上号。而一旦对上了号，藏象学说雏形初具，解剖知识就显得有点多余了，要重视解剖的呼吁竟成了极不和谐的“噪音”。在元气论和“重神轻形”等观念的导向下，中医藏象学说的发展走上了一条奇特的路，只注重司外揣内，援物比类和经验反证，而放弃了实体观察。发展到今天，遂出现了这样的事实：即使人们最为详尽地加以论述的五脏，亦罕有结构性概念，心、肝、脾、肺、肾无一例外；甚至六腑之一的“三焦”和后世十分重视的脏器“命门”究竟指什么，至今都无法说清楚。面对众多纷纭的争执和“有名而无形”之类怪诞的诠释，人们只能自我解嘲式地指出：“更重要的并不在于确定三焦是属于哪个实质性脏器，而是在于研究和掌握三焦在生理、病理学上的实际意义”(6)。

**（三）疏于形而丰于象** 观念和方法上的特点，使中医学的脏腑等概念，拙于具体形态之类的认识，却又以涵容较多的经验事实为补偿。这一特点源于藏象学说的建构方法，特别是五行学说的归纳络绎。人们借助五行学说，对所获得的一些表象信息和医疗经验加以归类，把六腑、五官（九窍）、五体、以及五志、五液，五动等都一一归并于五脏之下，遂形成了形态结构和心身功能上的五个子系统；又根据五行的相生相克，把五个子系统按构想中的正反馈（相生）和负反馈（相克）机制，联结成一个封闭循环的大系统；援物比类和五行属性归纳络绎等方法进一步促使古代思想家把天人相应观念落实到具体的理论陈述中，遂五个子系统（五脏）又分别与自然界中的五季、五方、五气、五味、五音、五色等存在着理论上的某种对应关系。这样一来，有关脏腑之类概念的涵容，不可能不广泛，不可能不大大超越实体脏器之外。结构形态方面的忽略和基本知识的缺如，更使得这些概念的涵容可以无限制的膨胀，因为人们无须顾及实际中的体内脏器究竟是怎么一回事，只需根据经验所得和理论需要去构造它、扩充它。这一特点使之能不断容纳后世实践中积累的新经验，以致发展到今天，藏象学说在“相关性”和“超量内容”方面都很有特色，但在可检验性方面却大为逊色。因此，这是有用的“工具”，却非严谨的科学概念。所谓“藏象学说中的脏腑，不单纯是一个解剖学的概念，更重要的则是概括了人体某一系统的生理和病理学概念”(6)。或曰：“是一个功能系统的概念”，或曰：“整体意义的概念”，其实都是对中医脏腑概念实际上有用，却非经典意义上的科学的理论概念之现状的一种凄婉的搪塞。

**（四）实体的脏器** 早在古希腊和古罗马时期，西方医学即有了较严格地对应于实体的一系列脏器概念，出现了包括诸如血管、神经、乳糜管、心脏瓣膜和腱索、精囊、精索、卵巢、输卵管、脑膜、脑室、脉络丛、听神经、视神经等比较微细的器官概念。文艺复兴后，西医学的进步与更新大都发轫于对实体的更进一层的描述和揭示。作为科学知识的脏器概念，与实体的关系也日趋逼真、精细和清晰。因此，可以说西医学的脏器概念是关于科学理论中“实在论”的典型注脚。这与中医脏腑概念迥然异趣。在此基础上，“功能”严格地同一、对应、确定于相应的“结构”，亦成了西医学有关脏器理论的一个鲜明的特点。

## 二、外延的扩展

> 我们只能在我们的时代与条件下进行认识，而且这种条件达到了什么程度，我们便认识到了什么程度。
>
> ——无名氏

**（一）五脏，丰富的功能内涵** 相对于西医学的脏器，中医学的心、肝、脾、肺、肾概念的蕴含显然要广得多。我们可以作一简单比较，见下表：

| 西医<br>中医 | 神经系统（大脑等） | 血液及心血管系统（心脏等） | 消化系统（肝肠等） | 运动系统（骨、肌肉） | 生殖系统（性腺等） | 内分泌系统（肾上腺等） | 泌尿系统（肾等） | 呼吸系统（肺等） | 免疫系统 |
| --- | --- | --- | --- | --- | --- | --- | --- | --- | --- |
| 心 | 主神明 | 主血脉 | 与小肠相表里 | 神明被扰可见抽搐、循衣摸床 | 心动、则相火亦动 | 心为五脏六腑之大主 | 与水相济 | 气为血帅血为气母 | |
| 脾 | 可升清、提供营养 | 主统血 | 主运化 | 主肌肉四肢 | 提供后天之精，不断充实生殖之精 | | 运化水液 | 脾为生疾之源，培土可以生金 | 卫气来源于脾胃吸收之悍气 |
| 肝 | 调畅情志 | 主藏血 | 主疏导，促进脾胃运化 | 主筋动肝风可见这一系统症状 | 主疏导，促进女子排卵月经来潮，男子排精 | 相火寄居于内 | 调畅气机可促进津液输部 | 肝肺协调气机升降 | |
| 肾 | 通于脑（开窍于耳） | 主髓 | 为胃之关 | 主骨 | 藏精、重生殖 | 主生长发育 | 主水液 | 主纳气 | 肾藏元气 |
| 肺 | | 朝百脉 | 与大肠相表里 | 其体在皮 | | | 通调水道 | 主气、司呼吸 | 肺主卫 |

由上表可见，除某些脏器概念的内涵基本相近外，更多的是无法对号的。中医脏腑概念的外延要比西医宽泛得多。这就引出了中医脏腑概念外延的扩展有否其一定的合理性这一问题。

**（二）活生生的脏器，丰富的功能联系**　我们认为：中医脏腑概念源于人们对脏腑活生生的运动、关系和多样性的反复观察和思维反映。有越来越多的事实表明，其外延的扩展并非纯属主观臆断和哲学推衍，它也和许多经验事实相维系。在此，我们准备借助早先人们研究的成果作进一层的分析。就“肺”而言：藏象学说认为：“肺为水之上源”，“能通调水道”。生理学的研究表明，肺血管系统呈网状分布，其表面积达 $70m^2$，故有极大的细胞外液容量，几乎达肺组织湿重 60%。一般情况下，肺可排出 250ml 水及 350kcal/24h 热量。此外，肺还通过对肾素-血管紧张素系统的调节影响醛固酮的分泌，进而发挥对水液代谢的调节作用，可见，“肺主行水”并非没有依据。又如，中医认为“肺与大肠相表里”，在解剖生理上，人们尚未找到任何足以支持此说的依据。但临床资料表明，急性呼吸窘迫综合征（ARDS）病人，有 5%~30%可发生急性消化道出血；相反，各种病因所致的严重肠道功能异常的病人，常会出现 ARDS。实验也证实，钳夹肠系膜上动脉组的家兔，均会出现严重的肺损害，并且有定位于肺脏的特异性。这些都可成为中医有关“肺”的认识的合理性的注脚。

又如，中医理论认为“肾”主骨、生髓。实验表明，肾是体内唯一形成 1，25-二羟维

生素 $D_3$〔1，25-$(OH)_2D_3$〕的器官，而 1，25-$(OH)_2D_3$ 是促进肠钙吸收和骨钙动员的最强的活性物质，是血钙相对恒定和骨钙钙化的必要因子。临床病理研究也提示，几乎所有的慢性肾病患者都有一些“肾性骨营养不良”的证据；相反，许多骨疾患，也导致肾脏疾病的发生，似乎肾、骨之间亦并非毫无瓜葛。又就肾开窍于耳的理论而言，人们发现肾和耳蜗中的某些细胞在功能、结构、酶含量与分布、药物反应等方面具有近似的特点。肾脏中远曲小管和亨利髓袢升支中的细胞与内耳血管纹细胞，同受醛固酮激素的调节。所以在通过 $Na^+$-$K^+$ 调节水盐代谢，以维持机体内环境和内耳环境的稳态方面，肾与耳有相同的机制。肾可能通过含铁酶参与内耳呼吸和生物氧化过程。在遗传性进行性肾炎，患者耳聋常随肾脏病变而变化，甚至能以耳聋程度预测肾功能的损害情况。可见“肾开窍于耳”有其事实依据。就肾与肺的关系来看，Lee 等观察证明，可排除各种肺部疾患的肾功能衰竭者，第一秒呼吸量和肺活量及 CO 弥散值均低于正常预测值，且其肺功能损害程度与肾功能不良的程度相关。因此看来，肺肾又不无联系。

**（三）与功能“背离”的局解界限** 再以肝肾关系为例，中医认为“肝肾同源”，即肝肾两脏常是同盛同衰。肝肾综合征是一个例证。Shear 等报告，失代偿期肝硬化的氮质血症发生率可达 75%。然而，这种肾功能损害是可逆的。因为把肝肾综合征死者的肾脏移植给肝功能正常的肾损伤病人，移植肾仍有良好的功能。诸如此类事实，可以枚举出许多。此类事实并不足以认定中医藏象学说西方经典意义上的科学性，它只是表明这一学说以丰富的经验事实为依据，存在着相当“合理性”；与此同时，它还足以揭示西医脏器概念的某些不足。可见，局部脏器的形态解剖界限并不一定是它功能的边界。爱因斯坦的新时空观提示：静止的物质并不等于运动着的物质，“生命的本质是活生生的东西”。肉体上的各个脏器之所以是它们那样，只是由于在它们的统一体里，也即在自身联系与它物联系的统一体里。根据现代生命系统的观点，脏器形态结构只不过是在进化中“凝固”了的功能，而其功能也就是运动的形态。因此，科学的，更为合理的脏器概念不能仅仅从形态解剖学表现上加以独断地定义，西医学的传统“教义”——“结构性原则”也有修正和发展之必要。

## 三、发展的趋势：“科学进步的理性重组”

“应该转换西方人已经偏执化了的心灵，学习整体性领悟世界的东方智慧，”应该“让他们放弃一些令人毛骨悚然的技术，拆穿他们拥有力量的幻象。”

——卡尔·荣格

**（一）天才的直觉产物** 显而易见，中医藏象学说及有关脏腑的概念，是“天才的自然哲学的直觉”产物，带有直观、思辨、猜测的性质。尽管肯定了脏器与功能的统一性，却简单地把脏器功能归结为外在表现上。由于思辨性，在缺乏事实的地方，只能以推测或猜度来补充，一方面导致了众说纷纭，你说肝主疏泄，他认为肝主敷和；你说相水寄于肝肾，他说还应加上胆和心包络，永无正确结论可得；另一方面它虽肯定了脏器与功能的辩证关系，却使人们无从着手进行深入的实证研究，真正揭示它们之间的结构联系，借助猜测，又难免夹杂有一些神秘主义的色彩，甚至存在着一些荒谬的见解，而且鱼目与珠混杂，人们很难从其本身中找到一个区别良莠的尺度或标准，以致“取其精华，去其糟粕”至今仍只是一句口号，因此，这些学说和概念，只有经历了脱胎换骨之后，才可能步入科学之殿堂。

**（二）藏象：一种竞争的“范式”**　进一步分析可见：中西医脏器概念的主要差异在于：西医是以静态解剖学为基础，把脏器看成是分属于功能的各自独立的单元，界限绝对分明，“非此即彼”，其概念具有同一、单一和确定性的特点，类似于数学中的经典集合概念；而中医以活体观察为基础，由表测里，因而，除了把脏器自身所处子系统表现的功能包括在本概念之内以外，还把它在其他子系统所表现的多功能及与其他脏器的相关联系也粗略地包括在其中。其脏器概念反映了对象的运动关系和多样性。因而其概念外延是广而模糊的，其界限可能亦此即彼、互相交融，类似于模糊集合概念。从逻辑上看，西医脏器概念的局限性主要表现在：其一，它以“固定”的范畴，即在同一对象、同一时间、同一关系的条件下对脏器本质作出的确定性的和静态的反映，未能反映脏器在机体系统内的运动性，而实际上“任何一个有机体，在每一瞬间都是它本身，又不是它本身”；其二，它是对脏器的多样性、复杂的整体性的分割和单一化的反映。实际上要真正认识有机体的生命，单凭一脏器与其他部分的外在解剖关系是远远不够的。机体内的各个脏器彼此互为目的、互为手段。它们只有在关系中才能存在。因此，西医脏器概念本身面临一个修正和发展问题。然而，要修正和发展经典的西医脏器概念，只有在积累了许多新的实证材料并且引入一个与之竞争的“理论范式”以后才有可能，而今天已具备了这两个条件。这个可与之竞争的“范式”就是中医的脏器概念。但是，后者不可能取代前者。我们只是主张用一种“科学进步的理性重组”（Lakatos I）模式，对中、西医脏器概念进行重组结合，亦即重建，以期达到定态性和动态性、确定性和灵活性、单一性和体系性原则的统一。当然，其间有一条漫长的路，有许多具体问题有待进一步研讨。总之，活机体意义下的脏器是不能与解剖学中的静态器官等同看待的，而应看成是以一定形态器官为主要空间结构的动力定型或子系统。所谓动力定型是指几个相互作用的元素的“力的组合”和“机能环”，它伴随与整体的关系而存在。

## 第三节　精气神与组织细胞

> 某一类经验现象在科学上的充分解释，只有借助一个适当的理论才能达到。
>
> ——亨普耳

中医理论中，精、气、血、津液、神等也是重要的基本概念，它们以独到的方式说明人体的生命活动及其基本特征和一系列医学问题，成为中医理论体系中的又一要素。组织细胞则是西医理论大厦中的基本“砖瓦”，落实到具体的理论解释，无不围绕组织细胞展开。可以说，它们之间的异同，便是中西医学理论差异的典型缩影。

### 一、精气神：人之“三宝”

> 精、气、神，养生家谓之三宝。精者，滋于身者也；气者，运于身者也；神者，主宰一身者也。
>
> ——《寿世传真》

中医精、气、血、津液、神概念中，最为重要，且与西医概念截然不同的，当推“精、气、神”。

**（一）玄秘的“精气神”**　中国传统文化中的“精、气、神”概念，既是医学理论的要素之一，又是道家、养生家的核心内容，故在许多场合，存在着浓厚的玄秘化色彩。就我们看来，三者的含义是相对清晰的。所谓“精”，有两层意思：《管子·内业》论及“气”时，提到了“精”，说：“精也者，气之精者也”。这里，精类同于气，无非指精是气的精粹部分。《内经》赋予“精”以新的含义，书中之“精”大多指有形的精微物质。例如，《灵枢·本神》说：“生之来谓之精，两精相搏谓之神”，《素问·上古天真论》说：“肾者主水，受五脏六腑之精而藏之”的“精”，皆指维系人体生长、发育与生殖的有形的精微物质。这可以说是精的主要含义。

中医理论中的“气”，前已有所涉及。简单地说，它是构成人体和维持人的生命活动的，具有很强活力的“无形”的物质，具有推动激发、固摄、温煦、防御、气化等功能。可以说，各种生命活动及其过程，似乎都和气有关。中医学也用气的虚实及运行的正常与否来解释多种疾病现象。

古代哲学中，“神”的含义很复杂。就中医理论而言，它有着三层意思：①指自然界物质运动变化的功能表现及其规律，如“阴阳不测之谓神”；②指生物和人的内在生命活动的外在综合显现。所谓的“得神者昌，失神者亡”，“上工守神”，皆此义也；③指人的精神心理活动。

**（二）化生中显现出生命功能** 中医理论中，精气神学说主要探讨的是三者间的两层关系：一是无形（气）和有形（精）与生命活动（神）三者间的错综联系；二是气与精和心理活动之间的辩证关系。对于它们的研讨，又往往是结合在一起展开的。

就精、气而言，无形可以聚合成有形，气可生精，“精乃气之子，……积气以成精”（《脾胃论》），精成之后，又可化而成气，“盖精能生气”（《类经》），可以粗略地把气精关系，看作类似于合成和分解之类方向相反的基本代谢过程。“人生之本，精与气耳”（《类经》）。精以气为源，气以精为体，精又以气为用。故养生保健当惜精保气。

在精与气、有形与无形的相互转化中，显现出各种生命活动，产生了精神心理。因此，“神”系气与精所派生，但“虽神由精气而生，然所以统驭精气而为运用之主者，则又在吾心之神”（《类经》），也就是说，神一旦产生后，又反馈地作用于“精”与“气”，影响着整个生命过程。“故神凝则气聚，神散则气消，若宝惜精气而不知存神，是茹其华而妄其根矣”（《养生三要·存神》）。这样一来，精气神就成了人生之“三宝”，精气神学说也就这样抽象且不无玄秘色彩地解释了众多生命现象。包括一些至今尚较难作出理性解释的心身现象。而且尽管有些玄秘，但就其与藏象经络、血和津液等学说来看，却又是颇为自洽的(8)。

## 二、细胞：生命的“本质”

中医学讲“气化”，西医学讲细胞，适成一种对照。

——恽铁樵

**（一）生命归于细胞** 细胞概念的提出和细胞学说的形成，既是马克思主义哲学的三大自然科学前提之一，也是近现代生命科学和医学科学的核心要素之一。1665 年，英国虎克借助显微镜观察了软木薄片，提出了“细胞”概念。其后，荷兰的列文虎克借助 270 倍的显微镜，首次描绘出骨细胞与横纹肌的细胞图。19 世纪初，德国哲学家奥肯（Oken L）指出：所有有机物都由细胞所组成，这些细胞乃是一些单胞或原浆。这一思想对后来的施莱顿、施万的细胞学说影响很大。

19 世纪 30 年代末，德国的两位生物学家施莱顿（Schleiden M）、施万（Schwann T）发现了细胞构造与细胞核，遂认为细胞是动植物的最基本单位，有机体外部形态虽千差万别，但内部构造却是统一的。他们强调细胞的独立性、完整性，认为有机体只不过是细胞的集合，是细胞的简单总和。施万说："我们一般地应该把独立的生命归之于细胞"[9]。施莱顿说："在每个单独的细胞中都存在着生命的本质，建立起这样的概念是必要的，并应以此作为研究生物整体的基本原则"[10]。这些认识标志着细胞学说的诞生，并为比较解剖学、生理学、胚胎学和病理学等的进一步发展奠定了基础。

**（二）机体：细胞的联邦**　20年后，魏尔啸在细胞学说的基础上，展开了自己的病理学研究，从而独树一帜，开创了医学研究的新的里程碑。他认为生物体是细胞组成的社会，机体是"细胞联邦"[11]。"每一个动物都是许多生命单位的总和，而每个生命单位皆表现出所有的生命特征"。疾病在本质上就是机体部分的变化，是一个或一群细胞的变化。除局部病变外，并不存在其他任何疾病。就这样，细胞病理学开始了它在现代医学理论体系中的开路先锋作用。

## 三、关乎生命的互补解释

> 自然的精微较之感官和理解力的精微远远高出若干倍，因此，人们所醉心的一切"像煞有介事"的沉思、揣想和诠释等等实如盲人暗摸，离题甚远，只是没有人在旁注视罢了。
>
> ——弗·培根

很显然，精气神学说在中医理论中取得重要地位并一脉相承地延续到今天，是东方传统文化发展的、历史的和逻辑的必然结果，它和前所述及的主导观念及认识方法自有内在的依存关系。同理，细胞学说出现于西方并广为接受，成为生命科学的基石，亦同西方占主导地位的原子论和还原分析等方法特点，自成一体，也是顺理成章的必然结果。它们的诸多差异，虽鲜明于近现代，根源却在于早期文化观念和主导方法的不同之中。更深层的原因又当于人文地理等众多因素中寻觅。

**（一）一种成为教条的"简单性信念"**　我们注意到，尽管医学和生命科学本身的发展，早已超越了细胞时代，进入了分子、量子、基因水平。然而，细胞概念所蕴含的基本精神，仍引导着人们的微观层次的探索，就像轮船虽已把灯塔甩在身后，但灯塔还对该船起着导航作用一样。例如，沿着细胞概念的思路，人们利用分子生物学手段，了解了一些核酸分子结构及其功能，从而加深了对人类染色体及其基因和相关病证的认识，也发现了许多过去未曾发现过的疾病；又如，通过对细胞膜研究，人们注意到心肌细胞膜钠-钾泵异常与高血压有关，胰岛素受体异常与糖尿病、肥胖症有关，低密度脂蛋白受体异常与高血压有关，肾上腺素受体异常与支气管哮喘有关，……。病因病理认识的深入，孕育着治疗学上的突破。而这一切，又体现和强化着一个日趋受到挑战的基本信念："要了解宇宙，就只需要了解构成宇宙的砖瓦——基本粒子；懂得了生物大分子、核酸、蛋白质，就可以理解生命"。只不过在过去，这种基本粒子是细胞，后来是核酸，今天已深入到基因而已。

**（二）含有超量内涵的虚构概念**　不难发现，精气神基本上是虚构的概念，因此它们全侧重于对功能和过程的解释，丝毫未曾顾及结构与形态。就气而言，所谓具有推动激发、提供热量、防御邪气，固摄液态物质，促进事物转化等，无一不是就功能而言的。气论的另一重点是气机，讨论的是气的运行，认为气只有升降出入得宜，才能有效地发挥功能。这里，只是把过程和功能相联系，压根儿没有考虑结构与功能的关系。就精气神相互关系来看，精能生气，气能化精，精气互生中可以产生神，神产生后又可驭御气与精，这里所讨论的也只是过程和功能，全然抛开了结构与形态。气与血和津液的关系亦不例外，气能生血（津）、行血（津）、摄血（津），血能养气，津能载气……。抛开结构和形态来讨论过程和功能，充其量只能大致把握画面的总体概况，且只能永远停留在这一水平。它导致精气神学说尽管在相关性方面见长，却缺乏起码的可检验性。其实，它仅仅是借助特定符号（“精”、“气”、“神”等）对复杂的生命现象作出综合性解释的一种有用的工具而已。毋庸绎析便能看出精气神学说与中国传统文化及中医学其他理论之间存在的内在的自洽性，经络现象和气功与之有关，整体观念和注重心身关系亦与之不无瓜葛。从现代看来，它的意义不仅在于这些，精气神学说的本身亦有价值。以气为例，借助“气”这一符号，中医理论解释了许多生命和疾病现象，并通过一定的理论解说把许多相关现象捆绑在一起，起到了有效地帮助人们认识自然，改造自然的工具作用。当人们以现代科学工作者的眼光来研讨中医学中“气”的命题时，不得不赞叹气论内容的“超量”性。有学者曾作过粗略的归纳，近年来国内外热衷于“气”的研讨，先后提出了30多种假说。诸如免疫功能说、高能键说、生物电能说、太阳与量体射出的相涉光能说、气能说、整体系统脏腑功能说、细胞外液说、神经冲动说、生物电位差说、电-光效应说、生物场说、动力场说等等，不一而论。所有这些假说，意义不完全一样。但有一点是相同的，即都肢解了“气”的本身，无法全面反映传统概念所反映的方方面面（且这些方方面面又是相互联系在一起的）。因此，就我们看来，基于不同文化背景，源于不同方法的“精、气、神”等概念，在更为合理的概念取代其之前，自有其合理和有用的一面。而这种取代，也应该是揉合了两个“果实”中的优势基因，具有“科学进步”意义的理性重组（重建）后的产物。

## 第四节　病因、病机与病理

理论之所以成立，其根据就在于它同大量的单个观察关联着，而理论的真理性也在于此。

——爱因斯坦

当我们把视线集中到中西医学有关病因病理的认识时，它们之间的显著差异便不能不详加剖析了。

### 一、审证求因与三因论

有时，既可以从原因去追索结果，也可以从结果来反推原因，而且，两者的互补可能更为合理。

——无名氏

**（一）内外三因论**　《内经》中已对病因作了分类，进行了理论说明。曰：“夫邪之生也，或生于阴，或生于阳。其生于阳者，得之风雨寒暑；其生于阴者，得之饮食居处，阴阳喜怒”。[12]这些论述中，已有“外感六淫”、“内伤七情”、“饮食内伤”、“劳逸太过”等中医病因学主要概念之滥觞。其后，张仲景、巢元方、陶弘景、王冰等都对病因理论有所发展。到了宋代，陈无择在《三因极一病证方论》中提出了“内所因”、“外所因”、“不内外因”的

“三因说”，遂成为延续至今的中医病因理论的不刊之论。后世虽时有发挥，但无损于三因说的主体地位，只不过局部有所充实而已。

陈无择认为：“六淫者，寒、暑、燥、湿、风、热是；七情者，喜、怒、忧、思、悲、恐、惊是。……六淫，天之常气，冒之则先自经络流入，内合于脏腑，为外所因；七情，人之常性，动之则先自脏腑郁发，外形于肢体，为内所因；其如饮食饥饱，叫呼伤气，尽神度量，疲极筋力，阴阳违逆，乃至虎狼毒虫，金疮踒折，疰忤附着，畏压溺等，有背常理，为不内外因”。[13]后世基本沿袭此说，并从中概括出“外感六淫”、“内伤七情”等病因学的基本概念。如《中医基础理论》便遥承此说，把病因分为“外感”、“内伤”、“不内外因”和“痰饮瘀血”四类，且作了进一步的推演或归纳。细而言之，不同的邪，各有各的特点，如寒邪易伤阳气，易致凝滞、收引；暑性炎热易伤津耗气，且多挟湿；湿性重浊、粘腻，易阻遏气机，损及脾且好袭阴位；燥易耗津伤肺；风喜侵阳位，“善行而数变”，……；就内伤而言，劳力易伤气、劳神易伤血，房劳易伤精，过逸多见气滞血瘀；怒则气上，喜则气缓，悲则气消，……[6]。所有这些，构成了自成体系的中医病因学说。

**（二）源自生活经验** 很显然，中医学的这些理论认识，大多以丰富的临床观察经验为依托，是人们在大量实践观察基础上，借助类比等法抽象而出的。然而，与其说它们是科学理论，还不如说它们是生活经验。生活经历和临床实践告诉人们，受寒之后每易生病（感冒），遂“寒”与“病”便作为因和果被联系了起来；寒冷季节人多见手足不温，四肢不便，喜踡缩等症，加之寒时又见河冰水凝，遂归纳出寒易伤阳，性凝滞收引等特点；在某些理论解释中，哲学思辨和类比所起的作用更大，如风“善行而数变”，“易袭阳位，为百病之长”等便主要不是依据生活经验，而是直接借助援物比类，从自然界的风对树木等的作用现象类推而来的。由于这些理论与经验事实有着某种内在的联系，故人们可以不断地以生活经验来“验证”它，有时甚至可在精心设计的实验中观察到它。如关于“风寒湿”与痹证的实验观察，大鼠剥夺睡眠实验与“心血虚”的实验观察等中均观察到了中医理论所描述的类似结果。因此，这些理论是有用的，常能有效地解释事实，指导诊治，断然否定这一点，那是不顾事实。但是，生活经验与科学理论毕竟是两码事。就像不能把有效的生活经验称之为科学理论一样，中医病因学说，包括六淫，七情、外感、内伤等理论概念，与科学理论和概念还是存在着一大截质的差异的。这既与其浓厚的类比推理色彩（又未复加以实证检验）有关，也和它仅仅注重两现象间的前后关系（如受寒与生病）而未深究其具体细节，直接从经验“跳跃”到理论有关。因为前后两事件从逻辑上说，既可能是因果关系，也可能是其他关系，甚至了不相涉。就病因而言，中医学所提到的许多因素充其量只是某些疾病的诱发因素，是它们引动了某些致病因子而导致疾患的。此外，由于没有具体研讨不同“病因”作用于机体后的确切过程，因此，给人们的解释（包括诸如风寒湿造痹等实验的解释）留下了随意发挥的余地。

## 二、科赫与严格的因果律

原因和结果只是各种事件的世界性的相互依存，普遍联系和相互联结的环节，只是物质发展这一链条上的一环。

——列宁

**（一）科赫的成就：方法论上的范本** 反观西方医学，19世纪中叶以前，其病因学的主体与中医学并无质的差异，亦属于思辨的，自然哲学的，甚至更为混杂、零乱。例如，对产褥热的病因，19 世纪中叶时人们有各种解释，一个得到广泛承认的观点把它归因于玄秘的“宇宙-地球-大气变化”所引起，此外还有病房拥挤说、分娩姿势不当说、心理恐惧说等。奥地利医生塞梅尔维斯（Semmelweis LP）于 1847 年注意到这是由于感染了“腐败物质”。但这一重大成就却因旧势力的反对而给他带来了灾难，塞氏因此被逐出医院，很快死于精神失常。差不多同时，巴斯德发现牛奶和葡萄酒变酸是微生物所致。稍后，外科医生李斯特（Lister J）提出创伤感染微生物入侵所致。值得大书一笔的是科赫，他以卓越的细菌学研究成就，确立了在病因学中不朽的地位。他首先发明了固体细菌培养基，创造了染色法，改进了显微和摄像装置。基此，1876 年他分离并证明了炭疽热的真正原因——炭疽杆菌，这是人类第一次用实证手段作出传染病病因的证明。此后，他又不断取得硕果，相继发现了伤寒杆菌（与安柏斯一起）、结核杆菌、霍乱弧菌等等。在科赫成就的影响下，19 世纪后半叶掀起了微生物病原体研究热，至 20 世纪中叶，大多数常见的传染病病因已基本被揭示，这相应地带来了防治的革命。

科赫成就的间接意义更为突出，它作为一成功的范本，导致西医病因研究纳入了严格遵循一因一果逻辑规则之轨道。以后有关病因研究的成果，大多沿着这条途径深入下去取得的。方法上的特点，使得西医病因理论在一些比较单纯的疾病研究中大放异彩，不断揭示出其内在的一因一果之联系。如伤寒一病，中医学只能从其主症，归因于“湿”或“温”，严格的因果律却使西医学得以揭示出致病菌的不同类型与亚型，以及它们和临床症象之间的细微联系。这是中医学所无法企及的。真实地揭示了病因，自然有助于有效的应对措施的采取。

**（二）多元性：非线性的疾病因果链** 然而，疾病的因和果之间并非都是如此单纯、线性和清晰的，许多疾病过程往往是多因素作用的结果。有时，会有多因一果，多因多果和一因多果现象，且要区别出多因中之主次，亦非易事，甚可因果相循，这些都超出了形式逻辑所能企及的范畴。以肿瘤为例，近百年来，人们已提出了关于肿瘤成因的几十种假说，且这些假说大都具有一定的实证经验所支持，然人们对于肿瘤的成因，仍限于困惑之中，这些有关病因的假说，兼容性较差。诸如心脑血管疾病和一些代谢性疾病的病因研究中亦存在类似的情况。其实症结在于这些疾病本身并非单纯的一因一果之产物，而是众多因素复合作用之结果。要解答这些谜团，形式逻辑思维和线性方程是捉襟见肘的。相反，由于受早熟的辩证思维之影响，中医病因学并未陷入这一局限性中，尽管一些基本的病因概念只是约定的，它却常能较好地体现出因果之间的辩证联系，如“风寒湿三气杂至，合而为痹”，强调的是多因一果；湿邪袭人，可见泄泻、带下、浮肿、着痹、湿疹、淋浊、鼻渊、脑漏等等，此系一因多果；痰瘀互结，又可引发胸痹、症积、咳血、癫狂、痴呆等等，此系多因多果；而痰饮，瘀血本身又是因果相循的。尤其值得一提的是痰饮、瘀血这两个约定的病因概念各自“捆绑”了丰富的经验事实，对我们今天深入认识一些疾病现象大有裨益。其中，国内和日本有关瘀血（血瘀证）的研究，已揭示了瘀血的一些旨趣。这些，都有一定的借鉴意义。

## 三、细胞病理学与病机十九条

现代生物医学要求所有疾病都应该用偏离正常的可测量的生物形态异常来说明，包括精神病在内，均应该用结构的紊乱来理解。

——恩格尔

病理学，被视作为西医基础医学与临床医学的桥梁，它的任务在于从形态和功能角度，研究各种疾病的特殊规律，并从这些特殊规律中归纳出一般规律和共同本质。病机，则被诠释为："疾病发生、发展与变化的机理"。显然，在病理和病机之间，值得作一比较。

**（一）形态改变：生物医学病理学的基石**　在西医学近现代病理学的发展过程中，摩尔干尼和魏尔啸的成就显然是奠基性的。特别是魏尔啸，他在显微镜的帮助下，通过对病变组织细胞的深入观察，提出细胞的改变和基此而产生的细胞功能障碍，是一切疾病的基础，并指出形态学改变与疾病过程和临床表现的关系。尽管随着西医学的发展，病理学已分化成病理解剖与病理生理两大分科，并出现了基因病理学、分子病理学、免疫病理学、遗传病理学等交叉学科，魏尔啸的上述思想仍可谓病理学之核心认识。德国细菌学家欧立希（Ehrlich P）曾公允地指出："从魏尔啸的天才研究工作开辟了新的途径以后，人们的思想集中在疾病的定位和疾病原因这一问题而上，而十分明显这种见解在我们治疗工作上有决定的意义"[(14)]。

作为西医基础学科的一个有机组成，现代西医病理学与其他分支学科在基本概念、观念和研究方法等方面有着高度一致的自洽性。如果说前述的病因认识方面西医学突出地表现为严格遵循因果律，那在病理研究中就着重表现为以严格的还原分析为主导，在时序上注重弄清不同病因作用后机体所出现实体（形态）改变、功能障碍和代谢异常，以及它们的演变规律；在空间上致力于揭示形态改变与功能和代谢异常之间的联系及它们与临床症状之间的对应关系。经过百余年的努力，它已基本弄清各种常见病症的病理解剖和病理生理特点及规律，并归纳出了一些共性规律和表现，形成了诸如组织损伤、变性、坏死、充血、炎症、渗出、增生、变态反应、水肿、休克等一系列重要概念，这些概念具有鲜明的"可操作性"，借助这些概念之"结"，西医学有关病理的理论认识构成了一张巨大而有效的"网"。它可以清晰地解释现象，预测趋势，指导临床诊治。它是联结基础与临床的"枢纽"，西医学能启动基础与临床相互促进的大循环机制，显然，病理学的理论概念起了保障作用。但是，应该指出的是，作为整体的一个部分，前面分析西医学理论概念时所指出的不足，特别是脏器和细胞概念的某些不足，在这里同样明显地存在着；魏尔啸在成功的奠定西医病理学基础的同时，也留下了一些历史的缺憾，这阴影至今亦未能完全抹去。对此，不作赘述。

**（二）谨候气宜，无失病机**　中医病机学说首见于《素问·至真要大论》。文中提出了著名的病机十九条："愿闻病机何如？岐伯曰：诸风掉眩，皆属于肝；诸寒收引，皆属于肾；诸气膹郁，皆属于肺；诸湿肿满，皆属于脾；诸热瞀瘛，皆属于火；诸痛痒疮，皆属于心；诸厥固泄，皆属于下；诸痿喘呕，皆属于上；诸禁鼓慄，如丧神守，皆属于水；诸痉项强，皆属于湿；诸逆冲上，皆属于火；诸胀腹大，皆属于热；诸躁狂越，皆属于火；诸暴强直，皆属于风；诸病有声，鼓之如鼓，皆属于热；诸病浮肿疼酸惊骇，皆属于火；诸转反戾，水液浑浊，皆属于热；诸病水液，澄彻清冷，皆属于寒；诸呕吐酸，暴注下迫，皆属于热。"无需分析，即可见这十九条有着类同的陈述方式："诸某某症状表现，皆属于某某脏/某某邪/某某部位"。一大部分涉及"病因"，另一半涉及病位。且十九条都只是对现象的一种肤浅归类，既未涉及具体的形态、功能或代谢过程；也没给进一步的探究指明确切的入口。因为对于同一条陈述，主体认识和经验的不同，便可自由度很大地作出自我把握。难怪乎在刘河间眼里，《内经》病机十九条是尽讲火热的，故他寻绎出诸病多属火热为害的"新观点"，张子和从中找到了攻邪论的经典依据，朱丹溪则主张俱为阴虚火旺；张景岳又归为寒多……。如果说这类理论对临床诊治有什么指导意义的话，充其量只是指出了一模糊的探视方向，同时对人们的经验性探索不附加任何限制，人们可以根据自己的经验和认识自由地发挥。此外，在病机十九条中，病因病位混杂在一起，人们反倒无从理解“病机”本身的特定含义了。

**（三）必须走出的思辨陷阱** 近十年来，人们从病机十九条出发，作出了重新归纳，提出了“邪正盛衰”、“阴阳失调”、“气血失常”、“脏腑功能紊乱”、“内生五邪”等病机新概念，并进入了诸版基础教材，广为传授。然而，病机十九条的缺陷在此悉具存在，有的地方甚至更糟。如病机十九条中还涉及对一些具体病症的讨论，在后者中大量充斥的只是纯哲学认识，如“邪正盛衰”中所谓的“正胜邪退”、“邪胜正衰”、“邪正相持”；“阴阳失调”中所谓的“阴阳偏胜”、“阴阳偏衰”、“阴阳互损”等都只是纯思辨的产物。以纯思辨的哲学解释来代替具体现象的科学分析，那只是永远正确，却又失之空泛，无具体意义的。而且，现代通常所论述的“病机”，“线条”之粗，使人们只能根据自身经验，灵活理解了。如阴阳病机中，“阳胜则阴病”，“阴虚则阳亢”，“阴损及阳”、“阴胜则热”、“阴虚则热”等术语，我们知道它们表述的是截然不同的几类情况（病症），其中，虽都只涉及“阴”“阳”和“热”，但这三个字的含义和所指却差异很大。然而，这些对一个习惯于依赖清晰的形式逻辑作出思考的人来说，必定无法理解。此外，它与西医病理学相比较，还有一大差异：西医学是在深入系统研究了各种疾病的具体病理特点后，归纳出各种疾病的一系列病理共性规律和表现的，在它那里，特性与共性的辩证关系体现得较好。然而，中医学跳过了（或者压根儿没有考虑过）对具体病症具体病理特点的具体研讨，只是匆匆地用思辨来追索临床现象间的表层关系，因此，罕有具体疾病具体机理和特点之认识。随便翻开一本西医病理学著作或内、外、妇、儿教材，其对具体疾病的病理特点总是不厌其烦地加以阐述，且多为实证知识；而中医学尽管内科有风痨臌膈，妇科有经带胎产，眼科有五轮八廓，但对于不同病症的具体机制，却只有干巴巴的、雷同的几种阐述。且这些所谓的病机特点大多是为了自圆己说，人为加上去的，并无检验尺度，随意作些改删亦无妨，如属于“痰瘀互结”所致的“胸痹”。究其病机时，你说是阳虚寒凝成痰，痰停而血瘀，以致痰瘀互结于脉络；他说气滞以致血瘀，瘀成津行亦受阻，聚而成痰，痰瘀互结都无妨。可见，这种理论的解释力量是苍白无力的。人们对病机的探讨只停留在表面文章上，难怪乎本科学生一听到中医内科教师讲具体病症的病机特点，就抑制不住睡意，因为一切解释都可在先验预料之中，空泛的、纯思辨的病机学说，虽与哲理化了的治则体系有所呼应，但它却使得中医学科结构中基础与临床分离，各自分别处于两个封闭的小循环圈中，构不成大循环机制。因此，学科结构的重建，首先有必要先从这一薄弱环节切入。

## 参 考 文 献


1. 库恩. 科学革命的结构. 英文版，1970，76，205
2. 奎因. 从逻辑的观点看. 英文版，1964，42
3. 黄顺基等. 科学的哲学反思. 北京：中国人民大学出版社，1987，118
4. 亨普耳. 自然科学的哲学. 三联书店，1987，169
5. 邱仁宗. 关于科学与非科学的分界. 自然辩证法研究，1988，4（4）：52

6. 印会河主编. 中医基础理论. 上海科技出版社，1984，28、24、93
7.《素问 · 五藏别论》
8. 何裕民主编. 中医学导论. 北京：中国协和医科大学出版社，2004
9. 阿烈克谢也夫. 达尔文主义. 罗颖之译，北京：高等教育出版社，1953，338
10. 科学与哲学. 1981，(6、7) ：316
11. 魏尔啸. 细胞病理学. 北京：人民卫生出版社，1963，11、23
12.《黄帝内经素问 · 调经论》和《至真要大论》，北京：人民卫生出版社，1963
13. 陈言. 三因极一病症方论. 北京：人民卫生出版社，1982
14. 林德宏. 科学思想史. 南京：江苏人民出版社，1985，298
15. 陈亚南著. 文化的轨迹. 春风文艺出版社，1987
16. 郁龙余. 中西文化异同论. 上海人民出版社，1994
17. 冯天瑜，等. 中华文化史. 生活读书新知三联书店，1992

# 第六章　构造的特点——学科体系透视

所有起构造作用的思想（在科学界的各种名称之下），都受某种框架的支配，即使没有被认识到，也并不减少它在指导想象方面的影响力。哲学的重要性就在于它坚持不懈地力图把这种框架揭示出来。这样一来，我们才可能批评它，改进它。

——怀特海

当人们漫步在上海的外滩，大连的中山广场，留意于四周的建筑时，深深印入脑海的一定是这些建筑物各具特色的总体风格。当人们跨进一些学科的殿堂时，也很快会感受到这些学科“构造”的一系列特征。这些特征不仅表现在具体的观念、明确的概念和抽象的方法上，还存在于学科各组成部分的相互“关系”之中，亦即学科结构方面的异同。它体现着学科自身的活力所在，并促进或制约着该学科的发展。

## 第一节　超稳定结构

我们切莫忘记，世界上所有的东西都是相互联系和相互依存的。

——马　赫

中医学中，人们不习惯用学科结构等词，说得较多的是“中医理论体系”。顾名思义，理论体系当指理论知识相互作用所组成的一个整体。它与学科结构有着某种内在的联系，可视作为学科结构之外显或表层。

### 一、两千年未变的体系

中国文化有两大古怪点：一是历久不变的社会，停滞不进的文化；二是几乎没有宗教的人生

——梁漱溟

**（一）何谓中医理论体系**　通俗地说，理论是由概念组成的，系统化了的理性知识。作为传统科学的中医理论，虽在概念及其表达方面存在着某些逻辑缺陷，上述特点还是基本具备的。可以说，中医理论是打上东方传统文化烙印的理性知识，是中医学家在医疗实践和相关研讨中，运用前述的一些方法，对经验加以抽象、升华，并使之系统化了的理性知识。

医学涉及的问题甚广。于是，在长期的探索中，人们获得了众多的知识和经验。如有对脏腑生理病理（藏象）的看法，关于气、血、津液来源、特性、功能的认识和对病因、病变机制等的揣测、解释，等等。由于历代医家是在相同的哲学氛围中，以类似的观念和方法来审视问题，收寻资料，分析现象，作出结论的，因此，所获之知识和经验并非互不相干，各不包容的，而是沟通相联，融贯互蕴的。其中，有些认识是最基本的、公认的。久而久之，这类知识便组合成一个有着上下层次或前后序列的体系，遂诞生了人们通常所说的“中医理

论体系”一词。人们之所以用体系这一较为严谨的术语，猜度其趣，一是体现了对这些知识之间内在联系的洞悉，二是强调了对这一联系的高度重视。

**（二）体系的构成**　从中医理论体系来看，元气论的作用犹如“奠基石”。中医理论所涉及的问题，大多离不开气。躯体由气聚合而成；功能活动是气推动激发所致；感觉、思维、情志等心理过程也是气活动的产物（“气能生神”）；人不断从外界摄入“清气”，呼出“浊气”；从饮食中吸取水谷精气，化生成气血津液；“邪气”泛指各种病因，“正气”概赅了机体抗病和康复的物质、结构和功能；气绝意味着生命行将结束。可以说整个中医理论体系均建立在“气”论基础之上。

中医理论体系的核心是藏象学说。它集中体现了中医学对人的生理、病理等的理性认识。其中，脏腑学说猜度了各脏的功能特点及相互关系，疾病过程中的病理变化和机制；经络学说则辅翼前者，进一步阐明人体内在脏器的种种生理、病理和治疗上的联系。两者水乳交融，浑成一体，不啻成为中医理论体系中最为突出的标记，还浸蔓到体系的各个层面及角落，犹如参天古树之根系和主干，把数千年来人们探索中所得到的认识与经验纵横交错地贯穿成一体。

从表层看，中医理论体系还包括以下几大部分：一是除藏象经络学说外的其他一些基本理论和知识，如病因、病机、治则等；二是宏富的临床知识和技能，涉及临床各科对病证的具体认识及诊治措施、方法和经验；其三系关于中药方剂的理论认识及应用技术等；最后，是有关养生保健的知识与技能，可以说，这些就是中医学的总体概况，也是人们通所说的“理论体系”之表层。

**（三）深层的方法论特质**　从库恩的观点来看，上面所论述的，只属于“结构性范式中的部分内容，并未涉及学科结构的深层。”

从科学哲学角度来看，构成科学的并非是事实本身，而是整理事实的方法。维也纳学派的创始人，物理学和科学哲学家弗兰克（Frank P）也曾强调：“科学不是事实的凑合，”“没有一种科学是这样（指简单地汇集事实）建立起来的”[(1)]。建构理论体系的方法，是学科结构中深层实质。在此，特别值得强调的是“阴阳”、“五行”等哲学学说在建构中医理论中的带有决定性的方法论作用。具有两分法特点的阴阳学说和具有朴素系统方法特点的五行学说给中医学家的理性思维莫大便利，借此，人们可以自在地进行分析思辨，组合经验事实，构筑理论体系。一旦理论体系的框架大致确立，核心概念和主要理论基本形成，这些方法又起着旧体系忠实的卫道士之职。

一个学科的结构，涉及三大方面，知识、概念和理论及其相互关系，属于结构性范式，前已作；观念和方法涉及哲学范式；此外就是社会学范式，主要涉及价值观问题，因为价值观支配着研究者的研究取向，它暗示某些研究有意义，某些研究无价值。前面讨论的“不为”与“不能”，“智者察同、愚者察异”，“粗守形，上守神”，“医者意也”等都影响着中医学家的研究取向，体现着一种价值尺度，其实，所有这些，其背后是更为深层的中国古代社会的实用理性精神。

## 二、超稳定的特征

中国（文化）一直在自我调节，像一个生物缓慢地改变平衡，或像一个温度自助调节器，的确，控制论概念很可能应用于一个具有经过各种气候的考验的稳定过程的文明国家。似乎装有自动导向器，一套甚至由重大发现和发明引起的所有动荡之后可能返回到原来状态的反馈机构……

——李约瑟

**（一）一个独占鳌头的范式** 中医理论体系草创于秦汉时期的《黄帝内经》和《伤寒杂病论》，人们注意到：这两本经典对后世产生了巨大影响，它表现出库恩所说的“一个独占鳌头的范式”所具有的两大根本特征，空前地吸引拥护者；留下大量有待解决的问题。从而，显示出了范式作用。

自此以来，数千年来人们循此作出探究。虽每一历史时期都不断有新的经验和知识涌现，人们亦常就某些学术问题展开激烈的争鸣，然而，遗憾的是，这一体系一脉相承，基本方面并无质的改变。上述新内容只不过是对原有体系的局部充实或修正而已，并未触发范式的变革和结构的重组。所有这些，是耐人寻味的。

**（二）科学变革的两种方式** 我们可以把中医理论体系视作一个系统，从系统演变角度对上述现象作出探究。在研究系统演变时，控制论着眼于系统结构的稳定性。它根据结构特点，把系统分成稳定和超稳定两类。多数系统属于稳定结构。它们有着一定的稳定性，能保持自身某种基本一致的调节方式。这类结构的适应和调节能力是有限度的。内外因素不平衡发展所产生的较大冲击使这类系统以旧结构崩溃，新结构取而代之的方式作出适应。这时，整个系统表现出革命性变革。就科学体系而言，就常表现出范式的更替和结构的重组。物理、化学等的近现代发展典型地体现了这一特点。西医学的近现代历史也有着这一特征。

此外，系统演变还存在着另一种较为罕见的方式，某些系统有着不断消除或减缓不稳定因素冲击的有力机制（从大系统控制论来看，亦即强有力的负反馈调节机制），使原有结构得以长久地延续下去，这类系统结构被称作超稳定结构。有研究表明：中国封建社会就是一个典型的超稳定结构。而中医理论体系也正有着类似的超稳定性。这只需举一个典型事例便足以说明这一点。中医学术发展史中，清代崛起了鼎盛一时，影响甚大的温病学派。这一学派有着核心人物和一大批追随者，形成了系统的，迥然不同于先前的理论和具体的诊治方法，然而，所有这些强烈冲击，并未引起中医理论体系质的改观，甚至没有伤动其核心——藏象学说的一丝一毫。持续了数百年的寒温之争，其实际结果仅仅是部分医家从此对热性病的诊治另宗新说罢了。这一现象的背后，正是中医理论体系的超稳定结构在起其作用。

**（三）维持超常稳定的机制** 一般说来，维持一个系统结构的超常稳定，常常要多重机制。结合中医理论体系来看亦然，前所论及的从观念到概念、方法等，都属于这类机制。如阴阳五行学说广泛而强大的包容性，既不利于人们发现新事实与旧理论之间的矛盾，又足以把人们在旧理论指导下获得的新经验、新知识纳入旧框架中。即使出现与旧理论抵触的新事实，粗糙、思辨的特征也常能削足适履，冲淡这种矛盾，减缓它们对旧体系的冲击作用。因此，起着旧体系卫道士、清道夫之功。除了前述已涉及的外，这类调节机制尚有：

**社会文化背景** 曾居住和游历过大陆、台湾、香港和世界多地，对中国和西方社会文化背景作过认真比较的孙隆基先生认为：较之西方，中国文化的“深层结构”是个“超稳定体系”[2]。作为社会文化的一个组成部分，或者说产物，医学在很大程度上受制于社会文化，对此，人们已阐述得够多了。我们也曾结合中国社会文化结构的演变趋势与中医学的发展作过分析，发现其间联系的种种事实或迹象。首先，一统的中医学术范式（理论体系）之确立，正好在于一体化的社会文化结构（表现为中央集权政府、书同文、车同轨、统一货币、法律、度量衡等）确立之后。这似乎提示，大一统的社会文化结构之形成，既敦促医界致力于消除分歧、建构“一统”的学科体系；而封建正统文化体系的确立，又为这一建构提供了思想指导和方法上的借鉴。

其次，秦汉之后的中国社会文化演变与同时期的中医学发展亦存在某种有趣的关系，表现出类似的特点。只不过相比而言，中医学的发展略呈滞后。例如，唐宋元时期是中国封建社会的鼎盛阶段，而同一时期的医学发展亦呈现出一派盛况，且这一势头一直延续到明末；明中叶及整个清代，中国封建社会及文化的超稳定结构呈僵化状态，明末清初起，医学发展亦出现呆滞趋势，陷入低谷。虽有温病学派等的崛起，但这只是前一时期医学发展势头的余波，是前期瓜熟，此时蒂落之表现。就总体而言，考据训诂，尊古薄今成为中医界研究之主流。可以说超稳定的社会文化结构是维护中医理论体系超稳定性的背景性机制，因为前者为后者提供了社会历史根源及思想文化背景。

**《黄帝内经》和《伤寒论》：医学研究的起点和终点**　前已论及，《黄帝内经》和《伤寒论》的问世，确立了中医学术范式，此后，历代都强调习医者先须精读《内经》，研习《伤寒论》。这本属正常现象。然而，出自维护封建社会稳定的需要，意识形态领域的一些经典著作被捧到了至高无上的地位，治学就是研习经典。此风旁及医界，遂使《内经》、《伤寒论》等的身价扶摇直上。特别到了明清时期，凡言医必本《内经》、仲景，已成一大风尚。且愈演愈烈，明末起许多医家还把治《内经》、研《伤寒论》视作为探索医学奥秘的同义语。《内经》等既是医学研究的起点，人们纷纷于中寻得研究课题；又是检验医学知识和实践经验的绝对标准和归宿，研讨的结论只有符合于其才能得到认可。它们俨然成了医学理论和知识的“终极”体系。科学是不承认偶像的，但一旦树立起偶像，出现了“终极”体系，则新思想必将被扼杀在襁褓中，创新冲动自然而然地蜕变转化为维护传统的思维定势，对新事实，对理论与实践的冲突医家们也就每每视而不见。这样一来，范式的变革缺乏了导火线和点火装置，旧有体系也得以长久地喘延下去。

**由儒业医——古代中医队伍的组织特点**　儒生是中国特有的知识分子，他们饱读诗书，谙熟儒家经典，有着统一的信仰，既成为社会结构中意识形态的主导力量，又是政治子系统中官僚阶层的替补大军。“中国医学为儒家一门大学问”（陈兼于《兼于阁诗话》）。仕途不意等因素常促使儒生们信奉“不为良相，便为良医”之说，转而业医。历史上，名医大半系习儒出身。这就为维护中医理论体系的超常稳定，提供了人员的保证。因为儒生尊奉先圣、习惯于调和，每每乐津于先人之说或旧有认识，恪守原有体系。即使有所探索创新，也只是在儒家学说框架内的尝试，他们不愿也不敢越雷池而妄动。因此，医家的行为意向及结果并不构成对旧有理论体系的怀疑和冲击。正是在这多重有力的调节机制维护下，中医理论体系两千年来呈现出持久而缓慢的、量方面的递增、膨胀，并无质的跃迁和结构上的变革，体现出超常稳定的特征。

## 三、熟透了的体系：必须越过的障碍

科学发展，往往就是对以往成就的扬弃或超越。

——无名氏

**（一）有效整合知识的架构** 世界上的事，许多是有着双重性的。中医理论体系的超稳定结构亦然。从医学发展史来看，中医理论体系的形成，对于中医学术早期的顺利发展，至关重要。它使得各医家获得了同一的学术范式，从而可协调各自的研究工作，交流相互的经验与认识；加之以元气论为基石，阴阳五行等为主要方法构筑起来的学科框架有很强的包容性。借助这一框架，上下数千年中无数医家的经验和认识都可以被网织成一体，有序地贯穿起来。甚至相背的认识，如“无虚不作眩”，“无痰不作眩”，“诸风掉眩，皆属肝”等皆能在这一框架中找到各自适宜的位置，相安无事地掺合在一起。相比之下，古印度、古希腊和阿拉伯医学正是缺乏这么一个为多数医家所遵奉和恪守的学科结构。因此，在它们那里，许多知识和经验只是像海滩上五彩缤纷但又极易被沙流冲没的零星贝壳，或过眼即逝的奇特烟云，无法集腋成裘地贯穿成一博大的学科体系。尽管科学就是知识（包括事实、定律和理论等）的集合物这一科学观已经显得陈旧和过时，然而，它也确实能在某种程度上说明一些问题。借此，我们可以说，中医学历史上的伟大成就，中医这一宝库的辉弘、丰富和多彩，正是有赖于中医理论体系这一超稳定结构的。从中，人们一方面获得医学实践的划一的出发点、类同的探视方向和方法；另一方面，探索中得出的新知和经验又可被包容于其中，从而表现为体系内涵的不断丰富增色，外延的日趋庞博扩展。这一发展态势亦即库恩所描绘的、典型的常态科学发展模式。

**（二）双重的特点** 然而，就像有学者在分析中国封建社会的超稳定结构时所认为的那样，一体化强控制曾带来了古代中国的高度繁荣和文明，但它同时也使这种社会结构隐蔽在一种历史的阴影之中，它把一个不断发展的活生生的社会结构僵固化了，……它那强有力的控制力量，有效地遏制着新生事物的萌芽。中医理论体系的超稳定结构也给今天的中医学带来了一连串的困惑和窘境。结构在基石和方法学方面的特点既有助于积累知识及经验，但这是以思辨为特征，以牺牲各具体概念的内涵的确定性为代价的。“而思辨主义一旦贯彻到底，就可以按原有结论概括无限事实”(3)。因此，实践中新事实和原有理论体系中旧观点的冲突就十分和谐地被“解决”了。一旦这一矛盾不存在，理论的创新和发展就必然是句空话。所以，人们发现：中医学的所谓各家学说争鸣中，新说主要是旧说量的“连续”，而不是质的发展。由于丧失了内涵的确定性，人们又注意到“中医理论发展过程中，极少创造新概念，而往往是将旧概念赋予新的涵义。”多少年来围绕这些概念展开的所谓“学术争鸣”，也无非是隔靴搔痒，毫无实际意义可言。通过分析，在现今的高等中医院校的同一本教材中，诸如“阴阳辨证”，至少可区分出四种不同的、甚至是相互矛盾的含义(4)。凡此等等，使这一理论体系日益成为填充经验的框架，而逐步丧失了它对探索未知的指导作用。

**（三）超越，历史的重任** 超稳定结构的中医理论体系一方面不断吸收和容纳医家们在实践中所获得新知识，新经验，并能在相当程度上同化其他学科，包括外来医学（如印度、阿拉伯医学）的内容。这些，反过来又充实着这一理论体系，使中医学呈现出持续然而缓慢的惯性发展趋势。这一发展总倾向，在文艺复兴后就表现为东西领先地位的迅速逆转，且差距呈几何级数般地倍增。此外，超稳定结构还带有顽固的排他性和麻痹性。由于存在着较强的缓冲和调节机制，对于无法同化的内容，往往显示出强烈的“排斥”反应，它导致了用现代实证科学手段研究中医基础理论几十年，收效与投入相比，微乎其微。非但如此，这一僵化结构和教条体系更遏制了人们的创新冲动及对新学科范式的追求。人们在读及中医理论体系时，每每自誉地赞其完整、独特，并强调中医学要独立发展，要突出“民族性”、“主体性”等，而对借助实证科学手段取得的成果许多人则横看不顺眼，竖看又失去了中医“特色”，或干脆予以否定。一份权威性的研讨中医发展战略的报告竟指出：“中医理论体系的现代化……即在中医阴阳、五行、脏腑、经络、精气神等核心理论不变的情况下，吸收现代科研成果，用现代语言加以表述，使其更加系统化、规范化、科学化，形成与现代科学体系相近的理论体系”[5]。姑且不论这种类同于用传统的木制梁椽结构建造现代摩天大楼的美好却又天真的设想是否可行和可能，仅就这一设想的出笼而言，它确实代表了相当多的中医学家的主观意愿。所有这些，恰恰反映了该体系强大的羁束和麻痹作用。我们知道，科学发展过程中，核心概念的替代常能触发学科范式的演变，而这两者都是学科突破性发展的主要标记。熟透了的理论体系的强大羁束作用正提示它本身便是阻碍学术发展的桎梏。历史上它曾经有过的促进与保证作用已不复存在。故大胆超越旧体系，重酿新构架，已历史地落在现代中医工作者的肩上，这一工作必将给中医学的发展注入新的生机。

## 第二节　整体网络

没有哪个理论或是任何理论的哪一个特征可以看作是绝对的和最后的。

——玻姆

严格地说，西方医学早期并不存在什么学科结构，它只是一个缺乏内在联系的不同学说和见解的大杂烩。文艺复兴后，特别是进入19世纪后，随着细胞学说的日趋成熟和生物学的科学化，细胞病理学、微生物学和免疫学等的创立，这些成就，孵化和催生着以生物科学为基础的近现代医学科学学科结构。加之各临床学科和药理学的进展，到了19世纪晚期和20世纪初，近现代医学学科的基本构架已经确立，从而触发了西方医学科学的整体连锁式的迅速腾飞。

### 一、稳定的构架，膨胀中的“躯体”

自然科学现在已发展到了如此程度：以致它再不能逃避辩证的综合了。

——恩格斯

**（一）原子论基石上的四大块**　有人认为，可以用整体网络来概括现代医学科学的学科结构特点[6]。这一描述有其一定道理。我们认为，现代医学科学是打上了原子论胎记的、借助还原分析和实证研究收集事实，以逻辑方法为主要建构手段建立起来的庞大而有序的知识与技术体系。它的基础是生物科学，“物理-化学”是它的核心。这一体系内部又可分成四大组成部分。包括基础医学、应用医学、医药工程技术和理论医学。除理论医学的分化与发展尚较幼稚和粗糙外，其他各部分悉已十分成熟和稳定。其中，基础医学的宗旨是研究人的生命与疾病现象的本质及其规律；应用医学的任务是寻找增进健康、防治疾病、延长寿命的方法与措施；它与基础医学虽然在研究对象和主要方法上存在着明显的区别，但在总体上两者是相互依赖和支持的。医药工程技术的特点是利用现代多种工种技术手段，以解决基础医学研究和应用医学实践中提出的种种问题，故它是为前两者服务的。理论医学则以医学科学及医疗卫生事业的本身（包括医学的任务、性质、特点，医学与社会和经济发展的关系，医学自身的发展规律、医学组织及其管理、医学人员、医学方法等）为研究对象，涉及面亦很广。它对其他三个部分有着直接或间接的影响。现代医学科学学科结构中这几大部分的相互关系可以下图表示：

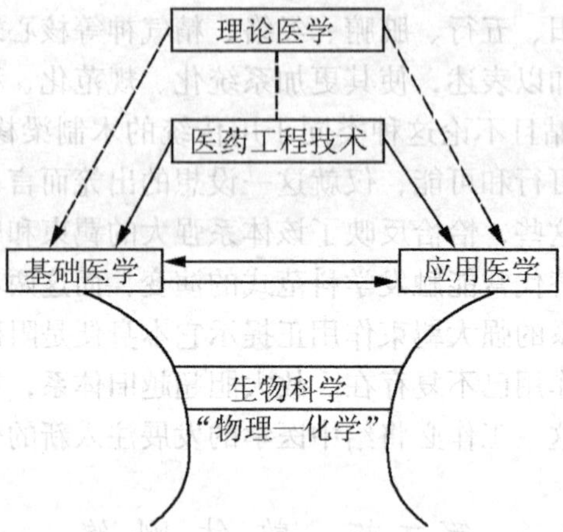


**（二）庞大的亚群，枝蔓的隔阂**　以上所述的四大部分，实际上每部分都有着各自庞大的部类或亚群，而各部类或亚群（或学科）中或迟或早地又都分化出了不少分支学科。四大部分的主要学科亚群（subpopulation）可见下表：

| 组成部分 | 主要亚群（部类或学科） |
| --- | --- |
| 基础医学 | 解剖学、组织学、胚胎学、生理学、生物化学、生物物理学、微生物学、寄生虫学、病理解剖学、药理学、医学遗传学、分子生物学、基因组学、病理生理学、免疫学、流行病学、医学心理学…… |
| 应用医学 | 临床医学（含内科学、外科学、儿科学、妇产科学、五官科学、肿瘤病学、传染病学等等）、预防医学、康复医学、临床药学、法医学、放射医学、特种医学…… |
| 医药工程技术 | 生物力学、生物材料、生物磁学、超声医学技术、激光医学技术、冷冻医学、医学影像学、纤维光学、医学电子学、核医学技术、人工器官技术、生物控制…… |
| 理论医学 | 医学导论、医史学、医学预测学、医学方法论、医学逻辑学、医学伦理学、医学社会学、医学经济学、医学行为学、医学教育学、医学人才学、医学法学、医学文献学、医学情报学、医学术语学、医学体系学、医学比较学…… |

现代医学科学学科结构中四大部分的分叉枝蔓正在迅速滋长增生中。据粗略统计，近年来，医学学科与其他学科交汇点上、各医学学科相互之间“结合部”和某些学科自身再分化

所生长出的或已具雏形的新学科，竟达410余种，令人目不暇接，且膨胀趋势，有增无减。这一方面体现了这一学科结构内涵的深刻、丰富，另一方面则导致枝蔓（各分科）之间的隔阂加剧，医学工作者一叶遮目、只秀一枝的倾向日益明显。学科体系内部“隔行如隔山”，不少对某一分支造诣精深者，却对其他分支学科近乎无知。这一形而上学倾向又加速了新兴分支学科的诞生。

**（三）多米诺骨牌效应**　多米诺骨牌效应借喻一类连动反应机制。一张牌桌上相依立着一排长方形的骨牌，只要碰倒其中一个，便会引发一连串的骨牌纷纷倒下。现代医学学科结构中亦存在着类似的情况。某一环节的重大变革，特别是作为基础部分的生物科学的重要突破，有可能激起学科结构多方面的改观。

20世纪初，摩尔根（Morgan）提出“基因”这一概念，认为它是生物遗传的基本单位，遂促使大批研究者投身于探求基因实质及其作用的学术洪流中。1953年沃森（Watson J）和克里克（Crick F）阐明了遗传的重要物质基础——核酸的双螺旋结构，标志着分子生物学的成熟。3年后，他们又提出遗传信息传递学说，着重说明细胞内蛋白质合成和遗传信息的传递过程。进入70年代，人们又发现了反转录酶、内切酶等等。分子生物学理论和应用方面的进展，导致了医学科学体系的链锁反应。不仅一大批医学分支学科接踵进入分子水平，诸如分子生理学、分子病理学、分子免疫学、分子药理学、分子遗传学等相继涌现，而且对许多主要疾病的认识和诊治也都逐步接近分子水平（或利用了有关的手段及方法）；如对于肿瘤发病机制，人们便提出了致癌RNA病毒侵入正常细胞，导致反向转录，使宿主细胞病变的新假说。对一些疾病，人们更借助这些手段，判明基因正常与否，并试图依此进行防治，从而出现了“分子病”这一新概念。再一方面，分子层次的研究必须借助相应的研究手段和方法，酶的切割技术，DNA修复技术等基因工程应运而生，这又直接促进了医药工程技术的发展。如今，医学科学学科结构的众多层面皆留有分子生物学演变所引起的连锁反应的痕迹。免疫学方面的重大成就同样带来了整个学科结构的一系列变化。

医药工程技术方面的较大进展或新手段新方法的引进，也常能明显地改变医学科学的总体状况，甚至引起革命性变革。显微镜的应用直接导致细胞的发现和细胞病理学的诞生，故倘若有人说没有显微镜就没有近现代医学科学体系，此话毫不为过。X线等的发现和运用于医学，也引起了医学科学领域一场不小的“革命”。电子技术、激光技术、CT、超声技术、磁共振（MRI）等的问世悉在不同程度上对医学中基础和应用的许多分支学科产生影响。这类连锁反应我们喻之为“多米诺骨牌效应”。

**（四）一个流变着的体系**　很显然，多米诺骨牌现象的存在说明现代医学科学不是一个超稳定结构，而是一个不断调整着、变动着的体系。从大系统控制论角度来看，它带有正反馈机制的特点，形成了与中医理论体系的鲜明的反差。

客观地分析，局部重大的突破或方法上的变革引起整体的跃迁，这正是现代医学科学结构体系的活力所在，借助多米诺骨牌机制，现代医学科学从自身来说，得以呈现出整体网络化发展趋势，因为动一发牵引全体，局部的重大变革可以激起整个医学体系的进步；就医学与其他科学或技术的关系来说，它又确保了医学科学和整个科学技术保持基本同步的发展态势，因为其他学科的重大成就或技术上的突破，都有可能折射到医学学科体系中的某一点，通过这一点尔后星火燎原。近一个世纪来，近现代医学科学的重大成就令人眼花缭乱，目不暇接，整个学科始终呈现出加速、再加速的发展势头，正是得益于这一机制的关键性保证作用。而之所以能建立这一套机制，又是和西医学理论体系的经验公有性及逻辑严密性维系在一起的。所有这些，是中医学中最为欠缺的。

## 二、失衡的重心，遗憾的冷漠

> 生物体的问题不是物理学的：它们既不是物理学的事情，又不是物理学的定义，也不是物理学的事实。它们是独特的生物学实在；它们在这样的意义上是"实在的"：它们的存在可以是生物学结果的原因。
>
> ——卡尔·波普尔

**（一）唯生物科学论** 近年来，强调医学不是纯粹的自然科学，而是两大科学部类（指自然和社会科学）相结合的产物，呼吁要注重从社会学、心理学等非生物科学角度对医学问题进行研讨的呼声日趋炽烈。医学具有社会科学的属性，这本是无须详证和强调的、显而易见的事实。而医界有识之士近年来反复论证、阐明这一点的背景性因素却正是西医学界对这一重大问题的普遍忽略或淡漠，也可说是针对时弊而发。导致这一忽略或淡漠的原因很多，其中，近现代医学科学学科结构的重心倾斜，全部依附于生物科学这一"唯一"基底，是其主要原因。

纵观西方医学的近代发展，从16世纪末起，西方医学便逐渐脱胎于自然哲学，仰仗生物科学的成就和方法，来研讨医学问题，并在认识健康、探讨疾病机制及其防治等方面不断取得重大进展。这些进展诱使人们一再强调生物科学对医学的决定性意义。却没有给医学科学的另一个重要支撑点——社会科学，留下应有的地盘。

**（二）人是机器？** 当时，笼罩在自然科学界上空的是机械唯物主义思潮，它要求人们肢解对象进行研究，不仅无须考虑有机体各组成部分之间的复杂联系，也可忽略有机体之间，包括人与动物，生命活动与一般理化反应之间的异同。当然，它更不要求研究生命活动及其健康和疾病问题时把社会因素也考虑进去。18世纪的法国医生拉美特里在《人是机器》一书中便写道："人是爬行的机器，是一架会自己发动自己的机器，一架永动机活活的模型，体温推动它，食物支持它，没有食物便渐渐瘫痪下去"[7]。较之动物，人不过"多几个齿轮"，"多几条弹簧而已"[7]。因此，根本没有必要考虑诸如社会、心理等问题。持有此类"人是机器"的极端论点的医家并不多。但为这类思潮操控的医家却占多数。他们把医学仅仅视作为生物科学基础上的一门自然科学，并有意识或无意识地排斥社会科学对医学的渗透，阻止医学科学与社会科学的靠拢。撇开社会科学来建构纯生物科学的"医学"学科结构，可以说是一开始便成了一种无法动摇的信念。而且，随着生物科学领域有关医学问题研究持续不断的进展，它更成了一种无形的传统。医学学科结构的重心失衡现象日趋明显。

**（三）人文学科缺乏症** 在经典的近现代医学学科体系中，人们很难找出带有社会科学印记的分支学科。即使在今天，现代医学科学已成了一庞大的学科群，其中，发展得比较充分，成熟或迅速，且备受人们青睐和重视的分支都是建立在生物科学基础之上的。虽眼下已涌现了一些从社会科学视野窥察医学问题的新兴学科，然而，此类学科不是草创不久，嗷嗷待哺；便是历史"悠久"，却发展十分迟缓，仍仅处于简单收集资料，陈述事实的阶段。而且，医学工作者中的绝大多数对这些学科不屑一顾，对这些学科的成就，也十分冷漠。国内的高等医学教育中，这类学科尚无一席之地，所有的专业教育，都是围绕着生物医学知识展开的。以医学方法论而言，命运亦类同，本教材编写则可谓是这方面的大胆尝试。以致国内有学者深表遗憾地指出：医学教育患了“人文（社会）学科缺乏症”。甚至有许多医学工作者不能接受医学科学具有社会科学属性这一事实。现代著名医学史专家西格斯（Sigerist HE）就曾感慨地这样说道，“当我说‘与其说医学是一门自然科学不如说它是一门社会科学’的时候，我曾经不只一次地使医学听众感到震惊。”[8]

**（四）必须增加新的支持点**　无须讳言，基于生物科学，现代医学在百年中获得了翻天覆地的变化。扎根于生物科学是它取得巨大进展的前提条件。然而，整个学科结构全部依托在生物科学之上，也使它付出了沉重的代价。学科结构的重心失衡，已越来越明显地制约学科的顺利发展。早在一个半世纪以前，纽曼就曾指出：“医学科学就其内在的固有本性来说乃是一门社会科学，只要对这一点还没有在实践中被认识到，我们就不能充分地享有它（指医学科学）的益处，就会是虚假的空壳。”[9]医学研究的对象——人，具有鲜明的社会属性，被马克思称作是“一切社会关系的总和。”健康和疾病问题，无论从哪个角度来看，都不只是个生物学问题，同时更是个社会问题。西格里斯也曾深刻分析曰：“医学的目的是社会的，它的目的不仅是治疗疾病，使某个机体康复，而且还要使人调整自己以适应他的环境，成为一个有用的社会成员。……每一个医学行动始终涉及两类当事人，医生和病人，或者更广泛地说，医学团体和社会。医学无非是这两群人之间的多方面的关系”。[8]因此，他展望道：“假如医学发展成为一门社会科学之后，医学就会对社会有越来越多的贡献”[10]，故西医学的学科结构有必要在重心上作出根本性的调整，既基于生物科学，又在社会科学中建立支撑点，如此方能与其使命及所研讨的对象的性质相吻合。

## 第三节　嬗变中的医学模式

在科学中，当一个模式不能适宜地解释所有资料时，就要修改或摈弃这个模式。

——恩格尔

医学，是人们在一定思想认识和观念指导下的实践活动。在这一实践过程中，一些基本观念主导着人们的认知行为，并作为可供参照的模式，通过医学教育或学术交流等传播途径，影响着整个医学界的社会实践。这一由基本观念组成的，可供参照的模式，人们把它称之为“医学模式”（medical model），又称“医学观”。它是一个重要的理论概念，可用以勾画医学科学和医疗实践的总体特征。不难看出，医学模式与学科结构（理论体系）有着密切的内在联系。可以说，结构是“静态”的、成形的；模式是“动态”的，主导人们实践的；有一定的学科结构，必然会有相应的基本观念，对人们的实践产生某种导向作用；这一过程反过来又有利于建构与之呼应的学科构架。因此，它们是从不同视角窥察到的同一问题的不同层面。

### 一、生物医学模式——文化上的至上命令

生物医学模式不仅要求把疾病视为独立于社会行为的实体，而且要求根据躯体（生化或神经生理的）过程的紊乱来解释行为的障碍。

——恩格尔

**（一）成为教条的纯生物论**　与学科结构相吻合，近代西方医学中占统治地位的是“生

物医学模式”。这一模式立足于生物科学基础，认为：各种疾病完全可以用偏离正常的，可测定的生物学（解剖的、生理的及生化的）变量来说明。因此，它要求医师只须根据病人身体检查的结果和理化测验所得的数据来诊治疾病，了解并解决各种医学问题。诚如美国的恩格尔（Engel GL）所指出：“这种模式的框架内没有给病患社会、心理和行为方面留下余地。”(11)甚至对“包括‘精神病’在内的所有疾病都用物理机制的紊乱来解释”，(11)而对“任何不能作出如此解释的障碍则必须从疾病范畴中排除出去”。(11)

这一模式对西方医学工作者认知实践的影响是巨大的、根深蒂固的。恩格尔指出：“在我们（西方）的文化中，早在医生们接受职业教育以前，他们的态度和信仰系统就已受到生物医学模式的影响。因为这种模式已成为一种文化上的至上命令，它的局限性易遭忽视。简言之，它现在已获得了教条的地位。”(11)很显然，生物医学模式的形成及其教条化，是与近百年来，医学领域基于生物科学的进展所获得的一系列辉煌成果分不开的。但是，社会的进步和科学及医学的发展，却暴露出生物医学模式越来越明显的缺陷。发端于少数学者的责难，摈弃旧模式，需要并寻求新模式已演变成一个意义超出纯医学领域的世界性的学术思潮。它激起了人们的普遍关注。

**（二）显而易见的局限性** 生物医学模式引导医学家们在过去的探索中“取得了意料之外的成功，但也付出了代价，因为它造成了许多问题。”首先，生物医学模式在精神疾患和心因性、功能性病症方面束手无策，而这类病症目前占了临床疾病构成中的很大比重。根据生物医学模式，有这类障碍者，不是被拒于“病人”之列外，便只是斥之为“思想问题”，或笼统冠之为“神经官能症”。其次，即使在那些原因基本明确，病理变化比较清楚的躯体疾病方面（如结核病、冠心病等等），生物医学模式也无法畅通无阻。如在现代工业社会，居于前三位死因的心血管疾病、肿瘤和脑血管疾病中的发生发展中，心理紧张、人格差异、行为不良（如吸烟）和环境污染等都起着极其重要的作用。光靠生物学手段想要解决这类疾病的防治问题，显然鞭长莫及。至于那些日趋增多的主要由社会因素所造成的医学问题，如吸毒、酗酒、饮食失节、艾滋病、自杀、交通事故、公害、及家庭破裂等所引发的疾病问题，更非生物医学模式所能解决。

许多有代表性的调查评价结果同样揭示了生物医学模式的局限性。例如，美国波斯顿市市立医院的一项研究表明：门诊患者中，判定主要是躯体（生物）因素的占75%，主要是心理因素的占4%，纯粹是社会因素的占9%；躯体性因素的患者中又有67%的人其病症与社会心理因素有关。日本的池见酉次郎的分析也提示：初诊病人中，单纯生物学因素的占36%，因于生物、心理、社会因素综合作用的也占36%，因于生物、心理、社会、伦理因素的占8%，单纯心理、社会因素的占20%。尽管这些调查都是在普通医院门诊中进行的，它并不完全代表社会上疾病构成的确切情况（因为有不少源于社会心理等非生物因素的病症有可能被排斥在普通医院的大门之外），然窥斑见豹，仅这些数字也足以说明摈弃旧模式，寻找新模式已是现代医学发展中的当务之急。它与医学学科结构应在社会科学中确立自身的支撑点的趋势是吻合的。诸如社会医学、心身医学、行为医学等介乎生物医学与社会学、心理学等的新兴学科的诞生或发展，更加速了“召唤”新医学模式的进程。

**（三）需要新的模式** 正是在这一背景下，二十多年前，恩格尔撰文提出以生物-心理-社会医学模式（biopsychosocical medical model）来取代原先的生物医学模式。这一重要倡导立刻激起了普遍反响，人们尽管对这一新模式是否就是现代和未来医学的理想模式，并未取得完全一致的意见，也有人对这一模式提出了批评或修正，如池见酉次郎便认为在这三个要素基础之上，还应加上“伦理”因素（即生物、心理、社会、伦理医学模式），国内也有人指出这一新模式仍带有心身二元论的残余，且不足以解释全部的疾病现象，概赅所有的医学问题。[12]但人们都欢迎它，肯定其意义，认为至少比目前仍占统治地位的生物医学模式要合理得多。因此，寻求并确立新的、更为合理和科学的医学模式，成为现代医学科学发展中一项重大、迫切且艰巨的任务。

## 二、可供借鉴的范例

哲学问题是没有时代性的，问题本身并不需要现代化，但提出的方式，处理、了解的方式，却有时代性。

——成中英

原先人们并不关注和计较中医的模式问题。随着舶来的“模式热”，中医学中的这一问题也很快成了研讨的“聚焦点”。研究者普遍认定对于现代或未来医学模式的选择确立，中医学提供了一颇有借鉴意义的范例。

**（一）环境-形神：中医学模式的主旋律** 中医学中，找不出“模式”两字，但寻绎从《内经》起，迄止今日的医学文献，都可依稀辨出一个贯穿始终的传统。即立足于环境（天），着眼于形神（人），来认识和解决一系列医学问题。这一传统可视作为中医学模式的基本精神。它是建立在前述的一些基本观念和方法根基之上的，体现了中医学学科自身的统一性，由此也显示出许多特点。

中医学历来认为，它所探究的对象，不是只具躯骸形质的“人体”，而是“形神合一”，“形神相即”的“人”。也就是说，是形（生物形体）神（精神心理）体用合一，互相作用的人。由于人生息于天地之间，时空之内，形神机能不可避免地受诸周围环境（包括自然与社会）的影响，故置人于自然、社会环境的变化中，来分析考虑其机能状态，并结合环境变化诸因素，进行诊断、治疗、预防（保健）等一系列医学实践，便成了中医学的最基本原则和一贯的传统。如把这一思想“译”成现代术语，可谓中医学具有自然、社会-生物、心理医学模式。

**（二）贯穿始终的精神** 这一模式的基本精神贯穿于整个理论体系之中，如就病因而言，著名的三因学说中，外因主要是讨论自然因素对生命过程的影响，内因与不内外因则涉及社会、心理（行为）等多方面，且后面这些因素素来被认定为可导致疾病发生、发展的常见而主要的因素。

中医诊察疾病的过程同样是在这一原则指导下进行的。《内经》反复要求医家诊病“必知天地阴阳，四时经纪，五脏六腑，雌雄表里，……从容人事，以明经道；贵贱贫富，各异品理；问年少长，勇怯之理，……”“必问饮食居处，暴乐暴苦，始乐后苦，皆伤精气，”“凡诊者，必知终始，又知余绪，切脉问名，当合男女，离绝菀结，忧恐喜怒……。”认为：“诊病不问其始，忧患饮食之失节，起居之过度，或伤于毒，……何病能中?!”这些论述都体现出认识上的一贯性。

中医治疗学也为上述精神所主导。人们强调治疗时须贯彻因时、因地制宜治则，考虑时空差异。《素问·异法方宜论》等是针对此而发的。与其同时，还须注意参佐个体的禀赋特点、人格心理特征、精神情感状态、经历遭遇、喜乐好恶及习俗风尚、社会政治和经济情况和地位等，故又有因人制宜治则。且在治疗过程中，主张要注重建立和保持积极的医患关系，调动患者自身健康向上的精神心理，以避免“标（医生）本（病人）不得，邪气不服”，“精神不专，志意不理，外内相失”等治疗失败的结局。所有这些也都体现着上述医学模式主旋律。

即便在养生领域亦同样。《灵枢·本神》曰：“智者之养生也，必顺四时而适寒暑，和喜怒而安居处，节阴阳而调刚柔，如是则僻邪不至，长生久视。”《素问·上古天真论》中又反复强调“形与神俱”，认为“恬淡虚无，真气从之，精神内守，病安从来。”“法于阴阳，和于术数，饮食有节，起居有常，不妄作劳，…便能尽终其天年，度百岁乃去”。可见，其中亦渗透着上述模式的宗旨。

通过寻绎分析，我们可以说中医学具有环境-形神医学模式，其基本精神与中医理论体系的总体特点水乳交融，从而成为一个纵贯两千余年的传统，主导着人们的医学实践活动。

**（三）一个很有价值的参照范本**　中医学模式与新近提出的生物-心理-社会医学模式，在基本点上是相通的。这首先表现在两者都不把“人”视作为一个超然独立、与世无关的实体，而是把他看作社会环境中的一员。因此，认识健康与疾病，不仅着眼于个体，也关注人与周围环境的相互联系及影响。其次，两者都注意到精神心理因素在个体健康与疾病发生中所起的作用，都认为生物机体的异常，不过是疾病众多环节中的一个，充其量只是个体病态的一大方面的条件。这些，也正是它们与生物医学模式的根本分歧所在。它们有助于医学这把“镜头”真正对准活生生的人，而不是一架生物“机器”，一头动物，或一些理化过程。敦促医学工作者把探索注意力，从单纯的“病”转移到既注重生病的“人”，又考虑他所患的“病”。因此，它要求人们注重医患关系，注重发生在诊治过程之始终的人际交往。这些，正是它们优越于传统生物医学模式的地方，也是两者的合理性和科学性所在。

然而，两个模式尚同中有异，存在着某种质的区别。这差异一是表现在“环境”和“社会”问题上，环境与社会并非只是措辞不同，而有实质之别，社会只是环境的一组成部分，并不足以概赅环境。相反，环境却包括了自然环境和社会环境。中医学讲“天人相应”时，这个“天”既指日月、天地等自然世界，同时也把政治、经济、文化等人造世界（社会）也赅之于内，它泛指人的整个生态背景。而“自然”与“社会”，就像研究它们的自然科学和社会科学一样，两者虽有交叉和联系，却不能混作一谈。现已有大量而充分的研究资料揭示自然界众多因素影响着人们的生理病理过程。因此，要获得最佳成效，医学研究就必须考虑到众多自然因素。

其次，尽管恩格尔在提出新模式时，着力批判了传统生物医学模式的身心二元论倾向。然他所倡导的医学模式中依然残存着这一痕迹。社会，心理，生物这三要素并不是并列的。其中，身（生物）心（心理）对于健康来说，更为直接和密切些，社会要素只有在作用于身心之后才能发挥作用。且它们之间的层次不一，社会因素更多地属于背景性的影响因素（如同自然因素一样）。而心和身两者则又有着体用和交融关系。因此，并列的陈述仍未摆脱身心二元论的阴影，并容易导致人们不分亲疏和主次地看待这三者。相对说来，环境——形神这种陈述方式（或者说自然、社会-生物、心理医学模式）从理论上看要合理些。

最后，必须指出的是：中医学模式作为一种主导性的哲学观念，与人们新倡导的医学模式有着相通之处，甚至更为合理的地方。但是，它毕竟是与处于前科学阶段的中医学的总体特征相呼应的，较之新医学模式，有着历史性缺憾。在许多方面，它仅仅提供了直观，粗糙的观念，且过于朴素和笼统，只是璞玉浑金，只有经过现代科学精神的冶炼和升华，才能充分有效地发挥其现实的指导作用。

## 参　考　文　献

1. 菲利普·弗兰克. 科学的哲学. 上海人民出版社，1985，61
2. 孙隆基. 中国文化的“深层结构”. 华岳文艺出版社，1988，10
3. 程伟. 超稳定——中医理论发展特点的思考. 医学与哲学，1987，8（9）：19
4. 何裕民. 中医辨证层次新议. 医学与哲学
5. 全国中医学会. 中国科协2000年的中国研究办公室《2000年的中医药》，20
6. 徐维廉，等. 试论现代医学发展的整体网络趋势. 医学与哲学，1987，（11）：4
7. 拉美特里. 人是机器. 参见：西方哲学原著选读. 下册，105、107
8. 阮芳赋. 医学新论. 哈尔滨：黑龙江科技出版社，1984，66、163
9. H. P. 恰港特，等. 医学社会学. 上海人民出版社，1987，20
10. 西格里斯. 医学对文化进步所作出的贡献. 第十四届国际医学史大会上的演说，罗马，1954
11. Engel GL. Scienle，1977，196：129
12. 何裕民. 中医学模式及其现实意义. 医学与哲学，1983，（8）：41
13. 伊安·G. 巴伯. 科学与宗教. 成都：四川人民出版社，1993
14. 张浩. 思维发生学. 北京：中国社会科学出版社，1994
15. 李志林. 气论与传统思维方式. 学林出版社，1990
16. 陈奎德. 怀特海哲学演化概论. 上海人民出版社，1988
17. 江晓原. 天学真原. 沈阳：辽宁教育出版社，1992
18. 陈晓主编. 中医古典理论精华. 北京：中国协和医科大学出版社，2004
19. 何裕民主编. 中医学导论. 北京：中国协和医科大学出版社，2004

# 第七章　诊断中的方法论

医学，不是上苍的恩赐，不是圣人的杰作。它随着人类痛苦的最初表达和减轻这痛苦的最初愿望而诞生，随着征服疾病的反复尝试和了解人体奥秘的反复探索而成长……

——作者题记

通常，人们所说的“医学”，概指“医学科学”和“医疗卫生事业”两个既有区别，又相互关联的部分。迄今为止，临床医疗仍是医疗卫生事业的主体，又是医学科学的源泉和归宿。本章便以比较的方式，重点讨论中医临床诊断中的方法论问题。

## 第一节　临床活动：医学的摇篮

有了人类，就有医疗活动。

——巴甫洛夫

疾病几乎与生命一样古老，医疗活动也许比人类还要更早。毫无疑问，最早的临床活动是摸索性的。当人们最早体验和观察疾病反映出的各种表现时；当人们最早使用植物、矿物来涂抹伤口或因为痛苦而盲目内服时；当人们使用石器取出异物、放血、切开脓肿时，他们只是匆匆忙忙地应急，盲目而又窘迫。对此，中西医学皆莫能外。

### 一、摸索性经验性：临床医学的方法论特点

认识的获得必须用一个将结构主义（structurism）和建构主义（constructivism）紧密地连接起来的理论来说明，也就是说每一个结构都是心理发生的结果，而心理发生就是从一个较初级的结构转化为一个不那么初级的（或较复杂的）结构。

——皮亚杰

**（一）临床的窘迫**　即使今天，我们已经有了系统的医学理论和丰富的临床经验，但仍未完全摆脱摸索实践的窘迫，人们现在仍在陆续发现许多新的疾病，即使对于已知的疾病，许多方面的认识还有待深化。然而，病总是要治的，病人要来求医，不管医生是否“认识了”他的病。临床诊疗不能等待基础医学把未知因素全部弄清再去诊治，而往往要试探着利用其他经验来解决问题。因此，摸索性、经验性是临床医学不同其他科学活动的一大方法论特点。

摸索实践是医药理论的源泉，它主要表现在两方面：一是对临床相的观察导致病理机制研究的展开。所有疾病都靠临床来发现，一切疾病在活体上的表现及其变化规律，即“临床相”，也得靠临床活动加以确认。张仲景的《伤寒杂病论》、李杲的《内外伤辨惑论》，就是中医学在这方面的典范。20世纪60年代的库鲁病（Kurn，新几内亚震颤），70年代的军团病（Legionell），80年代的获得性免疫缺陷综合征（AIDS），新近发生的传染性非典型性肺炎（SARS）等等，也都首先发现和鉴别于临床，再由基础学科研究其本质。二是疾病防治手段和技术的发明，导致药理、药化等多种学科的进步。瓜果蔬菜治疗坏血病、动物肝脏治疗恶性贫血的经验

成为维生素 C 和维生素 $B_{12}$ 发现的里程碑，勃朗-塞夸以动物睾丸提取改善人体状况的尝试系内分泌学之先声。临床摸索的有效经验为基础研究提供了课题。中医学的情况亦大致如此。

当然，探索渗透着理论。为什么中国古代能发明针灸治病、发现经络病候，却不能充分发展化学疗法，在多种偶然之中，大约也寓寄了文化选择的必然结果。

**（二）母体分化** 临床诊疗活动几乎是人类早期医学的全部内容。最初，人们对生命、健康、疾病和死亡的认识神秘而又模糊，零星的本能医疗挟杂在巫术之中。后来，随着医疗经验的不断积累，医药知识逐渐丰富，首先在临床上产生分化，中西医学都出现了早期的产科、儿科、眼科、外科等等。这种分化总的看来是大同小异，中医学临床在元代分化最细，达到了13科，其中，既有按病患性别、年龄划分的；又有根据病症部位、性质划分的；有的则根据治疗手段。西医学临床分科基本根据5种标准：治疗手段、治疗对象、病变所在系统及部位、病种和疾病诊断科室（如放射、超声波等）。相比之下，中医学是缺少疾病诊断分科，这与它和现代科学技术的结合程度有关；二是西医学分科更为精细，不论利弊如何，其分化趋势还在继续，它与知识量的大小有关。

临床医疗在应用方面继续分化，西方先是预防医学的分流，后是特种医学的问世和康复医学的诞生。预防医学的分出，是以微生物学、免疫学、流行病学的成就为前提，以各种传染病的减少和消除为目标，以人均寿命的明显提高为结果。中国古代很早就提出了“治未病”的思想，搜集了避疫防病的方药，甚至最先发明了人痘接种术，为什么最终没有走向预防医学，除了经济、社会等外在原因外，预防医学本身比临床治疗更依赖于对健康和疾病的具体机制研究，而中医基础理论更多的是一些哲学演绎，则是其内在因素。由于农业自然经济的局限，除法医学外，处理特殊医学问题的特殊医学，如宇航医学、高山医学、海洋医学、运动医学等没能分化出来也是必然的。至于康复医学，在西方能与预防和治疗相提并论，并发展成为新兴的应用学科，是近四十年以来的事，它通过物理疗法、体育疗法、作业疗法、生活训练、技能训练、言语训练和心理咨询等多种手段，以期伤残者、慢性疾病患者、低能畸形儿童、老年人和手术后患者获得最大限度的恢复。与此相应，中医学的养生学经过几千年的实践和发展，已形成颇为壮观的独特体系，孕育了形形色色的养生学派、竞相争辉的养生学家、浩如烟海的养生文献。二者虽然内容目标有所不同，许多方法却可以相互通用，且中医学更注重于经验性操作方面，如中医养生强调静神、动形、固精、调气、食养、药饵等等，都是十分可取的。气功、按摩、太极拳等业已风靡全球。

在西方，临床医疗的大温床里孵化出争芳斗艳的基础学科，是文艺复兴后逐渐实现的。这里有物理学和化学学派的功绩，也有维萨里、哈维、莫尔干尼、贝尔纳、巴斯德、施旺、科赫、班丁、巴甫洛夫、克里克、华生等科学家的贡献。如今，基础学科之繁多，作用之显赫，已成为推动医学进步的主要动力。遗憾的是，中医临床实践活动没能孕育、分化出真正的基础医学，也就建立不起真正的加速发展机制。

## 二、临床：形成要求，作出判决

社会的需求往往比十所大学更能促进学科的发展。

——恩格斯

**（一）客观需求** 诺贝尔奖授奖史提示，近百年来医学科学大致在三个方面涌现了成批的重大突破。一是大多数传染病因的阐明及其防治手段的改进；二是各种维生素缺乏病病因的提示和防治方法的解决；三是分子生物学的成就和数以千计的分子病的发现。医学突破何以出现“成批”效应？它与科学集团的主攻方向有关，而主攻方面又往往为临床医疗直接所决定。只有深入临床才能痛切地感受到基础理论的缺憾和防治手段的不足。20世纪以前，医学的主要难题是各种传染病的防治，它们犹如高悬的利剑，随时威胁着人类的生命。这样，基础医学和预防医学都以传染病的发病原因、机制和防治办法为主攻目标。20世纪50年代以来，恶性肿瘤和心血管疾病成为危及人类健康的大敌，人们渴望其防治能像传染病和维生素缺乏症那样大为改观，但至今尚未如愿。该局面深刻反映了现代医学在解决这类难题方面的严重不足。因为这类疾病与遗传类型、机体状况和内外环境的相互作用密切相关，分子生物学的成批突破和生物医学模式向生物-心理-社会医学模式的转化代表了这一趋向。

中医学的发展也是这样。金元时期，刘、张、李、朱四大家各据自己的临床心得与经验，阐发新说，自成一家，遂引起轰轰烈烈的医学争鸣。中医史上旷日持久的寒温之争，也是围绕对人民危害最大的热病展开的。临证经验激起了争鸣，争鸣带来了进步。虽然中医发展受到经验医学本身的束缚，没有出现突飞猛进和重大突破，但临床医疗一直把面临的难题暴露在光天化日之下，浩瀚的热病文献就是人们普遍关注的结果。

**（二）判决性检验**　临床是客观的实践活动，它还可以说是医学发展的检验尺度。不仅某些基础研究应该由临床来最终检验，重大的战略决策、颇有苗头的治疗方法、新药投产、诊断仪器等使用价值的评定，临床检验都是必不可少的。

1970年我国提出若干年内攻克“老慢支”的决策，耗费了大量资金，收效甚微。当时，我国对呼吸生理的研究几乎是空白，对慢性阻塞性肺部疾患的病理生理研究也十分薄弱，把希望寄托在筛选有效中草药上，企图找到一些能一举攻克“老慢支”的灵丹妙药。一时间各地竞献方药，出现了万马奔腾的局面。先是从“万马”之中挑选了“十八匹马”，跑到后来剩下“两匹马”（指当时筛选出来的中草药），最后得到的是紫花杜鹃素等一两种镇咳祛痰的有效成分，其疗效并不比40年代已知的药物强多少。临床医疗最终否定了那种纯以经验为主，把希望寄托在偶然发现上的做法。曾经红极一时的“鸡血疗法”、“耳针疗法”等等，都由临床最终确定其疗效及其应用范围。

此外，许多药物包括西药的被淘汰，或意义被否定，也大多依赖临床实践的结果，或临床运用效果不确定，或发现了严重的毒副作用，或权衡之下，弊大于利。所有这些，说明临床诊疗对于医学科学和医疗卫生事业的举足轻重。

## 第二节　病和病人：特殊的实践对象

> 了解什么样的人得了病，比了解他得了什么病更重要。
>
> ——希波克拉底

实践对象是学科确立和社会分工的标志，其不同侧重和微细差异往往是两种体系的分水岭。我国唐代名医孙思邈曾指出：“上医医国，中医医人，下医医病”。上述希氏之语其义亦然。这些代表了一种医学特征，说明这个时代重视的是“生病的人”。文艺复兴后，随着科学实验和分门别类的研究，西方注重疾病研究，病种逐渐被分得越来越细，西医学又进入了另一时代，表现出高度重视“人的疾病”的特征，病人与病的关系也许是中西医学临床比较的一个着眼点。

## 一、实践对象的二重性

把人分割为身体和灵魂，感性和非感性的本质，只不过是一种理论上的分割，而在现实中这种分割是不存在的。

——费尔巴哈

**（一）生病的人**　毋庸置疑，“生病的人”是临床医疗的服务对象。既然是人，就要考虑其年龄、性别，生长发育、遗传、代谢等生物学属性，气质、性格、情绪、智力等心理学属性，社会经历、人际关系、经济地位、生活方式等社会学属性，以及季节、气候、地理位置、空气、水源等自然环境的影响。这些不仅对寻找病因、协助诊断、指导治疗有重要意义，而且规定了基础医学研究的思路和方法。当代，在生物医学模式向生物-心理-社会医学模式转化的过程中，人们越来越清醒地认识到，一个只懂得看“病”不理解“病人”、只懂病人生理不懂病人心理的医生如同“兽医”，绝不是个好医生。同理，一个只懂得人的自然生态不懂得人的社会生态的医学工作者也不是一个真正的医学家。

**（二）人生的病**　反之，一个医生如果不认识“人的疾病”，那也将一筹莫展。诊断、预防、治疗疾病是临床医疗的重要任务。各种疾病虽然依附于人体，受制于环境，但它们有着各自发生发展过程以及规律、病因病理之联系，性质和表现的差异、诊断与治疗的区别，因而又是相对独立的。医生要治愈病人，就必须设法消除疾病，包括缓解症状和体征，促使形态改变逆转，直到解除病因为止。迄今为止，人们对许多疾病已经有了特效疗法和成功的防治手段，而且还将沿着这条道路，为完成人类防病治病的远大目标继续努力。

医学实践对象的二重性表明，临床过程是为病人治病的过程，既要考虑“人的疾病”，也要考虑“生病的人”；病人是医疗活动始终面临的对象，疾病是临床诊断和治疗的目标。

**（三）不同的侧重**　虽然早在《内经》中就已经探讨病因病机、疾病的发生和传变，甚至在隋代就出现了像《诸病源候论》那样的讨论病候机制的专著，但那些主要是思辨和臆测的产物，缺乏严密的科学验证。今天仍被人们视为特色的“辨证求因，审因论治”，实际上是分辨症状及其组合以确定病因、病位、病性、病势以及治疗。它深深地烙印着那个时代给我们留下的思维定势，即以表测里、由果析因的传统。显而易见，该前提下的“病”基本上与“症”的认识相当，是病人的某种不适感受，故人们常以某种“主症”来统摄“病”，如腰痛、黄疸、消渴等等。在这种情况下，“医病”的医生如果只是“头痛医头，脚痛医脚”，自然是下乘的。而“医人”的医生则要考虑患者的地理环境、社会地位、季节气候因素、体质情志状况等等，要分辨疾病过程中的病人状况，势必比单纯的分辨“主症”具有更深层的意义。

“还原论”观念和实验分析方法使近代西医学开始分门别类地研究人的疾病，对疾病的认识迅速深化。这主要体现在四个方面：一是病因学的进步，如微生物学的发展，不仅为传染性和感染性疾病的分类研究提供了依据，而且使机体、病原和治疗之间的相互作用能够进行客观公允的考察，从而抛弃了各种臆测性说法；二是病位研究的深入，由于解剖学的进步，显微镜和各种检验技术的发展，近、现代医学对疾病部位的认识逐渐从系统水平到器官、组织、细胞、亚细胞、分子水平，从而对多数疾病的病位有了更深刻的认识；三是病理学的发展，使人们能够从功能、形态和代谢三方面来考察各种疾病的病理改变及其发展演化规律；四是病程研究的深化，由于流行病学方法和实验方法的广泛运用，对各种疾病的发生、发展过程和变化趋势，以及阶段的病变特点，有了较为明确的认识。总之，疾病研究终于突破了“表象经验+主观臆测”的原始状况，进入了一个新的历史时期。

## 二、个体化医学与群体化医学

比较而言，把中医学称为个体化医学，西医学称为群体化医学，是有其一定依据的。

——作者题记

**（一）个体化特征** 中医学临床诊疗的个体化特征表现在：症状、体征上的差异，常构成不同的病证，从而可运用不同的疗法，即因证变法、随症加减。究其根源，是因为她一切从个体出发、从临床现象着手，常综合了多重因素，却相对缺乏对疾病本质和规律性的认识，缺乏群体调查和科学实验的方法。然而，个体比群体更直接，现象比规律更丰富。因为个体是现在直接面临的病人，群体是大多数出现频率较高的与本质规律相关的临床表现。或者说后者疏忽了一些不该忽视的东西，并为医生和病人之间隔上了一层人工的玻片（规律是主观形式）。但尽管如此，决不意味着探讨疾病规律是画蛇添足，相反，我们必须在重视疾病规律，即从事群体研究的同时，探讨支配偶然现象的其他因素，亦即落实到具体对象身上（个体化）。比如同样条件，为什么有人生病有人不病？同种疾病，为什么有轻有重，恢复有快有慢，预后有好有坏？凡此等等。

**（二）证：众多因素的整合** 辨证论治是中医学诊疗个体化的集中表现。关于“证”，目前说法同中有异。我们认为，证是具体病人在病变过程的某发展阶段，多方面的病理特性（涉及疾病本质规律和非本质规律）的概括。通俗地看，把它视作为各类临床表现的代称亦无妨。因而，“证”可看成一组受整体观念支配的多因素作用下的临床表现。其中包括：①疾病某发展阶段的主要矛盾冲突；②多种疾病的综合效应；③个体、环境、治疗等因素的制约等等。这也提示，现代医学对疾病规律的研究不是太多，而是大大不够；现代医学研究不仅从具体（病人）到抽象（疾病）的研究疏漏不少，从抽象到具体（临床过程）的探讨也很欠缺。

**（三）疾病：剥离出的理想化模型** 称西医学为群体化医学，是因为大凡某一疾病，其发生发展都有一定的模式可循，诊断是各种框架的对号入座，治疗也是规范化的。这些模式、框架或规范、与群体研究密不可分。这是实验医学的特征，也是个体经验转向群体实验、具体病人转向抽象疾病的研究方式的必然结果。科学实验通常是受控的，实验结果是在排除了某些干扰因素（偶然的或次要的）的前提下取得的，而且要大样本分组对照，经统计学处理才得以承认。这样一来，疾病就从具体病人身上被剥离出来，成了一种理想化的模型。而真实的疾病却千差万别，总是个别地、特殊地、具体地存在于病人身上。群体化医学的诊断过程就是把感知到的临床资料，筛选性地与书本上现成的各种疾病模型进行“匹配式”搜索，直到较为近似地“般配”为止；然后采取相应的治疗措施。如果遇到比较复杂的临床表现，采取搜索性多元选择，即与几种疾病模型嵌合，或对症处理。次要或偶然的临床表现则忽略不计。这种临床医疗模式虽然具备一定的理性程度，但其弊端显而易见。将来的临床医学怎样发展？是现在形式的改良，中西医学的互补，还是一个崭新的升华？值得进一步探讨。但至少有一点毋庸置疑，即随着医学的发展，出现了群体化医学向个体化医学“复归”的态势。有人认为未来医学将是高度个体化了的医学，这符合认识深化的一般规律，当然，应该着重指出，这种复归不是回到原来的出发点，而是跳跃到原出发点之上的更高层次。

## 第三节　辨证与辨病：诊断中的认知过程与方法

一旦确定了目标，方法和手段就像过河的“桥”，渡津的“船”一样，至关重要。

——无名氏

严格地说，疾病的诊断包括两方面内容，一是各种诊断模型和标准的制定，即疾病理论的研究过程；二是根据现实的疾病资料，按照疾病的模型和标准进行临床判断和检验，即疾病理论的运用过程。我们先从第一个问题谈起。

### 一、诊断的理论负荷

每个人看到了以他自己的方法所能看到的东西。

——比契特

**（一）诊断：对病症理论的一种符合**　就临床医生而言，作出正确的诊断是至为重要的。然而所谓正确的诊断，其实质不过是对某疾病理论的一种符合；而疾病理论则是人们的主观认识对疾病现象的划分或对疾病本质的接近。形象地说，疾病诊断过程如同旅行者手持一幅地图在判断他当时所处的位置；疾病验证过程如同绘图员通过各种测量手段描制旅行所需要的地图。

“诊断”（diagnosis）一词源于希腊文，意思是“辨别”或是“识别”。疾病诊断学（diagnostics of disease）在17和18世纪英语的应用上指的是依据疾病的特征而识别疾病。诊断在《内经》中称诊法，主要包括望、闻、问、切四诊，如《素问·疏五过论》中就有“凡欲诊病者，必问饮食居处，暴乐暴苦……”等语。确切地说，诊断实际上是一种基本的医疗思维活动，是明确表达一种完整的思想形式。临床中，医生对患者及其陈述和体征进行观察、实验（化验）和体格检查等，是“诊”的过程；尔后进行临床分析综合，形成正确的结论，则是“断”的判断过程。最后用治疗或其他手段对诊断结论进行检验，看此假说（结论）是否正确，实际上是证明的过程。中医学辨证论治的辨证实质上就是一种诊断。

虽然中西医学诊断的对象都是疾病过程，中医学的诊断内容主要包括四诊、八纲、辨证三大部分，三者互相联系，环环相扣，形成了一个完整的中医诊断体系。而西医诊断学除了问诊、检体诊断外，还有伴随自然科学发展而逐步建立起来的实验诊断技术及各种先进的器械检查，如X线诊断、CT诊断、放射性核素诊断、电镜诊断等等，这正是中医学在检测手段上需要借鉴之处。

**（二）点、面、线的透视**　构筑疾病模型需要“基本要素”，如同建造房屋需要材料和骨架一样。为了论述方便，我们引进点、面、线的概念。所谓点，指疾病征象在时间和空间上的间断性，即单一的症状、体征或检验结果，它们是组成疾病模型的基本材料；所谓面，指疾病征象在某一时间片断（或点）上的空间分布，即同一时间内所有病征的排列组合；所谓线，指疾病征象在某空间范围内的时间分布，即某些病征在不同时间内发生、发展和演变的过程。后二者是构建疾病模型的骨架。

限于认识水平，中西医学对于症状、体征和检验结果等经验材料的搜集，其深度和广度存在较大差异。中医学搜集疾病资料以直观为主，常局限在表象经验范围内，更多地依赖病人的主观感受和体验。西医学在直观基础上，搜集疾病资料，又借助于科学仪器和实验检测，其经验材料有一定的深度和广度，尤其是搜集了相当数量的能够反映疾病本质的经验材料，为疾病模型的建立提供了更全面、更深刻的事实基础。总之，在“点”这个要素里，西医学的病征集合体较中医学为大。当然，中医学的有些认识也有更细致的方面，例如区分黄疸为阳黄、阴黄，辨别斑疹为顺证、逆证，以及舌象、脉象的体察等等，虽然在直观范围内，仍不失为天才的观察。

鉴于经验材料的数量和质量，中西医学对“面”和“线”的认识也有不同。中医学在“面”的认识上研究较多，通常中医学所说的辨证的“证”就属此范围。这是经验医学的特征，由于直观所限，中医学获取的主要是表象经验，而表象经验难以充分揭示必然性和内在机制，人们只好专注于疾病征象的排列组合，在不同的标准下，构筑了形形色色的以“面”为特征的疾病模型。然而，所有疾病都有其发生发展过程（即“线”），中医学对疾病过程并非不探讨，不解释。早在扁鹊就有腠理，血脉、肠胃、内脏相传之说，《内经》时代又有皮毛、肌肤到经络、六腑、五脏的传变学说，三阳三阴的“六经”学说，后有华佗的“毛、皮、肉、筋、骨”的传变学说，以及温病的“九传”、“卫气营血”、“三焦”等认识。这些疾病传变模型有一个最致命的弱点，就是对病因病理认识的欠缺，靠一些臆测性学说进行分类，从而无法辨析大多数具体疾病及其相关的症状、体征，尽管到温病学时代，连续的疫疠大流行，传染病以相似的症状、体征以及病程先后多次在许多人身上重演，疾病发生发展的内在规律性充分表现的时候，人们仍无法清晰在把它们区分开来，仅仅作出了风温、春温、暑温等科十余病种的辨析。

**（三）填补缺项的临床实验**　随着近、现代技术的发展，西医学加入了实验科学的行列，科学实验促进了病因病理及其规律性的揭示和检验，使疾病的分门别类研究有了内在依据，这是西医学建立疾病模型的背景。西医学的疾病模型，尤其在“线”的方面研究颇精，无论何种疾病，其发生发展的演变过程都描述得颇为详尽，不仅分类明确，而且临床表现和内在机制也能够验之有据。可以说，实验方法的引进，填补或校正了西医学某些疾病理论模型逻辑推理环节的缺项或偏差，从而使得疾病模型从病因（前提）到症状（结论）的整个推理活动趋于严谨。但由于对体质、环境等方面的研究不够，仍无法圆满解决个体差异对疾病的影响及其对诊断的要求，这也许是西医学疾病模型本身的缺陷所带来的。

## 二、辨证，中医诊断的精华

> 辨证，可谓中医诊断的精华，也是整个中医理论体系中燃烧力颇强之炬，更是中医临床诊疗生命力的一大依托。
>
> ——作者题记

**（一）多元的辨证**　中医学的辨证方法种类很多，计有病因辨证、经络辨证、气血津液辨证、脏腑辨证、六经辨证、卫气营血辨证与三焦辨证等，都是长期临床实践中形成的。从渊源上来说，这些辨证的方法要追溯到《易经》、《内经》等，如六经辨证就渊源于《易经》。

病因辨证，是通过收集分析患者的各种病态反应（症状、体征等），根据约定的病因理论中有关的论述，由果析“因”地反推出“病因”来。很显然，这一辨证的结果和实际的致病因素常相去甚远。例如，辨为“风邪”致病，真正因于物理因子的“风”，是十分罕见的，大多因于感染细菌病毒、或某些因素导致的循环系统、神经系统及内分泌系统功能障碍。但由于属于“风”的症候与一些祛“风”药之间存在着某种对应关系（祛“风”药能缓解某些属于“风”的症候）。这是人们通过反复摸索获得的经验，换句话说，“风”这一特定概念“捆绑”了一系列相关的经验事实。因此，辨明病因后，可为治疗用药（解除症状）提供依据。

其次，气血津液辨证，是运和分析气、血、津液的病变，辨认其所反映的不同证候的一种方法。脏腑辨证，是根据藏象学说，对疾病证候进行分析归纳，借以推究病机、判断病变的部位、性质、正邪盛衰等情况；它是临床各科诊断的基础。经络辨证，主要根据《灵枢·经脉篇》所载十二经脉的病症，及《难经·二十九难》所载奇经八脉的病证而对号入座的一种方法。六经辨证，是汉代张仲景在《素问·热论》等的基础上结合伤寒病症的传变特点总结出来的，常用于外感病症的辨治。卫气营血辨证，是清代医学叶天士在伤寒六经辨证基础上发展起来的，从历史角度来看，它弥补了六经辨证的某些不足，丰富了外感病辨证学的内容。三焦辨证则在阐述上、中、下三焦所属脏腑病理变化及其证候的基础上，说明了部分热性病初、中、末三个不同阶段及其诊治特点。八纲，指阴、阳、表、里、寒、热、虚、实，是辨证论治的理论基础之一。

**（二）强于实用，拙于实证**　所有这些辨证方法，尽管不一定都运用了由果析“因”的逆推认识方法，但也都有着与病因辨证类同的认知特点。其结果，是借助援物比类、司外揣内等思辨猜测而获得的一种带有约定成分的认识，它们常常“捆绑”了不少经验事实，故对“论治”可起到某种指导作用，常能不用治疗的有效性，经济性，可以说实用技术方面的价值突出；但本身并未真正反映疾病病位、病程、病性等本质特点，在科学性方面存在着众多欠缺。这些欠缺非借助实证手段进行“解构”与“重建”，无以克服。

**（三）分门别类的病种**　与中医学“辨证”不同的是西医学关于病种的划分。从萌芽到逐渐完善，经历了漫长岁月，以解剖学、生理学、病理学、病理生理学及病理解剖学为基础，西医学建立了自身的疾病分类体系。大多数疾病都是按解剖系统来分类的，如呼吸系统疾病、循环系统疾病、消化系统疾病、神经系统疾病等等。然而，西医学对疾病的诊断不仅达到了按系统分类的水平，随着病因研究的深入和现代科技的发展，它又相继建立了传染病、免疫性疾病、遗传性疾病、化学与物理因素所致疾病、营养缺乏类疾病以及新陈代谢类疾病等众多新的系统分类。而且，疾病的分门别类到此还远未完结，每一系统又分若干病种，每一病种又分若干型，这种结构有着自身严密的规定性。例如，病毒型肝炎属传染系统，根据病原学又分甲型、乙型、丙型、戊型等多种，根据黄疸的有无、病情的轻重、病程的长短，临床上再分为急性肝炎（黄疸型和无黄疸型）、慢性肝炎（迁延性、活动性）、重症肝炎（急性、亚急性）、淤胆型肝炎。分型有利于加深对疾病本质的认识，预测疾病的变化、转归、指导临床治疗，这是从其横断面，即每一型的规律性而言。另外，为了确切反映疾病性质和病人机体状态，临床诊断又常分成三部分，即病因诊断、病理解剖诊断、病理生理诊断。一个完整的诊断往往包括以上三个方面，如心脏病诊断：一、风湿性心脏病（病因诊断)；二、二尖瓣狭窄（病理解剖诊断）；三、心房颤动（病理生理诊断）。可见，西医学诊断有其内在的严密规定性。

需要特别指出的是，西医学关于疾病的分类研究仍在不断分化与综合之中，人们把疾病分类作为一门相对独立的学科加以研究，希冀以更确切的分类来不断替代原有的分类。每隔若干年，就重新公布疾病分类标准，在这一点上，中医学是大为欠缺的，中医学关于疾病的分类，基本上是一成不变的，有所发展，充其量只是赋予旧名词以新的“含义”，也很少发现新的病证。

## 三、模型的偏爱

> 观察总是有选择的，它需要选定的对象，确定的任务、兴趣、观点和问题。它的描述必须有一种拥有专门语词的描述语言；它还需要以相似和分类为前提，分类又以兴趣、观点和问题为前提，简言之，就是观察需要选择模型。
>
> ——波普尔

**（一）证的模型** 客观地讲，无论西医学关于病的分门别类，还是中医学关于证的种种区分，都是通过模型对疾病现象的模拟。尽管在临床上，由于个体、环境等差异，典型模式化的病或证是很难找到的。有位西医内科权威就曾经说过，他这一生诊治过近2000例伤寒病患者，从未发现两例是完全一样的。但这并不影响模型在疾病诊断过程中的典型意义。问题是在于，何以中医学偏爱选择证的模型，西医学青睐病的类型？

构筑疾病模型，实质是以某种标准将疾病现象划分为若干类型，以便临床辨析。在中医学的各辨证体系中，如六经辨证，是把《易经》关于“三阴”、“三阳”的说法拿来作标准，以划分疾病类型的；病因辨证的依据以“外感不离六淫”为主要前提，渊源于医和的“六气致病说”；脏腑辨证根据五脏六腑学说；经络学说则辨十四经脉的病候分布；八纲辨证以几对范畴为标准，气血津液辨证以猜测的人体物质的存在状态来划分；卫气营血辨证又借人体物质来区分疾病阶段；三焦辨证则借脏腑学说区分温病传变过程如病候分布状况。它们看起来纷繁复杂，概括起来无非要反映四个方面的内容，即病因、病位、病性、病程。当然，不同的标准是为反映不同的内容而确立，而实际上每一个辨证体系几乎都要涉及到病因、病位、病性、病程等内容，所以各辨证体系又互相包容，彼此重叠。早些年，不少学者纷纷提出统一辨证纲领的设想，也有不少学者持反对意见，历经数十载，论争之势，颇为壮观。虽主张统一的呼声总占上风，却始终未能如愿，是什么原因呢？也许，问题不在于是否反映这些内容，而在于怎样去反映；也不在于是否有标准，而在于标准的客观性和能否检验。

**（二）表象切入，内涵丰富** 中医学之所以选择“证”的模型，是直观经验的局限性决定的，也与传统文化的基因有关。人们常说“医易相通”、“医易同源”，《易经》是研究“象”与“占”的学问，以六十四卦、三百八十四爻来推测自然、社会的变化和人的命运。中医学对于疾病表象的研究是较为细致的，但一涉及内在机制就只能靠推测来完成。因而有识之士提出“唯象中医学”的构想，是要把“占”的内容删除；中西医结合专家孜孜以求于本质研究，就因为证只是疾病表象的组合，它“捆绑”了众多的相关的经验事实，却并没有反映疾病的本质。如“肾虚水泛”之辨证结论，其实际上是一系列特定表象，如全身浮肿，畏寒、肢冷、神疲乏力、尿少、面色苍白、舌质胖淡、脉沉细等的约定俗成的概要指称。同时，这一判断又很自然地把病症与人们以往有效的经验相联系，如治法当“温阳利水”，组方可用真武汤、济生肾气丸等，药则可选附子、白术、茯苓、泽泻、生姜等等。这一判断及相应的临床措施选择，往往是有效的，甚至效果奇特卓著，但对机制的揭示却是贫乏苍白的。它在许多情况下还限制了人们对具体机制的深入研讨。因此，借助推测来解释病症表象，“揭示”其本质，这种类型在历史上是进步的、成功的，也是不得已而然的，在今天则成为落后的，羁绊性的，必须加以超越的。当然，辨证中蕴含有丰富而深刻的内涵，真正意义上的超越，指的是对其合理的光大，并赋与其现代科学特征。而不是泼污水时将孩子一起扔掉。

**（三）实证造就的疾病模型** 在构造模型的过程中，西医学引进了受控实验。受控实验不仅能提供隐蔽的微观信息，还能排除干扰因素，进一步揭示现象的原因和机制过程的规律和奥秘，并加以检验。它是西医学自近代以来，理论与经验水乳交融，基础与应用相互促进，形成加速机制的主要原因。在这个过程中，病的模型也由经验型的理性化迅速升华：人们不仅知道某疾病是某些临床表现的集合，而且也知道为什么会出现那些临床表现，及其发生演变过程和内在机制。

受控实验给合西医学疾病模型带来了颇为严格的实证倾向。例如，病因，生物、化学、物理性致病因子不仅可以在动物模型中复制，也可在人体组织中检验或证实。在病位、病性等方面情况亦差不多。当然，这种疾病模型还有不少缺陷，如过于注重病的共性而无法深入揭示每一例病证的具体特点，个体、环境因素在模型中缺乏反映等等，所有这些需要我们去完善和改进。也正因为这个模型中还存在大量的未知和不足，西医学才有可能不断发展。

## 四、资料搜集过程

> 通常，理性只是洞察到它自己按照方案造出来的东西，那些偶然的，不按预先计划进行的观察就根本不会联系在一条必然的规律里。而实际上那才是理性所真正需求寻求的。
>
> ——康德

诊断作为一个认知活动，资料搜集的方法与过程是关键，在漫长的历史过程中，中西医学形成了同中有异的临床资料搜集方法和过程，并在较多方面表现出了某种差异。

**（一）病史资料四要素** 病因、病征、病程、病情是临床医生采集病史的四个要素。

**病因** 任何疾病都由一定原因所致，故诊断的第一步就是搜集可能致病的原因。中西医学对于病因的认识差异很大，方法亦大相径庭。中医学以某些表现与某种因素可能存在的时间上的相继性及两种现象间的类似性作为认识论的基础，方法是审证求“因”，故其结果常常不是实在的病因，而只是一类“符号”。西医学则以还原分析、实证检测为主。其结论是清晰、明确而实在的。但是人们无法否定时间上的相继性及现象上的类似性背后，有可能蕴含着某种联系，这或许是中医学病因认识中潜在的科学价值。

**病征** 病征即疾病的征象，包括症状、体征和各种检验结果。如前所述，中医学传统的望、闻、问、切四诊对于某些外显的临床征象和一般性资料方面可获得全面、细致的结果，但在其他方面却较为逊色。

**病程** 疾病同任何事物一样，有其自己的过去，现在和将来，这就是病程，中医学在分析病程阶段性方面，有一定的模式可寻，如伤寒的“六经传变”、温病的“卫气营血”等。因此，这方面中医学更多地注重的是各类疾病的共性，而在具体疾病病程认识方面几乎空白。西医学则注重每一病种自身的发展和变化规律。两者也存在着某种互补性。

**病情** 病情指发病的缓急、轻重、典型症状的有无等，这对于临床诊断意义很大。中医学在这方面的分析比较精当，且有一套相应处理原则（标本缓急）。西医学也有抢救时的急症处理与稳定时的对症治疗，病因治疗与支持疗法相结合等一套相应的措施。

**（二）外在资料与内在资料** 临床诊断资料可分成外在资料（直观感性材料，主要涉及病史、体征等）和内在资料（主要指实验室内数据）两大方面，病史四要素是打开诊断门户的钥匙，常提供重要的诊断信息，指示进一步检查的方向；体征是临床诊断的客观依据，并具有校正病史资料的作用；实验室数据则是辅助诊断的重要手段，常常有助于确诊。不难看出，外在资料是表象的和直观的，中医学的传统方法和西医学的问、视、触、叩、听等对这些资料的获得，已游刃有余。但在内在资料摄取方面，中医学却几近空白，亟需在客观化和微观化方面建立自己的有效手段和令人信服的体系。

西医学的近现代发展过程，始终与前沿的科学技术发生联系，这突出地体现在获取内在资料的各种实验室仪器和检测手段的开发和利用方面。但这一科学的趋势也夹带着某些消极的因子。主要表现为对先进检查手段的过分依赖和不假思索的滥用，夸大其对疾病诊断的特异性而忽略其固有的局限性。因此，应强调辩证地看待内在资料与外在资料，对两者作出综合分析，如此才能确保诊断的尽可能正确和合理。

**（三）资料的客观性考察** 诊断过程中，所搜集的资料有多有少、有真有伪、体征有显性隐性、实验室数据有真、假阳性、实验室仪器的可靠性、灵敏度、特异性也有影响。所以，病情资料客观性在考察也是诊断过程中的重要问题。

中医学对临床资料的客观与否（真假），是十分注重辨别的。《内经》即有“大实有羸状”，“至虚有盛候”的告诫。历代并把辨别的重点放在寒热与虚实的真假上。然而，不足的是，这种辨别仍以四诊为主要手段，则不过重在甄别外在征象是否反映本质，及这种反映的真实与可靠程度。很显然，这样所收集到的仅仅是外在的征象，因此，人们只能强调资料收集的尽可能全面，通过对互相抵触的信息的综合分析作出决断。方法上的欠缺，导致了资料客观性方面的不足，加之取证时个体认识水平和经验技艺的不一，以及“舍脉从症”、“舍症从脉”，把握上的灵活性，常常导致同一病症而诊断结果迥异的局面。这可以说是中医诊断中的最大缺陷。

**（四）物化手段的运用** 先进的仪器设备所收集的内在资料在客观性方面具有优势，但并不能就此断定西医学的诊断便万无一失。因为规范、物化的实验检测并非万能，也常有其局限性。例如，肝脏肿块直径在 0.5cm 以下，扫描就可能呈阴性；很多实验室规定的正常结果值都是经统计学处理后的群体上、下限值，个体的差异往往无法考虑，出现假阴性或假阳性，比例并不低；再则，疾病的发展是动态的，实验室的一次检测结果只能反映疾病某一阶段的瞬间变化，是静态的，亦即一个断面，所以其结论的准确性只有结合病史、体征等的综合辨析，才能有所保证。然而，不管怎么说，在这问题上中医学只能而且必须向西医学学习和靠拢。

**（五）异中有同的形象思维** 形象思维，指思维过程中不脱离客观事物的具体形象，借助表象进行认识的过程。中西医学在诊断过程中都运用了这一方法，但在深度和广度上却有较大差异。

中医学认为："有诸内，必形诸外"，故"视其外应，测知其内"是中医学四诊方法得以确立的基本原理。在对疾病的诊察过程中，中医学对各种临床表象的体验和辨别，不仅需要感性的直观，也常运用理性的形象思维。如舌诊中有舌面光滑无苔的"镜面舌"，舌苔不规则大片脱落的"地图舌"，舌下多处血络肿起的"莲花舌"；脉诊中有类似于水漂木的"浮脉"，如盘走珠的"滑脉"，张力很高如按琴弦的"弦脉"等的形象概括及其临床意义的描述。另外，形象思维具体又表现在中医医生常有意识地把眼前存在的感官形象与头脑中贮存的典型形象（直接或间接经验）进行比较，细心观察它们之间的异同，再通过概括，综合等理性认识手段，把分散孤立的临床表现组合成一个总体形象（"四诊合参"），并借助这个总体形象来认识和揭示疾病的本质。当然，中医学的形象思维基于直观，故其结果往往比较模糊，缺乏深度。

西医学在思维形式上，其诊断也常借助于形象思维，临床上各种类型的病人具有不同的形象特征，这些特征在一定程度上反映了疾病的本质特点。因此西医学认识疾病，不仅通过创造概念进行抽象的概括，而且还进行形象表述，借此来认识疾病的本质和规律。临床常见的疾病体征，如肝硬变的"蜘蛛痣"、红斑狼疮的"蝴蝶斑"，丝虫病的"乳糜尿"和"象皮肿"等皆属此类。它不仅通过医生的感官对疾病的表现进行形象思维；而且更具特色的是凭借各种先进的显像设备来指向疾病解剖形态的实质性改变，以获得一般临床方法无法感知的病理影像，并基于此进行形象思维。如支气管肺炎的"云雾状阴影"，消化性溃疡病的"龛影"，结核病的"干酪样变性"等都有这一特点。由此可见，西医学也运用了形象思维，较之中医学来说，常较为具体、细致，但不如中医学广泛。

## 五、推理判断过程

> 类比推理作为一种创造性思维形式，其简单的本质就是：假定一个人遇到了尚不能理解的事物，他会注意将这一事物与他经历中所熟悉的事物相比较，进而作出推理判断，如果这种理解是恰当的，而其他人还没有达到这种理解，那么他的这种类比推理思维可以说就是有创造性。
>
> ——汤川秀树

如果说运用各种手段搜集疾病资料是"诊"的过程，那么依据资料和疾病模型图，判定为某种病证，则是"断"的过程。在后一个过程中，掺杂着大量逻辑思维和非逻辑思维。

**（一）按图索骥与随机调整** 用按图索骥来概括临床医生诊断的认知过程，也许不尽适宜。但长期的发展使中西医学形成了各种疾病的模型图，临床医生常按"图"下诊断，这却是事实。

西医学微观方面研究的深化，已从对疾病的早期的现象描述，发展到如今的内在机制的研讨。对生命和疾病本质的认识越来越细致、深入，绝大多数疾病都相继建立了清晰、明确的"模型"，使得这些疾病的判断有图可依。而且，这类模型图的细节描绘还在不断充实、变化中。

《希氏内科学》每隔几年都有新的版本问世，我国的《实用内科学》也已出版到十几版。每一版的修订都增加了新的研究成果，淘汰了过时的理论和某些错误的观点。例如，系统性红斑狼疮（SLE）诊断标准自 1971 年公布 ARA 标准以来，短短三十余年间，修订了数次，仅 1982~1985 年间人们就提出了近十条修改的补充意见。很显然，这种修改趋势永无止境。

由于人是万物之灵，集社会、心理和生物属性于一体，随着社会的发展，各种因素对人的健康和疾病的影响越来越大，新的病种和非典型的病例也将不断出现，因此，“图”的绘制将越来越繁杂困难，按教科书之“图”（疾病模型）来探索活生生的、具体的病，也将捉襟见肘，个体化诊断越来越显示其突出的意义。

中医学最早的疾病模型图当属张仲景绘制的“伤寒病”。这些模型图由于受传统思维的影响，从整体上看是一个完整的框架，实质上是一个动态的模糊图形，很多笔画十分粗略。因此，中医的辨证并不硬套模型，也无清晰的模型可供套用，而只能参照模型，再考虑因人、因时、因地制宜，综合内外各种因素作出大略的判断。这从方法论角度来看，它符合辩证法。但是模糊的“模型”，再加的推理过程过分的个体化、灵活化，难免陷入主观的泥潭，容易走向另一极端，表现出经验的公有性和逻辑的严密性方面的某种不足。

也许，在按图索骥和随机调整两极之间保持某种张力，是临床诊断发展的合理趋势与方向，也就是说，西医学要在随机调整方面增加灵活性，注重个体化（这当然是在科学、严谨基础上的灵活）；中医学则首先须在“图”的质量方面作出不懈的探究，增强其清晰和严谨程度，使之尽可能地对应和紧扣实体变化，并求得公认。

**（二）推理形式** 诊断推理的逻辑形式，与人类一般思维大致相同，根据其表现出的思维进程的方向性等，可具体将中西医学临床诊断推理的形式分为类比、演绎、二分法等，每一种思维方法中又都渗透着分析。

尽管在诊断推理形式上，中西医学的差异并不显著，但在这些方法的具体运用过程中，两者常又泾渭分明，有着某些本质的不同。如双方都运用了类比推理。在一些较为单纯的病症诊断过程中，这种类比不存在多大差异，但对于复杂的或不典型的病症，实质性差异就常常显见出来，由于西医学给定的疾病模型图是相对清晰、明确的，所以，一个资深的西医临床医师只会在此图提供的信息范围内作出类比，对于一些罕见的、或无法解释的症状或体征，他绝不会在此图范围之外作出随心所欲的推断（除非这些因素与图中某些因素有着明确的、属于本质性的联系）。因此，西医学在诊断推理过程中基本上严格遵循了类比推理的逻辑要求，这也就使得西医学临床医师会在诊断过程中陷入某种困境，较难很快地作出明确诊断（因为相对于个体化了的错综万分的具体病症来说，西医学所提供的疾病模型图毕竟太不够用了）。中医学则不然，在这种情况下，中医学家往往不会顾忌类比推理的逻辑要求，不强调类推现象之间是否存在某种本质的联系而大胆地加以推演，且每每喜欢对复杂病症作出一元病论的解释。这种带有随意成分的类比推理，尽管有助于疏方用药，有时也能取得满意疗效，但本身难以广为认可，亦无法重复，无法作出实证检验。也许正因为类比推理中中医师的主观能动性很大，故相对说来，作出临床诊断常常并不困难。

**（三）二分法的运用** 二分法（dichotomy）是一专门的逻辑术语，一种分类或选择方法。其特点是以对象有无某一属性为标志，把对象分成处于矛盾关系的两部分。诊断也可说是一种分类，或一种选择。即按照就医者病症的表现，将其归入到疾病分类中的一个特定类里。连续地运用二分法可以从疾病的众多可能性中，以最快的速度、最少的次数选择出某种类型。中医学的八纲辨证，是运用二分法的典型。对此，无须多作分析论证。西医学诊断中二分法的运用同样十分普遍，如按发热的有无，就可把疾病分为“发热性疾病”和“不发热性疾病”两类；在此基础上，根据有无感染，又可进一步细分，……。也许，西医学中对先天性心脏病的诊断推理最具有二分法的特征（下图）。

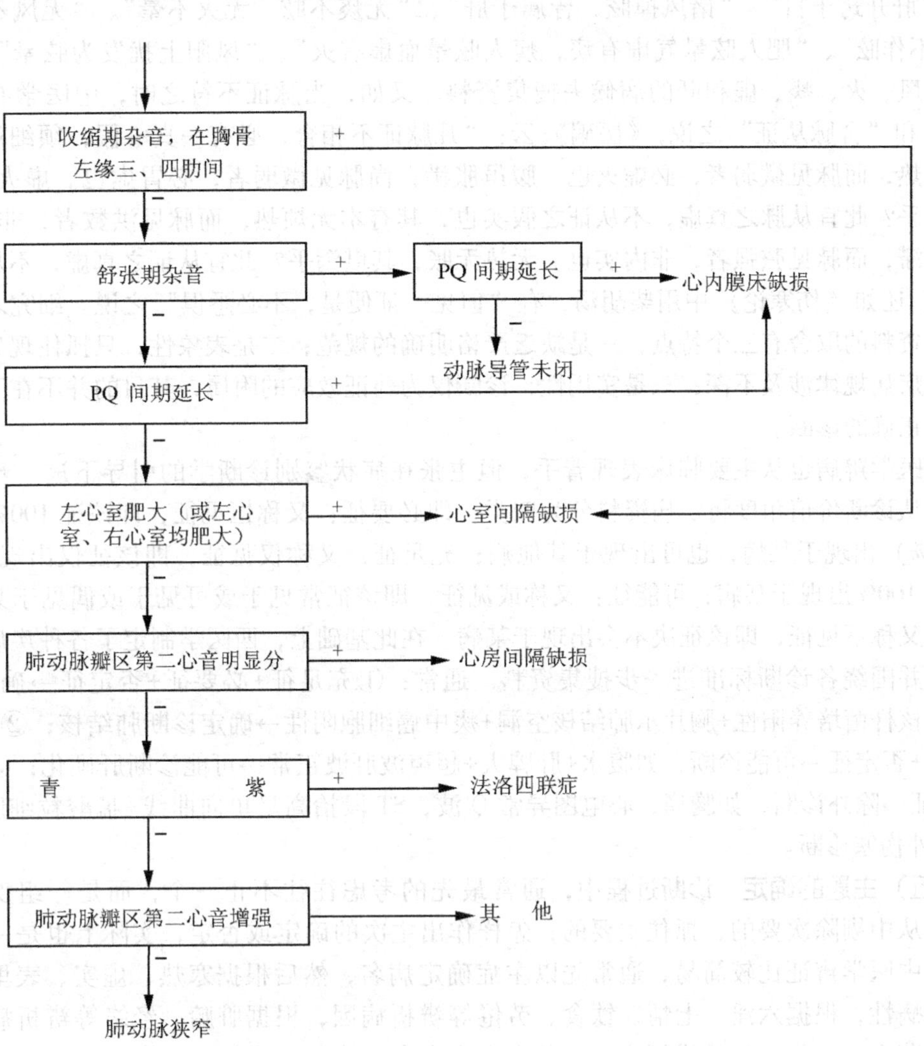


很显然，这一诊断推理过程中，二分法的运用是严谨、规范和步步深入的；而中医学八纲辨证中的二分法，相对要粗略、随意些。这必然会在它们所得出的结论中体现出来。而从另一个角度来说，这一差异又分别与中西医学学科范式的总体特征相呼应的。因此，要增强中医学诊断推理过程中的严谨性和逻辑性，以及结论的科学性，只能从变革学科范式入手。

**（四）取舍问题**　资料搜集过程与推理判断过程看起来是一前一后，实际上互相掺杂；临床要求搜集资料尽可能全面、系统，但不是漫无边际和盲目从事。它是在推理判断指导下的有方向、有目的的自觉行为。在一份详细病史和全面体检中所搜集到的资料数目几乎是无限的，可以采用的检查方法和手段也很多。然而，临床医生总是有选择性、有针对性地进行，不可能穷极所有项目。那么对于某一个具体病，以什么为导向，获取哪些资料，这就是个取舍问题。

中医学辨证以主症为先导，例如患者诉头晕目眩，临床医生就会想到“头为诸阳之会”、“肝开窍于目”、“诸风掉眩，皆属于肝”、“无痰不眩，无火不晕”、“无风不作眩”、“无虚不作眩”、“肥人眩晕气虚有痰，瘦人眩晕血虚有火”、“风阳上扰发为眩晕”等等说法，从风、火、痰、虚和肝的病候去搜集资料。又如，当脉证不符之时，中医学有“舍证从脉”和“舍脉从证”之说，《医碥》云：“凡脉证不相合，必有一真一假，须细辨之。如外虽烦热，而脉见微弱者，必虚火也。腹虽胀满，尚脉见微弱者，必胃虚也。虚火、虚胀，其堪攻乎？此宜从脉之真虚，不从证之假实也，其有本无烦热，而脉见洪数者，非火邪也；本无胀滞，而脉见弦强者，非内实也。无热无胀，其堪泻乎？此宜从证之真虚，不从脉之假实也。”还如《伤寒论》中用柴胡汤，有“但见一证便是，不必悉俱”之说。细究之，中医学临床资料的取舍有三个特点，一是缺乏严格明确的规范；二是表象性，只抓住现象间的关系，对疾病规律涉及不深；三是实用性，诊断仅为药证效应的附属，其目的并不在于如何真正获得正确的诊断。

西医学辨病也从主要临床表现着手，但主张在症状鉴别诊断学的引导下进一步搜集资料。她从诊断价值角度将疾病资料分为四类，即必要征：又称恒见征，即该证100%（或接近100%）出现于某病，也可出现于其他病；充足征：又称仅见征，即该征仅出现于某病，但不是100%出现于某病；可能征：又称或见征，即该征常见于或可见于或偶见于某病；否定征，又称不见征，即该征决不会出现于某病。在此基础上，西医学制定了各种疾病的诊断标准，并围绕各诊断标准进一步搜集资料。通常：①充足征+必要征+否定征→确定诊断，如痰结核杆菌培养阳性+胸片示肺结核空洞+痰中癌细胞阴性→确定诊断肺结核；②可能征+必要征+否定征→可能诊断，如腹水+肝脾大+超声波肝波正常→可能诊断肝硬化；③否定征+必要征→除外诊断，如胸痛，心电图异常Q波，ST段抬高呈单向曲线+嗜酸粒细胞计数=O→除外伤寒诊断。

**（五）主题的确定** 诊断过程中，通常最先的考虑往往不止一个，而是一组疾病，临床怎么从中剔除次要的，抓住主要的，怎样作出主次的确定或否定，实际上也是一个取舍问题。中医学辨证比较简易，通常先以主症确定病名，然后根据寒热、虚实、表里、气血等辨析病性，根据六淫、七情、饮食、劳倦等辨析病因，根据脏腑、经络等辨析病位，根据卫气营血、三焦六经等辨析病程。其中有取有舍，均以现成的疾病资料为转移。西医学辨病比较复杂，目前已知病种达两万以上，各种疾病都有发生发展的阶段性和连续性，其演变过程中各阶段的临床表现更是千差万别。诊断推理之始，往往根据已知的疾病资料列出一系列初始印象（即拟诊），然后根据各病种的诊断标准或作进一步检查，或作预见性推测，通过筛选、排除等方法，确定某一种诊断，在这个过程中，证实和证伪是常用的互补方法，因为一味证实，常常先入为主而致误诊；而一味证伪，对于许多不典型病例则无法得出明确的诊断。因而西医学在取舍问题上有几个基本原则：①在几个可能的疾病中进行选择时，一般应先考虑常见病，当地的多发病，或当时的流行病，后考虑罕见病；②在未有充分根据以前，不轻易下功能性疾病的诊断；③优先考虑单一性诊断，不排除两个或多个疾病及并发症同时存在的可能性。可见，从方法论角度来看，在取舍问题上，中西医学的差异是显著的，本质性的。

## 第四节　临床验证过程

*我们可以诊断一种疾病，描述它并自认为已经了解了它，而真正试图影响它还是有赖于经验加不断的探索。*

——无名氏

诊断的结论需要检验，检验的方法及其强弱程度反映了医学的方法论特点及总体发展水平。

### 一、拟诊、确诊与试探

*探病之法，不可不知，如当面临证，或虚实有难明，寒热有难辨，病在疑似之间，补泻之意未定者，即可先用之法。*

——张景岳

通常，临床医生根据已有的医学知识，对病人的临床表现作出初步解释，或称临床印象、初步诊断、拟诊等，相当于逻辑学上的"假说"。

**（一）拟诊：程序化和试探法**　主体对客体的认识（诊断）是一个连续的思维过程。在诊断复杂病症时，一个负责任的资深西医医师很少通过一次接触病人便能确诊，往往需要多次的反复思考与验证，即形成初步诊断后，继续观察病症的发展，并通过治疗反馈等来证实或证伪初步诊断。其诊断的可信程度是随着诊断支持点和反证点的增多而加强的。

理论上，西医学确定诊断往往经历了下列程序：①考虑可能：即根据主要病象组成综合征，考虑其各种可能性；②提出假说：即在所考虑的可能性中，剔除可能性较小者，筛选出最大的，这种可能性一般能较满意地解释目前病人已暴露的病症；③产生初步诊断：根据假说进一步选择检查，搜集材料而形成诊断，并以此决定初步的治疗方案；④临床（确定）诊断：经过比较系统检查后提出的诊断；⑤最后诊断：包括通过治疗效果、手术结果等验证的最后诊断及病理解剖确定的最后诊断。然而，现实的临床中，真正能遵循这一程序的并不多见，这不仅涉及客观条件限制，也与认知活动中主体的习惯倾向有关。居高不下的误诊率就是明证。这只能是种较难弥补的遗憾。

中医学诊断过程中似乎并不存在从拟诊到确诊这一发展环节，相反，它发展了"试探"（或曰"探病"、"消息"）一法。张仲景在《伤寒论》中已运用此法。"若不大便六七日，恐有燥屎。欲知之法，少与小承气汤，汤入腹中，转矢气者，此有燥屎也，有可攻之。若不转矢气者，此但初头硬，后必溏，不可攻之，攻之必胀满不能食也。"即属典型一例。这些，寓有"诊断性治疗"、或"假设性诊断"之意。但此法并不以最终明确诊断（确诊）为宗旨，只是以缓解或消除症状为目的。这些差异一方面体现了中西文化中"实用理性"和"纯粹理性"的分野，另一方面也是中医诊断本身无法清晰地加以确定这一局限所导致的。

**（二）效果校正诊断**　换一角度而言，临床上，相对于诊断，中医学更重视治疗，往往在治疗决策、思路和手段上穷思苦虑。当西医学因诊断不清而无所适从的时候，中医学早已开始辨证诊治，并在治疗过程中随机调整治疗方案。

中医学在构建疾病模型时，停留在表象经验即病候组合中，并不涉及各种病候的内在机制和有机联系，因而无论"病"和"证"的概念都有一种游动不居的特征，即当病人的主要症状随病程推移而改变时，他的病也就随之而变。在这种情况下，拟诊和确诊都将失去应有的意义。人们强化了药与病和证之间的效应，却淡化了病与证、证与证之间的联系。而且，对于正确的诊断也缺乏检验的依据，中医学临床的准则是“有是证，用是药”，对于某些治疗效果不佳的病证，往往责之于“辨证不准”。至于怎样才能辨证准确呢？传统中医认为治疗效果就是评判标准，但从科学方法论角度而言，疗效并不是唯一的有效的检验标准，检验的关键在于证（或病）模型本身所提供一种可资检验的特异性客观指征。因此，证的现代研究者都在潜心寻找其客观指标，为其客观化、规范化而不懈钻研。

## 二、“误诊”剖析

医之难，不难于治病，而难于知病。

——杨旦升

“误诊现象”作为一个特例，可以引导我们对中西医诊断过程，尤其是诊断检验上的差异，作出更深入的分析。

**（一）三成误诊率的背后** 西医学有规范而完整的疾病模型图，划分严格的诊断标准及先进的实验室检测设备，按理说，误诊发生的可能性应该很小，但事实却并非如此。临床误诊现象十分普遍，个其皆趣，原因是错综的、多方面的。据一篇急性阑尾炎的总结报告，100例具有典型的急性阑尾炎症状者中，12.5%不是急性阑尾炎，而有不典型急性阑尾炎症状者，68%实际上是急性阑尾炎。这份材料说明，急性阑尾炎这一相对说来比较单纯的疾病有典型症状者也属少数，可见疾病本身的复杂性，另一方面，实验检测虽大大提高了资料的客观性及准确度，但也带来了一些问题，包括运用这些物化技术的人的知识水平、熟练程度、相关经验以及器械本身的精密度、运转情况，病人查体前的准备工作好坏等都对资料的客观性和准确度以及诊断的正确与否构成影响。当然，更为重要的是医者自身的临床思维问题，各种类型的思维偏差，如思维惯性、模糊性、僵化、顿挫等都是造成临床高误诊率的主观方面的常见原因。此外，确定误诊与否，必须有严格精确而无疑义的标准，西医学寻找到的最终方法是尸解。《临床症状鉴别诊断学》提供的一个数据很能说明问题：“根据国内外统计发现，生前临床误诊率均为30%左右，近来临床对疾病的诊断方法不断增多，但尸检所发现的误诊率仍无下降趋势。”这里，正是得益于严格精确无疑义的尸解，加上西医学本身病的模型如实定位、定性，才有可能认定误诊与否及其高低。舍去这两个环节，一切将无从谈及。

**（二）模型的多元及误诊的缺失** 中医学分辨病与辨证。在辨病层次上，对各种以症状或特征命名的病，如头痛、腰痛、呕吐、吐血、积聚、臌胀、黄疸等等，一般很少有误诊，这是因为这一层次的诊断根据病人的外在征象和感觉即可确定，不会有误。即使同一患者出现了两个以上的主症，甲医生抓住其一，乙医生抓住其二，都是可以容忍并存的，不属于误诊。这实质上涉及到中医学病的模型的模糊性及误诊标准认定上的欠缺。就辨证而言，原则地说，“证”是客观存在的，并且每位患者的“证”也只有一个（因为可以根据具体病情加以“组合”）。模型图的非唯一性，加上临床资料在公有性方面的不足，复因医师学识水平、思维特点等的不同，故常会表现出偏差。例如，病人突然昏倒，不省人事，四肢冰冷，依据“病”的概念，可断为“厥”。但此人还表现出牙关紧闭，面红唇紫，喉有痰声，舌红，脉沉，其临床再现与教科书中的证型特征并不完全相符。面对此状，张医生辨为血厥实证，李医生却有可能辨为痰厥证，他们每每都会以临床征象和教科书为依据，坚持己见。这就涉及到检验问题。用什么做客观标准来证实张对还是李对呢？一种方法是用临床症状与书本“证型”来对照，也就是用思辨的产物来检验正误，其结果不是判决性的，甚至无法下结论。另一种方法是用药证效应来证实，即治疗结果的反证。这种手段检验误诊，实际上也难以成立，因为治疗结果与辨证的准确率并不存在绝对的对应关系。可见，中医学还没有一种手段可以检验（判定）误诊。这里，深刻的根源在于中医学关于疾病的“模型图”（理论解释）与实际的疾病情况之间缺乏确定的对应关系。亦即其仅仅是有用的工具，而非实在论的产物。这样，即使借助实证的手段，亦无法作出检验。

## 三、“隐证”的求索

真相喜欢隐藏起来。

——无名氏

**（一）“隐证”的提出**　值得注意的是，近年来中医临床提出了一个新思路，即辨“隐证”问题，它意味着中医诊断和疗效标准面临着一种新的变革。的确，中医学以往的诊断由“司外揣内”而得，疗效也是由外在病征的改善为标准的，然而时至今天，西医学的各种检验结果摆在面前，我们不能置之不理（我们不能将一个有尿蛋白改变而无症状的隐匿型肾炎诊断为无病，也不能将一个症状消失而GPT异常的肝炎病人视为痊愈）。因而有识之士提出了辨隐证的设想，意在将西医学的诊断检验标准纳入中医学诊断体系内。这是一种新的求索，是诊断及其疗效标准发生变化后，中医临床的必然选择。

**（二）需要变革**　对于隐症，辨证方法失去了认识基础，常常使人陷入“无证可辨”的窘境，不能不说这是实践给中医学临床工作者提出的挑战，也是中医学面临的一个崭新的问题，这就迫使人们重新评价辨证方法。可以说，辨隐证是中医学面临的亟需解决而本身理论体系又无法解决的难题。隐症概念已对中医学直观的治愈标准提出了疑问，即仅以疾病临床症征的消失作为治愈的标准是否客观地反映了疾病的实际变化情况？这说明现代中医学家对自身检验标准欠缺已有所认识。我们知道，传统的四诊方法不可避免地造成隐证的存在，传统的治愈概念也只能说着眼于症状的消失。因此，隐证概念的形成，揭示了这样一个现状：中医学固有的理论模式已不能很好地概括、解释临床现象，更不用说利用其来发现新的事实，从而出现了理论与实践的危机。因此，变革就是不可避免的了。

## 参考文献

1. ［英］吉·赖尔著，刘建荣译. 心的概念. 上海译文出版社，1988
2. ［美］图姆斯著，邱鸿钟等译. 病患的意义. 青岛出版社，2000
3. 何裕民等. 舌象测病. 台湾度假出版社，1997
4. ［美］B. Best著，黄希庭译. 认知心理学. 北京：中国轻工业出版社，2000
5. 张浩. 思维发生学. 北京：中国社会科学出版社，1994
6. 何裕民主编. 中医学导论. 北京：中国协和医科大学出版社，2004
7. 王忆勤主编. 中医诊法学. 北京：中国协和医科大学出版社，2003
8. 王忆勤主编. 中医辨证学. 北京：中国协和医科大学出版社，2003

9. 何裕民总主编，张再良主编. 中医古典临床精华. 北京：中国协和医科大学出版社，2004
10. 王庆其著. 中医证候病理学. 上海科学普及出版社，1995
11. 胡冬裴主编. 中医病因病机学. 北京：中国协和医科大学出版社，2004
12. 孙孝洪著. 中医诊治病理学. 上海科学普及出版社，1995
13. 刘长林. 中国系统思维. 北京：中国社会科学出版社，1990
14. 金岳霖. 知识论. 北京：商务印书馆，1983

# 第八章　治疗，多元的探索

可以把中西医学的治疗喻之登山，双方同时企图征服一座山峰，只不过一支试图由南坡而上，另一支决定从北坡进发，为了达到同一目标，双方使出浑身解数，由此也衍生出引人入胜的众多异同来……

——作者题记

严格地说，中西医学的临床治疗，都带有经验、探索、积累的色彩，故两者之同，大于两者之异。然而，我们所关注的更多的是其中的方法论特点及因此而造就的有可能互补或相互借鉴之处。

## 第一节　治则与决策过程

在解决难题的过程中，一般来说，“桥”和“船”等的备选方案越多，就越容易达到目的。

——作者题记

治疗可以看作是人类对于疾病而采取的有目的的、主动的应对措施。其主动性和有目的性便体现在“选择”上。一俟作出诊断，紧接着人们便须作出决策，选择有利于疾病痊愈、机体康复的方法或措施。而选择（决策）时，人们必定依据一定的观念及标准。这些，可以在中医学所说的治则中加以探讨。

### 一、哲理化的庞大治则体系

医人精于操作技巧，哲人擅长于构建体系。

——无名氏

治则是中医学中的一大要点。“是联结中医理论认识与实践技能及治疗效果的纽带”(1)。近来，它日趋以一门分支学科的形式崛起。相对于西医学而言，把中医治则称作为一哲理化了的庞大体系，是颇为恰当的。

**（一）治则与治法**　“治则”，可以定为“治疗疾病的原则和方法”，并可进一步分解成“一个有着三大层次系统（体系）。其中，最高层次的是指导观念，或称治疗观。”它是抽象的，但又是极为重要的，对医者的治疗决策和具体方药的选择常起主导作用。这部分内容与其说是中医学所特有的，不如说是中医学结合了其他学科知识，特别是哲学思考的产物。因此，适用范围可推得很广。中间层次的可称作治疗大法，它既是抽象的、原则性的治疗观之具体化，又对种种治疗措施（治法）起着指导作用，故可以说它在治疗观和具体治疗方法及措施之间起着“中介”联系。最低层次的则是各种治疗手段和具体措施(1)，关于后者，人们无法一一加以穷尽，将在治疗中适作研讨。

**（二）治则体系**　作为指导治疗的基本观念，中医学的治疗观大致可概括为以下几大方面：

**贵乎防变** 要善于早期诊治，前瞻性地采取防范措施，以防疾病的进一步发展和恶化。

**治病求本** 需要抓住基本矛盾或根本原因（这一原因是中医学通过“审症求因”而猜出的）。

**知常达变** 包括“急则治其标”、“缓则治其本”。当疾病表现与辨出来的本质不相相吻合时又可应用“反治法”等。

**因异制宜** 根据个体禀赋、时空差异和季节气候等多重因素适作调整。

**因势利导** 即以最方便的途径，最小的代价，获得最佳疗效的基本思想。《素问·阴阳应象大论》所说的“其高者，因而越之；其下者，引而竭之；……其在皮者，汗而发之”等，都寓有这一精神。其实质是要求医家注意治疗时的“经济原则”。

对证、对病和对症治疗的三位一体治疗时综合考虑三者，疗效每可更为卓著。

**以平为期** 通过各种方法来调整功能，祛除邪气使机体恢复到动态平衡。这是中医治疗追求的目标和判断疗效的标准。

治疗大法是指带有原则性的一些治疗方法，它在众多的具体治法中常起核心作用，而它们本身又是在治疗观的影响下产生的。治疗观是有限的、稳定的，它常常不知不觉地左右着古今中医学的治疗决策活动。中医学的具体治疗措施与方法，是丰富庞杂的、可变的，有较大的选择性。对于同一个患者，人们既可在具体措施上各显所长，针药推拿自择已能；又可在具体方法上自出机杼，有所偏重，但人们在治疗大法上却不能含糊混淆。要取得佳效，对于某一具体病症只能确定或合用某些大法。因此，治疗大法在中医庞杂的治则体系中地位举足轻重。对此，本章不作展开，只以图示来介绍部分治疗大法，并试图揭示它与治疗观及具体治疗方法的关系：

治疗观
- 防患未然：未病防病；即病防笃（前瞻性）；即病防变
- 治病求本（抓主要矛盾） 知常达变（注意灵活性） 症病证结合（点、线、面并重） 因势利导（经济原则） 因异制宜（具体情况具体调整）
- 目 标 以 平 为 期

治疗大法
- 正治：
  实虚热寒闭脱悍郁升陷
  者者者者者疾滞逆潜
  泻补寒热开固者者者者
  之之之之之按疏平升
  柔达降举
  之之之
- 反治：
  寒热寒
  因因因
  寒热塞
  用用用
- 急标 者本 治兼 标治
- 辨对 病症 施加 治药
- 下在 者皮 竭者 之汗 之
- 因因因 人时地 制制制 宜宜宜
- 调整阴阳、调整气血、调整脏腑、调整功能、……

**（三）善用者，娴熟发挥** 上述图文中，不难觉察到中医学的治则，确可谓一庞大而丰富的、明显哲理化了的体系。前所论及的中医学一些观念或特点，于此，都有某种程度的体现。这一体系赋予中医学浓厚的自然哲学韵味，并使之与众多学科相互贯通。《内经》之所以多次以兵法来释治法，张景岳则以新方八阵，古方八阵来统摄他的方剂学知识和经验，不少贤哲之所以鼓吹“不为良相，便为良医”，治则体系与兵法、治国策等所具有的某种类同性及它蕴含的丰富的决策指南，便是重要理由之一。很显然，这一庞杂体系的得心应手，娴熟运用，是需要个人丰富阅历和极强思辨能力为根基的。而诸如标本缓急、正治反治等的把握又带有很大的意会性，只能凭藉个人的内省体验。中医“老来红”，阅历丰富的人更容易领悟其中旨趣，这便是重要因素之一。由于治则体系的庞杂丰富和意会性，所提供的决策指南常是多向的、多重的，故人们在具体措施和方法的选择上，往往五彩缤纷，体现出明显的个体化倾向，这也造成了初习者较难长驱直入地深达中医之殿堂。另一方面，正是这一庞杂的治则体系以及与之相匹配的丰富治疗措施及手段，使得中医学对于复杂病症的治疗，每有较多的选择方案和回旋余地，尝试后常能获得佳效。这一体系的特点也恰好和中医学把治疗的着眼点主要瞄准十分错综的“人”，倾向于对复杂的“证”作出调整，适相呼应。因为这一治则体系使多重调控方案的选择和实施有了可能。只有做到这一点，调整人的功能，改善或纠正“证”，才非虚语。然而，也应该指出的是：这一体系主要是思辨的产物，它使得对中医学的整个治疗机制进行实证科学的研讨十分困难。人们对它本身的掌握，也只能靠“意会”和形而上学的方法。

## 二、简洁的线性方程

如果细胞是有机体的基本成分——它是体现着生命健康存在的最基本的组成单位之一的话，那么，疾病的病理过程也必定在这些同样的细胞中有其位置。治疗的话，我们打算提出简明的、科学的观点，针对细胞的病理过程。

——魏尔啸

相对于中医治则体系来说，西医学的治疗观和大法，可谓明快、简洁得多了。

西医治疗学中只有具体的治疗措施和方法，并无“治则”、“治疗大法”之类称谓。然而，却不能说西医学不存在指导治疗的基本观念。人们之所以不专作阐述，也许认为这类观念对于每个接受过专业训练的人来说，是不说自知，不证自明的。它是现代西方医学学术范式自然的产物，与学科体系的其他内容丝丝相扣，遥相呼应。

**（一）流变的简史** 应该说，与其他基本观念一样，中医学的“治则”（包括治疗观和治疗大法）是前后相贯，一脉相通的。两千年前的《内经》中，庞杂的治则体系已初具规模，后世奉此为圭臬，仅略作充实而已，西医学的治疗观则表现出演变、流动的特点。早期，希波克拉底主张的“自然疗能”，实质是一种“无为”的治疗观。他强调依赖身体自身的机能来治愈疾病，使之“自行其道”。医生的责任在于引导这种功能，而不要去阻拦它。因此，医生无须做得太多，更不可采用烈性药物和粗暴措施，他所提倡的“以相反治相反”的治疗原则，如以安静治疗过劳，以劳动治疗休息等，既与“无为”的治疗观相通，又与中医学的“实则泻之”、“虚则补之”有所吻合。盖仑的治疗观也比较单纯、直接，他强调“用寒治热”、“用热治寒”、“用放血治疗多血”，这显然与中医学的“正治法”类似，惜嫌简单些。希氏和盖仑的这些观念，统治西方医界千余年，直至18、19世纪，仍有不少临床医师遵奉此说。且文艺复兴至19世纪中叶，西方医学治疗问题上观念杂乱，人们各主己说。19世纪后半叶基础医学的一系列突破，彻底结束了纷乱局面，也最后告别了希氏和盖仑精神，并自然而然地孕育、催生了今天的治疗观。

**（二）对抗的线性原则** 当今，西方医学的治疗观是以对抗性为基本原则，注重局部的具体病理环节，注重躯体病理改变，强调直截了当地治疗，有着鲜明的“线性方程”特色。以大内科的治疗为例，有人曾归纳出西医学内科疗法15类[2]。包括：抗微生物疗法、抗恶性肿瘤疗法、糖皮质激素疗法、β-肾上腺素能受体阻滞剂疗法、利尿疗法、抗凝疗法、纠正水电解质和酸碱平衡紊乱疗法、输血疗法、免疫疗法、静脉营养疗法、氧气疗法、机械呼吸疗法、高压氧疗法、电复律和心脏起搏疗法、透析疗法。这一归纳虽没有概括全部西医学内科疗法，诸如带有替补特点的维生素疗法和激素疗法等都被排斥在外。然而，它所列举的这些疗法却有相当的代表性。它们所寓有的、不证自明的基本观念就是对（针对性、替补性）和直截了当。是细菌作祟的，抗菌；是赘生物孳蔓的，制止其滋长；免疫反应不足的，给予强化；过亢的，予以抑制；遇体内某种必需物质匮乏，则予补充；若某种成分过多，又可中和或加速其排出。外科疗法法也十分典型，阑尾发炎——割除；胃溃疡不愈——切掉；冠状动脉粥样硬化严重者——“搭桥”（重建）；房室隔缺损——修补。所有各种疗法，基本上都体现了对抗性（针对性、替补性）宗旨，突出了直接明了，不转弯抹角的特点。且细加分析，每一种具体方法大多只着眼于一个环节。很明显，这些观念带有某种机械自然观的痕迹，是魏尔啸细胞病理学的基本精神在现代治疗领域的自然延续。若作深一层剖析，还可见它与近现代科学的基本信念——“现实世界的简单性”，十分吻合，是前者在医学治疗中的具体体现。

**（三）有斩获、有困顿** 很显然，西医学针对性、替补性的直截了当的治疗思想，对20世纪以来它在众多疾病领域能较为有效地解决问题立下了汗马功劳。诸如大部分细菌性疾病的有效控制，一些躯体病理过程的明显改善或逆转，都可归功于它。这一简洁的指导思想，引导人们深入研讨疾病病理过程相关的各具体因素或环节，并根据这些研究成果，寻找对抗性的药物和措施，从而解决或基本解决了一些相对说来比较单纯的病症的治疗问题。这又使得西医学临床和基础研究紧密地维系成一体。因为只有基础研究阐明疾病病理过程的具体细节，才可能找到直截了当的针对性、替补性治疗措施。前者的“失之毫厘”，将导致后者“差之千里”。

然而，我们知道，因果之间的线性关系也许在物理学领域是普遍存在的，而在其他领域却不尽然。疾病问题上，许多病理过程都是多因素、多向量交互作用，互为因果的错综复杂过程，表现出明显的非线性关系。这时，一方面阐明整个疾病过程的“非线性方程式”，并使之个体化，（结合到具体的某个患者）将是极其困难甚至可以说不太现实的；另一方面，治疗时只注重其间的某一环节，就会出现或许有效、或许无效、甚或有害这类捉摸不定的结局。而越是复杂的病症，越是倾向于后面这两类结局。这也许可用来解释当今疾病谱、死亡谱改变的现状以及人们普遍对西医内科治疗慢性病，常见病的疗效比较失望的部分原因。因为今天的慢性病，常是多因多果的、非线性的，它们使得屡获成功的对抗性治疗陷入了困顿之中。

**（四）对抗治疗中的差异** 从表面上看，中西医学治疗观在许多方面都是相通的，如对抗性原则都是双方的出发点之一。然而，细加分析，同中之异又极为显著。试举案例析之：西医学的感染性疾病，中医学可归之为“发热”范畴；对此，对抗性原则促使西医学家首先致力于弄清是细菌感染，还是病毒或立克次体，细菌中具体又分杆菌还是球菌，革兰阴性还是阳性……，然后投以针对性的药物（尽管真正针对性的药物，找到的还不多）。一提到

"发热"，人们很快想起中医治则中的"热则寒之"，这治则本质上亦是对抗性的。然而，它本身还受到诸如"虚则补之"、"实则泻之"等同一层次治则的牵制，由此并可进一步演化出诸如"苦寒折热"、"辛平（温）散热"、"壮水之主、以制阳光"、"从阳求阴"、"热因热用"等一系列治疗大法来。这些大法又都有较确切的范围及众多的具体方法，主导所有这些治则的则是治则体系更为深层中的"治病求本"等观念。因此，尽管中药学中有着大量的清热解毒药物，它们中的多数已被证明有不同的抗病原微生物作用。但"感染性疾病（炎症）= 发热→大剂清热解毒之寒药"，这一公式，虽不违背"热则寒之"治则，却与中医治则体系内在的总体精神大相抵牾，故如此用药，必然遭到中医界的激烈抨击，斥之为"中药西用"，且疗效也并不理想。应该说，中医治则体系所着眼的是机体的整体状态，而不是某一具体环节；治则本身也是个思辨性的整体，每一治疗大法的独立性都是有条件的，受制约的。假如这个发热（感染）患者辨证确定为阴虚火旺，则单纯的"热者寒之"大法就得让位于"壮水之主，以制阳光"。需通过"壮水"，补充"阴分"，然后其热可退。显然，从直截了当的对抗性原则看来，这似乎绕了一个大圈子，采取的是迂回战术。但正是这一"迂回"，使得中医学家能够针对患者的整体状态，作出多变量的调控，从而在复杂病症的治疗中取得更佳效果。寻绎一些名老中医（如蒲辅周、岳美中、张伯臾等）的验案，对于许多诊断已明确为某些病原微生物所致之发热，治疗中他们尽管疏方各有自己特色，但都没落入见炎症迳用苦寒的"对抗性"治疗这窠穴，而是顺着中医治则体系提供的思路作出选择，以致不少抗生素已黔驴技穷，从对抗性治疗看来只能坐而待毙的患者，起死回生。这一差异体现在中医学对所有病症的治疗中。

## 三、治疗决策活动

医者意也，如对敌之将，如操舟之工。

——喻昌

**（一）决策与诊治**　一般来说，人类的活动全过程包括意识活动和实际行动两部分。而意识活动中又可分作认识和决策两个环节。诊治实践可以视作一个相对独立的活动过程，具体分解的话，它包括三大环节：诊断→决策→实施治疗，其中，诊断属于认识活动，意在揭示疾病的本质及其可能的变化趋势，它以"合对象性"为标准；决策则是主体（医生或患者本人）应该选择哪些治疗措施或手段，应该怎样作出应付，它以"合目的性"为标准；实施治疗则是决策结果的具体落实或根据新的变化，适作调整，它以收到最佳疗效为标准。可见，在整个诊治活动中，决策的意义举足轻重。它本身属于人类的意识活动却又处在认识和实际行动的"中介"位置。近年来，理论医学界研讨临床思维从先注重诊断思维，逐渐偏向决策思维，也体现了决策在诊治中的突出作用。

决策就是选择，在众多可行的治疗方案中，选择最佳、最优的方案。因此，在本质上，它与诊断这一认识活动有明显差异。诊断的要求是尽可能的"真实"、"正确"，不掺杂个人的主观成分或臆测因素；决策则是一种创造活动。排除了主观努力，包括大胆的联想，其便沦为依样画葫芦；失去了本来的意义，这样，也就无优劣可言。但决策又是以诊断为前提的，离开了正确的诊断，便无从谈及最佳治疗方案的选择和确定（决策）。

"观念在行动之先"。就治疗活动而言，治则就是指导观念；决策及实施过程就是具体行动，治则（治疗思想）提供了选择的标准模式和思路；循着治则之指南，每个临床医师可凭借自己的经验和智慧，权衡各相关因素，然后作出自以为是的选择。因此，可以说治则是静态的、“死”的，决策则是“活”的过程；治则是因循沿袭的、规范化、甚至教条化了的；决策则每每更富有个体特点，是多变的，甚至颇难把握。中西医学在临床决策方面的异同，既很有意义，又耐人寻味。此处只能择其一二作些玩味。

**（二）待选方案** 从决策学角度来看，待选方案越多，越能比较优劣，选择余地也越大，从而获得最佳决策的可能性明显增加。有学者曾指出：明确诊断后，若能提供7个或7个以上较成熟的治疗方案。从中选择最佳方案，是最为理想的。也许，许多临床医师会认为这似乎是不切实际和多此一举的。一些单纯的病症确实无须搞得如此繁琐。然而，作为一个临床医师，他又无法否认：面临一个常规疗法无效的病例，每个人都希望能找到更多的可能有效的治疗方案或措施，每每把治愈的希望寄托在新方案上。受人欢迎，临床成功率高的医师就是待选方案多且又善于选择者。他不会因一两招失灵后，便黔驴技穷，推诿患者。因此，明确诊断后，待选方案的多寡，是衡量一个医师，乃至一学科体系重要尺度。

相比较而言，对于同一病症，中医治疗的待选方案往往明显多于西医学。姑且抛开手术及针灸、推拿等非药物疗法，仅就药物治疗来说，庞杂的治则体系使得选择方案过程中众多相关但却又缺乏线性确定关系的因素相互作用，加上中医学强调的是症（点）、病（线）、证（面）的三位一体，每每造成人们可有多种选择侧重。如同一感冒患者，若中医学辨为正虚邪实，此时，着眼于祛邪、着眼于扶正，或两者兼顾，或先邪后正，或先正后邪都是可取的，由此便演化出众多具体治法；更不用说选方择药过程中各自经验因素的重要作用；因此，对于同一简单的感冒患者，十个资深的中医师可开出十张侧重各有不同的处方，外加还可选择针灸风府、曲池，或运用推拿、刮痧、捏颈、拔罐等有效疗法，选择余地相当之大。相形之下，明确为流行性感冒的，西医治疗学所能提供的治疗方案却极为有限。复杂的病症，如风湿性关节炎、类风湿性关节炎等更是如此，除药物治疗方案可千姿百态外，针法、灸法、推拿、蛇毒疗法、蜂螫疗法、蚁疗法等都别具匠心，有助于缓解、改善甚或消除病症，从而提供给人们众多的决策参照等。

**（三）组合与拼盘** 治疗中，西医学家往往只是在一系列针对性措施中作出选择，采取其中几项措施，就像宴席上的冷菜“拼盘”一样。如治疗冠心病，对抗性思想提供的只是抗心绞痛、抗心律紊乱、抗血凝、抗高血脂等一系列只顾及某一环节的措施或针对性的搭桥手术，人们只能在其中选择一些加以实施。若有差异，也只是具体药物的选择上你用硝酸甘油，他用二硝酸山梨醇；你选心得安，他选心得宁；或者是剂量上的略有出入。这些药物各自都作用于某一特定环节，尽管也有协同或拮抗作用，但这种相互作用毕竟是局部的。就像几道冷菜，纵然“厨师”再多，拼出的冷盘也大都万变不离其宗。

然而，有所类似的“胸痹”、“真心痛”等的治疗，中医学却另一番景象，她并不存在诸如抗心绞痛、抗血凝等一个个作用于某一具体环节的措施，有的只是“通阳”、“益气”、“理气”、“活血”、“滋阴”、“逐寒”、“壮阳”、“通络”、“芳香化浊”、“健脾化痰”、“祛瘀”、“宣痹”、“止痛”等无法一一枚举的治法。这些治法大多着眼于纠正机体的某种病理状态，本身作用点比较宽泛，环节众多；而不同治法的使用不是简单的效应叠加，也不是拼凑，不同的组合每使整个治疗方案起到某种质变的效果。因此，每个医家根据自己的临床判断，结合自身经验，可制定独特的，自认为仅适用于该患者当时状态的最佳治疗方案，并将这一方案具体落实在方药的选择和剂量的确定上。尽管现行教科书在“胸痹”、“真心痛”下只列出几大类情况，然而，应该指出的是，它仅仅为的是教学的便利（从另一角度讲，这类教科书的编写，本身受了西医学教科书的影响，是思维负迁移的产物）。一个有一定临床经验的中医师，决不会照教科书去看病，否则，是无法取得满意疗效的。西医师则不然，最为理想的也许是把最新版本的《希氏内科学》置于病床前，按图求骥，选择和决定治疗方案。亦正因为上述缘故，历代医家把用古方治病视作为“拆旧屋子、建新屋”，须独具匠心，加以“改造”，强调有效成方的加减出入，增删化裁，推崇“自出机杼”。我们曾分析过历代医家对于胸痹、真心痛等患者治疗验案，几乎没有一例治法十分相近，用药方面的差异就更大了。诚如已故的西医内科权威张孝骞教授所言，临床上没有两例伤寒病是完全一样的，冠心病更是如此。不同的情况，自需不同的处理措施，而选择方案的众多及可以自我组合，正好适应这种情况，故它虽是初学中医者的拦路虎，却又是中医临床决策的优势所在，常常有助于资深的医师在复杂病症的治疗中，取得更佳的效果。

**（四）治疗决策的形式**　不言而喻，上述特点造成中医学临床决策过程明显的个体化、技艺化；这恰与西医学临床决策高度的规范化、逻辑化形成反差。

一般来说，治疗方案的组合和确定，在中医学明显地依赖于个人的资历、经验及思维特征。首先，临床上人们遇到的大都是有着众多主诉的患者，中医学家对不同症状之间主次及因果等关系的判定，是在较为模糊的理论指导下完成的，甲可能以先入为主；乙则习惯于循着自己的思路。因此，判定的结果常因医师而异。西医学则不然，它对症状关系的判定更多的依据概率，倾向于用单一独立的病症单元作出解释，故结果人们常常较易认同。其次，庞杂哲学化了的治则体系为人们顺着自己的思路和判断，进行治疗方案的自我组合和选择确定，大开绿灯；与此同时，这一过程便有了浓厚的个体特性和技艺色彩。而西医学家一俟明确诊断，可供选择的治疗方法和相呼应的药物就那么几个，选择的自由度十分有限，而直截了当的对抗性治疗思想又堵死了人们治疗中的发散性思维。从而，诊断与决策之间显示出很硬的线性对应关系，有着明显的规范化、逻辑化联系。如对于高血压或糖尿病患者，人们不难找到开完全一样处方的成百上千个西医临床医师；却难以使两个资深的中医师完全真正的赞同对方的处方。规范化、逻辑化的特征使人们开始注重对西医诊断及治疗决策的逻辑研究；而个体化、技艺化特点却使中医学家反复津津乐道于“医者，意也”；“医诚艺也”，“熟读王叔和，不如临症多”。也许，在治疗决策问题上中西医学的有机融贯和互补，既有赖于医学临床思维等研究的不断深化，更依靠思维科学探讨的突破；而这一互补，将改写医学的治疗学。

## 第二节　治疗技术与结果

不以渴者的眼光观泉水。

——康德

无论哪种医学体系，临床诊治的最后一环便是采取某种手段、措施或方法来治疗疾病。这些手段、措施和方法等都要纳入治疗技术范畴。它是医生应对疾病所进行的实践活动，诊断、决策等意识活动都是为此创造条件，为实施某种治疗技术提供依据。因此，它是诊治活动的归结，很大程度上维系着诊治活动的成与败、显效或无效。

## 一、不同的技术观念

仲景之六经治法，犹孔明之八阵图法。

——陈修园

**（一）何谓诊治技术？** 这不是一个容易回答的问题。邱鸿钟曾就此作过详探，并分析了中西医学在这一问题上的观念之异。他指出：在中医学中，人们把那些具有一定医药知识、经验和操作技能的人称作为“医工”，如《内经》中便具备上述知识或技能的、出色的行医者称为“上工”；而把那低劣的，“诊不备三常，疗不慎五过，不求余绪，不问持身，亦足为粗略之医”者称为“粗工”。医生的技术又主要是从师学得的经验，故倘若“不终师术，惟妄是为，易古变常，自动循已”（王冰语，见《素问·徵四失论》注），则常被斥之为“妄作杂术”。可见，中医学对治疗技术的认识，有三个特点：一是特别强调知识和操作规则，每每把它视作要素；二是技术也包括从师学习而获得的，或自己积累起来的经验、技巧、能力和方法；三是基本不含物化的手段。

到了近代以后，西医学的技术观念渐渐与中医学显示出差异来。这也表现在三个方面：一是它较少地含有理论、知识规则的成分；二是继听诊器、注射器、手术器械等诊疗物质手段和工具的发明及应用，对技术中工具和设备的地位及其作用就日益强调，今日之技术，已不仅仅是经验的产物，而且越来越成为科学理论物化的结果；三是技术中的经验、技能、规则和方法不再只是贮存于人脑中，而是有可能以电子计算机等设施进行物化的“软件”了。正是观念上的有所侧重，表现出中西医学在治疗技术在总体构成上的各有倾斜。

**（二）丰富的技艺** 中医学的诊疗技术观中，主体的知识、经验和操作技能占据了绝对的比重。加之早熟的学术范式之长期主导，两千余年来一脉相承的不断探索和积累，从而形成绚丽多彩的、以个人经验和操作技能为主体的治疗技术领域。由于带有明显的个体摸索所得的特征，因此，中医治疗技术一方面表现出极为丰富和庞杂；另一方面又很难对其作出系统、理性的概括总结；其中，很大一部分也较难在中医学家共同体中广为交流，互相认同及加以提炼和升华，家传师承等成了这部分技术不断延续的主要途径。所以，从总体上说，丰富、庞杂、个体技艺化了的医疗技术还处于不那么“有序”状态，它和早熟了的中医理论体系显得不太协调。

然而，正是这些个体化的技艺，使得许多有家学或师承渊源及资深而又勇于探索的医家的临床活动插上了可以自由翱翔的双翅，凭借自己某一方面胜人一筹的治疗技术，每每可在有关疾病的处理中得心应手。明代名医缪仲淳在治疗一疟疾患者时，原疏之方无效，尔后只不过改变了一下服药时间，却药下病除；近代名医程门雪，在某医师所疏的处方中仅仅调整了一味药的剂量，原服之无效的处方竟使同一患者霍然而愈；表面上同样的手法，医师甲每能使腰椎间盘突出者的腰椎间盘很快复位，医师乙除了增加患者痛苦外，别无他获；……这类现象的背后因素极为复杂，但个体化的治疗技艺或经验则起着主要作用。且这类技艺中物化成分的作用是有限的。虽然在西医学外科手术治疗中的有时也能见到类似情况，但两者的程度及涉及的范围，不可同日而语。此外，善于随机应变，圆通活法，或自出机杼，亦是中医学治疗技术实际运用中的一大特点。

丰富而个体化了的治疗技艺，维系着中医学的诊治水平，是中医现代研究和提高学术水平的基点之一，然而它又是一大难题。眼下的当务之急是尽可能借助科学手段，花大力气，对其中的较为基本的技术因素作出分析、整理和提炼，使之在现代科学技术的洗礼下，更少一点个体化色彩，更多一些时代气息。

**（三）日趋物化规范的技术** 应该说，近代以前的西医学，其治疗技术与中医学并无质的差异。是文艺复兴后技术与科学的突飞猛进并大举向医界渗透，造成了两者的分离，并促使西医学诊治技术日趋沿着物化和规范的道路发展。

通常所说的诊疗技术，可分解为四部分：诊察技术、治疗技术、预防技术和康复技术。其中，诊察、治疗手段成之于前；预防、康复手段问世于后。而物化倾向亦发轫于诊察技术，随后紧紧跟上的是治疗技术，显微镜、听诊器是前者早期的象征；手术器械、化学合成药物及注射器等则是后者的代表。相对说来，预防和康复技术的物化，要晚一些，康复手段的物化趋势甚至只是不久前的事。

仅就狭义的治疗技术而言，如今，西医学临床治疗过程中，个体知识、经验和技巧的意义越来越淡薄；而凝聚有科学理论知识的、物质化了的治疗设施、手段和药物的作用却日趋突出，甚至在许多方面已占据绝对主导地位。例如，明确诊断为有某种耐药性的细菌感染时，除了找到一种针对性的、强有力的抗生素外，临床西医师别无他法；对于棘手的病毒感染，如肝炎，西医学家也只能把赌注压在抗肝炎病毒类物质的发现上；许多疾病的治疗效果，主要取决于运用何种药物，这些药物都是科学知识物化的产品，在它们的运用过程中，个人经验及技艺的影响往往是微不足道的。另外，物化的设施或手段在临床治疗中的作用也日见突出，如利用内窥镜施行一些原非打开腹腔不可的复杂手术，不仅患者痛苦小、创伤少，而且操作简便、时间短、费用省。可以说，凭借内窥镜，一个训练不久的操作人员足以羞煞一个资深的外科医师。再如介入治疗、氩氦刀治疗等需要极其精细技巧的治疗技术中，物化因素都是决定性的。即使诸如显微外科等需要极其精细技巧的治疗技术，也只是依赖了物化的手段才可能发展起来。

诊治技术的日趋物化与规范，与西医学的总体特征浑成一体。它符合直截了当的对抗性治疗思想，使得纠正某些具体病理环节成为现实可能。然而，任何物化技术，一方面是以人的科学知识和研制技术为前提的，另一方面它的操纵使用，又离不开掌握医学知识和具体技能的人。随着治疗技术物化趋势的发展，人-机问题日显重要。而医生依附于物化技术，日趋丧失治疗过程的主体性之倾向，也越来越使人感到担忧。物化技术其实质就是工具，工具毕竟是为人所用，为人实现特定目标服务的。治疗领域人-机（人-药）关系的颠倒，后果堪忧。

## 二、五彩缤纷的非药物疗法

> 与其说医疗是医者对疾病的一种目标控制，还不如说是与战事兵法同构的医者们运用药物及各种其他手段与疾病破坏作用相对抗的一种博弈过程。这是一种与西医决定论模型不同的具有随机论特征的医疗思维范式！
>
> ——邱鸿钟

**（一）大多源自生活经验** 由于学术范式的早熟，使中国人秦汉起便可在统一的医学理论体系指导下，从事诊疗活动。连绵两千余年的探索、积累，加上地域广阔，风俗各异，在不同的生活方式和生活体验中，积累了丰富的祛疾经验，遂出现了以药物、针灸的手法（术）为主的种类繁多、五彩缤纷的治疗技术体系。其中，一个一个具体的治疗方法或措施，犹如大小不一的珍贝珠宝，镶嵌在中医学术体系之中。这些具体疗法，大大丰富了人们应对疾病的有效行为，支撑着中医学的临床治疗。除药物治疗外，其他大部分方法正是中医治疗技术不同于西医学之处。这些，可概称为非药物疗法。

**（二）非药物疗法面面观** 历史上和今天，中医学究竟有过多少种行之有效的非药物疗法，至今未见有详尽的、较系统的研究报道，据有关学者粗略收集、整理，大约不下三四十类，上百种。其中，既有针法、灸法、气功（导引）、推拿、情志疗法等自成体系，至今影响仍颇大的几大类；也有拳操、舞蹈、音乐、热敷、拔罐、刮痧、割脂、挤拧、埋线、敷贴、薰洗、接骨、整骨等依然广为民间或医疗单位采纳的具体治法；诸如蛇毒疗法、蚁疗、蜂螯疗法等新的有效方法不断涌现。要对中医学的非药物疗法作一介绍，哪怕是梗概性的，都是不太现实的。在此，只能择几大类，略作分析。

针法、灸法，合称针灸，是中医学最古老《内经》时代主要以针灸治病、又最具奇特色彩的疗法，它以中医学独特的经络学说为理论基础，借助小小的银针或艾等，作用于体表某些部位，从而可获得众多的功效。中医学传至海外，享誉天下，很大程度是以针灸为“媒介”的。近年来的中医热，也首先是针灸热。针灸疗法的有效性及现代实用价值，已为世人所肯定，她已成为一世界性的治疗方法。世界卫生组织业已充分肯定这一疗法的应用意义，并大力加以宣传提倡，推荐了44种适应证。国外各类针灸专业学术刊物多达30余种。美国有位医界人士甚至认为：中国的针灸，是超越了现行医学模式的一类疗法，较之西医学的常规疗法，它对各种身心疾病的治疗更为有效。

推拿疗法也颇具特色，以手等作用于患者的某些部位，便可起到治疗或保健之功。目前，国内许多院校纷纷成立了推拿专业或系部，培养了大批这方面的专业人才，推拿治疗的病种，也从习惯上认为的伤骨科等疾病，发展到诸如糖尿病、高血压等，且皆已获得满意疗效。推拿疗法从生物力学等新的角度，开拓了人们应对疾病的视野，因此，其意义不容低估。

气功可谓是中医学中最受人青睐，又最遭非议的疗法。实践和实验揭示：它不仅作用范围广，既有助于强身健体，又可用于多种棘手病症的治疗，有一定效果；而且作用环节众多，有不少环节是人们在探讨生命过程中刚刚注意不久的；再加上这一疗法基本上属于自我疗法，患者只要训练得法，且持之以恒，总会有效。因此，应用前景广泛。不少研究表明：气功时人处于“松弛状态”，这一状态恰也与“应激状态”相拮抗，而后者是目前临床许多心身疾病和亚健康状态发生、发展的主要机制之一，故气功疗法对于这类疾病的防范和治疗作用，常是其他疗法无法替代的。

以上所例举的，只是丰富的非药物疗法体系中的一部分，可谓是其中的片甲只鳞。然而，透过这些，不难看出，中医学独特的治疗技术体系中既可提供许多现存的有效疗法；又大大丰富了人们应对疾病的视野，为今人探索新的治疗技术奉献了各个角度长期探索获得的极为珍贵的线索和资料。就我们的实际应用而言，运用非常规的药物疗法，对于诸如食管癌噎嗝、胃痉挛、多种肠粘连、肝硬化腹水、癌性胸水、各种慢性疼痛等，都可以取得程度不等的效果。

因此，中西医治疗技术的有机交融，互为补充，将是医学界的幸事！乃至千万个病家之幸事！

## 三、诊疗结果：有趣的剪刀差

一旦意识到中医学那伟大的功效，就无法否认她的价值。

——维芝（I Veith）

的确，中医学对不少疾病，有着良好的临床治疗效果。国内一位在中医院校工作多年，又调回综合性大学医学院的西医内科资深专家曾认为：西医临床是诊断的医学，中医临床是治疗的医学；西医学精于疾病的诊断，中医学优于病症的治疗。此说公正与否，暂先不论。中医治疗确有优势，这却是不争的事实。为此，几年前，笔者曾组织过一次医师的问卷调查和文教回顾性分析，得出了相同的结果。

**（一）中西医师调查的结果** 调查对象是从事临床工作多年的医师。要求他们根据自己多年的临床经验对疗效作出比较性的估价。为了调查分析方便起见，调查分析围绕着22种内科常见病症，且以西医学的疾病命名为标准。为了更有代表性，调查选择在大城市上海、中等城市杭州和一般县城医院——黑龙江五常县进行。

接受调查者共188名，均有5年以上的临床工作经验。其中，西医医师88名，中医医师80名，另有中西医结合医师20名。后者中早年毕业于西医院校的19人。整个调查对象中，毕业于西医院校的高达56.9%，毕业于中医院校的40.6%，少数毕业于专科院校。本中西医专业分工之比也较接近，故结果较为可信和公允。

从提供的数据来看，这些内科常见病的治疗效果，中西医学医师的经验是不相抵牾的。对于许多病症某些体系的疗效的集中肯定，便能说明这一点。调查表明，中西医治疗体系各有短长。其中，受调查者认为肺炎、急性肠炎和痢疾的西医疗效显著优于中医（$\chi^2$ 分别为59.226、26.243和45.041，均 $P<0.001$），且相对疗程亦短；此外，哮喘急性发作的控制与脑溢血的抢救亦以西医学手段为优（$\chi^2$ 分别为12.624和22.573，均 $P<0.001$），获效也相对较快。而感冒、胃炎、急慢性肝炎、急慢性肾炎、慢性肠炎、神经官能症等又普遍认定中医疗效显著较西医学为优（$\chi^2$ 分别为：感冒24.87，胃炎29.57，急性肝炎26.14，急性肾炎16.02，慢性肾炎59.50，慢性肠炎79.50，神经官能症66.76；均 $P<0.001$），且疗程亦都相对要短。此外，急性尿路感染中西医学皆有佳效，难分伯仲（$\chi^2=1.605$，$P>0.15$）；尿毒症系顽疾痼症、脑血栓亦较棘手，单纯用中医或西医疗效相差无几，都欠理想，而中西医结合的疗效要比单纯用西医明显为优（$\chi^2$ 分别为17.73和17.48，均 $P<0.001$），故多数西医师倾向于选择中西医结合手段治此两症。再看，胃和十二指肠溃疡、冠心病、风湿性关节炎、类风湿性关节炎、高血压和糖尿病等中西医学的疗效不分上下，析其缘由，西医对于这些病症的病情控制或缓解，大多有着针对性较强的措施，故近期疗效明显，但长期疗效欠佳；中医学却适反，有时控制病情，缓解病痛需一定时间，但远期疗效卓著，常能较好地从根本上控制疾病。因此，对于这些病症，受调查者倾向于较多地选择中西医结合疗法。

**（二）回顾性文献复习** 上述调研，反映了中西医师根据各自的临床经验对内科部分常见疾病的中西医疗效的评价，带有较大的主观性。为了进一步客观地作出评价，我们同时系统收集温习了国内诸如《中华内科杂志》、《中西医结合杂志》、《中医杂志》等代表性的文献，并就其中资料完整可以比较的十余种病种进行归纳统计和比较分析。

结果表明：急性腹泻、慢性肾功能衰竭似以西医学疗效为优；慢性胃炎、胃、十二指肠溃疡、慢性肝炎、风湿性和类风湿性关节炎，均以中医疗效为优；而痢疾、慢性肾炎、脑血栓、冠心病、糖尿病、非特异性溃疡性结肠炎等中西医疗效不相上下。

**（三）分析与思考** 综合两项工作的结果，似乎提示：

首先，从临床和文献调查分析中，不难看出中医学和西医学的疗效都是确凿无疑的，从比较单纯的一般感染性疾病，到错综复杂的诸如肾功能衰竭、类风湿性关节炎、非特异性溃疡性结肠炎等都有一定的治疗效果。作为一门带有应用技术性质的学科，临床疗效是其赖以生存的支柱。

其次，分析可见，细菌性感染和急性病症的控制，似乎以西医学见长，这显然和抗生素的广泛运用及急救措施的即刻效应有关，进一步分析，这些又和对抗性的治疗原则及对这些病症的具体机制的基础研究较为深入有关。

再次，对于感染性疾病中的病毒类疾病的治疗，中医学的疗效明显要优。临床调查中中西医师的主观经验已说明这一点。文献复习中亦同样，如表中所列肺炎一病，凡属细菌性的感染，大多用西药效速；而病毒性肺炎，又以中医疗效为著，故肺炎一病，中西医的疗效不相上下。而新近让国人惊慄由冠状病毒引起的非典型性肺炎更是实例（广东的经验表明中医药在控制非典，提高治愈率，改善症状，促使变好康复方面有佳效），至于病毒性肝炎的中西医疗效差异就十分显著了。当代肝病专家玻珀（Popper H）教授就肝炎的治疗曾指出："中药治疗方面的很大前景，在这方面的研究可以对西方有很大帮助……。"析其缘由，西医学对病毒感染的基础研究，空白点甚多，且这方面的情况本身就较细菌感染要复杂很多；因此，对抗性治疗无法施展其功力。而中医学的整体调控却可以显示神威。

另外，慢性疾病大多系多因素作用且因果相循，病理机制错综复杂，因而，注重线性因果联系的对抗性原则及措施，自然功亏一篑；而哲理化治则体系指导下的注重整体多环节调控的中医学治疗措施，却往往能略胜一筹。值得重视的是，即使对于细菌性感染等，中医学治疗仍有较好的效果，而其作用机制，又每每不是直接的抑制细菌，而是另辟蹊径，故有时对一些耐药性明显的细菌感染亦能奏效。这就提示了这种治疗机制本身存在和进一步发展的价值。

最后，应着重指出的是，上述比较是仅就内科常见症的疗效展开的。除此之外，在妇科、骨伤科、儿科、五官科、外科及急腹症领域，中医学临床或多或少也存在着一些优势，如调理妇科的经带胎产，中医学素享盛誉；治疗一些骨科伤科病症，亦颇有特色；而对不少急腹症患者，可使之免挨一刀之苦。就恶性肿瘤的治疗来说，我们的经验表明，中医药也可大放异彩，以纯中医治疗特别棘手的胰腺癌患者，3 年、5 年生存率比西医手术及化疗治疗要高出 2~3 倍，老年肿瘤患者的中医调理更有优势。再者，上述比较所涉及的主要是药物疗法，丰富的非药物疗法之长并不能很好地体现出来。所有这些都说明：中医学治疗体系的应用价值是值得充分肯定的。

## 第三节 临床活动外推：养生、预防与康复

> 圣人不治已病治未病，不治已乱治未乱，……夫病已成而后药之，乱已成而后治之，譬犹渴而穿井，斗而铸锥，不亦晚乎！
>
> ——《素问·四气调神大论》

医学实践中，最早出现的是直接缓解病痛的治疗活动，尔后，预防、养生和康复等应运

发展起来。如今，若仍把视线仅仅局限于治疗，显然太狭窄了。

## 一、上工治未病

“上医医未病之病，中医医欲病之病，下医医已病之病”。

——孙思邈

注重预防，防重于治，可谓是中西医学一致的看法，然而，在这类同的大前提下，认识和实践又有着众多异趣之处，值得参照，比较和玩味。

**（一）观念与角度的同异**　《内经》时代，中医学已确立了“治未病”的原则，所强调的“上工治未病”思想，影响深远。尔后，《千金要方》进一步发展成将疾病过程分作“未病”、“欲病”、“已病”三级，依次分级防治，并认为三级防治与医生水平有关。无独有偶，现代西方医学近来也提出了三级预防的要领和任务。第一级预防：目的在于防范疾病发生，强调采取、增进健康和特殊防护两方面的措施；第二级预防：即临床前期预防，目的在于防范疾病的发展，着眼于早期诊断和早期治疗；第三级预防，亦即有病后的临床预防，目的在于减少病痛，延长寿命，措施则在于防止并发症、后遗症和促进康复。对此，无须繁琐引证便可见两者似出一辙，确有异曲同工之妙。然而，在实践中，中西医学家却又从不同角度切入，贯彻这一思想，努力实现这一目标。

由于文化基因中“向内”与“向外”的差异，同为一级预防，“治未病之病”，中医学侧重的是增进健康，优化个体自我的身心素质，故养生学的认知与实践根深叶茂；而现代化西医学则更注重特殊防护，对不少疾病发生发展的机理及相关因素作了详细的探析，找到了一些特殊的、针对性的防范措施，与治疗思想中的对抗性原则相互映辉，因此，卫生防疫学的成就突出。可以说，注重“自我”和注重“外界”是上述差异的较为深刻的根源。

**（二）优化自我身心素质**　其次，在“天人合一”和人与自然分离、对立的不同观念主导下，对于何为健康？及如何增进健康？中西医学又有着迥异的认识和态度。中医学把阴平阳秘，内在机能协调，且能与天地变化相适应的人，视作“平人”，即“健康者”。因此，“顺应自然”，“动而中节”、“调摄精神”就成了中医学养生的基本原则。相应地，实践中十分崇尚“清静无为”、“返璞归真”、“与天地合为一体”，体现了无为而治、不偏不倚的中庸之道。而西方民众心目中的健康则是富有生命力、强健、勇敢和彪悍，对健康的追求也不一味顺其自然，而是试图勇敢地征服自然。因此，各项旨在保健强身的体育锻炼或竞技项目，大都带有与自然（包括自我生理极限）争斗的色彩。其中，备受欢迎的斗牛、冲浪、马拉松、登山、漂流、滑雪、十项全能、七项铁人等都有着明显的冒险性和超体力限度等特点。这些，自与以动而中节、动中寓静为特点的中医学养生诸法情趣大异。

再者，就康复而言，《伤寒论》起人们就较多讨论了病后调摄问题，作为一个传统，它一直延续至今，几乎涉及所有病症。但其手段，则主要是经验性的，基本上不含有物化的成分，是其治疗技术的自然延伸。而近年来西医学领域，康复技术异军突起，进展神速；其手段是物化的，大多借助特定的医疗或康复设施，经验性的成分有限；且其所涉及的领域过窄，主要局限在残体的再造、修补和部分躯体功能不全的锻炼、恢复上，因此，须拓宽康复的外延。外延的拓宽，同时也就意味着康复技术的多元化，对于不少临床后期的患者来说，中医学所提供的善后调摄措施是极有价值的。它可与现代化康复技术相互辅翼，共同促使临床后期患者更好地恢复健康。

**（三）防疫学的成就** 早在《内经》时代，中医学就确立了预防为主的原则；凭借观察、思辨和经验，对一些流行病也作了较为精当的描述，提出戾气、毒气、疫气、瘴气、蛊毒等传染病的病源说，认识到自然环境、社会环境及精神因素等都与一些流行病的发生发展有关，对某些病症的传染途径和媒介亦有所揭示；并创制了一系列防范措施，包括对"病邪"须"避之有时"，对某些传染病（如麻风）最早实施了严格的隔离制度，强调环境卫生、饮食卫生等，还采用了药物（如紫草根防麻疹、用雄黄、苍术室内消毒等）及专门的（如人工种痘等）防范措施。然而，两千余年来临床观察、思辨性研讨加经验积累所形成的认识和措施尽管值得珍视，但由于缺乏对具体机制精确的认识，迄至今日，中医学对于大多数流行性传染疾病的防范，依旧是苍白无力的，更不用说从根本上杜绝或消灭某病。这也足以表明：即使最成熟的传统医学，其先天的缺陷仍是明显的，甚属致命性的。

建立在近现代科学根基上的预防医学却情况适反，还原分析为它的早期研讨起到了正确的导向作用；流行病学调查分析和实验研究为它安上了能疾步前进的双轮；源源不断涌现的科学技术、仪器设备又为其飞奔提供了可靠的后勤保障。因此，预防医学虽然真正走上学科化道路，不过百余年的事，但它却获得了一系列功德无量的成就。其中最可引为自豪的就是人类历史上第一次用人工的手段，在全球范围内消灭天然性传染病——天花（1980 年世界卫生大会庄严宣告人类已消灭了天花）。其他不少传染病业已相继得以控制。近几十年，临床疾病谱和死亡谱的根本改观，客观地说，首功就应归诸预防医学的成就。成功的更深刻的原因则在于方法学上的优势：实验机制的引进，临床–基础之间的良性有机循环。

预防医学的发展迄今大致经历了两次变革，19 世纪下半叶到 20 世纪上半叶，当时传染病是人类死亡的头号原因，因此，医学家们把主要精力集中在病原体的发现，免疫方法的摸索，抗菌药物的筛选和特种防范措施的研讨等环节，并取得了重大进展。这些进展使得传染病的发病率和死亡率大幅度下降，而社会的现代化和人口的老龄化又使得心血管疾病、脑血管疾病、肿瘤、代谢性疾病及环境污染等对人类健康的危害日见加甚，因此，近年来，预防医学出现了第二次变革，即以保护环境和减少心、脑血管疾病、肿瘤等的死亡为主攻目标。这些领域，显然较单纯的传染病要错综复杂得多。中医学中的有关认识和经验，对于人们更好地战胜心血管、脑血管和肿瘤之类疾病是值得重视的。

## 二、根深叶茂：养生的知与行

> "其知道者（懂得养生规律的人），法于阴阳，和于术数，饮食有节，起居有常，不妄作劳，故能形与神俱，而尽终其天年，度百岁乃去。"
>
> ——《素问·上古天真论》

**（一）珍贵的财富** 健康是人类最为珍贵的财富，长寿又是人们梦寐以求的愿望。随着社会的进步，人类自身价值亦扶摇直上，对于健康长寿的渴望也与日俱增。从另一个角度来说，保健强身还有助于祛病防疾，故理应成为临床活动外推的一个重要组成。与防疫学领域的幼稚，发育僵化适反，中医学在保健和抗衰老（统称"养生"）领域却一枝独秀，知与行方面均颇为丰富而有特色。

自秦汉至明清，中医学有关养生抗衰老的专著达二百多种，著名的有魏·嵇康的《养生论》、梁·陶弘景的《养性延命录》、唐·孙思邈的《养生要录》、宋·陈直的《养老奉亲书》、明·冷谦的《修龄要旨》、万密斋的《养生四要》、清·曹慈山的《老老恒言》等。就连《黄帝内经·素问》，开卷头几篇也先评论养生。若再加上道家、佛家的有关著作，这方面认识和论述之宏富，确可谓举世无双。

**（二）践行者，尽享天年**　历史上，乃至近代，中医学家长寿而健康的为数不少，如华佗弟子吴普年九十余仍耳聪目明，齿坚发黑；据史料推算，名医孙思邈至少活了百余岁（581~682年），亦有人考证其活了百四十，甚至百六十。其逾百岁仍著书立说是确凿的；现代儿科名医董廷瑶时值九十还思维敏捷，每日应诊。若以严谨著称的《中国医学人名志》为据，就古代名医寿域作一分析，书载生卒年代可靠的共149人，其中，80岁以上42人，80~90岁70人，90~100岁27人，百岁以上10人，最低寿命逾80岁，平均寿命接近90岁，明显超过同时代的一般人（据估算，封建社会的中国人，平均寿命约40岁）。这至少说明，中医学关于养生的认识与实践，是有其实际效果的。谙熟此道，每可延年益寿，却疾强身。

**（三）摄养：知行合一**　中医学养生之效，得益于其养生观（原则）和由此派生的理论认识及具体操作实践。在“顺应自然”、“动而中节”、“调摄精神”等原则指导下，中医学家发展了一整套养生理论和形形色色的摄身之术。如就顺应自然而言，《素问》确定了“智者顺承天地之性而得养生之道”的观点，并提出了“四季调神”、“春夏养阳、秋冬养阴”等理论和实践。就动而中节以言，其涉及饮食、起居、劳作、性生活等摄生行为的各个环节。孙思邈又曰“常欲小劳，但莫大疲及强所不能堪耳”。至于调摄精神，《素问·上古天真论》则强调：“恬淡虚无，真气以之，精神内守，病安从来。是以志闲而少欲，心安而不惧，……各从其欲，皆得所愿。故美其食，任其服，乐其俗，高下不相慕，……”。目的是使“形与神俱”。此外，在饮食调摄取、药物调补和一些具体的养生方法上中医学也颇多建树。如以药物调整补脾肾，六味地黄丸，银杏、灵芝、五加科及甘草提取物等风靡市场的抗衰老制剂，一阵高过一阵的气功热、太极拳热等都足以表明人们对中医学养生理论和实践的厚爱，而实验亦揭示了它们的部分科学价值。

## 三、纷繁的假说，苍白的实践经验

眼界自从经历来。

——无名氏

**（一）数以百计的假说**　西方的预防医学，侧重于寻找针对性的防疫措施，而较为忽略对强身健体问题的关注。近年来，情况似有改观，老年医学、健康医学等的兴起，人们对健康和衰老问题的研讨，渐趋热门。在“纯粹理性”观念的驱使下，为了揭示衰老的机制，西方学者先后提出了三百多种假说。这般纷繁的假说中，少数能在一定环节和深度解释衰老的生物学成因及其机制。其中，引人注目的有：

**遗传程序说**　认为衰老是遗传上“程序化”了的过程，是生物按既定的遗传程序，以时间为函数展开到最后的必然结果。

**差错成灾说**　认为由于种种原因，引起代谢过程的差错，这些差错的日积月累，则导致机能大幅度降低，从而触发衰老。

**自由基说**　认为衰老源于自由基对机体的伤害。体内自由基过多，可形成脂褐素，破坏细胞及其重要组成部分，以致加速衰老进程。

此外，尚有“共价交联说”、“衰老的溶酶体学说”、“神经内分泌阶段式调节说”和“微量元素缺乏说”等亦颇受重视。总之，西方学者对衰老成因的猜想大体可归两类：一是遗传基因决定论，另则可称之为环境决定论。有些学者把人的寿命和遗传、环境的关系喻作一个三角形。三角形的底边为遗传因素，另两边为环境因素、后天因素，其中包括人的生活方式、精神因素、社会因素和自然因素等。如果一个人父母赋予其长寿遗传因子，其寿命三角形的底边就长，若后天因素都有利，则他的三角形面积就大，寿命也就长。这些研讨中，还原倾向和逻辑化特征十分明显。

**（二）苍白无力的实践** 纷繁的假说表明人们对于健康和衰老的生物学机制远未取得一致的、较为正确的认识，相对于热闹纷杂的“纯粹理性”探索来说，眼下西医学所倡导的养生保健、抗衰老措施就显得苍白无力。不仅种类少，而且效果大都有待进一步评价，诸如组织细胞注射法、羊胎素疗法、益康宁疗法、抗氧化疗法及药物疗法（包括蛋白合成剂，膜稳定剂，脂褐质老年色素干扰剂、免疫增强剂）等，虽曾有过某种健身延年的苗头，但不是尚未推广应用，就是试用后其效果有限，有的又因有副作用而实用价值否定。与卓效的中医学养生措施相比较，逊色不少。这一现状促使许多西方人热衷于东方（包括中国和印度）的养生之术。然而，中医学的养生之术（实践）又是和其养生之道（养生理论、原则）合而为一的，因此，仅仅注重具体的术，显然无助于人们走出假说纷杂却实践乏效这一困境。正确的选择应该是接受养生之术的同时，注重汲取包括观念、原则在内的中医学养生之道的精华，并跳出只注重躯体的窠穴，摈弃只讲与自然争斗的偏见，变更已有的观念，拓宽研讨的思路与视野，在东西方认识与实践的交汇点上寻求真理，以帮助人类健康地生存，共跻寿域，也使得医学能够真正实现她的宗旨。

## 第四节 相关问题的方法论思考

科学始于好奇，当人类在感受“是什么”的时候，就已经开始思考“为什么”的问题。医学也是这样，当医疗救护还处在依赖本能，人类意识和思维刚刚萌动的时候，生命和疾病就已成为奥妙而又神奇的话题。

——无名氏

临床诊疗，既是项技术操作，又涉及理性思维，早期，它主要是种源自个体本能的自救行为，时至今日，却不得不在越来越大的程度上依赖于群体计量统计结果。在这里面有许多问题值得从方法论的角度作出思考。

### 一、手段和工具

对西方文化深厚的价值加以引进，对其浮面内容有所排拒，这种姿态才可能在东西方文化交汇中取得切实的成果。

——作者题记

临床医疗，目的是为了治疗疾病，解除患者痛苦，在这过程中，手段和工具成了中间环节。

**（一）方式：经验与理性** 在基础医学尚未从临床母体分化出来以前，整个临床医疗是经验性是，盲目探索和反复试探是唯一的方式。正如现代医学的一位权威人士所描述的，“在许多世纪中，治疗学几乎是建立在纯粹猜想的基础上，……没有一种疾病没有相应的治疗方法，……看一下19世纪末的内科学或小儿科的教科书，……每一页都充满了稀奇古怪无法理解的疗法。小儿麻痹的治疗要注射士的宁，把水蛭放到脊梁上去吸血，口服颠茄与麦角浸出液，碘化钾与大量含汞的泻药，对肌肉进行感应电刺激，放血和拔火罐。脑膜炎的治疗除了需要以上全部措施外，还要加斑蝥软膏敷在整个头部和脊背上，药力大到可以引起大的水泡。……放血被作为特效疗法，……结核病、风湿热的传统治疗方法是每天放血一品脱（约合550ml），或出现苍白无力、虚弱和脉搏明显变弱为止，即早期休克，还要加上甘汞，其剂量足以引起剧烈呕吐与腹泻。”

中医学也有类似的情况。人称中医临床是“黑箱调节”，其实有些情况下是不知所以然的试探性治疗基础上的经验累积和升华。如前所述，中医诊断模型来自疾病表象的偶然组合或者主证，其病理机制是臆测性的。如肝胆湿热并非什么“湿”、什么“热”在肝胆上形成了什么样的病理变化，它只代表一类临床表现，或者说是对一类病理情况作出的区别性“标记”；气血两燔也不是什么“气”和“血”在体内如何嚣张，也只代表了一类较为特殊的病理情况，或者说“捆绑”了一些相关的经验事实。针对这些病症所作出的治疗，尽管常常卓有成效，弥足珍视，但其并非真正有意识地针对其确切病理机制的，只是通过长期反复的经验积累获得的，只知其然，而不知其所以然，故尚未摆脱偶然性的羁束，进入必然性的自由王国。

临床医疗的理性方式来自于基础医学的全面发展。19世纪末到20世纪初，临床医学逐渐摆脱了上述盲目状态，治疗疾病已愈来愈多地成为知其所以然而使其然的科学活动。尤其是20世纪后半叶，随着临床医学诊断治疗技术与基础医学对疾病本质认识的互相促进和突飞猛进，诊治疾病的可把握程度迅速提高。多数情况下，医生有可能在治疗前基本弄清患者体内发生的大致变化，从而有的放矢，猜测和摸索的色彩日见淡化。然而，在不少疾病和患者面前，人们依然束手无策。因此，可以说中医学在很大程度上是对西医学束手无策时的一种重要的补偿。

鉴于上述，我们认为经验方式和理性方式是对立统一的关系。临床医疗中，经验方式发展于前，理性方式升华于后；前者是后者的源头，后者是前者的归宿。这是时间意义上的差异和联系，空间意义上两者则是互补的。即使发展到将来，情况大致亦是如此。

**（二）途径：个体与群体** 医学领域引进数量统计方法是其发展过程中的一个里程碑。在此之前，无论是临床观察还是动物实验，医学研究都以单个具体的对象来总结经验，并以这指导其他。它是早期医疗获取经验和知识的唯一途径。后来，随着人类认识能力和水平的提高，这种研究方式的局限性日益显示出来。

最早应用统计方法进行临床医学研究的是法国医学家鲁易斯（Louis PCA，1787～1872）。他以123例病案为根据（其中有50例尸检发现），1825年发表了《痨瘵的病理解剖研究》；1829年，他以138例病案为依据（其中50例尸检）进行了伤寒病的研究。这是一项开创性尝试。其后，随着数量统计方法的发展和完善，医学统计学逐渐成为人们分析各种资料的原则和工具。其重复、对照、随机的三大原则，设计、衡量、评价的三大功用，收集、整理、分析资料的三大步骤等也越来越受人们重视。经这种工具耕耘过的田野上现已经硕果累累。的确，研究方法从个体到群体，促使医学研究在总结经验，发现规律，排除干扰和误差，提高客观真实性等方面，有了长足进步，因为前者是从个别到个别，后者经历了从个别到一般，然后再到个别的认识过程。

然而，科学探索是没有止境的，任何研究形式有其特有的优越性，也就常伴有某种局限性。数量统计方法也是这样。

首先，数量统计是从若干个例（样本）出发去追求总体（通常基数很大，甚至无限）的刻划，它不追求总体内每个成员的个体差异；数量统计是在变量取值的多变性中把握其总体的不变特征，随机变化的个体就僵化成形式呆板的整体模型。经统计处理后，事物的偶然性被“抹”去，个体特异性被忽视。然而，现实中活生生的疾病决不会相互雷同，此时此刻与彼时彼刻的病情总会有差异，用一种规范化的诊疗标准去面对千变万化的病情群必然会有局限性。例如，在一些正常和异常的临界值上，对一个人可能属于正常，而另一个人则已病得不轻；某种药物的剂量，对一个人可能远未发挥治疗作用，而对另一个人则早已产生了副作用。

其次，统计结论有时并不完全可靠。我们知道，计量方法在物理、化学领域里运用得十分普遍，在生物和医学领域里却较少，而运用于研究心理和社会现象时，其严格性和实际意义就更为有限了。也正因为这样，生物学相对于物理科学，有“自主论”一大派别（即认为生物学规律并不严格服从于物理科学），从另一个角度而言，又是因为物质的均一性与个体的复杂性成反比。单个原子的结构相当简单，因而具有高度的均一性，即各个原子之间通常显示不出有意义的个体差异。一个细胞要比它复杂上几百万倍，而一个动物同它的最简单的细胞相比，那又是个天文数据差，故这种增殖会一直持续下去。作为物质复杂性增加（或称均一性减少）的一种后果，由对个体所作的确实可信的观察而得出的表述引伸，推广到其他个体时所具有的严格性就越来越小。尽管经过大量的统计数据处理，这种趋势也无法根本逆转。因此在这些领域里，我们还须探索新的方法和途径。

值得指出的是，中医临床过程中无论是辨病论治还是辨证论治，其理论模型均来自于过去的个案经验。因而尽管辨证论治十分强调个体差异和因时因地制宜，那只是理论模型运用过程的一种经验调整，而获得模型的途径却比从个别到一般的统计处理更加粗糙和原始。

**（三）技术：能力化与物化**　作为应用科学，医学技术始终与临床医疗密切相关。医学技术从它的内容来看，包括主体要素和客体要素两方面，即物质技术手段和知识、经验、技能等，是二者的统一。从它的历史形态来看，则“经历了古代手工操作经验型技术、近代以光学显微镜为标志的理化型技术和现代的电子、分子水平技术三大阶段。”

在古代，医疗的物化技术设施十分简陋，几乎微不足道，医学主要是凭借医生的知识和技艺而展开的一种临床活动。近百年来，这种局面在西方得到根本扭转，随着近、现代科学技术的产生和发展，各种诊疗工具和仪器相继发明并大量涌入医学领域，医学进步与技术设施的更新越来越紧密地连在一起。中医临床却没有走上这一步，它继续在能力化技艺的古道幽径上迈着悠闲的步履。

中医学的能力化技术体现了如下特征：①运用差异性。古人常说“运用之妙，存乎一心”，“医者，意也”，即包含着这重意思；②传递的困难性。由于中医技艺通过医者的体验、运用而提高，不易形成以文字为载体而广为传播，及其本身的模糊性、灵活性，导致授受和传递十分困难。“只可意会，不可言传”，“学乎其上，而得其中；学乎其中，而得其下”等说法就是这一特点的写照；③内在封闭性。主要依赖临床医家个人素质的诊治技艺，冲淡了人们改进工具和发展物化技术的需求。这些都是其负面的特点。

现代医学技术是物化技术和能力化技术在高层次上结合，二者互相依赖，也互相补充。一方面任何精密的仪器设备都凝聚着人们深化的知识和技能，也带来新的知识和技能；另一方面，仪器设备是人类感官的延伸和扩展，使认识更加客观和逼真，而它所出现的故障和差错又随时需要人们去提防和校正。现代医学技术不仅与其他自然科学技术构成了相互关联的整体结构，受制于整个现代科学技术体系；而且它自身也成为一个含有多种元技术的网络系统。

## 二、临床与基础

知识不能单从经验中得出，而只能从理智的发明同观察到的事实两者的比较中得出。

——爱因斯坦

**（一）医疗渴望理性** 人类文化起源于原始宗教。在今天看来，巫医们那种超自然力的理解可谓荒诞无比。然而，它却是人类理性的最早求索。要治病总得先加以理解。人们总是相信，理解是解决问题的前提，尽管有这样那样的理解。以巫的观念理解，就以巫的方式救助，祈祷、法术被当作驱逐病魔的武器。后来，随着医药经验的逐渐丰富，人们对疾病的理解有了突破性进展。其历史标志是医、巫分家，医药经验脱离鬼神观念而与哲学等认识结合。人们从经验的角度提出疾病是气候异常、自然灾害、情欲内伤等因素导致机体平衡失调所致。这种理解从“唯心”和“唯物”的角度来看，与巫术医学自有天壤之别。但仍未能确切全面地把握疾病原因和规律，这是历史发展之必然。

早期医学有其先天缺陷，在科学实验把工匠和学者结合起来以前，古代和中古时期的学者们不太愿意研究具体事物，他们总是自信：思辨能把握世界。他们忙于描述和解释，却只能用一些事物的表象来类比和推测，无法深入到事物的内在机制；他们急于编织和构造医学理论体系，却只能用精、血、津液或胆汁、血液和痰等直观的人体物质，对立统一，升降出入、平衡和谐等抽象的原则，干、湿、冷、热等最简单的属性，进行丰富的联想。他们没有办法验证自己理论，也没想到要去验证，只有当人类医学跨入实验科学的行列，能够用科学检验不断荡涤形形色色的空洞理论和错误学说的时候，才进入了医学史上的一个崭新的时代。

**（二）传染病退位之回溯** 传染病很久以来就是人类的大敌，西方历史均不乏这方面的悲惨记载。据不完全统计，明代的276年中就有大疫64次，清朝的266年中则高达74次。欧洲公元3世纪的疟疾大流行，对罗马帝国的衰亡起到了推波助澜作用；14世纪中叶的鼠疫，4个月内竟灭绝了4200万人口，单欧洲死亡人数就占当时人口的1/4。面对传染病，人类虽积累了不少经验，却经常显得束手无策，直到近半个世纪才使它逐渐退位，回顾这项与疾病作斗争的巨大工程，映衬出人类理性艰难的觉悟过程。

也许，微生物学的诞生是人类战胜传染病最杰出的开端。对于疫疾流行的原因，古人有过各式各样的推测。尽管到了十五六世纪出现了比较合理的猜想，如我国的“戾气说”和法拉卡斯托里斯（Fracastorius H，约1478~1553）的“传染论”，却无法导致传染病防治的突破性进展。甚至当人们从显微镜下观察到一个神奇的新世界时，很久仍不了解它的致病作用。直到巴斯德、科赫等人的开创性工作，才使细菌学得以诞生。随后，细菌的分离、培养、染色等技术日益成熟，各种致病菌的形态、结构、生物特性、毒力、致病特点等也相继被阐明。从此，在微生物学基础上建立了传染病学，拉开了人类最终战胜传染病的序幕。很快，它又促使抗病原微生物药物研究的蓬勃发展。青霉素的发现及其稳定性的解决，标志着又一个里程碑，猩红热、白喉、脑膜炎等的治疗大为改观。1944 年，链霉素问世后，相继又涌现出短杆霉素、氯霉素、金霉素、土霉素、四环素等。至此，大多数传染病得到了有效的治疗，死亡率明显下降。免疫学的发展，减毒疫苗的应用，则进一步控制了传染病的发病率，如美国 1963 年开始施种麻疹疫苗，到 1983 年该病的发病率降低了 99.7%。

流行病学研究对控制和消灭某些传染病也起到了积极作用。对传染过程的阐明和基本规律的揭示，使人们有可能制定相应措施作出防范。以血吸虫病为例，调查疫源地，消灭中间宿主，处理终宿主，控制人畜接触疫源水等，是控制和消灭此病的关键。而这一切都只有在了解了血吸虫生活史及一系列相关的基础知识后才能有效地实施。抽去这些，人们只能永远地空发“华佗无奈小虫何”之感叹。可见，没有相应的基础研究，就不会有传染病退位这一人类医疗事业的伟大成就。

**（三）大循环与加速机制** 历史的秘密只有从历史的进程中去揭示，医学的兴衰只有从医学结构的变化中去寻找。中西医学发展史的比较显示：以文艺复兴为历史标志，中西医学呈现出截然不同的发展态势。中医学继续以悠闲的步伐、缓慢地行进着，几近于徘徊；西医学却经过二三百年的准备、全面地脱胎换骨，随即腾飞。“徘徊”与“腾飞”之迷，只有深入剖析医学自身结构，特别是临床与基础的关系才能解开。

西方医学的加速发展得益于科学实验。科学实验有三大效应：一是对实验设施的需求，促进了医学技术的发展；二是以构造性自然观为前提，使医学加入到近、现代科学的整体网络之中，从而产生了全方位的交流、移植和迅速的分化；三是立足事实，检验理论，加强了应用医学与基础医学之间的必然联系，三者相互促进，催化激发，产生了加速效应。

首先，人们清楚地看到：现代医学的蓬勃发展得益于科学技术的支持和促进。各种技术科学的新成就，往往作为一种手段和方法被移植到医学领域，源源不断的为医学提供先进的实验、诊断、防治仪器和设备，大大地推进了医学的发展。

其次，我们知道：系统的开放和活跃在于系统内外诸要素的丰富联系。现代医学的突飞猛进还表现在它在与多学科交流过程中日益形成的高度综合和高度分化格局。在现代科学体系里，医学内部及医学与其他学科之间的联系，表现出综合中分化和分化中综合的明显趋势。这主要得益于它与现代自然科学具有同一的构造型自然观。

值得特别强调的是基础研究和临床实践之间的相互关系，如果说基础理论是“体”，那临床医疗就是“用”，二者相得益彰，互动激励，是现代医学加速发展的内在机制和主要原因。微生物学中主要基础学科与应用方面的相互联系见下图：

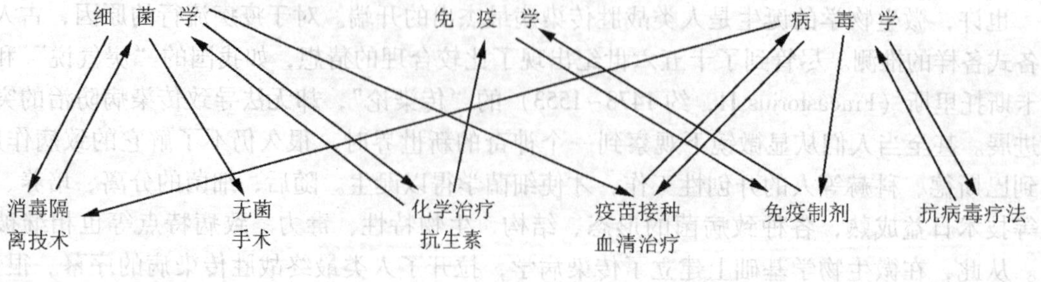

其中，化学治疗和抗生素对细菌学研究的促进作用似乎并不明显，但它却导致了对细菌抗药性的研究，丰富了细菌学的生理和遗传理论。消毒隔离技术等的情况也是这样。

从上图可见，临床应用与基础研究之间水乳交融，相互促进，具备了加速发展的作用机制。具体情形和细节远比这要复杂和丰富多彩，也更深刻地体现二者间的互动激励关系。而且，将其置于整个现代医学以至现代科学的网络体系之中，其联系将更加纷繁，效应更加明显。

这种情形得益于一个基本前提，即事实与机制的一致性追求。近代以前，西医学为何没有这种效应？原因是多方面的，但实验方法和求实精神的贫乏则是其内在的、本质性的根源。那是人类早期理性的缺陷。当时，人们赖直观积累经验，借类推猜测编织理论，更无受控实验以揭示和检验，理论与临床脱节在所难免。试想当年，人们把传染病的原因认定为慧星、日蚀、月蚀、洪水、地震或气候失常时，怎么会产生消毒隔离、抗生素和预防接种？人们沉醉于“四体液”、“三灵气”等臆测性学说以及“奴斯”、“活力”等虚构性概念时，临床何以促进理论的发展？理论又怎能指导临床的进步？故从方法论角度一言以概之，现代医学的突飞猛进，临床医疗与基础理论之间的矛盾及其解决矛盾的渴望是其根本动力；在解决矛盾的过程中，引进各种技术成果和方法手段，进行多学科实质性交流，则是加速其发展的内在原因和外部条件的结合。

**（四）两个循环圈**　探索中医学发展缓慢的内在机制，必然要考察其基础与临床医疗二者和自的结构和相互关系。我们发现，中医基础理论与临床实践实际上是两个相互分隔、各自独立运动的小循环圈。

常识告诉我们，理论是解释经验的。然而，如何解释经验？实在论认为理论是经验的本质反映，约定论认为理论是经验的习惯性说明，工具论则把理论当全经验的替换形式。显然，只有在实在论前提下（尽管科学理论中不乏约定的要素），才能开动“假说-检验”的双轮车，才能使理论在揭示事实机制的基础上，更好地利用各种技术，促进经验事实的发展。

由于中医学缺乏构造性自然观和受控实验，没有借助现代技术摆脱直观思辨的格局，医学理论停留在未经严格设计、严格检验的假说阶段，因而其实质是一种约定性说明或工具性替换，即基础理论并非是经验事实的本质反映，临床实践并非是理论指导。例如，艾滋病，自从20世纪80年代出现以来，现代医学一方面在临床研究中摸索病变规律、寻找有效疗法，另一方面在基础研究中探求病理机制、发掘药物作用原理，以期作出有效防治。然而，中医学据临床表现就可以“知道”病因、病位、病性、病势，并可寻绎出治法、方药，其他研究似乎可有可无。如果说，一种新的疾病仅仅根据临床表象就能洞悉内在机制，那么这种内在机制与疾病表象有什么差别呢？这一过程中，一种先验体系在起作用。这种先验体系存在于对任何疾病作具体研究之前，它有无穷的涵容性，既可以支配过去，也能够左右未来，其实是什么也没有支配。的确，我们能指望这样的理论对临床医疗起明确的指导作用吗？临床治疗时人们尽管可以针对“证”、“病”、“症”疏方用药，常表现为丝丝入扣，然充其量只是模糊调节，知其然而不知其所以然。临床过程主要靠经验支持。

既然理论不是来自对具体经验的具体研究，即本质反映，因此它的发展也表现出独特性。一是移植式发展。如先秦哲学植入，使中医理论初具规模；宋明理学的引入，又使中医理论学派林立。移植的内容包括大量的哲学观念、原理和概念。有的经过加工，有的原盘照搬。这样一来，中医理论就始终与哲学授受不亲了。二是注经式发展。这是中医理论发展的主要形式。对于一般经文、一个概念，各家理解、引申不一，通常并存于世，致使文献浩瀚，但同时异化作用十分明显，将医学研究从人体和疾病转移到书本和经文。三是直觉式发展。以金元四大家为典型，他们各据己验，自成一说。经验虽然来自临床，理论却是经典条文的演绎。而且著书都引《内经》条文若干，以示言出有据。另一方面，取象比类的滥用，决定中医理论存在着大量直觉性假说，四是循环特点：以注经、直觉、移植等方式创造理论，在虚构性概念中演绎理论；理论约定在三大哲学（阴阳、五行、元气论）里，三大哲学规定了中医理论的演绎，最终导致理论体系的封闭。

中医经验的发展也大同小异表现出独特的方式：①表象式：限于直观，临床获取的多是表象经验，缺乏深度和广度，也无从谈及精确和量化；②试探式：限于黑箱方法，中医学家获取临床医药经验长期摸索、反复试探。一是效益低，成果周期长；二是可变因素太多，输入和输出难以严格把握，确定性差，可重复率低；三是个案总结，临床资料不全，无从作出规律和机理的研究，难以揭示其必然性；③家传师授的传播方式：这是小农经济所决定的，经验、技艺成分重，导致传播速度低，社会化过程慢。这与落后的临床研究方法有关；④循环特点：在摸索中获取，在传播中遗佚，或长期禁锢在固定思路里，单纯的经验医学不可能产生加速效应。从总体上讲，有些经验反复总结，反复失传，有些经验则长期失传，如麻沸散、鲫鱼霜等等。从个体上讲，每一名老中医都积累了十分丰富的临床经验，而传之于世者甚少；后世学者又必须从头摸索和积累，如此循环往复。再就目前中医理论和临床研究的状况而言，现全国各级中医研究机构不下几十个，临床基地则逾几千。然而，从事中医基础或中医理论研究的，大多未跳出“注经式”或“移植式”的窠穴，充其量只是在少数研究中运用了现代科学技术手段，以图对原有理论作出现代“阐述”，从事基础理论研究的中医工作者很少会有意识地到临床去寻找研究课题，以原有理论和临床事实的矛盾作为自己研究工作的起点。因此，基础理论研究陷入了一个以《内经》到《内经》（以《内经》的论点来评价研究工作的结论）、从书本到书本的闭关锁圈中。这研究即使能出成果，其现实意义依然是有限的。

临床应用研究亦然，人们大多只是在自身主观经验的范围内作出不懈的探索、尝试，却很少有意识地去寻找理论的指点，或者对自身的经验作出某种理性的归纳、提炼。临床医师之所以在其总结报告中要加上几句经典性的理论，大多只是用作一种点缀，以便论文等能顺利地公布于世，而其探索过程中是否真正遵循了这些理论指导，那完全是另外一回事情。

科学告诉我们，理论与经验（尤其实验）的矛盾是科学发展的主要动力。当事实和理论冲突时，人们在经验基础上提出假说，设计实验。猜想经过检验成为新的理论；理论揭示事物的内在机制，又预示新的事实。因此，促使基础与应用，理论与临床间形成相互激励的大循环机制，是推动中医学临床及整个学科顺利发展的关键一环。而这一问题的解决，又有赖于众多方面的变革和改进。

## 参 考 文 献

1. 何裕民. 中医治则学纲要. 中医研究，1：（3）5-7，1988，1（3）：5
2. 李学渊等主编. 内科治疗学. 北京：人民卫生出版社，1984

3. 郑津舟主编. 前途·命运·思考. 武汉：湖北科学技术出版社，1987
4. 管敏政. 医学科学学导论. 杭州：浙江科学技术出版社，1988
5. LJ 宾克来. 理想的冲突. 北京：商务印书馆，1993
6. 刘洪涛. 中国古代科技史. 天津：南开大学出版社，1991
7. 席焕元. 医学人类学. 沈阳：辽宁大学出版社，1994
8. 约翰·杜威. 人的问题. 上海人民出版社，1963
9. 张再良主编. 中医古典临床精华. 北京：中国协和医科大学出版社，2004
10. 何裕民总主编，叶进主编. 中医防治学总论. 北京：中国协和医科大学出版社，2004
11. 北京中医学院主编. 中医养生学. 上海中医学院出版社，1989
12. 国家自然科学基金会. 预防医学. 北京：科学出版社，1995

# 第九章　药学：中西医学交汇的排头兵

中医中药和西医西药各有长处，又各有局限性。两者都能够从现实的、完全不同的方面提供同样确实有意义的资料。因此，应该互相补充。

——Porkert M

药物，是治病的“武器”。从古至今，从非洲丛林里仍盛行的原始医术，到今天的现代医学，皆“医”“药”难分。医生主要凭藉药物来达到治病祛疾的目的。药学宛如一奇妙的万花筒，不仅内在丰富多彩，而且，窥视它能领略人类的智慧之果，悟出不同的方法特点，并可借其折射出的光芒，分析不同医疗体系之短长。

## 第一节　源于经验的药学

一切知识在初级水平都是从经验开始的。

——皮亚杰

当今的中西药学从各个方面来说，都存在着明显的差异。然而，它们的早期形态却基本一致，都源于人类的生产实践和生活经验。

### 一、庞大的神农本草谱系

“牵牛逐水，出自野志；藕皮散血，来自庖人。”

——无名氏

**（一）尝百草而有的经验**　鲁迅先生曾说过，药物的发现，最初源于人们的生活经验。茹毛饮血的原始社会，人们往往在寻觅食物，择品充饥时，偶然而无意识地获得了一些关于药的经验。日积月累，遂产生了能治病祛疾的“药物”概念，故古代医家即有“药食同源”之说。而有关“神农氏……尝百草之滋味，水泉之甘苦，令民知所避就。当此之时，一日而遇七十毒。”则是对这一过程渲染、浓缩后的描述。药物源于经验，东西方概莫能外。人们对于一些仍以植物药为主的自然医学体系的起源研究，已充分证明了这一点。意大利学者曾指出：“人类在选择植物药时，往往按照外形类似某些脏器，使用以治疗类似的器官病。”这更是同存于中西药学早期的人类朴素经验。

**（二）集腋成裘的知识**　公元2世纪左右，《神农本草经》的问世，标志着中国传统药学体系的降生，药物不再是零星的知识，而逐渐演变成一大学科。该书不仅论述了365味药物的性味、主治，作出了初步的分类，还在《序录》中提出了四气五味、有毒无毒等药学基础理论，确定了“疗寒以热药，疗热以寒药”的用药原则，总结出“药有君臣佐使”，“有单行者，有相须者，有相使者，有相畏者，有相恶者，有相反者，有相杀者”等配伍方法。这些，都成为中药学的核心内容或基石。

由于药物中占多数的是草本植物，故中药学在古代文献中一般称作“本草”。从《神农本草经》算起，中药学中虽经历了一千八百余年的发展演变，其内涵绝非昔日可比，然而，那一时期奠定的一些基本理论和形成的一些主要特点如今依然存在。它仍以天然药物为主体；依旧注重药物的四气五味、寒热温凉；讲究配伍与剂量；……所不同的只是这一大家族中的成员与日俱增，当数以万计，且对每类和每味药物性味、功效及其本质特点认识的深广度，亦不是昔日朴素之论所能攀附。如今，"神农本草家族"不仅成员庞杂，算上各地地方用药，当以万种为计，且这一家族新近的谱系分化日趋明显，至少已有中药学（狭义）、中药药理学、中药鉴定学、方剂学、炮炙学、制剂学、药用植物学、药用化学、中药栽培学等等，然而，客观地说，它的发展主要是经验的累积，故相对较为迟缓，又是持续不断的。而蕴含有丰富卓效的经验，则正是神农本草家族的最大特点，也是其突出的现实意义之所在。

## 二、发端于炼金术的李比希产业

"埃尔利希在化学药物疗法方面的成就打开了一扇向未知世界的大门，全世界都受他的恩惠。"

——1915年8月英国《泰晤士报》

**（一）炼丹术的余绪**　约在2世纪时，我国诞生了"炼丹术"。随后，此术便被用于制药方面，如葛洪在《肘后备急方》中即载有水银炼制法，成为近代化学的起源。在8~9世纪，传到伊斯兰国度的炼金术在该地盛行一时，人们为寻求长生不老药和"点铁成金"，纷纷操持此术。在这过程中，制成了许多化学实验器材，创造了一些实验方法，获得了不少药物。这客观上促成了化学和药学的发展。"化学"一词——chemistry的语源即为阿拉伯文的"炼金术"（al-kimiya），其中kim又为中国"金"字之古音。文艺复兴后，欧洲学者贪婪地汲取阿拉伯文化的精华，炼金术遂在欧洲发展成近代化学。

**（二）李比希与埃尔利希**　文艺复兴后，欧洲的医生们开始转用化学制剂治病。其中代表人们是瑞士医生兼化学家巴拉塞尔萨斯（Paracelsus，1493~1541）。然而，在这之后的很长一段时间内，化学制剂有限，其疗效亦不确凿。直到19世纪初，斯特纳（Serturner F，1784~1851）从鸦片中提出吗啡，从吐根中制成吐根素，及稍后的人们分别提取出奎宁、咖啡因、阿托品等，并合成了柳酸盐类解热剂后，近代西方药学才在近代化学的基础上，扶摇直上，迅速发展起来。在这一发展过程中，著名的德国化学家李比希（Liebig JV，1803~1873）对有机化学及化学教育的杰出贡献，起了极为重要的推动作用。以致有人把"李比希"视作化学或合成药学的代名词。

近、现代药学，不管是药物学、药理学、药效学、药动学或毒理学等，皆以化学为根基。化学药物有着成分单一，结构清晰，纯而又纯等特点，可以严格确定剂量，观察并重复疗效，还可借助实验还原，深入分析探究药理机制。现代科学技术使得人们可以方便而廉价批量地生产药品，以至药学已发展成化工系统一大产业，进入21世纪后的世界医药化学工业的产值已近3000多亿美元，而近年来更有快速发展之趋势。很显然，这些都是文艺复兴后的西方时代精神所孕育的。这些精神驱使西方药学从早先的纯经验性运用天然药物的模式中脱胎而出，走上了科学化、产业化道路。也正因为如此，被人们戏称为李比希产业的现代药学，得以大步向前。

李比希去世后的二十多年，在世纪之交，另一位杰出的德国医学家埃尔利希（Ehrlich D，1854~1915）开创了化学疗法，他认为机体中化学物质的特殊分布状态是药物得以产生各种效应的基础。在他的带领下，1910年人们发明了抗梅毒的606（新胂凡纳明），疗效颇佳。自那以后，一大批新的化学合成药相继问世，从而彻底改写了西医内科治疗学。有鉴于此，人们给予他极高的评价，认为“如果没有埃尔利希的工作，就不会有什么磺胺药、青霉素或其他抗生素；因为正是他教导人们应用科学研究制造”魔弹“（magic spheres），并在与病原微生物作斗争的过程中加以运用，从而把医学研究引进了一个全新的时代”（文兹梅尔：《世界医学五千年》）。

## 第二节 “魔方”与“魔弹”

把只在实验技术的某一发展阶段上所允许的观点不加批判地固定化，就是形而上学的独断论，是和科学不能相容的观点。

——坂田昌一

构造并不复杂，通过不同的排列组合，却变幻无穷，奥妙难言，这就是小小的“魔方”。以此来借喻中药方剂的一些使用特点，倒也颇为熨帖。至于人们通常把某些针对性强，作用明显的西药称之为“魔弹”，其含义更可理解。

### 一、魔方：天赐之物的排列组合

读仲景书，按仲景法，不必拘泥仲景方；而通变用药，圆机活法，随证出入，尤为得当。

——程国彭

**（一）本草：大自然的恩赐** 天然的植物药、动物药和矿物药是中药的主体，它们大多保持着原有的自然属性，一俟有人类，便赖大自然所赐予的万物以求生存。人与万物同禀天地之气，同气相感，故可相求。体现在药物的临床作用上，就是毒副作用几无或者很小。从进化层次来看，人类由无生命的元素，演变到有生命的细胞；从单细胞发展成多细胞；由单器官生物进化为多器官生物。在这条进化长链中，动植物类与人的进化层次远较化学合成制品要接近。中药中动植物类的组成多是有机物的蛋白质、多糖、氨基酸、生物碱和鞣酸等。这些成分常可作为人体与自然环境进行物质、能量、信息交换中的正常因子而发挥作用。故大多药性平和，不干扰正常的生理过程。大自然的恩赐使得中医学具有对付病痛的，取之不竭的药学宝藏。

作为天然产物，中药大多成分复杂，活性成分通常含量极低。如人参一味，便含有数十种三萜皂苷，并含有β-榄香烯、人参炔醇、人参烯等挥发油和齐墩果酸、人参二醇、人参三醇、多种糖类、维生素、黄酮类及蛋白质合成促进因子等，成分的错综复杂导致了一味中药常可有多种功效，如麻黄中的麻黄碱宣肺平喘，伪麻黄碱利尿退肿，挥发油发汗解表，……。多成分常使不少补益药在滋补强壮的同时又能抗菌祛邪，一些清热解毒药在抵制病原的同时也能增强体内的抗病能力。复杂的成分还使得不少中药具有保护机体功能，促使病理矛盾向正常水平转化，亦即通常所说的“适应原样”调节作用。大自然的造化是伟大的，她常使得人们的精工雕琢相形见绌，显得十分渺小。

**（二）经验：中药学的依附** 可以撰写成洋洋数以千万言的中药学知识，皆来源于长期的实践经验。无论是性味、归经、功效、禁忌等理论知识，抑或是采集、加工、炮制、剂量、加减配伍等实用技巧，都带有浑厚的经验色彩。也正因为这样，这些知识来之不易，弥足珍贵。

临床上，具有不同经验的中医师使用同一味药物，每可获得不同的功效。资深的老中医又常常通过加减剂量、调整配伍、改变炮制或煎熬方法和选择产地等来收取所期望的效果。这些一方面和中药本身成分的复杂性有关，另一方面则更多的地依赖使用者的心得与经验。无穷的实践，便成了中药学知识不竭的源泉；而临床的反复应用，又成了检验这些知识的尺度。故中药学显现出“临床-药学知识-临床”的发展模式。很难想象，离开了临床实践，离开了经验，中药学将何以依托。如不久前人们发现从丹皮中提取的丹皮酚，对狗实验性高血压有明显的作用，但对人的高血压却无显著效果；又如葛根中的黄酮类化合物，对小鼠有很强的避孕作用，但临症使用中对人体却无效。得不到临床经验的支持，中药学知识便成为无本之木，无源之水。

经验所支撑的药学知识，一方面使人们获得了对付病痛，包括疑难杂症的法宝，但另一方面也造成了学习、掌握和研究中药学的困难。经验性知识所带有的个体性、不确定性，甚至难以明言（只能意会）等的特征，使得学习和掌握中药非经历长期的临症实践，亲自体验不可。这犹如要得心应手地玩弄“魔方”，反复琢磨，不断摆弄，以至娴熟，别无他径。中药本身成分的极其复杂，加上产地、炮制、配伍、煎熬等众多因素的干扰，使得中药现代研究的难度成倍增加。而有关认识中浓厚的个体化的经验成分，更使得研究的难度无以复加，常令人却步。

**（三）排列组合中的奥妙**　从单味药，进步到用多味药的配伍，即复方，这是中药学发展早期便已完成的具有重要意义的一大进步，也是中药学优于其他各种仍以动植物或矿物为主的自然医学（疗法）的主要之处。从临床实际情况来看，多味药的合理配伍，每能针对各种病症，强化主药疗效，兼及各种兼症，减少或降低某些药物的毒副作用，以很好地应对错综复杂的病情。不同药物的配伍协同，可谓变幻无穷，奥妙神奇。如单味附子的强心作用既不明显又不持久，且有毒性，而甘草、干姜的药理研究亦表明并无强心功效，但三味药物通过一定比例组合而成的复方“四逆汤”，却强心作用大增，且药力持久而无毒副作用。再如补中益气汤可适用于二十多种病情，合方在治疗一些重症肌无力性疾病，如胃下垂、子宫脱垂等，疗效常较佳，而若去掉方中的柴胡、升麻，则作用大减；但单用升麻、柴胡，却又无法起到相应的治疗作用。又如，甘草是最常用的解毒、调和之药，在“四逆汤”中，因甘草甜素的类肾上腺皮质激素样作用，提高了心肌对附子的敏感性及升高血压，中和了毒性[1,2]；而与柴胡相配，其有效成分 FM10。又能降低柴胡皂苷的毒性，缓解对肠道的刺激，抑制消化溃疡的形成，并增强柴胡的镇痛作用[3]；而与桔梗相配，甘草甜素分解产生的甘草酸有利于桔梗皂素降解为无害的桔梗皂素元与葡萄糖，避免桔梗皂素对红细胞的破坏[4]。又如，新近研究表明，从不同芝类中萃取的多糖、糖肽和三萜酸类成分，以特定的比例配伍，对恶性肿瘤可起到既能杀死癌细胞或促使癌细胞凋亡；又能有效提高免疫，保护正常细胞之功，被称作“零毒化疗”。可见，配伍绝非药物的盲目堆砌，古人遗留的经验中自有深刻的道理。而如此之多的常用药物，宛如一庞大而无法估算的天文数字，显现出奥妙无比，神奇绝伦的变幻。通过这些变幻，应对了临症错综复杂的病情，从而常能收得较为理想的治疗效果。

**（四）三位一体，应对周密**　辨证、辨病与辨症三位一体，应对周密，是中药运用中的又一大特点。所谓证，是指疾病发展某一阶段多方面病理特性的概括。它每与人的素质状态，体质类型有关，并影响着疾病的发展与演变；所谓病，系指独立的疾病单元，一个有着内在规律的病理反应过程；所谓症，为各个单独的症状表现或体征，是患者的具体痛苦所在。它们之间的关系，犹如“点”（症）、“线”（病）、“面”（证）三者[5,6]。辨病用药，这是中西医学者遵循的原则，辨证施治，随症加减则是中医治疗学的重要支柱，是辨证、辨病用药的必要补充，它每每借助针对性很强的药物，迅速祛除痛苦，缓解症状，加快疗效的获得。三者有机合一，应对周密，有利于从点、线、面的不同角度，多管齐下，收取佳效。它体现了原则性与灵活性的统一，自然比只抓一个环节用药为好。

然而，中药学的上述特点，均根植于“经验”之上，带有颇难精确地定性定量，严格受控地作出研究分析，清晰地加以阐述传授，系统地升华总结为现代理性知识等的缺憾。这些，阻碍了中药学的顺利发展。

## 二、魔弹：试管的产儿

埃尔利希在“试管”研究中创造的化学疗法为以后战胜病原微生物开辟了道路。

——文兹梅尔

继库珀（Kolbe H）1895年合成柳酸盐类化学药剂，成为当时杀菌、解热、抗风湿的有效药物后，人工合成之药不断涌现。特别是埃尔利希（Ehrlich）在20世纪初从染料中发现了治梅毒的特效药六〇六（新胂凡纳明），借助实验室和试管等来寻找、筛选、合成新药，遂演变成为西方药学的主流。如今，西药中只有少部分仍是天然药物的提纯品，其余绝大部分都源于人工化学合成，都诞生于“试管”。20世纪50、60年代是合成药物的鼎盛时期，有千百种新药在试管中问世；又有许多“旧药”被临床或实验室判以“死刑”。可以说，西方药学的现代发展，呈现出“试管→新药→临床”的模式。经验在新药发现中的意义越来越有限。

当今，不仅新药诞生于“试管”，而且有关新药的几乎所有知识也都由实验室所提供。离开了“试管”，关于药物的分子组成、化学结构、体内代谢过程、作用环节、毒理机制等皆无从获得。如今的临床实践，只不过是根据药物说明书（或药理学教科书），按部就班地加以运用，充其量作出一些临床疗效评价罢了。严格的“科学化”进程使得经验在药学中的意义黯然失色。如今说西药学已成了“试管”的产儿，似乎毫不为过。

**（一）疗效专一的“魔弹”** 由于化学合成的现代药物常成分单一，结构清晰，体内作用选择性强，故使用中每每表现出疗效迅速，中的准确等特点。人们戏称为“魔弹”。如抗癫痫类药物“苯妥英钠”进入人体后，可选择性地阻断大脑病灶部位的异常放电活动向周围正常皮层组织的扩散过程，从而有效地控制癫痫大发作或精神运动性发作；利尿药“速尿”（furosemide）进入体内后，常迅速抑制肾小管髓袢升支的髓质部及皮质部对钠的再吸收，干扰尿浓缩过程而达到迅速利尿的作用；强心类药物（强心苷）地高辛、洋地黄等，通过选择性地作用于心脏，增强心肌收缩力而改善充血性心力衰竭等的病理过程。这些均一如“魔弹”，迅速、专一而精确中的。

然而，众所周知，病症的反应是机体内外多重因素综合作用的结果。治疗过程中，药物只是外因，机体自身因素是更为重要的，药物常须通过影响机体的众多环节，调整一些相关的生理功能，方能发挥良好的治疗作用。若只似“魔弹”一般，仅单纯作用于一两个环节，尽管常常能迅速奏效，难免有顾此失彼之虞，而且，疗效也往往是短暂的，过而即逝的。上述这些药物都有严重的毒副作用，且不能持久有效，便是明证。更有甚者，某些药物在“试管”中或理论上应能有效地击中并摧毁目标，但实际使用时效果却不尽然，甚可相反。如一些抑制代谢、抑制免疫反应的抗恶性肿瘤药物能控制或缓解“癌肿”，然而，由于癌肿的发生发展机制十分错综，仅“针对性”地攻其某一环节，常可引起负性的连锁反应，包括抑制机体本身正常的免疫监视机能而促成癌肿扩散或加速死亡。故“魔弹”并不令人欣慰。

**（二）精确的计量，清晰的“轨迹”**　试管产儿的最大特点是精确、严格的量化。任何药物，均有着临床使用的明确剂量限制，皆规定了治疗量和极量。如盐酸肾上腺素注射剂治疗量为每次0.25~0.5mg，极量为1mg。盐酸异丙肾上腺素片剂治疗量为每次10mg，3次/日；极量为20mg，60mg/d。如超出极量，很可能诱发致命的室颤或室性心动过速等。诸如强心苷、抗恶性肿瘤药物等的剂量控制更为严格、精确。有时，医师们不得不依赖“表格”或“公式”加以换算，甚至借助于计算器求得。相形之下，中药剂量的上下范围就宽广得多，主要依赖使用者的心得体会，如黄芪从9~30g，甚至60g，均不会令人感到吃惊，石膏从几钱到半斤，亦属司空见惯之事。

**（三）无法回避的“辩证综合”**　药物严格的用量标准，有赖于药物本身结构的清晰，成分的纯净，作用机制的明确。精确的计量，则又有助于药品的统一管理和工业化生产，且易于临床应用及比较研究。而作为世界性的现代药学，统一的国际用量标准对开展世界范围的医学协调研究亦大有益处。然而，人们也应清楚地看到，之所以精确、严格地限定剂量，正是化学合成或提纯药物本身有着无法避免的毒副作用的一种消极的应对措施。而模糊和精确本身是一对哲学范畴，两者是相对的。众所周知，人和人之间存在着巨大的个体差异，以对乌头碱中毒剂量的测定为例，个体差异常以数倍计算；研究提示：同一剂量的药物在不同个体所导致的血浆浓度和效应部位的浓度不等，持续时间亦出入较大；不同个体药物作用部位的受体对药物的敏感性也有区别，使同样血浆浓度的药物出现不同的效果，以致有时某药的治疗量已引起了张三的严重毒副作用，而其极量对李四来说，却还未发挥起码的治疗效应。更何况作为外因的化学药物进入体内，在对机体的生物机能起作用的过程中，还受到体内多重因素，如精神情感等或大或小，然而是确凿的影响。对于这些个体差异或自身影响机制，现代医学的认识几近于空白或者说是“模糊”的。以精确来应对模糊，而这一过程中又常常舍弃或轻视经验，不能不对现代药物的实际作用时严格遵循了剂量限制，却往往疗效欠佳或毒副作用明显这类现实承担重要“责任”。

试管中获得的药学知识，不仅给了人们有关药物本身的结构式、分子式等，而且使人们对于药物进入体内以后的“运行轨迹”也有了清晰的了解。因此，西方药学从只知其然的传统形式，大步迈进同时洞悉其所以然的科学阶段。在试管、烧杯等为标志的药学受控还原研究的驱策下，实验药理学得以日新月异；药效学、药物动力学等亦皆应运而发展。如今，了解一些化学合成药物在体内的代谢过程和作用环节，已不是一件困难的事了。如常用的呼吸兴奋剂——可拉明（coramine），其化学结构与烟酰相似，而后者参与了机体正常的生化过程，可拉明进入体内后，很快转变为烟酰胺，直接兴奋呼吸中枢，使呼吸只加快加深，然后再被甲基化成为N-甲基烟酰胺，经由尿液排出。诸如此类清晰的体内代谢“轨迹”，在许多常用药物中皆已彰明，这不仅有助于更好地使用这些药物，并借此合成新药，而且已使药学从原先的应用性技术，步入了科学的殿堂。

然而，人类认识的发展似乎总是在与人类自身开玩笑。微观层次清晰地彰明药物的体内“轨迹”，固属认识上的一大进步，却也有着缺憾。诚如贝塔朗菲所言：“孤立的各组成部分的活动的性质和方式加起来，不能说明高一级水平的活动性质和方式”。药物在体内的代谢及作用，是一个非线性的复杂过程，是众多因素综合的结果。如青蒿绞汁服用，有抗疟作用，而用化学分析方法提取的各种有效成分，尽管其体内代谢环节可以弄清，却并无抗疟之效。因此，在弄清微观“轨迹”的基础上进行综合，在系统观念指导下作出分析，也许是现代药学在科学方法上的最佳选择。这正应合了一个世纪前恩格斯所说的一段话，“自然科学现在已发展到了如此程度：以致它再不能逃避辩证的综合了。”[7] 而要真正地做到这一点，并不是件容易的事。

## 第三节　回归与创新：呼唤新药学

科学的启发只有一种方法——学习历史。

——爱因斯坦

客观地说，中西医学的差异，主要在方法与理论解释上。作为学科学基石之一的事实与经验，尽管在把握上双方可有不同，但这绝不可能构成两者间不可逾越的鸿沟。如果说东西方文化，包括医学的汇通是当前及将来很长一段时期内世界文化领域最引人入胜的重大事件，那么，主要具有应用属性的药学，在交汇势头中不仅最有可能融通，而且是首当其冲。可谓是中西医学交汇的排头兵。

### 一、尴尬的化学合成之物

世界卫生组织（WHO）专家发出警告，如果人类不停止滥用抗生素，那些新产生的“超级病菌”将会使所有的抗生素失效。目前药害已成为世界性的公害之一，已经到了非高度重视不可的程度，非采取有力措施不可的时候了。

——摘自新浪网

**（一）令人恐惧的药物公害**　众所周知，现代西方药学建立在细胞病理学和化学根基之上，线性因果分析，单一病因论、对抗性治疗、替代论等是其方法论原则，试管是其孕床，化工厂是其产地。自20世纪以来，李比希产业在取得辉煌成就的同时，化学药物疗法也为保障人类的健康，作出了巨大而无可辩驳的贡献。许多猖獗千百年的传染性、流行性疾病等都在“魔弹”的威力下，相继隐迹，从而使人的平均寿命延长。然而，瑕瑜互见是常有的事，亦可看作事物本身辩证法。化学合成药物在卓有成效地发挥作用的同时，其缺陷和毒副作用也愈见明显，威胁日甚。五六十年代的悲惨的“反应停”事件，使人们从对化学合成药物的迷信中惊醒过来。此后的一连串药源性事件，更使人们为其势汹涌的药性“公害”而深感忧虑。讨论化学药物危害性的文章，充斥于专业刊物到通俗报纸的各类书刊中，便是这种公众心态的反应。据统计，早在20世纪80年代，美国每年就有近200万人深受药物毒副作用之害，因此丧生者不下万余。进入21世纪，更达到近250万人。国内也有材料披露，临床药源性疾病的发生率高达10%~18%。据统计，中国有近900万人因运用了链霉素及庆大霉素、卡那霉素等而终生耳聋（药源性神经性耳聋）。国内现年龄30~40岁的城市中青年，张口满嘴灰黄齿者不少，究其之故，竟是幼时服用四环素之果，此虽非畸残，却足以让人终身悔憾。此外，药源性耳鸣、耳聋、再生障碍性贫血、粒细胞缺乏症、心律失常、过敏反应及发热、恶心、呕吐、腹痛、头痛、肝肾及中枢神经损伤等均非少见；因此而枉送性命亦常有所闻。鉴此，人们只能忍痛否定一批又一批化学合成药的治疗价值，不断寻求或合成新药。然而，这似乎是个走不出的"迷宫"，不仅新药合成的研制费用愈趋昂贵，筛选评价过程日显艰难，而且新合成药的"寿命"（药用价值的持续时间）也越来越短。有时花了十年八年才确定一种药物的使用价值，却因种种因素，特别是毒副作用的明显化而不久便遭淘汰。

**（二）"三大法宝"的减色**　通常，人们认为现代药学有三大法宝：维生素、预防接种和杀菌灭虫类抗生素。这些药物在过去的半个多世纪中曾为西医临床治疗学真正崛起，立下了汗马功劳，以致大批感染性疾病从原先临床疾病谱的主要位置中纷纷败退，甚或消失影踪。三大法宝的魔力，彻底改变了临床疾病谱的构成，使得心脑血管、肿瘤，以及一些与代谢、遗传、免疫、体质、社会心理因素等密切相关的病症，从几十年前处于疾病谱中相对不起眼的后座，代替"败北"了的各种感染性、传染性疾病，占据了疾病谱、死亡谱的前首。众所周知，肿瘤、心脑血管和代谢性疾病等都远较感染性、传染性疾病要错综复杂，现代药学的"三大法宝"和对抗性、替代性原则等对它们一筹莫展，失去了昔日的光彩和灵验。可以说，正是由于"三大法宝"的"魔力"，才造成它们自身在临床治疗学中的作用和重要性日见逊色。要对付今日临床常见的、危害最大的病症，就必须另觅"法宝"。而社会的发展和科技水平的提高，又伴随着人自身价值的升高，人们热切盼望有更安全、高效、无害、无毒而又廉价的新药问世，并希望药学界能为改善人的素质，延长人的寿命作出更显著贡献。所有这些，都迫使现代药学界必须跳出单纯从试管中发现新药的藩篱，在更为广泛的领域中寻求出路，开辟新药源。

## 二、回归大自然，药界新呼声

自然中包含着治愈疾病的良法，问题是在于人们能否发现它，并能聪明地利用它。

——无名氏

**（一）痛苦寻觅后的觉悟**　面对困境，现代药学界正在痛苦地求索。也许得益于灵感，也许受启于中药研究进展，或众多自然医学体系借助天然药物有效地治疗一些疾病等事实，20 世纪 70 年代起，药界的一批有识之士开始大声疾呼：药学应"回归大自然"，"回到中药（天然药物）中去"。第 30 届世界卫生大会通过决议（WHO30. 49），要求感兴趣的政府"重视使用他们的传统医学（包括药物）体系。"WHO31. 33 号决议提请注意发展中国家药用植物在卫生保健系统中的重要性。有的药学专家还以"回归大自然"为题，来讨论现代药学的发展问题。时至世纪之交，这已演变成为一股世界性的新潮流。

**（二）感恩大自然**　天然的植物药不仅大多药性平和、副作用小、不干扰人正常的生理过程，而且自然界资源丰富，其所含的特殊的化学物质及其性质绝非化学家们所能凭空想象；通过中药方式的排列组合，加减配伍，其变化更无法穷尽。现代中药药理研究结果提示：几乎每一种病症，均可在动植物中找到天然的治疗之品，故许多国家的科学家把攻克诸如肿瘤、艾滋病和众多免疫、遗传、代谢性疾病等棘手的医学问题的希望寄托在大自然的恩赐上。为了寻找抗癌新药，美国已从药用植物中筛选了超过67500个粗制品，属于20525个种，4716个属，从中发现几种有希望的成分和科属；而抗癌新药紫杉醇则是其中代表。新近又报道已从中药中找到了抗艾滋病有效的药物。德国则围绕水飞蓟和银杏叶研制治疗肝炎和冠心病的理想新药；日本、俄罗斯、法国、墨西哥、印度、埃及等许多国家都努力从大自然的恩赐中寻找并已经找到了一些较为有效的药物。我国则从薏仁、灵芝中提取了一些很有希望的抗肿瘤成分。天然药物在欧美，特别是德国的运用，已很成气候，如从贯叶连翘中提取的金丝桃素已成为风靡全球的抗焦虑、抗抑郁、安眠新品。调查表明：日本国民中37.5%用汉方（中药）制剂达3年以上，65%的人认定中成药很有发展前途。总之，充分而合理地享用自然界以她那博大的胸怀，恩赐给人类的丰富、无价而实用的药物资源，不仅是患家之福音，也可为现代药学迷津指途。

## 三、旧物新泽：本草学在复苏中新生

不读希波克拉底书的医师是可怜的。如果以往的日子没有伟大的医生值得自豪，那么未来也将不会有伟大的医生。愿今天的医生们尽快恢复理智，从沉睡中醒悟过来，至终将承认与今天那推理的和犹豫不决的医学科学不同的古希腊医学，是何等强大有力。

——贝克利维

20世纪20年代，我国学者率先对麻黄作了成分分析和药理研究，发现其有特异性作用。当时不起眼的小浪花日后竟演变成颇大的波澜。如今，人们对中药的现代研究兴趣正浓，已发展成一大世界性热门学科，且广度、深度和精度等亦在与日俱增之中。事实昭示：昔日的宝贵经验和玄秘理论正在接受科学的洗礼。

**（一）“寒热温凉”四性** 中药寒热温凉四性原系从药物作用于机体后发生的不同反应及疗效中归纳而来。它的临床效果已大多得到药理实验的肯定，如寒性药黄连解毒汤可减少实验动物饮水量，降低肛温；典型的温热药，如附子、细辛、吴茱萸、丁香、蜀椒、高良姜等均能使身体增温变暖，其机制大多通过强心，改善心脏功能和血液循行等。

药物的寒热属性归类与它们对交感-肾上腺系统及代谢功能的作用密切相关。寒凉药能使大鼠心率减慢、尿内儿茶酚胺、肾上腺素、去甲肾上腺素和17-OHCS的排出量减少，耗氧量降低，而温热药的作用恰恰相反，提示寒凉药能抑制交感-肾上腺系统功能活动，降低能量代谢，温热药适与之拮抗，促其提高[8]。对于中枢神经系统，寒凉药可增强其抑制过程，温热药则使兴奋过程占优势。抑制交感神经介质的合成和释放可能是寒性药物的基本性用之一，温热药则有直接刺激器官和组织，促使肾上腺素能介质的合成和释放等作用[9]。所有这些药理效应又都因机体的机能状态而异。如温热药的促交感-肾上腺系统及能量代谢的作用对寒证机体明显，而在正常机体则作用不完全一致。某些助阳药能延长肾上腺皮质激素造型小鼠（类似于阳虚）的耐冻时间，却反使正常小鼠缩短耐冻时间。综合这些结果，人们得出了“温热药对机体功能的病理性衰退起兴奋作用，寒凉药对机体功能的病理性亢进有降低作用”的结论[10]。

中药的四性与有效成分之间有着某种必然的联系。例如，结晶水即为芒硝、硼砂、石膏、寒水石等无机盐类药物寒性的物质基础，其电子云密度排布的有序性则为其根本原因。附子、细辛、吴茱萸、蜀椒、高良姜、丁香等热性药所含的消旋去甲乌药碱，与陈皮、青皮、枳实、枳壳等温性的所含的新福林、对羟福林均属儿茶酚胺类结构，后者的作用具有中医所说的“热性”特点，故这些成分与其温热作用不无关系。可见，“性”可能有其共同的物质基础，它也许是化合物的基本母核、共同的功能团，或一定的电子密度分布等。

**（二）辛甘苦酸咸五味**　五味，是味觉器官的感受，古人依此作了药物临床作用的分类概括。作为味觉器官的刺激，药味与特定的化学成分有关；而这些物质的理化特性，大多可解释相应药物的临床功效。例如，辛味多含挥发性成分，能刺激汗腺分泌致发汗，或增强胃肠运动，缓解胃肠胀气。甘味多含机体代谢所需的多糖、蛋白质、氨基酸、维生素等营养成分，故有滋补之功。苦味所含的生物碱、苷类及挥发油，常可抗菌消炎（小檗碱）、止咳平喘（杏仁苷）、通便（蒽醌苷）及刺激胃肠排空、增进食欲（挥发油），也许这些就是其“泄”、“燥”的生物活性物质。酸味之收敛固涩则源于其所含的鞣质与有机酸。咸味药多为海产贝藻、动物类，功效补虚、止咳化痰、软坚散结等常与它们含无机盐及微量元素较高相关。

中药成分复杂，含量高或理化特性强者每可显出其味，反之则无。而有效成分并不一定就是显味成分，显味成分亦不必定显效于临床，有些物质含量极微，却是发挥功效的主要因素。为了借助药味对临床功效作出统一概括，古人还根据实际作用反推出“药味”来。因此，五味并非完全等同于药物的实际味感。这是经验性药学理论发展的历史必然。而在今天，它却可为人们深入探究药理作用提供线索与启示。

**（三）归经学说**　传统中药中，“归经”代表着药物作用的脏腑经络范围。此说曾屡遭贬讥。研究表明，其实际意义有二：一是归经与有效成分的脏腑分布呈一定的相关规律，且结果与传统的归经认识大体一致[11]；二是归经与药的主要作用的脏腑有关，因此，从功效入手研讨归经，常能既与传统理论保持一致，又能作出深一层探析。

受体学说认为：每个靶细胞约含 $10^5$ 个受体，故它对药物有选择性接受能力。有学者认定：从机体的主动选择来研讨中药归经的机制，可能更有意义。

**（四）炮制中的法度**　炮制是对药材进行特殊的加工处理，以达到多方面的目的。长期的实践和目前的众多实验均已证明：传统的炮制技术具有深奥的科学道理和实际意义，它是中药学的一大特点。

一味药物可根据中医学临床辨证用药的需要，采用不同的炮制方法，这与西医学对植物药的应用大不相同。如大黄，西医学仅根据它所含的泻下成分而用作缓泻药。中药大黄，则因其炮制方法不同，作用各异，除用作泻下外，还用于抗菌抗炎、活血化淤、止血、利尿，抗过敏等。常用的有酒炒大黄、酒蒸大黄（熟军）、醋大黄、清宁片（酒蜜同制）等，而西医学则仅用生品。不同方法加工后的大黄确实各有特点，酒制后缓和了泻下功能，增强了到达体内其他部位以起清热消炎、活血化淤的功效；酒蜜同制的清宁片用于老人、小孩体虚之便秘；大黄炭适用于体内出血；石灰制大黄适用于外伤出血；醋大黄突出了活血化淤之功等。实验研究表明：生大黄的泻下成分主要是蒽苷，抗菌成分主要是苷元，经酒拌蒸熟（酒制）后，部分蒽苷转为苷元，泻下力见缓而抗菌之功加强。这就是经过炮制，药物的功效特点之所以起变化的理化机制之一。

又如乌头、附子长期以来用加热处理去毒，在炮制过程中随着乌头碱不断水解为乌头次碱与乌头原碱，毒性亦相应减少，而强心作用却逐渐加强。因乌头碱对心脏有强烈的抑制作用，如不除去乌头碱，乌头、附子的强心功效是难以发挥的。而按照纯植物化学的西药研究方法，仅用生品作药理筛选，不但不可能发现乌头类药的强心作用，甚至会认为乌头碱成分的毒性大，有效剂量与中毒剂量接近而否定它的药用价值。

此外，炮制还有助于净化药物，矫味、矫嗅，利于加工。例如，生半夏含右旋葡萄糖和苯甲醛生成的苷，其苷元有强烈的刺激性，易致呕吐；姜制后，产生葡萄糖醛酸的衍生物及一种水溶性苷，不仅无刺激性，且为镇吐成分。中药所含的生物碱大多难溶于水，但易溶于乙醇等有机溶剂；生物碱与酸结合生成盐后，明显增强了水溶性，从而使煎出率提高，功效加强，这便是传统炮制常以酒、醋加工药材的旨趣所在。可见，炮制是古人经验与智慧的结晶，有着森严的法度和无穷的奥秘。对于人们利用大自然的恩赐以战胜“病魔”，自有不可低估的意义。

**（五）中药新用与新说** 利用现代科学手段，探索中药方剂的新功效，以期为临床医疗实践提供新的理想药物，是中药现代研究的又一趋势。例如，研究发现理气药枳实、枳壳、青皮、陈皮等有升压、抗休克作用；解表药葛根降低血压，扩张冠状动脉，降低心肌耗氧量，改善脑循环，对心血管疾病有良效；桔梗除祛痰外，还能抗炎、降压、抑制胃液分泌及抗消化性溃疡，等等。这些功效的阐明，为中药开辟了新的用途，也为陷入困境的化学合成药物指示了走出“迷宫”的路径。

以生物化学为基础，结合疾病的生理、病理指标，观察中药在代谢、酶学、血液生化、神经递质、免疫功能等众多环节的药理效应，已揭示出许多药物作用的机制。如对代谢的调节，人参、枸杞、地黄、知母、葛根、地骨皮等养阴药能降低血糖或减少酮体(12)；甘草、柴胡可促进肝糖原合成及拮抗胆固醇合成；减少血清胆固醇及中性脂肪酸含量(13)；泽泻所含三萜类化合物可影响脂肪分解，抑制胆固醇的合成。灵芝、首乌、蜂皇精、穿山龙等或影响血脂运转、代谢、排泄，或阻止胆固醇的脂化和在血管壁沉积，从而都能降低血脂(14)。激素调节方面，滋阴泻火药生地、知母、甘草对糖皮质激素的反馈抑制有拮抗作用，可保护下丘脑-垂体-肾上腺皮质功能，减轻应用皮质激素所引起的副作用(15)；而助阳补肾药菟丝子、巴戟天、肉苁蓉、淫羊藿可增强下丘脑-垂体-卵巢的促黄体功能，且不影响自然生殖周期中的内分泌平衡(16)；常用补益强壮药，大多能促进蛋白质代谢，其作用包括激活DNA、RNA聚合酶活力，增强细胞核内mRNA、rRNA聚合酶含量，使合成蛋白能力较高的多聚核糖核蛋白体增加，肝细胞粗面内质网发达以及提高亮氨酸含量，促进细胞有丝分裂；等等(17)。

围绕调整各系统功能的研究也取得了成果，其中活血化淤、益气回阳药结合血液流变学和心血管疾病的研究尤为深入，如生脉散临床用于急性心肌梗死、感染或中毒休克均获良效。研究表明此方具有提高心脏泵血功能、调节血压、改善周围循环和心肌代谢，增强心肌耐缺氧能力，缩小梗死范围，抗心律失常(18)，以及非特异性抗炎作用(19)。活血化淤药对冠心病的治疗，整体作用非常广泛，几乎涉及该病病理的各个环节，可改善心脏血流动力学及微循环状态，恢复心肌供氧平衡，改善脂质代谢，预防动脉粥样硬化斑块形成，对抗血管内皮损伤、抑制动脉平滑肌细胞增殖和血小板聚集，抗血栓及微血栓形成，以及抑制体液免疫反应，增强细胞吞噬功能等(20)。

研究表明：止咳、平喘、止血、镇痛、止呕、止泻和安神中药的对症疗效有确凿的理化依据；而另有许多中药有明确的降脂、降糖、降压、降低转氨酶及尿蛋白，抗凝、抗癌、升压、强心、抗休克、麻醉镇痛，提高免疫指标等功效，颇受中西医学界关注，越来越广泛地被应用于临床。这些探索预示中药将在未来医学领域中前景辉煌。

**（六）生物调控假说**　为了阐释奇妙无穷的中药方剂愈病原理，人们提出了种种假说。其中，“生物调控”说最具魅力。

系统论认为：生物体是一个由器官、组织、细胞、细胞器及生物大分子等不同层次的小系统构成的大系统，整体的生理功能便建立在各小系统之间的相对平衡上。正常机体有多重自我调控机制，这些机制的协调、谐和有序，是维护机体健康稳态的重要要件。疾病往往就是调节机制失衡的结果，故治疗可理解为借助药物等手段恢复正常调控机制。遗憾而有趣的是：西医学揭示了生物调控的众多细节，却很少有意识地用诸临症；反之，中医学并未深究其中机制及奥趣，实践中却非常重视对整体功能的调整，许多治则与治法悉数具有明确的调控意识。“调整阴阳，以平为期”正是中医临床疏方用药的基本指导思想。

西医药学建立在构成论基础之上，以分析为手段来探析机制，了解疾病，指导诊治用药，故治疗或致力于消除致病因子，或抑制器官异常功能，或补充匮乏物质，从指导思想，到用药治疗，乃至实际效果，都是单向性、对抗性的。事物固有的辩证规律似乎老爱与人们开玩笑。有时，分析结果越“准确”，用药针对性越强，局限性和毒副作用也就越大。中医学不仅有明确的双重调节意识，而且由于理论和实践方面多重因素的“鬼差神使”，即使针对性的用药，药物在体内发挥的实际效应，也每每是双重甚至多重的。由于大多数中药来源于动植物，可能仍保留着某些生物调节的特性和基础，故即便是单味药物，也常能发挥截然相反的调节效应。如人参、刺五加、五味子既可改善中枢神经系统的兴奋过程，也可加强其抑制过程，从而促进其平衡，且对血液系统有促溶与抗溶的双重作用，还能调节多种靶器官的 cAMP、cGMP 水平[21]。生地、玄参、麦冬、龟板等滋阴药可调整“阴虚”动物模型的核酸合成率，使核酸合成高于正常者降低，低于正常时又可升高[22]，表现出“适应原样效应”。组成成分的非单纯性，决定了中药疗效的多重调节性。

同一味药物对处于不同功能状态的生物体，常会产生不同的作用或效果。实验揭示出这样一个规律性现象：一是大多数中药对正常生理状态并无影响或影响甚微，而对病理状态却作用显著。如甘草甜素能降低高胆固醇血症大鼠的血中胆固醇，而对正常大鼠的血胆固醇并无影响[23]。五苓散对健康人仅有轻微利尿作用，而对五苓散证患者利尿作用显著[24]。二是病因及病理状态不同，药物的作用常有差异，如人参既可抑制 ACTH 引起肾上腺肥大，又可阻止可的松导致的肾上腺萎缩；可防止甲状腺素引发的甲状腺功能亢进，又能改善 6-甲基硫氧嘧啶招致的功能不足；可降低硝酸钴引起的红细胞增多，也能升高苯肼导致的红细胞减少[25]。众多事实敦促人们得出这样一个结论：中药的作用表现出以保护机体自身利益为准绳的广泛调节形式，亦即通常所说的“适应原样效应”或“双向调节作用”。

综上所述，对生物体基本病理过程的调控，改善一般应激反应的自然进程，增强机体应激状态下非特异性抵抗力，使特定的病理现象向着有利于机体的方向转化；同种方药具有治疗意义的两极差异，对相反病证能呈现对立的调节效应，这是中药广泛存在的共性，也是西药无法与之媲美之处。

进一步研究昭示：免疫机制、免疫系统与许多疾病的发生发展休戚相关。已知许多疾病过程均有免疫功能的失常参与其间。合理地疏以中药，则能双向性地纠正免疫功能失常。以青风藤治疗风湿性关节炎为例，用药前细胞免疫低下而体液免疫亢进，治疗后细胞免疫有所升高或趋于正常，免疫球蛋白（体液免疫）则呈下降之势或恢复常量。玉屏风散及其主药黄芪则既可抑制偏亢的免疫功能，又可促进低下的免疫功能，故用于治疗体虚羸弱、易感风寒者和过敏性疾病可获桴鼓之效。

人体的基本调控主要依赖神经和内分泌系统，神经递质及激素则起着信使作用，而细胞接受信使并作出反应的关键是受体。信使与受体往往成对存在，共同调节细胞及由细胞构成的组织器官之间的生理功能，进而达到整体上的平衡。中药中许多药物便通过模拟神经递质或激素之类信使，作用于受体而取得疗效。如附子、乌头所含有的消旋去甲乌药碱就是受体激动剂。然而，更有意思的是，许多药物通过受体，发挥了双向调节效应。对此，人们提出了多种假设。尽管确切的机制尚待彰明，但中药“双向调节”现象对受体研究所形成的新挑战，及由此获得的新成果，将在许多方面更新人们的认识。

钙通道阻滞（钙拮抗剂）是近来提出的一类受体作用药物概念。人们已发现 70 多种中药及其有效成分能影响钙离子的转移。这一领域的深入研究必将揭示了更多的奥秘。

生物高分子是生物调控系统中的最后一环。备受青睐的环核苷酸 cAMP 和 cGMP 有着类似“阴阳”的拮抗作用，构成了机体自我调节的基础。无论是单味，还是复方，祛邪之药抑或扶正之品，皆可影响环核苷酸。例如，人参可升高心肌 cAMP 水平，降低 cGMP，加强心肌收缩力；丹参注射液能升高血小板内 cAMP 水平，降低血小板聚集性。对脾脏环核苷酸基础水平低的小鼠，黄芪能使其升高；而对基础水平高的则又使之降低，从而使偏颇的 cAMP/cGMP 比值得以纠正。一些中药本身还含有环核苷酸类物质，如酸枣仁、吴茱萸悉含 cGMP 样活性物质，可直接参与调节功能。此外，脱氧核酸、核酸、蛋白质、前列腺素等大分子生物活性物质也都参与了中药的作用过程。由此构织出错综复杂的“生物调控”机制的方方面面。总之，人们从本草研究中获得启迪甚多，说这些正在酝酿着药学的革命，并不为过。

## 第四节　新药学诞生：杂交的可能

*几种学说的交锋并不是一场灾难，而是一个好机会。*

——怀特海

杂交，是获得优良新品系的主要手段。参与杂交的父本与母本借助互补，可集中优势基因，汰去不良品习，甚可创造全新的特性。科学领域亦同样，近年来涌现的不少新兴学科、边缘学科、交叉学科，许多就属杂交互补的产物。

### 一、杂交的必要与可能

*他山之石，可以攻玉。*

——无名氏

**（一）互补的可能性**　中西药学之需要和可能互补，首先在于中西医药学各有所长。中医学侧重于探讨人的生命与病态、机体功能与致病因素作用等的相互关系，因而采用过程调控法施以治疗，中药也就大多具有参与调控的多重功能；西医学致力于研究人的实体生理和病理及其联系，进而采取对实体病因的针对性治疗，故西药具有极强的专一性。两者的交融，便可同时针对疾病的整体反应与局部病理改变，体现出共性与个性、宏观与微观、特异性与非特异性治疗的有机综合，其实际效果必定优于单纯中药或西药。其次，药学源于经验，东西药学的互补，还体现了经验与理性的联姻。东西方智慧的融合。中药之有效，是连极端的民族虚无主义分子，如竭力主张废除中医的余云岫辈都无法、也不敢否认的事实，作为一门应用性学科，丰富的经验弥足珍贵。然而仅仅依赖经验，毕竟只是人类低层次的知识，治好病却不知用药"所以然"，不利于进一步提高；而即使细节已基本明晰，药不中的亦无济于事。因此，以实践经验为特征的中药学与还原分析为手段的现代药学也可在经验与理性、实践与实验这些结合点上互扬已长，互避他短。

**（二）发展的必然趋势**　中药与西药进入人体，发挥疗效，到治愈疾病，都必须经过吸收、分布、代谢、排泄等体内过程，且从本质上说皆通过影响机体的生理、生化及病理等环节而发挥效应，其作用对象具备生物活性上的同一性；中药与西药又均由功效成分所组成，甚可成分类同，因而又有着药物物质上的同一性。因此，互补杂交，交融沟通就有了坚实的基础。实际上，秦汉以来，这类交融从未中止过。大量的外域药输入，早已衍化为中药的组成部分，而许多中药制剂又源源不断地渗入现代医学临床，为西医师们所喜用。所以，杂交互补，催生新药学完全有可能。

需要指出的是：中药西用、西药中用，"阿司匹林加白虎汤"，"糖皮质激素辅以滋阴降火之剂"等中西药合用也属于中西药学互补的形式。各类资料都表明：如能合理运用，每可显著提高疗效。但这只是一种低级形式的中西药学互补。其意义相对说来较为有限。人们所期待的是两者有机交融后产生的新药学，是从方法、理论到操作过程都能交融为一体的一门学科，而不只是某一局部的相互借用。这并非一蹴而就，需要一代，甚至几代人的努力。然而，她必定会诞生，因为她代表着药学的未来，符合了人们的愿望和科学发展的规律。

## 二、面对交汇的思考

> "世界"一词过去曾意味着"西方世界"。今天，全球大趋势迫使西方人接受一个事实：东方在崛起。东方人和一些西方人已开始明白，我们正迈向一个亚洲化的新世界。操纵世界的轴心已从西方转入东方。亚洲曾经是世界的中心，现在它将重振昔日风采。
>
> ——约翰·奈斯比特

有人曾认为中药学可能成为新药学的基础，此说似嫌偏颇。然而，中药学将在新药学的孕育和诞生过程中起到重要作用，却是毫无异议的。西药学要走出困境，很关键的一点是要从中药学（及其他自然医学体系的动植物药）中汲取营养，包括经验和方法；而这又取决于中药学自身能否脱胎换骨，在现代科学技术的帮助下，完成从经验到理性的科学化进程。因为只有这样，才能使她的合理内涵被人们充分认可或接受，从而对新药学的形成，起到启迪、催化和和孕生之功。

中药学要脱胎换骨，完成科学化进程，首先需要中药工作者与中医工作者携起手来，破除迷信，破除"尊古为荣"、"尊古为稳"的迂腐之见，大胆进行研究方法上的创新，坚持实践是检验真理唯一标准的观念，善于以古人的认识或经验为线索，按照科学发展的客观规律重新认识她，研讨她。对传统理论或学说，应敢于去其糟粕，取其精华，并作出现代意义上的阐释，须知陈说既不为陈！新论何以为新？跳出经验性认识的局限和玄学解释的樊篱，中药学才能成为新药学的“父本”。

在进行中药学现代化、科学化的过程中，需要多学科协作，涉及到方法学上的众多问题。其中，下面这些环节都值得重视：

**（一）吸收多学科知识，引进新技术、新方法和新手段** 近代西药学的发展速度之所以远在中药学之上，是还原分析等方法和物理化学等知识为她插上了双翅，故中药学的现代化、科学化、首先就是研究方法的现代化、科学化。例如，用通常的实验方法难以彰明中药强壮效果及其机制，而用分子生物学技术可观察到补阳药淫羊藿、附子等能使阳虚型动物内脏细胞核酸更新率低下者恢复正常；电子显微镜和放射性核素技术显示人参可促进动物肝细胞和血液细胞核的RNA合成；中药多为汤剂，有效成分以水溶性为主，要研究这些成分，就需采用灵敏度高的生物鉴定方法和离体组织、细胞分析手段，以至于亚细胞、甚或分子水平的工作。因此，“拿来主义”可视作方法论原则之一。诸如细胞动力学、量子化学等新学科和放射免疫测定、标记示踪自动监测、气相分析、血液流变性分析、微循环观察等新技术都将为中药学迈向现代化披荆斩棘，开拓道路。

**（二）用现代科学术语阐述中药学内容** 一门学科的科学性，很大程度体现于其概念和定义的严密性、逻辑性。传统中药学的四气五味、升降浮沉、归经补泻等尽管不乏丰富的合理内核，却很难客观地评价、衡量药物的功效，亦难溶于现代科学体系之中。因此，运用能为现代科学接受的语辞（术语）来阐释中药作用机制，以比较具体、确切的概念、定义表述中药学基本内容，可克服传统概念的粗略与随意性，消除中西医药学及中药与现代科学之间的语言屏障，利于两者的杂交融合。如温热药兴奋机体的功能活动，寒凉药降低机体的功能活动，这类阐释具有普遍意义，若能据此划分和统一中药四性，并纠正药物寒热属性分类上混乱，则有利于中药学更深入一步发展。

**（三）以功效为基准展开探索** 传统的药性理论等内容，是直接源于临床经验的。四气五味、归经、补泻、升降浮沉及有毒无毒之类，均是从不同侧面对药物效应所做的总结。现代的有关探索，亦当从实际功效入手，以古贤的认识为线索，结合临床及基础进行药理研究。这样，既可保存可贵的历史经验及药物的传统价值，又可确保药学理论不脱离临床实际，并具有现代科学水平。也就是说，把“试管”和经验结合起来，借助“试管”对经验作出系统、深入的分析。

**（四）认真研讨治则治法等中药应用理论及方剂配伍原则** 中药学与西药及其他自然医学体系中的传统药物的本质差异在于：通过治则治法等“桥梁”，她与中医基础理论相联系。理、法、方、药的四个前后连贯环节，已使中药的应用超越了见什么症，用什么药的纯经验阶段。只有这样，中医学家才能针对病情，融合药物及剂量，从而发挥最佳的调控效应。此外，方剂配伍原则亦不可忽略，有赖于它，“魔方”的优势才能保证，丝丝入扣的疗效才能取得。试想，若抽去“法”和“方”等中介环节，中药的运用只能限于见炎症，用抗炎清热药，见水肿用利尿药的水准。这充其量与仍盛行于印度、非洲的自然医学体系中的草药处于同一发展水平。自无借助全身调控，获得最佳疗效之可能。人们目前之所以极力抨击“中药西用”倾向，概源于此。而这一工作的本身，还可以为新药学理论体系之建构，提供理性的启迪或借鉴的范例。

**（五）深入进行调控机制的研究** 中药调控作用是客观的，但其详细机制的研析尚待深化。现代生理学基本揭示了人体各器官功能之间协调活动的重要规律，通过复杂的调控机制，整体趋于并保持稳态。中药的治疗作用，就和这些复杂的调控机制有关。且一味药、一剂方的作用环节每每不只一个。这些机制的阐明将是中药学对未来药学的一大促进。

**（六）确定中药效价及其量标体系**　中药研究必须进入定量阶段，才堪称臻于成熟。然而，以何种方式建立量标体系，评估效价，却值得很好地商讨。单纯以化学成分的多寡来定量中药药效，似难与中药理论及临床实际情况相符。中药成分复杂，一药多能，复方涉及更广，这种广泛的作用或许正是该方药从多个方面影响病理过程，而对某些疾病取得特殊疗效的关键所在。而且，在病变过程中，疾病、机体、药物三者之间存在着十分复杂的非线性的相互作用，任何一方均可以在几个环节上影响其余两方。因而，若仅用单一或孤立的因素或指标来评价中药作用，难免顾此失彼，甚可导致错误结论。若暂时不去考虑其间的复杂因素，而把单一方剂或者单味药物或某种提取出的混合物看作一个整体，像观察某些抗生素那样用测定生物“效价”的办法对中药总体药效进行定量，较易与中医药理论相符。例如，肾虚与尿中 FDP（血中纤维蛋白原降解产物）有相关性，通过尿中 FDP 的测定就可为补肾药提供可测定的药效定量指标。热症患者，儿茶酚胺和 17 羟皮质类固醇排出量增加，寒凉药物能使之迅速降低，故尿中儿茶酚胺与 17 羟皮质类固醇含量似可作为这些寒凉药的定量指标。对机体功能的调节是中药愈病机制的特点，故促进调节的具体作用的研究与评价尤当重视。这可通过测定神经递质，内分泌水平及生理、生化、病理、免疫等具体指标来衡量，观察相对的两种物质的含量比值，如 cAMP/cGMP，去甲肾上腺素/乙酰胆碱，PGI/$TXA_2$，雌激素/雄酮等尤有价值。用分子生物学指标、生化指标和药理效价指标对中药总体药效进行定量，其结论每较为可靠。而在科研设计时，应首先选择或建立反映整体最终效果的方案及指标。

**（七）切实解决影响中药应用的具体问题**　这类具体问题很多。大致有药源、药物质量与管理、加工炮制与剂型规范等。例如，药源问题，大自然虽十分宽厚，人类若无知地只知掠夺，终将造成“竭泽而渔”的惨局，如何做好资源的分配与开发，便成了一个战略性问题。其次，人们都希望得到品种清晰，质量良好，成分稳定，重复性高的药材，这就涉及到采集、加工、贮存和质量统一标准管理等众多方面。首先，弄清品系便是一大难题，不少同名药物却可来源于数十个品种，如白头翁有 4 科 20 多种植物，再加上产地差异，如不能确保药效如一，重复性高，更又何从谈及发现规律性东西？故药物的身份鉴定——指纹图谱技术便应运而生，但这方面有太多的路要走。此外，诸如采集加工等也都大有讲究，“三月茵陈四月蒿，五月砍来当柴烧。”七月采收的芍药，其芍药苷含量不及五月所采的 1/3，更何况药物周转途中的失误或奸商作诈，以次充好，以假乱真等。这些质量管理问题不解决，中药现代化只能是纸上谈兵。再者，落后、单调、麻烦而又苦口的汤剂，令许多患者望而却步；缺乏快速、高效的剂型，又何以解急症之燃眉，故尽快研制出适应时代需求的各种新剂型，亦已迫在眉睫。总之，影响中药具体应用的问题，必须一个个地切实加以解决，方可期望中药学在明天有更大的作为。

## 三、从实例证明中药研究大有可为

本节录自刘耕陶院士所作的“从四个实例证明中药研究大有可为”一文，刘教授为博士生导师，中国工程院院士，国内著名药学家。1956~1971年先后参加过人参及抗关节炎、抗肿瘤、抗动脉粥样硬化、激素药理等研究。自1972年起专门从事抗肝炎药及肝脏生化药理学研究，对五味子、灵芝、丹参进行深入研究，创制成功治肝炎新药联苯双酯，已在全国广泛应用达20年之久，被收载入1995年版中国药典，又研制成功国家一类抗肝炎药双环醇。另将灵芝孢子粉制成注射液治疗多种神经肌肉疑难疾病有一定疗效，至今在全国已应用30年。他的观点有相当的代表性，故摘录于此，以飨读者。

——作者

**（一）目标、意义与关键技术**　药物依照其来源不同，有合成药，动植物药，生物工程药三大类。由于研制成功一个合成药一般需要10~15年时间，至少花费2~3亿美金，而且避免不了药物的副作用，因而国际上出现一股转向从传统药物中寻找新药的潮流。我国中草药资源丰富，是研发新药的重要宝库。

**研发的目标**　中药现代化研究的目标应当瞄准西医尚无良策的疑难病症，而中医中药有其疗效和特色的，例如：肿瘤，心脑血管病，神经退行性疾病；老年性痴呆、帕金森病；病毒性疾病：肝炎、艾滋病；自身免疫性疾病：红斑狼疮、关节炎、某些皮肤病；代谢病：高血脂症、糖尿病；功能性障碍：疲劳综合征、衰老综合征等等。

围绕上述疾病，中药复方、单味药均可研究，目标是二类中药，甚至是一类新药，才能提高水平。对临床有效、销路好的中药产品可进行二次开发，以提高其科技含量，扩大社会效益和经济效益。

项目选择总的原则是：有效、安全、成本低，效益高，应采取公开招标，专家评审，综合考虑，全面评估，最终作出选择，决定是否进行开发研究。

有效性：与同类其他药比较，选择项目的药效学要有特点，或是药理活性强，或作用机制新，作用一般的项目不应选择，否则低水平重复。

安全性：首选药效好、毒性低或无毒性的药物，如果某些药效确实很好，虽有一定毒性亦可选用，如抗艾滋病、抗癌药。

生产成本：生产成本的评估涉及到药品销售价格和厂家效益。成本高药价也贵，病人经济能力承受不了，厂家经济效益相应地也会低。因此，对生产成本要进行预测评估。

市场大小：直接涉及生产厂家的效益问题，首选市场大的药品。某些疾病病人人数多，市场必大。

**几个关键的技术问题**　准确的临床疗效评价——要按GCP标准，采用双盲、随机、对照方法进行新药的临床试验，疗效判断指标明确有意义，检测技术方法灵敏稳定可靠，才能回答所试药物是否确有疗效。

提高中药药理基础研究水平——应当采用新的靶标，从细胞-亚细胞-受体、酶-基因水平，进行深入研究，不要满足于拿到新药证书，不再继续去研究。研究得越深入，阐明的问题越多越清楚，越能延长药物的市场寿命。

中药药效物质基础的阐明——无论是中药复方还是单味中药，临床有疗效，药理有活性，必有其物质基础，植物化学家采用各种先进的分离技术方法，研究中药发挥疗效的物质是单一成分还是多成分或组分，对生产工艺的改进，药品质量控制和剂型改进均有十分重要的意义。

严格质量控制问题——药品必须有定量或定性的质量控制指标，化学的或生物的质控方法均可，以保证每批产品质量一样。

加强制剂的研究——中药制剂除传统的丸、散、膏、丹外，已有胶囊、片剂、颗粒冲服剂、口服液、注射液等等新制剂，但还应当在已有药理学和中药化学研究的基础上，不断改进剂型，研制出“精、细、小”的不同规格的新剂型，病人服用更方便。

基地建设问题——中药现代化必需要建立符合 GMP 标准的中药厂，逐步建立符合药业生产规范要求的 GAP 基地。

**（二）中药的创新问题**　新药研究贵在原始创新，拥有自己的知识产权，一是物质发明专利，一是用途专利。

**以抗肝炎新药的研究为例：**有的中草药有效成分含量低，又难以人工全合成，可以合成其类似物，从中发现新药。从五味子的研究到新药联苯双酯（DDB）的发现，到研制成功第二代抗肝炎新药双环醇。DDB 在国内使用近 20 年，目前向韩国、埃及、印尼、越南等国家出口，每年创汇美金上 100 万。双环醇已于 2001 年 9 月批准生产上市经销，双环醇对乙肝病人有显著降转氨酶作用，兼有一定抗肝炎病毒效果，停药后反跳率低，口服、副反应少，对转氨酶升高>200 单位的乙肝病人，双环醇抗病毒的效果明显优于 DDB，双环醇已经获 15 个国家专利保护。

**以全人工合成中草药有效成分，进行结构修饰，发现新的先导化合物——抗帕金森病新药的研究为例：**某些中草药的有效成分有药理活性，但化学结构已经公开发表，或为已知结构，不符合申请物质专利条件。

我们发现中草药番荔枝的一种成分有抗氧化作用，根据国外研究动向，我们把抗氧化转向与神经保护及抗帕金森病结合起来，发现该中药成分作用很强。为创造物质专利，我们与化学家梁晓天院士合作，修饰该成分的化学结构，结果找出一种新化合物 FLZ 有明显抗实验性帕金森病及抗神经细胞损伤的作用，急性毒性低，口服 $LD_{50}$ 5g/kg，无致突变作用。

**中草药有效成分既不能合成，含量又低，可发展有效部分为新药——肿瘤多药耐药（MDP）逆转剂的研究：**肿瘤是致人死亡的第二位或第一位原因。抗肿瘤药物治疗失败的主要原因之一是肿瘤多药耐药性（MDR）的产生。寻找能逆转 MDR 的药物是抗癌药研究中的重要一环。针对 MDR 问题，我们先建立肝癌耐药细胞株模型，进而筛选药物，发现某中药的一种成分对多种抗癌药如长春新碱、阿霉素、紫杉醇等均有很好的逆转作用，含该有效成分的粗提取物的作用亦很强，但该成分不能人工合成，在某中药的含量低，无法以该成分作为新药发展。我们拟以该有效成分作为质量控制指标，将某中药发展成为二类或三类中药制剂，深入研究其药理作用，做到药效肯定，活性物质基础明确，质量可控，从而过渡到临床应用。

**灵芝孢子粉注射液的研制：**我们曾对灵芝进行过多年研究。当时对灵芝孢子粉无人研究。“科研就是研究别人没有研究过的问题”。我们研究发现灵芝孢子粉提取物对中枢神经、心血管、免疫等系统有多方面的药理作用，并创建国内外没有的两种动物模型，证明灵芝孢子粉提取物对神经肌肉损伤模型有显著防治作用。后来，将灵芝孢子粉提取物制成注射液，供临床试用，治疗多种神经肌肉疑难疾病有一定效果。该药至今在国内已生产使用近20年，安全有效。但口服无效。目前正在研制一种口服用的新剂型，并进一步与研究灵芝孢子粉镇静催眠的活性成分，预期不久会有新的突破。

从以上四个实例中，充分证明中药研究大有可为。中药现代化是一个复杂的系统工程。想取得突破，需要集思广益，不同学科间的真诚合作，持之以恒，共同努力。

## 参 考 文 献


1. 李　锐. 新中医，1981，（1）：46
2. 纪淑芳. 中成药研究，1987，（7）：35
3. 周超凡. 中成药研究，1987，（4）：4
4. 朱涤东. 江苏中医，1962，（11）：32
5. 徐晓玉. 北京中医学院硕士研究生学位论文，1988，1
6. 何裕民. 北京中医学院学报，1985，（3）：1
7. 恩格斯. 反杜林论. 北京：人民出版社，1963，12
8. 梁月华. 北京医科大学学报，1987，（1）：54
9. 梁月华，等. 中华医学杂志，1979，（12）：705
10. 沈连生. 北京中医学院学报，1980，（3）：50
11. 秦纪鸣，等. 中医药信息，1986，（1）：16
12. 吕兰薰. 陕西中医，1987，（8）：71
13. 熊谷郎，等. 临床（日），1971，29：1049
14. 黄春林. 广东医学，1984，（1）：21
15. 陈锐群，等. 上海中医药杂志，1984，（7）：46
16. 李炳如，等. 中医杂志，1984，（7）：63
17. 李延福. 中草药，1987，（1）：38
18. 董泉珍，等. 中西医结合杂志，1983，（1）：52
19. 楚　延，等. 要穴通报，1984，（7）：26
20. 何素延. 南京中医学院学报，1985，（3）：37
21. 张笑平，等. 天津医药，1980，（9）：54
22. 邓国刚，等. 中成药研究，1985，（11）：30
23. 孙孝洪. 新医学，1977，（8）：392
24. 伊藤嘉宏（日）. 日本东洋医学会，1978，（4）：141
25. 张世伟. 南京中医学院学报，1984，（4）：39
26. 裘沛然主编. 中国医籍大辞典. 上海科学技术出版社，2000
27. 郑虎占等主编. 中药现代研究与应用. 北京：学苑出版社，1998
28. 李佩文主编. 肿瘤学. 北京：中国中医药出版社，1996
29. 中华本草编写委员会. 中华本草. 上海科学技术出版社，1998

# 第十章　现时代：夹缝中的医学

我们生活在一个夹缝时代，处于新旧交替的两个时代的中间。我们似乎把现在与过去和未来完全隔离开来，使我们既不属于这一边，也不属于那一边。……那些愿意处理这个夹缝时代的暧昧状态、并且期待新时代来临的人们，将会大大超过那些抓住过去死死不放的人们。这个夹缝时代正是一个充满变化和疑问的时代。

——约翰·奈斯比特

很难用一个简短的词句概括“现时代”——每个人正在生活着的这个世界。它不仅仅是个时间上的度量，更是一个文化学、社会学上的概念。由于身置其中，恐怕谁也无法全面、准确、清晰地描绘现时代的中西医学。今天，中西医学家们一只脚还属于旧的时代，烙着自然哲学和经验医学模式或机械论和生物医学模式的印记，另一只脚正试图迈向另一个崭新的天地，步履显得犹豫而欠坚定。“夹缝时代”，颇为传神的一个词语，就用它来表征我们当下的景况吧。

## 第一节　医学的困惑

我们正在告别昨天，走向明天。

昨天的一切，哪怕令人再振奋、神往、眷恋、困惑、遗憾、沮丧，毕竟都已过去，希望只在于明天。而为了明天，我们就必须正视现实，作出选择。

然而，现实又是这样的窘迫和严酷，一系列的医学难题——许多非常难以破解——接踵而来，令人猝不及防，并逼迫医界智者们必须作出痛苦的应对，要么对传统有所舍弃，大胆创新；要么眷恋于已有成就，陶醉在回忆的快感之中，而这，便意味着自我的逐渐消亡……。

——作者题记

自从有了人，便有了自觉的医疗救护行为，并渐次有了医生的活动。千百万年的岁月流逝，中西医学均取得过辉煌的成就，各有其值得骄傲的时刻，形成了风采各异的范式框架、理论体系、诊疗方法，沉淀了许多弥足珍贵的历史经验。

然而，近一个多世纪以来，随着西方殖民主义者带着掠夺和侵略，亦挟着近代文明的收获，大规模进入东方这块古老而神秘的大陆时，中医学的光芒逐渐暗淡了，厄运接踵而至。数千年来在华夏大地上一直独家经营的中医学再也无法一统天下。而且，在今天的中华民族卫生保健事业中，西方现代医学一步步地、无情地把古老的传统医学冲到了次要的航道上，成了一个配角，只是现代医学的补充。每一位清醒的中医工作者都清楚而心情苦涩地感受到：这就是历史和现实。多年的思索使我们明白了一点：弄清楚究竟应该做些什么和选择怎样的方式方法去做，是中医学科学共同体的当务之急。

## 一、20 世纪生物医学的成就

立足在新世纪的起点上，回头看人类过去的100年，医学科技的进步为人类的确带来了许多值得歌颂的成就，不少一直困扰人类的健康问题有了答案，一些顽固的疾病找到了治疗方法。当人们正准备为过去成就欢呼庆贺的时候，许多新的疾病和健康问题又悄然造访，有些是更为棘手的。看来这是一场人类与疾病之间永远没有赢家的“赛跑”。

——无名氏

**（一）医学的成就** 医学科学与临床医疗实践在20世纪获得了迅速的发展。这表现在多方面：其中最为突出的是，20世纪才真正是西方生物医学治疗时代的开始，基于近代实证科学研究的一系列成就，瓜熟蒂落，许多疾病的有效治疗和预防，在20世纪才开始变成现实。有学者宣称：20世纪每一个10年在医疗卫生方面的新进展，要超过以前几十个世纪的成就总和。这显然是病因学研究的突破及有关化学合成药物的发明的结果。据估计，仅在20世纪中叶，医生挽救的人的生命比有史以来和史前时期所挽救的人的生命总数还要多。有三个指标可以表明20世纪的西方医学在这方面的成就：第一是各种传染病和营养缺乏病在发达国家已被有效控制，鼠疫、疟疾、黄热病、脊髓灰质炎等已完全失去了让人谈之色变的威风；被历史学家称为“所有死亡使者中最可怕的”天花业已在地球上被消灭。第二是有效药物和防治方法激增。19世纪末，只有少数几种化学合成药物可供临床选用，而现在，治疗的药库中已发展到数以万计的药物，每年的新药仍层出不穷，抗生素、疫苗、抗心血管病药、抗高血压药、抗糖尿病药、电解质溶液、激素、维生素、激光、化疗，以及公共卫生措施，都大大地提高了人类与疾病抗争的能力。第三是平均寿命显著延长，死亡率大幅度降低。人类平均寿命在20世纪延长了约30岁，这无疑是人类历史上的一项伟业。

**（二）两极发展趋势** 另一方面，医学科学正向纵深与广袤两极发展。在纵深方面，医学研究已进入了真正的基因时代，基因结构组学与功能组学研究，不断揭示出生命科学领域最细微的本质特点。它的一系列科学成就若能真正转化为实际应用，预计几十年后，人们将第一次有可能针对性地解决包括遗传性疾病在内的许多难治性疾病的防治问题。与此同时，医学科学又向广袤拓展，或曰“回归传统”、“呼唤人性的医学”，强调生物-心理-社会医学模式，注重医学伦理，青睐于循证医学，以及心身医学，行为医学，社会医学等分支学科的迅速发展，都鲜明地昭示了这一点。

再者，医学科学汲取其他学科知识和技术手段的能力也大大加强。现在的西方医学，从严格意义上说，已不再是一门单独的学科，物理、化学、植物、工程等的几乎所有的进步和成就都有可能渗透进医学，为医学所用，促进医学及医疗的发展。而且，这种渗透的速度之快使我们看到了医学和医疗领域新的技术和方法层出不穷，琳琅满目，这也导致了医学研究和医疗领域的开支直线攀升，医学分支科学的不断涌现。

## 二、21 世纪世界的新需求

三十多年来，世界发生着巨大的变化，人类及其社会正在为跨入新的历史时代，——从早先知识爆炸的信息时代，到今天的互联网时代，做着从政治结构、经济模式、文化精神、科学技术等方方面面的准备，从而出现了日新月异的变迁。在这个大变迁的特定背景中，世界正经历着巨大的冲击，存在着客观的压力和冲突。

——作者题记

**（一）世界承受的主要压力与冲突**　现时代，世界正承受着种种重大压力，经历着众多严重的冲突。其中，主要的概有：

**人口过量**——世界人口急剧膨胀，地球相对过载，不久将达70亿天文数字，小小寰球很快将不堪重负；

**资源紧缺**——正常消费与非正常消费（浪费）并存，能源、水源、各种不可再生性资源等出现全线紧张、匮乏，石油争夺战已全面开战，油价也飙升到破天荒的价位；

**生态失调**——工业文明衍生出环境污染，公害蔓延，自然生态受到严重破坏，地球上已找不到一块纯粹的净土了；一部警世片《后天》，表达了人们对此由衷的担忧；

**战乱持续**——暴力事件频繁，局部争端和战事困扰人类，恐怖活动与宗教战争日显频繁，世界无法安宁；军费负担和无辜死亡的社会及生存压力已让人类无法承受；

**文明冲突**——美国学者亨廷顿的预言，不幸正演变为事实。今天的许多战乱和冲突就深层次而言，是文明的冲突，宗教的冲突，因此，其更为错综，更难以平息；

**经济竞争**——全球经济竞争也是深层次的不安宁根源，南北差异、贫富差距、正在急剧扩大之中，世界首富的个人资产，足以抵上七八个最贫穷国家一年国民生产之总值，而且，这种竞争也永无宁日；这种鸿沟，只会越来越大。

此外，无论是发达国家还是发展中国家，都面临着严重的发展压力。现时代的种种客观压力导致了人类心身始终处于高度应激状态，社会生活节奏加快，紧张、焦虑、恐慌等一系列因素引发了疾病谱和死亡谱的根本性改变。许多文明病和心身疾病与日俱增，各种健康危险因素，如文化、个人行为、性格特征、紧张状态、吸烟、吸毒、酗酒、家庭瓦解等构成了人类健康的新的主要威胁。所有这些，都使得卫生保健事业难度加大，传统生物医学方法捉襟见肘，无法从容应对。

**（二）人类生活的新需求**　尽管世界承受着巨大的压力，经历着难以调和的冲突，然而总体而言，近半个世纪以来这个星球上，大多数人的生活条件大为改善，人自身的价值进一步提高。因而，产生了许多新的生活需求，其主要包括：

**劳动过程省力化**——要求解除或减轻笨重的体力劳动，缩短工作时间；

**知识财富平均化**——要求普及教育、文化和科学，共享知识的科技成果；

**政治、经济生活民主化**——要求更多的参与政治及社会生活，增强政府决策的透明度，反对专制，谋求南北贸易平等，消除东西方经济壁垒，实行南北经济合作；

**生活质量高级化**——要求在温饱基础上实现物质生活和精神生活富裕、舒适，且丰富多彩；

**健康需求全面化**——不仅希望不生病或少生病，而且渴求身心健康，体能与智能俱佳，无疾、强健而长寿。

根据马斯洛需求层次的理论，人类第一级的需求是生理上的，第二级是安全需求，第三级为社会需求，第四级是心理上的需求……。随着文明的进步，生活质量的提高，人类对卫生保健的要求也越来越高。以我国为例，由于全国人民已从温饱型过渡到小康型生活水平，广大民众不再仅仅以医疗满足治疗机体疾病的需要，还要求预防疾病，进行心理诊断和治疗，提高生存质量、有效地延长生存期限，以及增进健康。表现为医疗卫生服务需求进一步扩大，即从治疗扩大到病前干预，健康维护、健康促进、疾病预防以及病后调养等的一系列服务，从生理治疗扩大到心理卫生服务，从院内扩大到院外服务，从技术扩大到社会服务。人们的价值观也相应地发生了变化，例如过去吃饱即可心满意足，现在要求吃的花样品种多样，又合乎营养要求，还需要各种保健食品、滋补药膳、各种饮料，甚至特种食品，如低胆固醇食品、无糖糖果等。

## 三、临床的新老“瘟疫”

> 历史的进步常常是一把双刃的剑，巨大的成就每每与难解的问题相伴而行。当人们还来不及为现代医学科学从根本上改变人类健康进化图景，改善人们生存和保健状况庆贺时，一系列更为严峻的疾病和健康问题又悄然登场，横亘在临床医学工作者面前，迫使人们不得不低下头，作出认真的应对。
>
> ——无名氏

疾病的历史差不多和有机生命的历史一样久远，医学最为悲壮的色彩或许就在于：人类总以为可以控制一种又一种疾病，可命中注定无法完全消灭疾病。现时代，医学所面临的首要挑战便是疾病谱改变后临床所面对的主要是些难治性的慢性疾病和新的“瘟疫”。

**（一）谱系变化启示录**　疾病谱和死因谱是衡量一个国家、一个地区卫生和保健状况的重要指标。

10 年来，我国政府为提高人民健康水平做出了不懈努力，在疾病控制和降低死亡方面取得了显著进展，人口出生预期寿命由 20 世纪 90 年代初的 68.6 岁提高到 2000 年的 71.2 岁。

中国人口的疾病谱继续发生深刻变化。总的趋势为：以急性传染病和感染性疾病为主的疾病谱已经被以慢性病以及与人们不良的生活方式密切相关的疾病为主的疾病谱所替代。

这种改变明显发生在 70 年代中期。目前（2002 年）我国城市居民传染病死亡率已由 1957 年的 128/10 万下降到 5/10 万，而肿瘤、心脏病和脑血管病死亡率则分别由 37/10 万、48/10 万和 39/10 万上升到 147/10 万、115 万/10 万和 150/10 万。当前肿瘤和慢性阻塞性肺部疾患（COPD）分别为我国城乡居民的第一位死因，脑血管病为第二死因。心脑血管病死亡率已高于日本、法国、比利时等发达国家。2001 年肿瘤、脑血管病、心脏病、COPD 和意外伤害死亡分别占我国城乡居民总死亡的 82%和 83%。而 2000 年，因各种急性传染病死亡的仅占总死亡人数的微不足道的 1.8%。

进一步分析，按国际疾病分类标准（ICD），死因谱中共有 103 类疾病，在我国，近20~30 年发生顺序重大变化的疾病有 42 种，有的死亡率快速上升，有的则下降明显。

肿瘤的发病与死亡率上升最快，它已从 50 年代死因谱的六位以外，上升为第一位。发病率则在大中城市为第二位，在农村为第三位。且近 10 年仍以每年约 6.9%的速度快速递增着。

由于生活方式变化剧烈，再加上疾病申报制度严谨，大中城市的肿瘤发病及死亡情况变化更是触目惊心。以上海为例，1997 年标化后 10 万人的年肿瘤发病率为 272 人，男性更高达 296 人。进入 21 世纪，已超过 300 人，也就是说，每年每千人中有三个多人新罹患癌症。上海现每年新发肿瘤人数近 4 万人，死亡 3.5 万。就肿瘤本身的构成而言，也变化很大。上海地区，男女均以肺癌发病为最高，但女性乳腺癌发病率可能很快超过肺癌而跃居第一。十多年间，上海乳腺癌、肠癌和胰腺癌等与生活方式改变，膳食结构高营养、高脂肪化密切相关癌种的发病率，分别上升了近 50%～100%。再以全国为例，1973～1975 年全国肿瘤普查中，中国人群的肿瘤死亡构成以胃癌、肝癌、食管癌为主。随着时间的推移，肿瘤死因谱不断发生变化。到了 2000 年，肺癌、肝癌位居前两位，胃癌下降至第三位，食管癌下降更明显，已跌出前六位。相反，许多肿瘤上升很快。尤其是肺癌，近年来死亡率上升速度非常快，1996 年以来开始在肿瘤死因顺序中排第一，74.1%是 60 岁以上病例。主要以男性肺癌死亡率上升为主，城市上升趋势明显高于农村；特别是东部、中部地区上升非常显著。

早就有研究结果提示：肿瘤是心身性疾病、生活方式病，许多肿瘤的发生发展，80%因归于生活方式不良。从肿瘤自身构成的谱系变化来看，也不难看出这一点；上升快的，往往都是些与不健康行为习惯依存度更高的癌种，如肺癌与吸烟、膳食结构欠佳，肠、乳腺、胰腺癌与饮食习惯、生活方式不良等等。

心脑血管疾病也是当今社会的主要杀手。它包括心脏病、高血压、中风和其他一些血管性疾病。2003 年，这类疾病导致全球 1670 万人丧命，占全球总死亡人数的 29.2%。在中国大中城市和东南沿海农村，这一比例更高，约 40%左右。比较后人们发现，中国罹患心脏病患者的年龄明显低于西方发达国家。也就是说，它是英年早逝的罪魁之一。更有流行学比较研究提示："中国的中风发病率是西方国家的 4 倍多"。一项亚太地区合作进行的长达 10 年，针对逾 65.9 万人群的规模很大的流行学研究结果表明：心脏血管疾病对亚洲人的健康和财富构成新的重大威胁，在未来 20 年中，亚洲将面临心脏病、中风等疾病较大规模流行的严峻态势。据官方报道，中国现有（2004 年）高血压患者 1.6 亿人。这多么可怕！研究进一步证明：这些疾病的发生与肥胖、高胆固醇、糖尿病、高血压呈高度正相关，而后面这些情况通常系膳食结构不合理、A 型行为、吸烟等不良生活方式所直接促成。因此，属于典型的生活方式不良引起的健康危害。

又以糖尿病为例，糖尿病被称作为"富贵病"，中国原来属于低发地区，其发病常被忽略；然而，从 1991～2000 年，在城市每年新增发病人为 16.3‰，2003 年全国有患者 2000 万，仅次于高血压而列第二位。我国人群的糖尿病死亡人数每年以 9.8%的速度上升。男性和女性上升趋势相同，女性略高于男性。而且农村、城市均同步上升。只不过，城市人群中，因年龄结构老化等人口因素导致的上升比重不足 40%，其余均为生活方式、环境、社会等非人口因素，农村中非人口因素所起的作用更大，男性高达 82%，女性高达 85%。

此外，交通事故的死亡率也以每年 6.1%的速度快速上升，到 2000 年，已占非疾病非正常死因的首位。

很显然，疾病谱、死因谱的改变，对现代占主导的生物医学提出了严峻的挑战，研究表明，这些慢性非传染性病远比细菌感染等生物性疾病等更错综复杂，它们大多受经济、社会、环境、生活方式、个性等综合致病因素的复杂影响。囿于传统的生物医学治疗模式，是无法有效解决这些疾病的防治难题的。因为它们不仅仅是单纯的生物学意义上的异常或偏差。

**（二）传染病：新的令人寒慄，老的卷土重来**　不久前，人们还在庆幸，现代医学以纯生物技术"攻克"了许多传染病，使之灭绝，然而，话音未落，灾难便起。一方面，旧的传染病纷纷死灰复燃，例如，结核病，曾被称作"白色瘟魔"，20 世纪 50 年代以前，是危害人们健康的主要杀手。80年代末人们为将其控制而欢跃，到了90年代中叶，它又“东山再起”，全球每年死于结核病者又高达300万。我国90年代中后期，每年新发结核病人超过60万。易感人群也大幅度增加，而且，现在的肺结核绝大多数是抗药性的。又如性病、疟疾、白喉等，都大有席卷之势。特别是性病，这个一度曾在中国彻底灭绝了的“肮脏”疾病，现有患病人数不下千万；而中国的乙型肝炎患者也将以千万计。因此，传染病仍构成了对人类健康的巨大威胁。据1999年统计，全球下呼吸道感染约造成400万人死亡，感染引起的腹泻导致220万人死亡。

更令人不安的是，新的传染病不断涌现。近20年来已发现有30多种新发传染病。其中2003年肆虐的SARS，让大半个中国半年时间几乎人人陷于惶恐不安之窘境。2004年初的禽流感又闹得整个世界不安宁，几十亿无辜的家禽惨遭杀戮。其他如埃伯拉病毒、疯牛病、口蹄疫、0139型霍乱，也都让人谈之色变，造成一阵阵世界性恐慌。特别是艾滋病，中国的患者已近90万，世界已超过4200万，2000年已造成2000多万人死亡。谓其为瘟疫，毫不为过。而这些现代超级瘟疫，大多非单纯的生物医学方法，包括抗生素类所能控制，这更加剧了灾难性后果的严重性。

**（三）其他棘手的疾病** 现代临床还面临着许多棘手的问题，精神障碍就是其中突出的一例，这类疾病，人们基本上对其尚处于“无知”的境地，对其病因也许大概有所了解，但其余的就所知甚少了。这类疾病原本即发病率不低，且长期属于被主流医学忽略状态，近几十年来，由于竞争加剧，人际关系紧张，它又扶摇直上，发病率继续增高。如从20世纪70年代末到世纪之交的20年间，北京市的精神分裂症患病率上升了5.1倍，上海市上升了5.3倍；有些大城市的抑郁症发病率超过4%，加上隐匿型抑郁症或尚未寻求医学帮助的抑郁症患者，估计在总患病人数可高达10%。参照国外有关发达国家的现状，这类疾病大有进一步上升趋势。而令人扼腕的是，对于这类疾病尚无可靠而又安全的化学药物治疗和预防其发展和复发。

与上述疾病有所相关的是，神经症类的失常及因紧张、应激等引起的心身疾患日趋严重，各种神经症和心身病症患者约占综合性医院门诊患者的1/3。对此，生物医学并无良策，任病魔折磨患者。

遗传性疾病也是一大难题，已发现的遗传性、先天性疾病多达3000多种，环境的改变、污染的加剧、生活方式的变迁，包括一些已知和未知因素的干扰，使得这类疾病的发病率正在增高之中。仅东南一个中等规模的城市——无锡市，每天就新增3位遗传或先天性疾病患者，可悲的是，人们对此并无良策良方，至少，在近几十年中的状况是如此。

## 四、健康领域的新难题

科技越多地引入我们的生活，我们就越想寻求高思维的平衡，寻求人性的稳定。医药越是具有高科技含量，人们就越是对另类疗法感兴趣……。

——约翰·奈斯比特

除了棘手的新患疾病外，今天的医学还面临着一系列与社会发展、科技进步相关的新的健康难题。

**（一）新的健康危险因素** 现代常见的慢性非传染性疾病的病因与过去的传染病病因不同，除了生物学因素外，大多数与社会的、心理的、行为的因素关涉更大。因此，有了健康危险因素这一新概念。

健康危险因素是一个社会医学概念，指各种使疾病或死亡发生的可能性增加的因素，具有潜伏期长、特异性低、联合作用强、多因多果、广泛存在等作用特点。健康危险一般分为四类：

生活方式和行为——不良生活习惯、消费和求医不当、有害于健康的业余活动、职业性危害等；

环境因素——人类群体或个体的不良自然环境、身体环境、心理环境和社会环境；

人类生物学因素——成熟和老化、遗传基因、复合内因；

保健服务因素——包括医疗、预防、康复服务，如医疗水平低、初级保健网不健全、卫生经费过少和分配不合理、轻视预防和康复等等。这些因素中很多属于新出现的问题。

我们无法评述这些因素，只能就其中涉及生活方式和行为的一些做些评述：许多健康危险行为因素，如吸烟、不健康的饮食、静坐生活方式的比例上升，与疾病的发生和死亡率的上升直接相关，但并未引起人们足够的重视。

例如，在吸烟上，男性与女性存在明显的行为差异。据调查，2002 年，男性吸烟率为 66.9%，平均日吸烟量为 15 支；女性吸烟率 3.2%，平均日吸烟量为 10 支。研究数据显示，男性和女性虽生活在同一环境中，但男性肺癌死亡率每年上升 6%，女性的比率则比较平稳的。这说明行为差异是主要原因，吸烟者得肺癌的概率更大。

在上海、北京等大城市人群中，心脑血管疾病死亡率明显偏高。研究提示，这与静坐生活方式的比例上升有关。静坐生活方式指不参加任何体力活动或体育活动，或活动每周少于 3 次，每次少于 20 分钟。据悉，采取静坐生活方式虽然不是导致心脑血管疾病的直接因素，但其容易导致肥胖，从而引发心脑血管疾病。

值得注意的是，除了一些偏远贫困地区，总体上看，中国农村的死亡模式正与城市日益接近，时间上差不多晚 10 年，即 20 世纪 90 年代初城市的死亡模式恰恰是 2000 年农村的死亡模式，这与我国的城市化进程颇有关联。一些农民开始“异化”，自己极少从事体力劳动，如果不加以注意，也会患上各种“城市慢性病”。

膳食结构也是重要的危险因素，关于上海地区乳腺癌发病快速上升的系统研究表明，膳食结构日趋高营养化、高脂化、食得越来越“精”，越来越好，显然促成了诸如乳腺癌、肠癌、胰腺癌、冠心病、糖尿病等的发生发展。

甚至，常在路边吃煎、炸食物，都有危害，有研究揭示患肺癌的危险性是常人的 3 倍。路边的煎炸食物摊点常常使用劣质油，而且反复高温加热，产生的高温油烟有毒有害气体浓度特别大。

接触汽油引起肺癌的可能性也值得引起重视。统计表明，40 岁以下的男女肺癌患者中，有 33.3%的人拥有 10 年或以上驾驶经历；50 岁以下的 343 例患者中，司机共有 98 位，占 28.6%。

健康危险因素中，研究得很多，危害性不容低估的还有个性、气质、情绪、心理应激等心理因素，争胜好强，有时间紧迫感和多怒、易怒，常充满敌意的 A 型行为模式，是冠心病、高血压、糖尿病的独立的危险致病因素，这已为美国国家疾病控制中心所认定，而善于自我压抑、不轻易表达情感、追求完美的 C 型行为模式，据认为有可能促使癌基因的激活、诱发发生肿瘤。

**（二）人口造成的健康难题** 在“人口爆炸”面前，如何控制人口增长、提高人口素质，对于全世界尤其是发展中国家，是一个十分紧迫的问题：

平均寿命延长，以致许多国家面临着老龄化问题。老年中老年性痴呆、老年肿瘤、老年骨质疏松症等，发病率皆高。老年人的保健和生活问题，也是各国卫生部门的紧迫课题。

前已述及，人口因素在糖尿病发病率增高中起了一定作用，而肿瘤发病率攀升中，人口因素约占30%左右。

**（三）滥用药物习俗** 所有化学合成药物以及部分手术操作和治疗方法等，都有着利弊两重性。过渡依赖医药及某些疗法，特别是滥用药物，可导致严重的健康危害。20世纪最大的药物灾难和抗生素的日渐失效便是典型例证。

20世纪五六十年代，欧洲许多国家使用反应停（酞胺哌嘧酮）作为孕妇的镇静镇痛药，认为它安全、有效、无毒。实际上它有导致畸胎、多发性神经炎的严重副作用，流行后很快就引发了20世纪规模最大的最悲惨的药物灾难。据医学家估计，自1956年出售后的6年间，仅西德就曾引起6000~8000例畸胎。此外，据统计美国每年有约250万人死于滥用药物，在中国这一问题更为严重，仅就药物性耳聋而言，中国因滥用链霉素等肾毒性药物所导致的终生性耳聋及声哑患者就高达900多万，这是多么可怕的结局。

抗生素是治疗传染性疾病的“奇迹药物”。在全世界范围内抗生素越用越广泛之际，研究者提出了警告：这些药物正在因为胡使滥用而失去其抗病的原有威力，而其毒副作用却丝毫未见收敛。过去一度对抗生素非常敏感的致病菌，现在却演变出新的抗药菌株。以前一用抗生素即可治愈的疾病，现在却迁延难治，在用药情况下仍然继续传播。这些难题不仅涉及药物，也使人们对以直截了当地对抗、替代等为主的治疗思想的主导性地位，提出了质疑。

人们总幼稚地相信“钱可买来药，从而带来健康”，而药物又是颇能用来赚钱的商品，制造商品和推销者们很容易以极有诱惑力的方式号召人们大量地使用药物，所以，滥用药物现象将愈演愈烈。半个世纪前，就有医学家不无忧心地说：“医师们的首要任务，是教育群众不要依赖医药”。今天，还要补充一句：“必须教育医生，不要开不必要的处方”。同时，还有必要适当地校正用药的指导思想。

**（四）生命伦理** 自20世纪60年代以来，随着医学科学一系列新成果的应用，西方医学界和伦理学界出现了一股研究与医学、生命有关的各种伦理问题的热潮。20世纪中期以来，几乎每一项重大医学成就都伴随着尖锐的伦理争端，生命伦理学取代传统的医学伦理学的趋势应运而生。

涉及到伦理学讨论的医学事件和成就主要有：器官移植、安乐死、肿瘤患者的生存权与知情权、试管婴儿、体外受精、人工非自然性授精、重组DNA、人体实验、克隆人、生和死的认定、生命本质的解说、生命质量控制、行为控制、人工流产、计划生育等等。美国生活杂志记者评论生命伦理学时说：“现在（生命伦理）已成为民族问题中的当务之急，这是生和死、医学道德上，进退两难的最普遍的事例。它们每天苦恼着我们，以致时而轻度痛苦的私事中，时而在像里根的报告以及公众的强烈要求中，都展开了一场恰当有益的，对人类生存艰难选择的思考活动”。

**（五）医学伪科学的泛滥** 科学创新的胚芽和伪科学的怪胎，有时是极难辨别的。科学在20世纪已成为一个令人羡慕的职业，科学家的社会地位和收入同过去相比已是天壤之别。庸医和骗术，在人类医学史上，不绝于史书。现代医学的巨大发展并未消除它们，反而甚嚣尘上。其中原因不难理解，一是患者受“早日康复”愿望驱使，难免“急病乱投医”，以致容易造成轻信；二是许多疾病不经治疗可自行消失；三是现代的不少疾病乃精神心理因素所致。所有这些，给江湖医生、医学骗子、骗术、假药等以可乘之机。美国学者在《冒充科学的邪门左道》（中译为《西医伪科学种种》）一书中从医学迷信、江湖医生、养生怪论等角度描绘了西方医学领域中的形形色色的伪科学。在中国，这类情况同样严重，甚至更为猖獗。

**（六）新新一族体质弱化倾向**　人们常把20世纪80年代出生的一代称作新新一族，由于种种因素，特别是生活条件优越，长辈溺爱，这一代人中，体育锻炼者越来越少，体质明显呈弱化趋势，上海市某校近期的一次大学生军训，烈日下竟有数十人晕厥，一人死亡，就是典型例证，这在过去是匪夷所思之事。体质弱化的一大结果就是诸如过敏性疾病，某些功能或脏器发育不良，少儿肥胖等的比例大幅上升。

此外，与现代社会生活密切相关的一些问题，也构成了新的健康难题，例如，环境污染导致了大量公害病蔓延。北京的一项研究表明，肺癌发病率高低与工业废气和致癌物质污染呈正相关。有专家认为，现代妇科肿瘤在患病育龄妇女高达40%，这与饮食中雌激素含量增加有关。不少快餐食品中使用的动物原料都是通过喂养雌激素在极短时间内上市的，而妇科肿瘤都是雌激素依赖性的，雌激素越多，长得越欢。包括许多号称能帮助女性等长驻美容品，也多含雌激素。再者，诸如2004年的阜阳奶粉事件，更是这类健康问题的极端表现。

此外，吸烟、酗酒、自杀、凶杀、不良饮食习惯、嫖赌与社会恶习等不仅带来社会问题，也都威胁着健康，成为新的健康难题，十多年来，中国的酒精肝发病就快速翻番，吸毒已成公害，都是明证。

## 第二节　新的趋势，新的背景

什么是高科技、高思维？

它是人类的透镜

它是一种态度：欢迎保留人性的科技，拒绝侵犯人性的科技。承认科技是文化进步不可或缺的一部分，是人类创造的产物，我们的梦想与灵感的结晶——承认创造新科技的欲望是人类的基本天性；但是也认为艺术、故事、戏剧、宗教、自然与时间，都是科技进化中的对等伙伴，因为这些东西滋养灵魂，满足渴望。想要表达生而为人的意义，并且是充分运用科技来表达。享受人生、接受死亡。

——约翰·奈斯比特

约翰·奈斯比特的《高科技·高思维》是继席卷全球畅销1400万册《大趋势》后的又一部力作，重在讨论“科技与人性意义的追寻”。在讲完上述题记这段话后，他继续娓娓说到：“知道在工作与生活中，何时该拒科技于门外，以免丧失人情人性。了解科技狂与反科技者是同样的短视。是为生活铺设康庄大道，既无须恐惧科技，也无须恐惧落后于科技。知道如善用科技，可以支援及改善人类生活，否则会疏离、孤立、扭曲、毁灭人类。质疑科技在我们生活中应有的地位，在社会上应有的地位。有意识地选择使用科技，以增进人生价值。学习在科技主宰的时代如何过人的生活。知道什么时候模拟经验能增进人生价值。知道如何避免科技造成的分心和疏离。知道科技不是中性的。知道何时该用电脑，何时该拔掉插头。是调整人性尺度。”(1)

其实，在我们的心目中，理想的医学必定是高科技、高思维有机融合的医学。其中，也许现代医学更多地具有高科技特征，而中医药学，则又有着浓烈的高思维传统及其厚实的积淀。两者的交融，应该是人类的幸事！

然而，凭空编织这些幻想是没有任何意义的，医学是文化的反映，世界医学也是世界文化的映照。我们只有观察了现时代世界性的趋势，考察了系列相关因素以后，才能够对当下中医学的方法选择及发展问题作出评论，也才能够考虑诸如两者交融，从而创造高科技、高思维有机整合的人类未来医学。

## 一、沟通、交融与重组：全球性趋势

> 有人说，当麦哲伦率领的船队绕过暴风雨的好望角，风和日丽的太平洋像一个奇异的世界展现在这伙欧洲人面前的时候，这个世界在人们的意识中才有了真正完整的概念。从此，东方和西方不再是分离的了，历史开始把整个地球作为自己的大舞台。
>
> ——无名氏

**（一）一个世纪前：被迫被动的接受** 从文化角度而言，中国文化与医学在早年虽然有过接触和交流，然而，当时的规模毕竟有限，不成气候。

文艺复兴初中期，受马可·波罗等人夸张、浪漫游记的影响，附上想象和憧憬，在西方人眼中，中华帝国殷实、富裕、和平、安宁，这里人人生活在幸福之中，简直就是人间的伊甸园。然而，19世纪以来西方文化长足进步，包括黑格尔等的欧洲学者抛弃了田园牧歌式的中国图像，而傲慢地对中国文化不屑一顾。

随着牧师和教堂的渗入，随着鸦片战争的炮声轰鸣，中国人被动、被迫且屈辱性地接受了西方文化。

先期输入的是工具理性文化（科学科技等），最后才是社会理性文化（自由、政治的民族、民主参与、法制等），而实用感性知识（特别是生活、娱乐的方式、产品）则是悄悄地长驱直入。不管中国近现代史怎样多灾多难，传统的文化结构终究无可抗拒地遭到解体、重构，西方文明中的优秀成果终究为国人所接受，中国历史上未曾有过的一种新的文化正在艰难的排拒中确立。众所周知，中医学的一个突出特点就是深深根植于传统文化，而今，传统文化的根基和面目已全非，这对中医学产生的震荡是必然的。就像把一株习惯于南方气候和土壤的树移植到北方，从适应偏碱的土壤，到了“酸”性土壤。现代中医学的全部痛苦，其根源或许可归结于斯。近现代中医学家在与西医学的碰撞沟通中所顽强体现出的一种排他性及在两极中的震荡，根源亦在于斯以及由斯所引发的内心特殊情结。

**（二）近30年：兴趣诱发的沟通与对话** 20世纪世界社会和文化的巨变，促使西方知识分子越来越客观地看待东方，看待中国。其中缘由显然与欧洲大陆上两次世界大战以及当时的经济中心由大西洋向太平洋地区转移的形势，西方现代文化遇到了种种麻烦等因素有关。60~70年代以来西方学者除了对古代哲学、艺术、文学仍持有兴趣外，对东方当代文化热情亦大大增强，普通人的日常意识和行为也开始成为文学者讲座的课题。当前国际性的某种程度的“中医热”，其文化背景正在于此。

与此同时，建国后相对的锁国封闭，也使得逐渐富强起来的中国人，特别是中国知识分子对西方社会和文化充满着好奇与向往，特别是科学技术的发展，通讯交通的便捷以及科技方面日趋增多的交往，70~80年代起，国人对海外的一切已不太陌生。地球真正成为了一个小小的球型“村落”，地理所造成的文化屏障已不成其为屏障，对与东西方文化的沟通，溶渗与交融不再有任何的阻碍作用。到了80年代初，世界文化的基本趋向已是：西方文化东方化，东方文化西方化，世界文化一体化。这一趋向在中西医学领域也有所体现，只不过稍显逊色而已。有人把这种交融趋向誉之为世界文化史上最为壮丽光辉的一页。

**（三）近10年：利益驱动的交汇与融合** 其实，所谓世界文化史上最为壮丽的一页，只是现时代全球一体化大潮中有声有色喜剧的高潮前奏曲。进入20世纪90年代以来，世界经济出现了一体化、全球化趋势，适逢中国的改革开放如火如荼，机遇被中国人抓住了，中国经济迅速融入世界一体化大潮之中。以数字为例：2004年中国的外贸进出口商品总额超过万亿美元。国民经济对外贸的依赖度接近60%。而上海的例子更是显明：1949年外贸总额才0.93亿美元，到1976年21亿，1994年158亿，以后便突飞猛长，2003年达1124亿，2004年将在1994年数字后加个零，超过1500亿。如今，各国名牌在中国城市随处可见，而在巴黎、纽约、东京、伦敦，哪怕是巴西利亚、开普敦，Made in China的商品琳琅满目。有人乐观地估计：外国大商场中，日用百货有近六到七成在中国制造，中国成了名副其实的“世界工厂”。

显然，对双方而言，这都是利益驱动下的逐利行为，但客观上它加速、强化了世界文化的主动沟通、交融与重组。随着这种强有力而又互惠的经济活动，一方面人员沟通、往来大大增强。现在在上海居住的外国人，少说也有几十万，而在上海工作生活的则超过百万，在海外，新华人、新移民，则不下千万。每天，中国飞往世界各地的航班，不下几百个航次，接待来自五大洲人，游客或旅行者当以十万计，就在这以千百万计的黄皮肤，黑眼珠的华人，与各种肤色、各种口音、各种文化背景的“老外”朝夕相处，文化层面上全面、快速、较深层次上的碰撞与融合，便是不可避免之事；再加上带有各国文化符号的生活、娱乐方式及其产品风涌而入，从“美潮”、“日潮”、到“韩潮”，无不撞击着国人的心灵。同样，中国文化交流圈也遍布世界，在联合国教科文组织总部，巴黎的塞古拉宫，“中国文化周”上笔者在“中医展台”上向世界展示中医中药魅力时，几乎每天从早到晚被围得水泄不通。结束那天，原定于4点30分闭馆，结果晚七点馆外还排着长达几百米的人群长龙，人们也不再单纯好奇于针灸经络，许多人还对深层次的理论观点问个不停，因为欧美的中医热后，中医诊所在各地星罗棋布，人们开始有所接受，更想探求个究竟……。又据官方报道：不完全统计，中国境外，有包括针灸在内的中医医疗机构5万多家，在当地注册的针灸师超过10万人。中医师超过2万名，2003年在中国高等中医院校留学的外籍学生3221名，居自然科学类留学生之首位……。

在这来势汹猛的经济、人员、文化交汇过程中，互联网的作用不可低估。在今天地球真正成了一个村落，人们可以借助网络，第一时间获知世界各地发生的一切，包括随时聆听远在万里以外某个大师或教授的讲座。高层次专业人员的频繁互访，更是促进文化融合与重组的重要因素。逐利驱动下的双向广泛交汇和互动，将真正改写或重组世界文化格局。尽管我们是世界文化多元性的拥戴者、鼓吹者，但对于各种文化在平等基础上的充分沟通交融，却举双手赞成，且乐观其成。因为这有助于不同文化优势“基因”的互补，也有助于人们在吸收外国文化的基础上，对本国文化进行重建和重组。

**(四)从更广的背景看** 若我们跳出纯生物学或医学范畴，站在一个更为宽广的背景下作出思考，则可发现西方的文化反思已是一种大势所趋，且这种反思涉及众多深广的领域。尽管进入21世纪，国际风云际变，战争暴力不断，并出现了某种全球化的“帝国”趋势(指美国为首的新的文化、政治、军事等方面的超霸主义)，但在西方学术界，对自身西方文化的反思并表现出某种东方文化转向之势却日见明显。例如，法国著名思想家埃德加·莫兰认为：“西方文明的福祉正好包藏了它的祸根：它的个人主义包含了自我中心的闭锁与孤独；它盲目的经济发展给人类带来了道德和心理的迟钝，造成各领域的隔绝，限制了人们的智慧能力，使人们在复杂问题面前束手无策，对根本的和全局的问题视而不见。”人类需要的不是帝国世界，而是创造一个和谐、均衡的“社会世界”；要达到这个目的，不同文化的多元共存是必不可少的。他认为文化的全球化并没有妨碍文化的多元化，也不会使文化同质化。相反，将在跨文化的大潮中创新，而跨文化相逢又会激励各民族文化在其内部的独创性表达出新的多样化，同时鼓励和促进彼此沟通。

2003年5月31日，欧洲各大报刊发表德法两位著名哲学家哈贝马斯与德里达联合署名的文章，强调欧洲民众更相信国家的组织能力和控制能力，而对市场的调节能力持深刻怀疑态度，对技术进步也不是那么盲目乐观；欧洲人更倾向于从社会团结出发的制度规范，尊重个人人格的完整，并主张重新认识东方，重新认识中国文化。越来越多的西方人认为，要摆脱精神需要发生一次“突如其来的跃进”，一次“人类心灵内在性的巨大提升”。这些都是西方文化反思的结果。而在这一过程中中国文化是一个很好的参照系。奥地利心理学家卡尔·荣格在他的《东洋冥想的心理学》中就曾指出：“应该转换西方人已经偏执化了的心灵，学习整体性领悟世界的东方智慧”。

这些论述虽然不见得直接针对生物学与医学而发，但在我们看来，医学是文化的一个重要组成部分，医学共同体在探索生命、疾病等与社会文化有着错综关系的复杂生物现象时，摆脱不了具体文化思潮与哲学思想的制约与限制。因此，文化的多元化，中西方文化的汇通，西方文化的反思，及在一些重大问题上的向中国文化的“转向”，[2]会对医学，特别是中医学的发展产生重大影响。

其实，中国文化的现代重建和重组是必然之事，一同于西方其他文化；中国文化伴随着中国综合国力的日趋强盛，伴随着千万国人自信而豁达地大步走向世界，也将溶入并一定程度改变世界文化格局，在这种背景趋势下，我们再来讨论中医学的问题，中西医学的发展，不将更自信、更大度!? 也更理性!?

## 二、生命科学的哲学思考：分支论与自主论

*排除什么？提出什么？那就是问题。*

*——休·洛夫廷*

就像古代，中世纪及近代的医学都曾受惠或受制于哲学思想或思潮一样，现时代的医学与哲学的关系同样是密切的。哲学思想或思潮无时无刻不在反映着、折射出，并影响甚或指导着医学探索活动。方法与方法论是隶属于哲学思想或思潮的。因为人们总是在一定思想观

念指导下行动的，故分析了解现时代的相关的哲学思想或思潮，对我们讨论今天的中医学甚或整个医学的方法论，无疑是大有裨益的。

**（一）生命科学哲学的兴起及其两大派别** 作为今天哲学中的显学，当代科学哲学中生命科学哲学受到了越来越多的关注，已成为一大热点。这显然与生命科学的发展趋势有关，因为20世纪中叶分子生物学的突破，引发了生命科学的大发展，人们早就断言21世纪是生命科学的世纪。适时展开生命科学哲学的前沿问题研究，就成了学者们回应时代呼唤的积极行为。医学探讨的是生命问题，有关医学的哲学的主要问题，大多就包容在生命科学哲学领域之内。

著名生命科学哲学家罗森伯格（Rosenberg A）指出：生物学与物理科学的关系问题是生命科学哲学的核心问题。国内学者分析认为，这主要基于几个原因：①它涉及了生物科学与其他自然（物理）科学是否不同和怎样不同这一本质问题；②对上述问题的回答又涉及了对生命科学的发展方向与方法问题，包括生命科学的未来重点是什么，应采取怎样的研究方法；③“有关生物学的逻辑的认识论，本体论和方法论等的较具体问题几乎都是围绕这一问题展开的，比如还原论与突现论的争论，关于社会生物学科学性争论，心身关系的争论等等，都是如此”。[(3)]

对于生物学与物理科学的关系的认识，形成了两大对立派别。一则被称作“分支论”，另一则被称作“自主论”。分支论认为：生命现象本质上就是物理化学现象，因此生物学与物理科学并无质的不同。生物学自然是物理科学的一个分支，生物学研究的发展趋势，整个生物学最终将还原为物理科学。这一观点在目前的西方生命科学哲学中占主流地位。相应的，它驱动着西方生物医学的发展与深化，在这种情况下，西方生物医学模式成为主导性模式，或用恩格尔的话来说，已成为医学领域一种文化上的“至上命令”，“它已获得教条的地位”，就不难理解了。它在方法论上的反映就是还原方法。用著名未来学者托夫勒的话来说就是“拆零”，把生物机体像机器一样，一层层、一个个“拆下”来再作研究。而拉美特里的“人是机器”则是其极端的表达。

自主论却与之相对，认为生物学的规律不是一般的物质运动规律。因此，生物学理所当然地是一门自主的科学，它所研究的对象，它的概念结构与方法论体系与物理科学有着根本的不同。

**（二）后实证主义与反实证主义：不同的哲学根源** 20世纪50年代之后，由于波普尔在科学方法论上提出了“否证主义”，原本以逻辑实证主义占据主导的传统科学哲学陷入了危机，稍后的库恩又扯起了历史主义的大旗，因此许多科学哲学家追随波普尔与库恩转向了历史主义，放弃了实证主义。但仍有许多哲学家依然坚持实证主义的基本原则，只是在细节上作了不同的更改修正，这些被称作后实证主义学派。

然而，50年代以来，生物学蓬勃发展所揭示的许多研究结果，并不能满足后实证主义的哲学描述，生物学目前还不能像物理科学那样有许多简单明了、精准确切，相互联结且具有解释和预测能力的定理或规律，它的许多发现和描述语言与物理学和化学的发现和语言很少联系，它研究的模型系统的普遍性也是有限的。“所有这些特征使它成为验证后实证主义科学哲学的很好的场所。这些不同是表面的、暂时的，还是本质的、永恒的呢？”[(3)]

如何回答上述问题，亦即生物学是否且怎样与后实证主义的哲学图景相符——形成了两大派：一派认为这些不同只是表面的，暂时的，他们努力从生物学中寻找可以证明后实证主义哲学图景的证据，或者竭力论证这种不同只是暂时的，以后可以融合的，这便形成了生物学的后实证主义；另有不少学者以生物学研究的成果来反对后实证主义，认为这种不同或差异是本质的，生物学与物理学的差别永远不会消失，遂形成了生命科学哲学中的反实证主义。

**（三）分支论的观点** 对于分支论的观点，罗森伯格作出了归纳："生物学最好能形成为物理科学的一个分支，一个能够通过运用物理科学方法，现在特别是物理学和有机化学的方法发展的独立分支"。他们往往把分子生物学作为这方面发展的典范。在他们看来，因为生命最终是由物理材料——运动中的分子和原子组成的。这些分子和原子在生物体内被集合在不同的组织水平，尽管目前尚不能用物理学和化学的规律来解释生命过程中一些层次的物理运动，但"最终人们希望生物学的整体可根据比它低的水平，进而正好从原子水平得到解释"（克里克：DNA 的发现者）。因此，哲学家鲁斯认为："不管怎样，我们将会看到生物学作为一个独立的学科终有一天会消失的"。

**（四）自主论的挑战** 客观而论，20 世纪生物学科领域，除分子生物学外，群体遗传学、综合进化论、生态学、行为学、分类学等学科也得到了空前的发展。这些学科各自有着自身的词汇、方法论和概念结构，他们与物理科学联系不多。从事这些学科的学者及从这些学科中搜集材料的生命科学哲学家就常对上述观点持相反的立场。他们认为，尽管物理与化学方法在生物科学研究中曾取得过重大成就，但是物理学和化学方法并不完全适用于生物学的主要研究。"生物学真正重要的目标以及获得这些目标的适当方法，与其他科学的目标和方法是如此不同，以至于生物学的理论和实践必须与物理学的理论和实践保持持续的隔离"（罗森伯格）。他们强调，生命不同于一般的物理运动，有其鲜明的特殊性和特殊规律，因此，生物学追寻的是生命过程中用物理学无法回答的问题，需要而且必须运用物理学所提供不了的方法与手段。至于目前的物理科学的种种研究手段与方法，生物学（生命科学）可以最大限度地借用，但它必须形成自己的方法。他们认为，后实证主义从物理学中得出的科学图景对生物学来说是不适用的，甚或可以说完全错误的，它有可能导致生物学研究走向迷途，阻碍生命科学的快速发展，生命科学当然应该成为一门自主的科学。

**（五）分歧的核心** 自主论者对分支论的挑战，可以说是在生命科学哲学的所有领域进行的。其中，主要涉及以下一些重大的生物学问题：

**基本框架** 自主论者认为，物理科学的解释框架是因果论的或机械论的，而生物学的解释框架则是功能论的或目的论的，后者无法还原为前者。就自主论看来，生物学探讨的很多现象是功能学意义上的，它有着某种明确的目的性，进化论揭示的生物长期的演化过程是这样的；解剖学发现的生物体中解剖构造是这样；生物研究中明确了的各种生理调节环节和过程也是这样，而这些，在一般物理世界是不存在的，故从物理科学中抽取的图景无法揭示生物学的真正的本质特点。

所谓目的论，从哲学上说，是按照某种目的或结果，来解释事物（而不是通常的按照原因来解释——这被称作动力论或因果论），从目的或结果来解释也称为终极的因果关系。这正好与因果论适反。其实，这一观点由来已久，早在古希腊时期，亚里士多德就对目的论作出了著名的阐述。他认为，对事物的完满解释不仅应考虑到物质因、动力因（即动力论），同时也应该考虑到其终极因（即目的论），即事物存在和产生的目的。但文艺复兴后，基源于力学的物理科学的发展，以及对宗教的抗争（因为目的论有可能滑向上帝创造说的宗教一边）促使人们趋向于用自然现象来机械地解释事物及现象，排斥目的论，追求因果论或曰动力因。18 世纪末，康德在《判断力批判》中，却对目的论作再一次作出了经典阐述，他一方面欣然承认自然界神奇的合目的性（安排），同时也告诫说，目的论是一种调整原则，而不是一种基本原则。19 世纪末，相关的争论再起，论争的焦点集中于：有生命的机体的生长、换代和再生，是否能用纯物理科学的方法与名词来解释。论争激烈却并无结局，但目的论的影响依然较大。20 世纪中叶，理论生物学家、系统论倡导者贝塔朗菲强调，应当把有机体作为一个整体和系统来认识、来把握的观念，委婉却有力地批判了动力论，并为这类命题的研讨开创了新的前景。

**体系的异同**　物理科学已经达到这样一种水平，不同定义的理论可以逻辑地、数学地整合在一起，形成公理化体系，并建立公理化方法。而生命科学领域远未达到这一水平，或者说根本无法达到这一水平。它的许多理论只能作出定性的描述，根本无法建立起严密的公理化体系。基此，自主论认为：这恰恰反映了生命科学自身的独特性，说明生物学是一门自主的科学。

**规律问题**　生物学中是否存在规律及规律的具体形式，也是两派争论的焦点。传统科学哲学把规律和定律看作是科学理论的象征，认为物理科学中的每个学科都应有自身的规律与定律。然而，生命科学领域，这一点并不十分明显。据此，有些自主论者认为，生命科学中并不存在规律，规律只是传统科学哲学的偏见。也有自主论者承认生命科学中存在着规律，但他们同时强调，这些规律是独特的，与物理科学的其他学科相比，在内容上、形式上都是不同的。比如说，很难用数学来精确表达，只能求助于 P 值（概率）。因此，反对分支论的观点。

## 三、新生命科学哲学与迈尔思想

> 卡尔·波普尔批判当今的科学研究时弊时说：“我们智力不是从自然界引出规律，而是把规律强加于自然界。”
>
> ——卡尔·波普尔

美国著名生物学家、生命科学哲学家迈尔（Mayr E）倡导的新生命科学哲学可以说是自主论的代表，介绍他的思想，对相关问题的认识也许会有帮助。

**（一）基本观点**　他有许多基本观念值得一议。主要包括：

**物理科学不是科学的标准范式**　他强调，应改变科学统一的传统信念，适当强调科学的多元性，特别是看到物理科学与生命科学不是一模一样的科学。他认为，由于近代物理学的进步，科学哲学便一直由逻辑学、数学与物理学所统治。“仿佛世界上并没有活生生的有机世界。因此，必须建立一种新的哲学，这种哲学主要的任务就是摆脱物理主义的影响”。(4)

还原论是有明显局限的。根据经典的生物医学观点：也就是分支论的观点，所有的生物学理论都可以还原为物理学理论。迈尔认为：还原是徒劳的、没有意义的，因为，生物阶层系统的不同层次都有新的突生属性出现。

“尽管阶层系统的较高层次与较低层次都由原子、分子组成，但高层次的过程常常不依赖于低层次的过程。”“在生物阶层的不同水平上有不同的问题，所以，在不同的水平上就要提出不同的理论。这样，在从大分子系列一直到细胞器、细胞、组织、器官及其他，每一层次都导致独立的生物学分支产生：分子水平是分子生物学，细胞水平是细胞学，组织水平是组织学等。所以，要充分解释生命现象，就必须研究每一层次”。[4]

**历史叙述比定律更重要** 从认识论上来说，所谓定律，是一些包含普遍限定词，具有经验内容，并得到确证，且可从属于一个更大的理论的陈述。传统科学哲学认为：所有学科要想成为真正的科学就必须拥有一系列这样的定律。然而，许多学者注意到生物学中并不存在这样的“普遍定律”。波普尔就认为“由于地球上的生命进化或者人类社会的进化只是一个单独的历史过程，因此对进化的描述就不是定律，而只是一个单纯的历史陈述”。所以，波普尔认为，探索进化的“不变秩序”和“定律”是不可能的。迈尔也认为：“人们平常所说的生物学定律，都不是普遍的，因为它们大多都有例外”。他说：“生物学中只有一条定律，那就是所有的概括都有例外”。迈尔认为，生物学概括之所以具有或然性，原因是，生物学努力描述的事件是历史的、特异的事件。任何生命都是与历史有关的，都具有独特性。这就要求我们，对生命现象的解释就不能像物理科学那样是由定律提供的，故他主张“历史叙述是有解释价值，是因为在历史序列中，早先的事件通常对于后来的事件起到一定的作用”。因此，历史叙述的目标之一就是发现后继事件的原因。

**重要的不是本质而是个体** 长期以来，物理科学一直在寻求“本质”，认为千变万化的现象世界只不过是固定不变的本质的外在反映，本质才是世界上最重要、最真实的。各种变化或差异只是内在本质不完美的表现。然而，迈尔却反对在生物学中滥用此观点：认为生物学领域重要的不是本质而是个体，许多生命现象，特别是种群现象是以高度的变化为特征的，进化的速度或物种形成的速度彼此的差别常可巨大到3~5个数量级。物理世界罕见这种情况，故物理世界的实体具有本质不变的特性；生物领域的实体却以可变性、个体性为最重要特征。

**解释和预言的不对称** 物理科学中，解释和语言是对称的。就是说，“如果一个事件E是已知的，并且E能够从一些规律性的陈述和一些前提条件中推导出来，那么它就得到了解释。反过来，如果已知一些规律和前提条件，从他们中可推导出事件E，那么事件E就是预言的结果”。但生物学中不存在这种现象。因此，迈尔认为，这种说法并不适合生物学。他说“自然选择学说能够相当准确地描述和解释自然现象，却不能作出可靠的预测”。又说“进化学说对哲学作出的最重要的贡献之一是论证了解释和预测彼此独立，并没有任何联系”。生物学中的所有预测几乎都是统计性的，因为：①生物事态具有随机性，突变、重组、配子选择、配偶选择、合子的早期存活率等等都是不确定的；②生物实体具有独特性，对独特现象的描述就不可能有什么普遍定律；③生物实体具有极端复杂性，这种极端的复杂性导致完全的描述是不可能的；④在生物阶层系统不同层次突现了与其他层次不同的新性质，这些性质不可能从低层系统中推导出来，因此，对这种新性质的预言也就是不可能。

**观察、比较与实验具有同等的重要价值** 分支论强调还原论及实验方法是研究生物学的主导方法。基于上述观点，迈尔却认为：在生命科学研究中，传统的观察、比较等与实验方法一样同属于科学方法，具有同等的重要性和富有启迪性。

**（二）简要的评价** 本段以较大篇幅引证反实证主义的新生命科学哲学的一些观点，这并非是挟洋人的自重，也不是一定要为中医学的发展找到一洋哲学的凭据。其实，从一定意义上来说，科学，特别是研究复杂对象的学科，应允多元性的存在，很长的历史过程中，将会存在许多不同的声音。我们静下心来认真聆听一下这类不同的声音，对我们的中医研究工作，对我们的思路拓展，将会大有好处。自主论的观点不见得全对，难免有偏激之嫌。自主论者大多不知道中国的传统医学。即使知道了，也不一定会认可。但至少有一点是可以明确的，在生命科学领域，纯物理科学的理想方法和评判标准是有其局限性的。生命与非生命自有本质的不同。因此，应允许多种研讨途径，允许不同的方式方法解读生命之奥秘。中医学之所以能走到今天，之所以能发现循经感传现象，之所以在许多疑难疾病的治疗中疗效卓著，本身就说明了许多问题！我们今天要做的，不是死守着传统不放，也不是一切以物理科学马首是瞻，而应该理性分析自身短长，虚心倾听哲人教诲，针对学科现状，结合对社会及自身发展趋势思考，与时俱进，作出从观念到方法的变革或调整，以使传统精华能折射出现代光芒。

**（三）其他声音**　其实，关于生物医学的批判，最为尖锐的不一定来自“自主论”者。整个20世纪，许多杰出学者，特别是医学以外的学者，都作出了针砭。从科技史专家李约瑟，到未来学大师托夫勒、奈斯比特，从控制论创始人维纳，到信息论大师申农，到一般系统论鼻祖贝塔朗菲，从研究混沌现象的尼克里斯到诺贝尔奖获得者，耗散结构倡导者普列戈津都有这方面震聋发聩的精辟鞭笞。这些学者们的学术背景或审视角度以及观点态度或许不尽雷同，但有一点是共通的。生命是一个非常复杂的综合体，生物规律不同于非生物规律。“拆零”（即还原方法）有其价值，但只能提示一般的物理化学规律，不足以提示生物学本身特有的规律，因此需要新的方法，需要更高层次的“整合”，而不只是低层次规律的简单组装。何况，人们往往忘记把这些细部重新装到一起（阿·托夫勒语）。许多对中国传统文化有较多、较深了解的著名学者，如李约瑟、普列戈津等更明确提出：中国传统思想中的有关认识，有可能对生物医学局限性的弥合，有所裨益。

## 四、循证医学崛起的思考

> 随机对照试验对临床疗效研究与发展的意义，丝毫不亚于显微镜的应用在医学发展中的作用。
>
> ——Dr Sackett

近来，西方医学界在后实证主义思潮影响下，出现了一些向传统研究方法回归的趋势。其中，先是20世纪70年代后期出现的DME（临床流行病学），后是80、90年代之交，基于DME而崛起的循证医学。后者尤其值得重视。因为在我们看来，它不仅仅是一门新兴的临床分支学科，其实更代表着临床诊疗学研究的一大方法取向，评判取向。而且，它已经渗透进入了各临床学科，从而有了各科的“循证医学实践”：循证护理、循证精神卫生、循证口腔病学、循证管理。包括有人倡导循证中医学……。题记中所引用的循证医学创始人，英国循证医学中心创办者的Sackett博士的一段话，深刻表明了循证医学在他们眼里的突出的重要意义。对此我们也表示认同。

**（一）何谓“循证”？**　循证医学，全称evidence-based medicine，简称EBM，“就其本意而言，指的是临床医生对病人诊疗，都应该有充分的科学依据，任何决策需建立在科学证据的基础之上。”“而这种科学证据也应是当前最佳证据”。（《循证医学》王家良主编）这段定义字面上很清晰，实际上颇为费解，至少暗含着很多值得品味的意蕴。

循证，中文之词也，英文的 evidence，讲的是证据、可靠的依据；base 即根基、基础。这个词组确凿的含义应该是，把医学（临床医疗活动）建立在可靠的事实基础或依据之上。国内临床医学教材《循证医学》一书中，便开宗明义地分析说：“为什么人们现在十分热衷于‘循证’呢？最重要的恐怕是提示人们在医学实践中务必要遵循科学的原则和依据办事，不能单凭临床经验或过了时的或不够完善的理论知识办事。否则，就会影响医疗质量的提高，甚至于导致不良的后果”。

命题是针对问题而提出来的。很显然，透过表象看本质，“循证”医学之热，至少表明现代的医学实践很多情况下没有“遵循科学的原则和依据办事”。“仅凭临床经验或过了时的或不完善的理论知识办事”。然而，现代医学一直标榜自己是门建立在实证科学基础之上的，以严格的实验室结果为依据的科学。临床医疗的可靠基础是经得起反复检验的“医学科学实践”，即便是临床诊断，也以物化了的科学仪器为手段，客观化了检测结果为依据，并对大多数常见病的诊断形成了所谓的“金标准”。更不用说药物，所有临床用的西药都经过十分苛刻的科学实验认证，动物的毒理、药理、药代等一系列科学研究，…何以到了世纪之末，居然还要重新提出医疗实践必须建立在事实与科学依据之上，或是最佳的证据基础之上呢？更何况，循证医学一经提出，便广受重视，世界医学界包括中国，几乎在第一时间作出反应。在英国牛津大学，1995 年成立英国循证医学中心，而在中国，在卫生部的支持下，1996 年便正式成立了中国循证医学中心…。这本身都有着许多信息，透射出现代医学治疗体系的某种元素，包括方法论方面的一些困惑或悖论。

**（二）如何“循证”？** 具体而言，循证医学是指寻找和应用现有的最佳证据，同时结合医生的个人专业技能和临床经验，并考虑患者的愿望，对患者作出医疗决策。因此，她实际上是临床医生诊治患者的一个实践过程。从某种意义上说，循证医学体现的又是种临床医生的行为科学和行为艺术。

《循证医学》教材强调：“实践循证医学需要有几个基础条件，即高素质的临床医生、最佳的研究证据、临床流行病学的基本方法和知识、患者的参与。”

临床医生是实践循证医学的主体，对疾病的诊治和任何处理都是通过医生去实现的，因此实践循证医学要求临床医生具备丰富的医学理论知识以及临床实践经验，并不断更新。此外，临床医生还必须具备崇高的医德和全心全意为患者服务的精神，这也是实践循证医学所不可或缺的。其实这些在新兴的循证医学看来是非常关键的，在中医学看来，却是十分基本的、必须的、一贯强调的。笔者在 80 年代中期主编的《中医学导论》中，就几乎一字不差地述说过。

医生任何诊治决策的实施，都必须通过患者的接受和合作，才能取得相应的效果。因此，在医疗过程中，充分尊重患者的正当权益，鼓励患者参与其中，与患者平等友好的合作是实践循证医学的又一关键。在诊断和治疗决策的制定及实施时，考虑患者的愿望，关注他们所关心和期望的，也是医学人性化的必然要求。

其实，这作为主要原则提出，也只是对旧的临床医学的一种回归。早在《内经》时代，人们就强调“医患相得”。希波克拉底的名言：“知道谁生了病，比知道他生了什么病更重要”，也反映出共同观点。可以说，循证医学所强调的很大程度上是对原有医学传统的一种回归，至少好几个环节可以如此思考。

循证医学最为强调的是最佳临床证据和高质量的临床研究。最佳临床证据是指对临床研究文献，应用临床流行病学的原则和方法以及有关质量评价的标准，经过认真分析与评价所获得的新近、真实、可靠且有临床重要应用价值的成果。高质量的证据是指采用了足够的防止偏倚的措施，尽可能保证结果真实性的、并且是以患者为中心的临床研究数据。研究人员应该尽量提供高质量的证据，临床医生也应尽可能使用现有的最佳证据。

这一部分内容可以说是循证医学真正核心，对此，有必要就临床流行病学作一简介。

**（三）循证医学基础**　临床流行病学（DME，clinical epidemiology）是20世纪70年后期完善起来的新兴学科，它也可以看作是对生物医学模式的一种"叛离"，对医学传统研究方法的一种回归。当时，国际范围内相关医学杂志近2万种，每年发表论文论著百万篇，人们必须通过阅读这些文献，去了解他人研究进展和临床医学经验，以改进自身不太理想的临床疗效。然而，这事实上又是不可能的。在浩如烟海的文献中，如何去发现有价值的研究文献或经验总结，就成了一大问题，放在人们面前，故有人提出来，必须选择临床研究成果（文献）中的"精华"。何谓"精华"？则有四个考核要素：①真实性（validity）；②可靠性（reliability）；③临床重要程度（importance）；④适用性（applicability）。在此基础上，人们提出来了要以"先进"的临床科研方法学来提供符合上述四大要素的临床研究"精华"文献。这就是强调临床科研或观察要注重科研设计（design）测量（measurement）和评价（evaluation）三大环节的科学性（这就是DME的来源），认为只有这样才能提供高质量的临床科研成果。其次，又总结出对这些环节和成果的一系列严格评价（critical appraisal）的标准和方法。在此基础上，才逐渐衍生出今天的循证医学。

**（四）循证的要点：回归临床，依据可信的临床证据**　其实，说得简单些，循证医学实践就是结合临床经验与最佳证据，帮助患者走出疾病困境，走向康复的过程，包括提出问题、检索证据、评价证据、结合临床经验与最佳证据对患者作出处理和效果评价等步骤。这可以说是注重临床实践探索与经验总结的传统临床医疗（包括中医学）原则的重新被重视，只不过在这一环节中揉合进了一些新的、较为严谨的科学要素。提出问题是实践循证医学的第一步，临床医生通过准确采集患者的病史，查体，收集相关实验结果，分析找出所需解决的临床疑难问题，这些问题可能涉及诊断、治疗方案选择、预防、预后等多个方面。这在经典的临床医疗中，人们也一直强调。

其次，根据临床实践所提出来的问题，系统检索相关文献，找出与问题密切相关的资料证据，应用临床流行病学及循证医学质量评价的标准，评价证据的真实性、可靠性、临床价值及适用性，并作系统评价和分析，得出确切结论以指导临床。这是循证医学的核心，而这一点上，也在一定程度反映了临床医学与物理科学之间的本质不同。因为，生命不同于一般物理现象，她的复杂程度远在一般物理现象之上，故此有了关于同一类观察的、大量的，难以甄别的"临床科研证据"，就需要为甄别这些"证据"设置相当繁琐的步骤与要求。例如，为了确保上述环节可操作性，循证医学基于DME，确立了筛选最佳证据的程序和方法：包括通过分析其终点指标的价值，定量测试指标方法的准确性及临床意义，借助统计学分析等来评估该医学文献的临床意义。还包括通过分析文献中是否存在着有关偏倚（bias）和混杂因素（confounder）的影响，来评估该文献所报道的结果的真实性及可被接受程度。国际循证医学协作中心——Cochrane 协作网还示范性推荐了经专家严格筛选和评价后被认为能提供最佳最新证据的四大文献来源：包括 ACPJ（附刊），Evidence-Based Medicine（循证医学杂志），Cochrane Library，Clinical Evidence 等，可谓用心良苦，成果不少。

最后，完成治疗方案的实践后，再对治疗效果进行分析评价，发现存在的问题，积累经验教训，从中获益，提高自身认识水平，促进学术水平和医疗质量的提高，或开展新的高质量的临床研究。通过以上步骤的循环和积累，循证医学认定能不断提高临床医疗的水平，我们相信也确实可以做到一定程度促进医疗水平的提高。因为她回到了一个最基本的起点：临床。依据了相对可信的证据，经过严格评估的经验或研究结论，重新重视了作为生命的主体——人。

**（五）深层次的审视** 从 DME 到循证医学（EBM），从 1992 年 JAMA 杂志上作为对临床医生培训措施而发表的一系列“循证医学”总结性文献，到广为重视，几年间，波及整个临床学科。循证医学的崛起，这一跨世纪重要医学现象，自有众多深层次的内容值得我们作出理性分析、审视：

**以患者为中心，而不是以疾病为中心** 其实，EBM 的第一核心要义是临床医疗要回归到以患者为中心的传统模式上来，而不是拘泥于疾病，以疾病为中心。很长一段时间，由于还原论的影响，临床治疗发生了异化。古贤的告诫“知道谁生了病，比知道他生了什么病更重要”，早已被人们漠视。人们只注重实验室出来的结果——指标，全然不顾患者自身的感受。医患之间的交往也越来越人-机化、程式化、淡漠化。只看指标，不问诊的医生，只会心电图，不会听诊器的不在少数。须知，病生在具体个体身上，而一万个冠心病患者，也许就会有一万种亚型，要真正获得有关这位患者所患疾病的新知（最新证据）和真知（最佳证据），只能联系具体病人，结合丰富而可信的资料、证据去寻找，否则，别无他门。循证医学教材中喋喋不休的许多论述，讲述的正是这么一种基本的传统原则。而要求患者的参与，并努力与患者平等沟通，友好合作，取得病人的高度依从性（compliance），正是为了确保这一点。只有做到了针对具体患者的具体特点，作出针对性的治疗，也才能确保疗效的提高。这其实就是中医强调的辨证论治中的因人而治。

**以可信的临床证据为基础，而不是盲从实验室指标** 近现代以来的科学技术取得了迅猛的发展，技术的进步极大地促进了医学，特别是实验医学的发展，为医学研究和医疗活动提供了越来越多的手段和越来越宽广的平台，医学影像、生化检验，及至基因组学、蛋白质学等等的新技术新方法不断涌现。有助于人们对自身的认识不断深化，对健康与疾病的认识不断微观化、精确化。然而，事情的另一方面，在相当长的时间内，人们为这些成就的光环所困扰，认识产生了偏差：习惯于把病人看作物化的“机器”，更“信仰”实验室的指标。本应作为中间过程的诸多理化指标被人为地不适当地放大成终极目标来追求。现在的大多数临床医师所能做的是读片，看实验报告，从而做出诊断，确定治疗决策。因此，人们看到了一个患者看病90%的时间是用于接受各种检测，医生与患者的对话时间非常有限。实验检测结果有了问题，就可下诊断，否则，拒之医疗门外或推给精神科、中医科。其实，这是一个巨大的陷阱。首先，实验检测结果在许多情况下充其量只是可能条件，不是充分条件或必要条件。以肿瘤检测为例，人们关于癌瘤标志物的血检指标已有近百种之多。然而，绝大多数存在着假阴性、假阳性。以备受推崇的原发性肝癌的“金指标”甲胎蛋白（AFP）而言，假阴性高达近 20%~28%，假阳性亦在 20%上下。包括可见于良性肝病，如 40%左右的急性肝炎患者可出现 AFP 急剧增高。被人们认定为十分准确的影像学检查。有时也会有类似情况。对于迷信指标的医师来说，这种假阴性、假阳性，只不过是统计时的百分点差异而已。但对患者来说呢？很可能就是一个足以致命的误差（曾有过得知自己 AFP 升高，被医师断为肝癌而吓死，结果尸检只是一般肝损的例子。）迷信实验室检查结果，放弃对患者的全面检查，搜寻临床证据，以及进行缜密思维、推理，是现时代临床医疗疗效欠佳，误诊率仍高达 30%的罪魁祸首。

**追求临床多种信息的分析评估**　循证医学追求的是"以证据为基础的医学"。所言之证据，既有来自于实验室研究所得的对于疾病的理论解释，更重视来自以患者为中心的随机对照试验及 Meta 分析所得出的临床最佳证据。所谓 Meta，是指对具有相同研究题目的多个医学研究结果进行结果的分析评估，她有一套相应的评估程序和过程，这种评估又称为荟萃分析或定量的系统分析。

同时，在疗效评价方面，循证医学注重以患者的预后为终点指标来评价治疗方式的有效性和安全性，着重考虑和评价各种治疗措施对预后的影响，包括有效寿命、总死亡率、疾病重要事件、生活质量及成本-效益比等多方面指标；而不同于以往传统医疗模式在评价治疗的作用时，关注的主要为一些中间指标，如实验室生化指标或影像学结果……。循证医学认为仅仅注意这些是不够的，很容易出偏差。检测指标固然能在一定程度或某些方面反映疾病及诊疗方面效应，但它远非疾病全部，更不能代表患者本身。循证医学专家认为，长期以来医师们对这些指标的惰性依赖，已经给患者造成了许多麻烦，也给临床带来了负面影响，甚至使得人们对病患有"空心化"的理解趋势，陷入只见指标不知病情的泥潭。

其实，以可信的临床证据为基础，参照经过评估的实验室指标，体现着一种整体化的趋势。如果我们了解了中医学的整体观念，以及治疗时所强调的四个合参，不难看出这的确是对传统临床模式的一种复归，更高层次上的复归。

**强调整体观念**　较之生物医学模式，循证医学趋向于讲究整体。它突破以往单纯以疾病为中心的模式，倡导临床措施和医疗决策都要以病人为中心，作出整体的综合考虑。

例如：评价一种疗法是否有效，不仅关心实验室或影像学等中间指标的改变。更着重观察与病人密切相关的临床综合指标，如病死率、致残率、生活自理能力及生命质量等，它认为理论假设、动物或离体实验结果都不能为临床决策提供确凿证据。没有以病人为中心的综合临床研究结果，要评价干预措施的有效性和安全性是不可能的。而这一点无疑也是对传统模式的认可和提升。

**讲究医患交往过程，强调综合考虑**　目前的生物医学治疗体系，已有太深的"疾病中心论"印记和纯物理科学色彩。为了了解"客观"的疾病生物学"规律"，为了减少个人不可控因素的干扰，对患病主体不屑一顾，医患交往过程亦非考虑因素。因此，目前没见一本权威的临床课教程有篇章专门讨论医患是如何交往，医师应该运用怎么样的言语、行为、方式与患者进行沟通。因为在经典物理科学中，这是画蛇添足，不被允许的，这只会造成偏倚，导致个体误差。然而，这恰恰是临床诊疗工作的重中之重。

毋庸赘述，中医临床是非常注重人际（医患）交往的，有人甚至认为，中医治疗疗效之高低，很大程度取决于医患交流过程之顺畅与否。是良医，则精于沟通；医（生）患（者）

相得，相互很好的配合；“病从医也，病遂愈也”。由于人际交往是个充满技巧、艺术的过程，故中医学一贯认为：“医者，意也”，“医，诚艺也”，“医之良，在工巧神圣；医之功，在望闻问切；医之学，在察言观色；洞其细微变化……。”而循证医学把“病人参与”列入实施其基本精神的四大要素之一，强调必须注重患者的参与，注重医患交往过程。强调医师必须充分地关心、爱护病人，尊重病人的权益，争取病人的友好合作，只有这样，才能产生最佳的临床效果。因为“医生的任何诊治决策的实施，都必须通过病人的接受和合作，才会取得相应的效果”，医患良性合作“是成功实践循证医学的又一关键”。不仅如此，循证医学还注意交往的具体环节，包括在提出问题时，还应该从病人角度来考虑，这样可以帮助我们收集或提供真正有利于病人的证据。对就诊的病人，我们可以提出以下问题：“你认为你存在什么问题?”“你曾想过你需要什么样的治疗方法吗?”“你曾想过选择其他方法来代替吗?”“你希望得到什么样的治疗效果?”[5]把病人的回答整合到医师的思考中，才能确保找到以病人为中心的答案，从而提高疗效。很显然，这些都是对传统治疗模式的回归。从某种意义上说，可能注重医患交往过程及其细节，许多资深的中医专家更为在行，有关的历史经验也更为丰富。因为传统的诊疗模式总把医疗看作是人与人之间的一种情感与行为沟通交往的互动过程，而不只是认识客观（疾病），控制或改造客观（疾病状态）的一连串措施实施的单向行为而已。

**循证医学：反实证主义倾向?!** 也许，循证医学倡导者们并不关心，更不在乎反实证主义与后实证主义的争论，也无意于分支派、自主派的归属问题。然而，他们所涉及的问题，倒真的与上述争鸣密不可分。尽管他们很多人是从修修补补的后实证主义为起点进行自己学术构建的，但却恰恰说明了后实证主义的某些不足，反实证主义在生物学领域的某些优势。

其实，百多年来，人们在医学，特别是临床诊疗中实证研究，已开展得非常充分，得出了许多令人瞩目的成果和结论。然而，临床诊疗的客观效果却令人失望。这涉及了一个要害问题，亦即生命及疾病现象，就是简单的物理现象？生命过程存在不存在类似于一般的物理现象的、可以严格精确表达的规律？用简单的物理化学方法，能否解决生命科学的认识及调控问题？借助纯生物研究的结果，能否简单地套用到医疗领域？很显然，人们是无法获得肯定性结论的。因此，就要寻求客体对象（病人）的积极参与、配合，就要讲究人际交往过程，就要综合众多可能影响因素；而不只是作出线性因果关系的考察，就要充分的寻找各种有价值的证据；就要在众多证据中，寻找最佳证据；就要在临床证据与实验室证据中，偏重于临床证据，而临床证据，哪怕是最佳证据，充其量只是一种荟萃了所有经验的组合，远未上升到物理科学规律的高度。而且，在可以预见的未来，人们仍会以这种荟萃分析后的经验组合为临床诊疗决策的主要依据。因为自然界中，生物学的规律并不等同于物理科学。在这一点上，不管人们持什么观点，生命科学与物理科学之间的鸿沟是难以否认的。囿于物理科学之一端，对于生命科学，特别是医学科学中临床诊疗的未来发展，是福是祸，显然殊难下定论。至少，在我们看来，物理科学手段应充分运用，但并非全部。医学科学从方法学角度，自然应有其特殊的研究目标、手段、方法及相应的评价体系，且传统治疗模式中的许多有价值的东西，非常值得重视。循证医学的许多核心观念实际上是对传统临床诊疗模式的某种回归。尽管这是在更高层次上的复归，但毕竟是对生物医学模式的某种叛离，而在精神实质上，与传统比较契合。

**（六）对中医学的警示**　尽管中医学很好体现着很多有价值的传统诊疗精神，循证医学的许多思想观念与中医学比较接近。然而循证医学的发展，对中医学也有一些重要的警示。中医学在现代发展过程中，应该充分吸收循证医学的思想方法，促进学科自身的发展。

中医药已有数千年历史，经验丰富，疗效确凿，但由于缺乏高质量的、有效的临床研究，即便是精神实质类同，但毕竟太粗疏了，因此尚不能为现代主流医学体系所完全理解接受。分析而言，循证医学强调临床科研应严格设计、衡量和评价，重视通过随机对照试验得出的临床证据，整个过程充分讲究逻辑性和数理统计；在临床试验的设计、进行及结果的测量方面评价，注意隔离偏倚和混杂因素的影响；关注定量指标是否有效、可靠，终点指标是否有临床意义，且设计相应的评估尺度与方法；并从临床实用意义及经济学角度做出评价、考虑，是否合理及是否有推广价值。又如，根据临床证据质量的强度，依次将临床研究文献分为Ⅳ级进行评价。强调只有在为数众多的高质量临床研究报告基础上，才可能抽提出真实、可靠、具有临床价值的科学证据，以指导临床。所有这些都是我们大大欠缺的，可以这样说，循证医学是传统诊治模式与逻辑推演程序及现代数理统计有机联姻的“产儿”。而后面几者，正是中医能做而未做的基础性工作。因此，我们在开展中医临床研究时，完全可以借鉴其思想方法与经验。借助现代数理统计及逻辑推理程序，从方案的顶层设计、过程的质量控制、结果的合理评价等多个环节着手，对诊疗技术的有效性、危险性、成本-费用等多个方面进行评价，从而形成证据，并逐步建立有中医学特色的诊疗体系，包括技术方案、评价体系等，不断提升中医临床质量。我们坚信通过借鉴，吸收循证医学的合理思想方法，将大大提升中医学的科学水平及临床诊疗效果，有助于促进传统中医药与国际接轨，走向世界，并推动中医药现代化。

**（七）大师的对话**　Dr. Sackett 是国际 DME 与 EBM 的创始人。他曾对循证医学（EBM）实践者谆谆教诲，提出了实践者必须遵行的四项要求：①必须作踏实的临床基本训练，正确地收集病史、查体和检验，掌握患者的真实情况，方能发掘临床问题；②必须将循证医学作为终身自我继续教育，不断丰富和更新知识；③保持谦虚谨慎，戒骄戒躁；④要有高度的热情和进取精神，否则就要成为临床医学队伍的落伍者。

其实，他的这些要求，可以说是对所有临床医师提出的，也可以说是中医界人士耳熟能详的，它的确是每个临床医师从医准则之一。

我们随意翻出中医古书籍，发现类似教诲不少。赵濂，一个不算很有影响的清代医师，著有《医门补要》一书，书中<自序>曰：“医贵乎精，学贵乎博，识贵乎卓，心贵乎虚，业贵乎专，言贵乎显，法贵乎活，方贵乎纯，治贵乎巧，效贵乎捷。”

这段话可以说与现代 EBM 的大师不谋而合。我们想它们可以共同作为我们今天中西医临床医师座右铭吧！

## 第三节　医学变革，无法回避的话题

“虽然在两个时代之间的时代是摇摆不定的，但是，这是一个伟大的时代，一个发酵的时代，里面充满了各种机会。如果我们学会利用它的摇摆不定性，我们在这个时代里所能取得的成就，要比稳定的时代里大得多。……在稳定的时代里，我们几乎没有讨价还价的余地。但是，在这个夹缝时代，我们讨价还价和影响的余地是无穷的，……，问题在于我们对面前的路途要有一个清楚的感受？一个清楚的概念，一个清楚的远见。”

“能够生活在这样一个时代，真好！”

——约翰·奈斯比特

世界在急速变化中，这变化涉及日常生活的方方面面，衣食住行。也许，谁都无法预知明天会是怎样。以罗马俱乐部为首的未来学者认为：当今世界危机四伏，增长与发展是有极限的，人类若不理智对待，末日降临，指日可待；而以托夫勒、奈斯比特、松田米津为代表的未来学的乐观派都表示：每个时代都有烦恼和危机，但同时也蕴藏着希望，人类的历史远未结束，精彩的故事不过是刚刚开了个头。我们不是预言学家，也无意于介入争鸣。不过，有一点是明确的，急剧变化的世界与社会，不断涌现出新的健康难题，表明社会在进步，社会对医学提出了新的要求。对此，只能以变革的姿态，以创新的精神，去应对这些新难题，回应社会新呼唤，这才能迎接更为精彩的故事续集。

### 一、社会的新呼唤

我要到对岸去

河水涂改着天空的颜色/也涂改着我/我在流动/我的影子站在岸边/像一棵被雷电烧焦的树。

我要到对岸去。

——北　岛

社会对医学的新呼唤是多方面、多层次的：

**（一）回归于人**　首先，要求医学把她所关注的重点重新定位为“人”，一个完整意义上的“人”，大写的，有尊严的“人”，有着各种需求，且又你我不一样的人。而不仅仅是他和她所生的这种疾、那种病，这其实是对西方传统的一种“回归”。而且，首先应在临床医学活动中尊重“人”，关心“人”，而不只是指标或“钱袋”。已有学者发出“呼唤人性的医学”这一难免有点令人尴尬的呐喊了！

**（二）病人中心**　要做到这一点，必须把病人放在整个诊疗的中心位置，医疗活动的主角应该是病人，而不是医师。这个观念的改变也许非常困难，但不得不这样，因为临床医术，就其本质而言，是种“服务”。也许，人本主义心理学家罗杰斯（Rogers C）在临床心理治疗中所倡导的“咨客（即患者）中心论”，可以作为我们医学临床的示范。对此，国内学者已有人做了近10年的有意义的尝试，倡导了“圆桌诊疗”“快乐门诊”等等。

医学的相关科学或基础研究也应相应地拓展视野，不能只是盯着生物结构的变化。诸如功能的异常，心理的因素，个性的差异等都应加以兼顾。因为完整的“人”包括这些要素，几乎所有的慢性难治性疾病，这些要素都起着不可小视的作用。

**（三）大健康观** “人，最为天下贵”，这句话，今天看来才真正具有意义。人自身的价值已被充分认识到，并还将进一步提升，因此，“最为天下贵”的“人”，自然要求医学保健事业提供更全面更高质量的健康服务，而不只是看病给药，这一要求随着时间的推移会越来越强烈。因此，就有了大健康观、大医学观等等的新观念。

所谓“大健康观”，不仅仅是世界卫生组织成立宪章所描述的没有疾病与虚弱现象，还涉及社会调适良好，以及大多数个体有质量的生命周期尽可能长，延年且益寿，衰老、孕产等生理过程所伴随的负面影响尽可能少，并要努力提升人口素质，改善人类生存质量，以及优化个性，提升心智，增加工作效能，甚至促进形态仪容帅美，满足不同个体需求等等。

**（四）人人享受保健的大医学事业** 与之相适应，医学也就超越了传统的白色医院、研究院、防治所等狭隘范畴，而成其为一个综合的健康事业。大医学观要求的新医学不仅仅是有效治疾防病的，诸如人们如何科学合理的吃、住、行、工作、娱乐等都是其关涉范围。因为从最本质意义上说，医学，也是一类生活方式。

其实，早在20世纪70~80年代，世界卫生组织就曾作出过规划，力争在世纪之交在全球实现“人人享有保健”的目标。这可以说是最基本、最低的目标，遗憾的是远未达到，人们尚需努力。

社会的保健模式将发生根本性的改变，早在20多年前，美国学者麦克斯门就曾预测到20世纪初，卫生事业中从业人员的比例，“看病”的“医生中心”将由20世纪80年代的80%降到10%左右，而在“保健中心”供职的医师则由当时的20%升高到21世纪初的88%。尽管目前看来与预测也还有距离，但这一升降趋势却太明显不过了。

**（五）病前、病中、病后并重** “人人享有保健”的目标，要求今天的医学工作者必须摈弃以往的只盯住病人，只看病的职业习惯，而应盯住所有的人，关心所有的社会成员，包括已有疾病的或可能会有健康问题的人。就我们看来，也就是既要治疗——这当然是主要的，还要关心人们病前状态，帮助他避免或推迟“生病”；生了病，治愈后还要帮助他充分的康复。因为生病了的人毕竟是少数，据统计2003年全国慢性病患病率城市为17.7%，农村为10.4%，总数不过15%。只看病，医学充其量只为不到1/5的人服务。因此，病前、病中、病后三大阶段，都应予以关注。甚至临终亦应给予充分的关怀，以体现生与死的同等价值与尊严。病前干预，就是“保健中心”的重点；病后调养，就是“康复中心”的任务，这就体现了对人的健康的全程关护。

**（六）上工治未病** 其实，病前关注和干预，就是传统所说的预防，其内涵丰富，工作繁多，意义重大，体现了《内经》所说的“上工治未病”的理想境界，国内目前流行的亚健康纠治，就是指其中一个环节，它是实实在在的，可操作性甚强的保健防病环节之一。有研究表明，亚健康至少涉及了约70%人群。此外，还应该通过健康教育，行为干预等，帮助所有的人们克服不利于健康的生活方式，形成良好的摄身行为和习惯。健康数据管理、健康促进等则是根据具体对象的具体情况（不同的生理病理参数），实施个性化、前瞻性、针对性的健康增进工作。所有这些，很多都是空白，都有待于实施。

“康复中心”与“临终关怀”各自都有着丰富的内容和突出的意义，因此，都将成为现代保健事业上不可或缺的一环。

**（七）临床治疗的新要求** 当然，所有这些需求最紧迫、最核心的还是治疗和控制慢性非传染性疾病及一些新的“瘟疫”，也就是传统的临床治疗工作。对于这一部分，人们不仅必须改变传统的诊疗思维与模式，另辟蹊径，否则就只能重蹈覆辙。而且，即便是有效治疗，现代社会也提出了几近苛刻但又十分合理的要求，应尽量避免创伤和可能有的后续毒副反应——故对传统的手术、化学合成药物等的选择，人们常会犹豫再三；应尽量方便，有利于接受——故传统中医又苦又涩的大碗汤汁，又痛又麻，且有被感染可能的针刺，就要大打折扣；应尽量简、便、廉——看一次感冒，用去了一个月薪资，做一次量子治疗，20 万人民币等等破财医学，不会广受欢迎，人们只能在无奈中忍受；最后，人们还希望用综合的措施，整合各种有效治法，因为慢性病毕竟难缠。比如说内外结合，中西医结合，等等，故除中西医结合外，整合医学、心身医学、自然疗法均走红，不无缘由。

很显然，尽管上述需求层次不一，涉及的环节不尽相同，但很多都涉及传统中西医学比较本质的难题，因此，将迫使医学必须作出相应的，常带有某些本质或特质性的调整或变革，否则将无法担当保卫众生健康的社会职责。

## 二、现代医学，变革同样重要

在当代西方文明中得到最高发展的技巧之一就是拆零，即把问题分解成尽可能小的一些部分，我们非常擅长此技，以致我们竟时常忘记把这些细部重新装到一起。

——阿·托夫勒

**（一）西医学的难题** 其实，前面所涉及的几乎都是今天社会主流医学，即西医学所面对的难题或困境，从只注重生物学细胞、基因的构造型自然观；到一层层剥开来看，分割了看的还原方法；从纯生物医学模式到以治愈疾病为主要职责的医学目的；从临床束手无策的难治性慢性疾病到诸如艾滋、SARS 等令人恐惧的新的“瘟疫”，从忽略“人”的“疾病中心论”到诸多伦理困境；从化学合成药的毒副作用，抗药病株到滥用药物构成公害，诸如此类等等，都是医学在发展的现阶段所面临的困境。而且许多在很大程度上，均是其自身的价值取向、目标选择，以方法确定等方向性偏差，或曰不足所导致的。当然，这些偏差从人类文明演进的长河来看，有些时候的确是很难避免的，有的是当时社会文化综合作用下的必然结果。因此，我们没有权利和理由作出任何指摘。

既然是选择的偏差，既然与届时届地的社会文化及社会需求密切相关，在改变了的氛围中，在意识到的前提下，变革，对于现代医学来说，同样显得重要和急迫。其实，在我们看来，变革的序幕已经拉开，尽管不见得步调一致，整体推进，和谐有力。

**（二）变革，序幕已经拉开** 相比中医学共同体，我们发现，有时有些西医学的贤哲更善于自觉地反思自身，经常做些理性的检讨。而这，也许是从容的心态、宽松的氛围、良好的哲学素养等因素所促成。正是这些值得赞赏的精神，开启了现代医学变革的前奏曲。

19 世纪后半叶，就不断有著名医师告诫说：医学不仅仅是门自然科学，更是一门社会科学。尽管这一说法当时颇遭诘难，鼓吹者不仅仅需要睿智，更需要勇气，而这种“先知”的确嘉惠后人良多。

20 世纪 30 年代，一批美国临床医学专家倡导心身相关，鼓吹要注重心理、个性等因素对躯体影响时，也许没想到心身医学会成为一大热门“显学”，更不会估计到她对传统生物医学模式可能的冲击有多大……。

50年代与70年代分别崛起的社会医学、行为医学也差不多，她们不仅再次唤醒人们注重全面地考察生命和疾病问题，而且，还对新医学模式的广泛关注，起到舆论准备工作。

60年代，当库恩石破惊天地在美国医师协会年会上称：现代医学还够不上自然（物理）科学标准时，尽管会场医师哗然，但事实的确如此。他提醒人们注意医学与物理学的差异，认为当时的医学就其主体而言，只不过是充分利用了生物学知识的一种技术，整套诊疗操作，很大程度仍依赖于经验……，我们说只有认清自己，才能发展自己……。

当70年代末，美国内科及精神病专家恩格尔有力地抨击纯生物医学模式的弊端，倡导用社会、心理、生物医学模式取而代之时，变革的序幕拉开了一小截，许多人恍然大悟！原来，我们医学临床的困惑和窘迫，问题出在根源上，出在模式（范式）上。须知，恩格尔的这一呼吁，不是随感而发，而是深入反思了美国越战初投入大量卫生资源，却罕有收获的经验教训后的理性总结……。

80、90年代，美国哈斯廷斯中心发起的，关于医学目的、目标的国际性协作研讨，也是一个信号，一种契机，它提示人们已深刻意识到该好好反思反思生物医学的一些根本性问题了，该作出必要的调整了……。

世界卫生组织在这一方面一直扮演着“先行”的倡导者角色，例如，WHO所一再肯定的传统医学、替代医学的临床实用意义，并鼓励有关国家去努力发展她，像中国一样；并作出了很多至今看来颇具前瞻性的“规划”（尽管不见得都能实现）；世界卫生组织有了新的工作重点，即以健康教育、行为纠治、病前干预为主的防止众多慢性的、与生活方式关系密切的疾病的发生发展，无疑是极其远见的，其深远意义还将进一步体现出来……。

其实，近一段时期纷纷登场的整合医学、全人医学、全科医学，包括上面已经讨论过的循证医学等等，都是呼吁变革，并在一定程度促进了变革的积极的、发展性的行为……。

闻利而动的药业动作更快，从60年代初日本开始重新注重“汉方”，到八九十年代欧洲天然药物大行其市，到世纪之交美国FDA更改药品标准，首次把天然药物（中药）中提取出的混合物也一统视作药品，到各大药业巨头80年代后期就虎视眈眈于天然药物的大力全速研发与资源储备，都说明了药业“回归自然”的明显趋向……。

其实，希拉里，这位前美国总统夫人，显赫一时的律师，在其丈夫执政8年间，她所做的主要就是吃力不讨好的美国国家医学保健制度的改革，而改革尽管有多种理由与必要，最关键的只有一条，巨额的医疗开支已让美国这样的超级大国却都不堪承受，何论其他？这虽不是医学科学之事，却也是医学经济学之责。经济不堪忍受，开支巨大的生物医学何以生存？

现代医学变革的序幕确实已拉上了一截，然而，我们也清楚地意识到：一如中医学，维护传统与变革传统的“博弈”，往往是艰难、漫长，有时甚至是痛苦的，很少会一蹴而就。何况是新近刚有着如此辉煌的“战绩”的现代医学，变革需要时间，需要条件，需要氛围，而社会剧变带来的一系列全新的疾病问题和健康问题，是推动变革最主要的动力。此时，若人们能站在更超脱的立场，从未来学的眼光作出审视，他将会大得其益，有可能成为领风气之先者。

## 三、中医学：危机与希望

挑战与机遇并存，危机与希望同在。

——江泽民

较之西医学，中医学在现时代的处境更为严峻与微妙，完全可以用危机四伏和优势不少、机遇难得来归纳。

**（一）潜在的优势** 具体而言，中医学的优势，最值得重视的大约有五大部分：

**辨证论治的丰富内涵** 中医学的辨证论治，是一行之有效的治疗学体系，她着眼于机体特定状态（包括生理、病理状态）的调整，并借此达到治疗的目的，她与西医学的对抗性或替代性治疗思路异曲同工。而几千年来的不断探索、积累，又使中医学在这方面拥有丰富且行之有效的临床经验和确凿的临床疗效。中医学之所以能经历西方近现代医学的冲击，近年来呈现出强劲的复兴之势，就在于她拥有独特的调整纠治思路和确凿的疗效。诸如心脑血管疾病、肿瘤等的治疗中，中医学都展现出她独有的优势。比如，对于老年肿瘤的治疗，中医倡导“零毒化疗”，带瘤生存，疗效卓著。有人报道，75 岁以上高龄患者 453 例，纯以中药治疗为主，其中健健康康地活过 3 年的人占了 2/3；又如对西医各种疗法都不敏感的癌中之王——胰腺癌的纯中医治疗，也获得了令人折服的效果，存活期超过 5 年的接近 40%。即便是令整个社会束手无策的 SARS，配合中医药，也能明显地减少死亡，提高治愈率，且确保了生存质量。在现代种种“瘟疫”的防治中，中医学仍将发挥其无以替代的作用。尽管有时她扮演的只是配角，如 2003 年 SARS 防治中，但有配角疗效就递增，这配角便不容轻视。

此外，中医治疗学以辨证论治为原则，以扶正祛邪，调整阴阳为核心，通过调动人自身的抗病能力（正气），协调内在功能活动，以达到祛病除邪，却病强身的目的。如此获得的疗效常是持久且十分稳定的，故有人认定中医学是“治本”的。再者，中医治疗学重视机体的个性差异，主张因人、因时、因地制宜，发展形成了一整套治则和治法，并以针刺方药等丰富手段来贯彻上述治则治法。显然，这一诊治体系不仅更适合于解决多因素、多层次的慢性及综合性疾病治疗问题；而且，也适合于诸如亚健康的调整，一些心身疾病及精神障碍等的治疗。因此，在临床上，有着数千年间累积发展起来的辨证论治体系及丰富诊治经验的中医学，有着明显的优势。

**源自天然的中药之长及讲究配伍的方剂之优** 中药中动、植物类药占大半。从生物进化史来看，人类经历了由无生命的元素到有生命的细胞，从单细胞生物到多细胞生物，从单器官生物到多器官生物的演变过程。在这条进化长链中，动、植物与人类的进化层次远较化学合成制品更为接近，它们的组成都是蛋白质、氨基酸、生物碱、鞣酸等有机物。中药中具有治疗意义的生物属性是作为人体与自然环境进行物质、能量、信息交换等过程中发挥作用的。所以，大多药性平和，副作用小，不干扰人体正常的生理过程，有的具有食治共存的双重作用，故历来有“药食同源”之说；新近对其愈病机制又归纳出“适应原样说”和“双向调节说”。特别是通过数千年实践验证发展起来的方剂配伍理论，用以指导用药，可以产生各个单味中药所没有的，同时也不是各单味药物功效简单叠加多能产生的整体功效。因此，不仅效果理想，而且有着深入发掘的巨大潜力。相反，化学合成为主的西药，在取得疗效的同时，其毒副作用也成倍增加。合成药物致毒、致畸、致癌甚至致死的情况日渐增多，以致形成“药源性疾病”、“药源性公害”等严重医学问题，引起了人们的震惊和重视。因此，一大批化学合成药物的医疗价值被否定了。例如，癌症治疗中化学合成药物疗法作为唯一可靠的全身性治疗手段，曾被寄予厚望，但它毒性每每令人不寒而栗。许多肿瘤患者其实是死于化疗药物的，这就使人们陷入了痛苦的困惑之中，这是西方医学的无奈。然而，人们从天然中药中提取出某种多糖结构和三萜酸成分，以特定比例配伍成中药制剂，用于各种肿瘤的治疗，不仅未见毒副作用，相反，通过诱导癌细胞自然凋亡和癌变细胞的进一步分化，造成了大量的癌细胞死亡，却不伤及正常组织细胞。有人形象地誉之为“零毒化疗”。类似的情况中医药不少。这就促使人们重新认识自然界的内在魅力。此现实已敦促医学家把注意力转移到自然界，转向天然的动、植物药类。有鉴于此，“回到大自然”，“回到中药中去”，已成为国内外医药学界一种越来越普遍和强烈的呼声。有的学者甚至认为中药学是建立世界统一的新药学的基础。可见，在药物学方面中医学有着巨大优势。

**一些理论认识之潜在科学价值**　与其他传统医学不同，中医学是具有其系统理论阐述的，这些理论用物理科学的标准来衡量，还不太“合格”，却包含了许多值得重视的科学苗头，有可能成为新的重大科学理论的雏形。比如，中医的经络学说就是典型例子，她描述了客观存在的“循经感传”现象，尽管不够精确，却也远胜于西方医学对客观事实所不允许的偏见或忽视；又如关于心身关系，中医学也有着丰富而深刻的阐述，人们在心身医学探讨中日益取材于古代中医学家的智慧。再如，中医学关于内伤病因的理性阐述也可成为今天归纳健康危险因素中生活与行为因素的范本。

**非药物疗法之长**　针灸、推拿、外敷、熏洗、浸泡、食疗等传统的非药物内服治疗方法，具有疗效凿，简便易行之特点，深受欢迎。笔者便善于运用外敷法治疗癌症性因素或肝硬化引起的顽固性胸腹水，疗效显著。有一例高血压患者出现危象，血压高达 240/160 mmHg，服用了各种化学降压药，包括静脉降压药，均无效，随时有可能出意外，十分危险。情急之中，我们以外用法浸泡双脚，引火归源。20 多分钟后，症状改善，一个半小时后，血压降至 160/100mmHg，危险解除，日后病人再用此法也是屡试不爽。

**分支学科中的潜在特长**　在诸多分支学科中，中医学也优势明显，如心身医学领域，中医学有着系统的理论认识和独特的精神情志疗法；在健康保健医学方面，中医学既形成了独具风格的“四气调神”、摄生养性等许多科学内容，又创造出气功、太极拳、八段锦等行之有效的强身保健措施；在老年医学和营养学（食疗、药膳学）方面，中医学更可谓素来重视，并摸索和积累了精彩的内容和丰富的方法；对病后调理将息的一系列措施将有助于康复医学外延的进一步扩大和内涵的不断充实。此外，在诸如社会医学、时间医学（时间治疗学）、气象医学、地理医学等领域，中医学也或多或少地具有一些杰出思想和切实可行的方法。对于这些领域潜在特长的开发，将促进中医学和这些分支学科以致整个医学科学的进步。

除上述之外，就总体而言，在现时代，中医学还有着以下一些利于自身发展的因素：

着眼于整体和身心合一等较为正确的观念；

在方法论方面有着一些潜在的优势，其中有些方法也许能弥补现代生命科学研究之不逮；

对于医学现象有着细微的描述，形成了一些独到的理论认识或假说，其中，有些涉及了人们尚未深入加以探究的领域；

诊治技术方面的众多长处，包括两千年来积累以成的临症丰富经验，以及绝大多数中医保健或治疗方法，简便易操作，经济而有效，更可广为推行；为“人人享有保健”之目的的实施，提供可行的方式方法。这也是世界卫生组织着力推广中医药为主的传统医学的一大背景性因素。

然而，必须清晰地意识到：由于人文背景因素等的差异，加上中医药的许多优势目前而言，只能说是潜在的，在快速发展的现代科技和飞跃进步的当代社会里，中医学更多的是生存危机。对此，若无正确的意识，那必将犯夜郎自大式的低级错误。中医学在现时代的生存危机，可分作内源性的欠缺和外源性的失调两大部分。其中，内在的、源自本身的欠缺最为揪心，也最需要引起高度重视。

**（二）内源性欠缺** 这表现在多方面。主要有：

中国传统文化固有的尖锐的两重性，及其中消极、保守成分对中医学的巨大束缚作用；要发展中医学，首先须深刻全面反思传统文化；

独特理论体系的封闭结构阻碍了学科的顺利发展；为此，突破原有理论体系是发展中医学的关键；

作为传统科学，它对信息社会中“知识激增”等冲击，适应性差，难以迅速吸收、容纳和利用新的信息及新的技术设备和方法手段，为此，造就一大批具有现代科学素质的人才堪称当务之急；

中医学的许多认识和思想尽管可谓天才的、杰出的，但又是粗糙的、笼统的；正确性高、准确性低；且大多无法用现代科学手段加以研究（缺乏实证研究的可操作性、可否证性），如不对这些人类认识的“粗产品”加以科学提炼，中医学将永远踏步不前；

方法论和方法虽有某些特色，但却与现代科学方法论存在着时代的差距；

尽管中医临床疗效确凿，但诊治过程大多只是建立在感性的经验基础之上；许多只知其然，不知其所以然，且过分依赖个人的经验，有着一定的“偶然性”；

在一些新兴分支学科中的经验和知识只有相对的意义，如不及时加以发掘和发展，随着现代研究的面上铺开和点上深入，这些认识的意义很快将不复存在；

最为关键的是中医理论自身的缺陷，许多基本概念含糊不清，且不少是无法证伪的哲学术语之移植；对这类概念的内涵和外延若不清晰地予以确定，那么，要发展中医只能是纸上谈兵，因为明确概念是共同进行任何科学研究的前提和出发点。

**（三）外源性失调** 一个学科的发展，还受制于外在众多因素，是内外因素综合作用的结果。就学科生存的条件而言，以下几点颇堪忧虑：

**与主流文化水土不服** 目前，中国至少在大中城市，科学文化已是源自西方的数、理、化、天、地、生等占据主导，pH值似偏“酸”，而本土的阴阳五行、气血津液，更适合于“碱性”人文土壤，水土不服，是中医药学在目前情况下发展受掣的主因之一。这只有通过双方沟通交融，作出适应性“改造”，才能顺利地生根、发芽、壮大，走向国际。

**相关政策不够明朗** 对处于劣势的传统文化，振兴她是需要相关配套政策的，中央政府对中医药的政策是清晰的：扶持、发扬，但具体落实贯彻中，总有风声急，雷声大，雨点小，甚至没有雨与水的感觉。其实，长期的认识中，人们大多只把中医看作是种“国粹”，是一类“宝贵遗产”，是今后博物馆内的展物，而没真正意识到她在实用价值、经济实力

（中医药产业），以及在世界文化传播中无可替代的排头兵作用等突出的现实意义。

**临床阵地萎缩** 由于中医学诊断手段是传统的，有很高的科学价值，但却与现代科学几无一致，说理难通，加上服药麻烦、药价上涨、道地药材奇缺、疗程较长、药味苦涩等一系列因素，使民众中自然而然地形成了“急性病看西医，慢性病找中医”、“西医院诊断，中医院治疗”等观念，使一大批病员涌入综合性医院，求治于中医者减少。在中西医对峙的形势下，中医临床阵地有所萎缩。

**医药失序** 中医学系统中，理论源于医生实践，而药物又是医家实践的重要手段。药、医、理三者相互关联，表现出明显的有序性。而如今，药物被视作单纯的商品，而其生产只注重经济效益，以致出现了常用药物野生资源日趋减少，药源危机；药品质量下降，炮制粗劣、品种混乱、以假乱真，管理和加工危机；加上使用中种种令人费解的人为因素，煎服时的不遵医嘱、不讲究时间和火候等因素都影响了疗效，而这一切可归为医药失序。

**中医教育的尴尬** 现时代，一方面，社会需要大批有水平、有造诣的中医人才；另一方面，中医人才培养又存在一些问题，人才的成长需要一个过程。这就使中医教育陷入了一种尴尬的境地中：一方面，中医院校无法吸收大量优秀学生入学，特别是一些有志于斯者；另一方面，已毕业的学生纷纷改行。中医教育工作者应该怎样让计算机、基因工程和核技术时代的青年学生对中医学真正发生浓厚兴趣，然后孜孜不倦地去学习、掌握它，进而全身心地热爱它，发展它？要知道，回避问题才是最可悲的。因此，这是放在中医教育工作者面前亟待通过系统改革加以解决的生存难题。

**（四）中医学：需要新的姿态** 若说西医学的问题是如何发展，那么，中医学的问题是能否生存和能否发展？显然，这更为严峻。当今，一门科学若不能发展，势必被时代淘汰。

其实，上述危机，不管是内源的、外源的，都有解决的可能和方法，问题只在于我们的态度如何？目标怎样选择？能否积极进取，协同共事？以及科学研究方法是否创新，怎样创新？中医学喜欢回忆过去，就像一个年迈的老人，开口便谈从前。然而，诚如一位诺贝尔医学奖获得者所说：一个国家或一门学科的进步与否，只要翻阅一下它们的报纸和书刊，如果它们的笔墨只萦绕在既往的辉煌和一切回忆中，你想想看，它们那里哪还有什么新鲜，更何况可以付诸现实的幻想?! 年轻的中医一代，抬起头来，眺望未来要紧！

在急速变化的现时代，如果中医学仍然言必称仲景，口必诵《内经》，紧紧抱着一切古老的东西不放，甚至乞灵于千百年前的古人古书，人为地为它们加上一件件时髦的外衣，然后得意洋洋躺倒在“浩如烟海”、“汗牛充栋”的发黄故纸堆中，那么，中医学又何生机之有？因为旧文献如不包含新信息，其信息量等于零。对过去的回忆绝然代替不了对未来的追求。不妨时时问一问，昔日的成就是否正变成缰绳束缚我们的手脚？变成包袱正在压弯我们的脊背？

今天的中医共同体，更需要少一点自我陶醉、故步自封，多一缕忧患意识，多一份进取精神！

一门科学没有发展和创新实际上就是倒退和停滞。历史和现时代已再也不允许任何人打着“继承为主”，“先继承、后创新”的招牌，行因循守旧，古云亦云之实，不愿也不敢，甚至不许别人跨越传统的“雷池”，压制和扼杀任何创新，不仅捆住了自己的手脚，而且不准他人“越轨”。假使中医学丢弃探险精神，只是追溯过去，像鹦鹉学舌一样复述古人，它将永远停留在已达到的水平上。所以，最科学、最有效的继承是创新，是带有创造性发挥的继承。如今不少人所谓的“纯继承”，除了复古之外，别无其他实质意义。

出路很清楚，要么使中医学来一次质的飞跃，要么因循下去，变成一尊文物。何去何从，我们必须作出选择。50 年、100 年、500 年后，历史将对我们的选择作出公正的评价，就像我们今天客观而严肃地评价以前的每一个时代的功过大小。我们庆幸有选择的机会，因为一个没有选择机会的社会、学科或时代，每每是单调、沉闷的，不值得为之奋斗和奉献。然而，选择又是艰难的，不仅需要智慧，更需要顽强的毅力和卓有成效的工作，而首先需要的是新的姿态。

但是，眼下中医研究和发展的正确决策是什么？具体的路究竟是哪条？发展中医的战略要点和具体的着眼点何在？也许，要有说服力地回答这些问题，对近百年的中西医交汇及中医现代研究的一次次热潮，作出全面评述和理性的考察，是必不可少的。为此，下面的章节我们将不厌其烦地就这些作出分析和审视。

## 参 考 文 献


1. 约翰·奈斯比特. 高科技高思维. 北京：新华出版社，2000
2. 解放日报，2004 年 11 月 14 日，第 8 版
3. 李建会. 与真理为友-现代科学的哲学追思. 上海科技教育出版社，2002
4. 李建会. 生命科学为当代哲学提供了什么？大自然探索，1996 年 3 月，106~111
5. 王家良. 循证医学. 北京：人民卫生出版社，2001，12
6. 约翰·奈斯比特. 大趋势. 北京：中国社会科学院出版社，1984
7. 约翰·奈斯比特. 亚洲大趋势. 北京：外文出版社，1996
8. 尼科·斯特尔. 知识社会. 上海译文出版社，1998
9. 迈克尔·德图佐斯. 未来的社会-信息新世界展望. 上海译文出版社，1998
10. 胡冬裴. 中医病因病机学. 北京：中国协和医科大学出版社，2004
11. 何裕民. 中医学导论. 北京：中国协和医科大学出版社，2004
12. 刘增垣，何裕民. 心身医学. 上海科技教育出版社，2000
13. 陈　迅，白远良. 入世后的中国-从国家到国民，21 世纪中国的挑战与机遇. 兰州：甘肃人民出版社，1999
14. 希波克拉底. 希波克拉底誓言. 北京：世界图书出版公司，2004
15. 何裕民. 呼唤人性的医学. 医学与哲学，2002，(9)
16. 联合国科教文组织. 世界文化报告. 北京文学出版社，1998
17. 伊·拉卡托斯. 科学研究纲领方法论. 上海译文出版社，1986
18. 卡尔·波普尔. 客观知识. 上海译文出版社，1987
19. 雅斯贝尔斯. 时代的精神状况. 上海译文出版社，1989
20. 杨　适. 中西人伦的冲突. 北京：中国人民大学出版社，1991

# 第十一章　阵痛中的理性审视

思想走在行动之前，就像闪电走在雷鸣之前一样。

——海　涅

在考察完了医学现状后，我们有必要静下心来，对百余年的中西医碰撞作出一理性的方法学层面的审视，如此，我们才能在多元文化日趋交融的今天，从容理性而卓有成效地从事中医各项工作，不至于一叶障目，重犯近代中国人的低级错误。

## 第一节　排拒与交融——近现代中西医学碰撞之回眸

中国近百年来的许多规律、因素、传统、力量等等，直到今天还在起着重要作用，特别是在意识形态方面。死人拖住活人，封建的陈垢阻挠着社会前进。从而，当偶然的事件是如此的相近，历史似乎玩笑式地作圆圈游戏的时候，指出必然的规律和前进的路途，依然是一大任务。

——李泽厚

李泽厚在《中国近代思想史论》中的这段论述揭示出近代历史发展的总规律，强调了对这段历史进行思想反省的重要性和现实意义。在医学这个具体的文化领域也是如此。西医学伴随着鸦片战争的炮声与火光进入中国以来，中国人便一直思考着中西医学的关系，并进行了艰难的探索。这种探索的过程至今仍在继续。如果从中西医汇通派出现算起，已百余年了。但这种探索的收效却不尽如人意，中西医学各自的体系依然故我，这一过程所触及的各种问题，至今大都未得以解决。因此，有必要刨掘出中西医学交汇中种种令人费解现象的深层因素，以便对历史作出合理说明，并为今天的中西医学交往扮演思想意识上的"清道夫"，让两极振荡的历史玩笑尽快成为陈迹。

### 一、中体西用——思维怪圈的萦绕

一切过去的，都会成为美好的回忆。时间可能会拉长历史文化与我们的距离，使我们看不到这种文化与我们的距离，使我们看不到这种文化曾经起过的消极作用，使我们可能会在更新的文化格局中以伦理的、审美的眼光专注它。然而现实无情的历史进程产生的新的冲突、新挑战、新前景，又使人们断然的告别过去，向着未来更新的理想、可能性的世界和文化前进。

——普希金

**（一）近代中国：特殊的情境**　近代中国是个动荡不安，思想纷繁，古今中外新旧良莠错综矛盾的时代。欧风美雨打破了中国旧有意识形态的沉寂。旧秩序在风雨飘摇之中残喘，新秩序则嗷嗷待哺，人们在现实面前表现出空前的茫然和无所适从。整个中国的一切领域都面临着同一问题：如何支配自己的命运，如何确定自己的指向？何去何从？历史的进程，天演规律所昭示的现实，使人们不约而同地认识到，进化是不以人的意志为转移的，优胜劣汰，适者生存，无法抗拒。因此，要求自强、自立、自新。但另一方面，几千年形成的习俗和尊经崇古的思维惯性，却非一时便能摆脱。所以，文化精英们在慷慨陈词，力主变革，要求进取的同时，尚怀有深切的隐痛和忧患，缺少大唐之际文人那种把中国文化放在世界文化潮流中，任其选择的胆略和气度。相反，却总有一种难以割舍的眷恋，表现出自身极端矛盾的心态。近年来，又表现出十分浮躁及急功近利，人既是一定传统的产物，又生存在一定的传统中，因而，其思想不能不在较大程度上屈从于传统。尤其在中国这样一个有着绵绵数千年发达的封建文化国度里，传统文化塑造了中国人的一切，包括思维方式和行为反应，规定了他们对事物的认识深度和价值判断，更束缚了他们在探究方法等方面的创新性。几千年天朝大国四夷臣服的历史，孕育了国人文化中心观念，使之滋长着一种莫名其妙的自我优越意识。直逮近代，虽客观现实早已抽去了这种自我优越观念的根基，但认识落后于实践，在人们的思想深处，它仍然是人们认识世界、决定价值取舍的基本尺度。传统观念的保守性和历史发展的必然性交织而成的矛盾导致了“中体西用”观念的出笼、孳蔓及残喘至今。

**（二）中体西用：双重的矛盾**　“中体西用”最早导源于“师夷长技以制夷”的观念，后来逐渐发展成一个比较完整的、包含特定涵义和内容的、处理中西文化关系的思想理论以及方法原则。所谓“中体”就是中国的伦常名教，四书五经，中国史事，尧、舜、禹、汤、文、武、周公之道；“西用”即西方各国的富强之术。二者系体用、本末、主辅关系。中学为“体”、“本”，西学为“用”、“末”。因此，必须以西学辅助中学，以西学补充中学，西学必须包罗于中学之内，而决不能凌驾于中学之上。这是“中体西用”的基本内涵和精神实质。从中可以明显反映出这样一种心态：在总体上，中学是优于西学的，而且不能不如此，中学仅有的缺点是“未备”、“失传”；需用西学“补之”、“还之”；中学是源，西学仅仅属流。在当时，这一观念不可不谓是绝妙的佳作，它既未对西方先进的科学技术“视而不见”，又满足了一种畸形的民族心态，故很快发展成整个近代中国的主导思潮。

进一步分析可见，上述观念是在近代中国这个特定的历史和人文地理背景中产生的，反映了当时人们既想要保持中国传统文化的完整性，又不得不正视西方文化，特别是先进科学技术的民族心理。“中体西用”作为近代的方法论原则，渗透于各个领域，成为人们处理中西文化关系的行为准则。中西医学是中西文化的具体领域，二者的关系是中西文化关系的具体体现。“中体西用”遂成了中西医汇通派唯一可以遵循的思想原则和处事方法。

“中体西用”的产生，有其历史的合理性和必然性，但却不是个科学的命题。它成为中西医汇通的指导思想，也有其历史的必然性，它规定了汇通的程序和方法，也局限了汇通派的眼界，导致了他们在思想方式和研究方法等上的失误，故不可能实现汇通的目的。

“中体西用”命题包含着双重矛盾，在理论上这种体用关系是不能成立的。首先，它违反了体用统一规律。体用本身是中国传统文化的一对古朴的范畴，其概念的内涵与外延缺乏明晰的界定和严谨的逻辑性。因此，易被人们随意滥用。它可以遵循传统文化的普遍特点，得心应手地根据不同对象和不同需要任意把某种事物认作“体”，也可以把同一事物认作“用”。体用的确定完全是以主观需要为转移的，而不是根据客观事物本身的性质为标准。因此，每每随着需要而变化。但是，当它用这种思维定势去处理中西文化时，由于西方文化的异质性，传统思维便遇到了不可克服的困难。一厢情愿地把中学认定为体，把西学确定为用，必然得出一系列荒唐的结论。这一点近代思想家们已有所认识，并作了批驳。如严复说过："体用者，即一物而言之也。有牛之体则有负重之用，有马之体则有致远之用，未闻以牛为体以马为用者也。……故中学有中学之体用，西学有西学之体用，分之则并立，合之则两亡。"(1) 此说可谓切中"中体西用"的矛盾要害。客观地说，中学与西学，中医与西医是两大异质的文化（科技）系统，本不存在所谓的体用关系。若借体用要求去处理它，其结果必然是体不成也用不上，只能以失败告终。进一步分析，中西医学的差别不仅仅是自然科学领域的技术差别，更主要的是两种文化系统的差别，这种差别无法借移花接木式的体用处理方式达到统一。实践中，根本无法抛弃中医学的"用"，而只用其"体"，同样也不可能舍去西医学的"体"，而只采纳西医学的学"用"。他们虽然一再声明汇通并非中西医漫然杂糅，实际上除了"漫然杂糅"之处，别无它果。且他们甚至根本不去考察中医学的"体"是什么？"用"属何物？西医学的"体"究竟怎样？"用"又有何特征？在没有解决这些问题之前，即欲在中医学之"体"上镶嵌一个西医学之"用"，无疑只能是一种虚幻的冥想。

第二，"中体西用"包含着事实认识与价值认识的悖离。"中体西用"仅仅是一个价值判断，体用本身隐含意义就是优劣、主次，它并未涉及对中西医学事实本体的认识，也未回答中西医学究竟是什么这一类问题。很显然它所确定的体和用，是从感情需要出发的，没有提出决定体用的客观根据和理由。而缺乏对中西医学的事实认识，则这种体用判断必然是空中楼阁。实践证明，汇通医学的体用判断脱离了事实认识，它以价值认识代替了事实认识，这就决定了他们虽然用心良苦，但只能徒劳一场，画饼充饥而已。

**（三）积淀而成的定势**　"中体西用"虽绝少有人作为一个鲜明的宗旨提出，但由于它那能满足国人病态心理的诱人之处，在许多领域（大至安邦定国之策，小至诸如中医学一些具体文化分支）这一观念仍阴魂不散，甚至有时起着主导作用。由于历史是过去的延续，它存在着顽固的惰性与惯性。中华民族数代人积淀而成的心理习惯，以及这种积淀在人们心理中形成的一定的观念定势、思维定势、价值标准定势，积重而难返。因此，在很多具体问题上，"中体西用"仍然支配着人们的思想，它好似一个始终萦绕人们的思维怪圈，不失时机地起着规范约束效应。在中西医学这一中西文化交汇的典型领域，这一怪圈犹如如来佛之掌，数代中医学家皆罕能"翻出其外"。想当年，吴汉仙曾提出："气化为细胞之母"，恽铁樵主张《内经》"藏德"即西医学的内分泌等，这些今天固然无人复应；然而，诸如太极八卦即 DNA 的嘌呤、嘧啶排列，命门与肾上腺、脑垂体对应等却十分风靡，此类新式比附和浅薄印证，虽表现形式与旧说不一，而深层实质如出一辙。人们所熟知的中医特色论、优势论、独立发展论及持续了四十余年的中西医结合运动中的一些观点，均可依稀辨出"中体西用"思潮的印记。

## 二、中西医汇通——悲壮的尝试

悲剧的历史可能以喜剧的形式出现。

——马克思

**（一）天演论催化的思潮**　早在明末清初，学者和医学家方以智就提出过中西医"会通"的口号。随着西医学的大举东浸，主张中西医学汇通的人士日渐增多。然而，真正成为一种主导性的思潮，则是在 19 世纪末，为《天演论》的问世所促成的。"物竞天择"，"适者生存"，"世道必进，后胜于今"，"物各争存，宜者自立"的思想，唤醒了危难中的国民，开拓了他们的眼界。而对当时处于思想浅翳、学问饥荒之境的中国知识分子，更是一种极好的思想启蒙。它使人们悟出了优胜劣败、"适者生存"的道理，时时被非图自强则决不足以自立的求新图存的紧迫感所激励。面对西方医学在近代的巨大发展和变化，人们不得不反躬自问：何以中医学术数千年一贯？此系庆幸事，抑或悲哀事？按照进化规律，不变就意味着走向灭亡。因而，近代的中医界，面对西医学的严峻挑战，深深感到了自新图存，时不我待。一些比较明哲的医家借助进化观念，对中医学在新的历史条件下的存亡兴衰作了研讨。近百年来的许多中医期刊专著的字里行间，均闪跃着中医界求新图存，以顺天演规律的强烈愿望。虽他们的思想主张并不一致，潜意识层还存在着旧意识的绊脚索，但却公认这样一个道理：中医学若有存在的价值，何劳人为的保存？若无存在的价值，当受天演淘汰。这是根据进化论作出的顺理成章的判断，代表着当时整个时代的思想。守旧待亡和自新求存两种前途命运，要求中医界当机立断，正是天演论的催化，汇通由涓涓细流演变为汹涌大潮。

**（二）不同的汇通主张：形异神同** 尽管人们普遍接受进化观念，传统文化的作用却使具体的汇通思想和实践走向了进化论的反面。"中体西用"原则的引进，就预示着中西医汇通悲剧结局的必然性。人们的观点虽然各异，但其实质精神却雷同。"中体西用"在汇通医家的理论和实践中得到了系统的贯彻。综观汇通医家的著作和言论，其主张可归纳为以下几方面：

采用西医学理论，其目的在于证明中医学旧说，这以唐容川、恽铁樵医家为代表；

西医学理论早已包括于中医理论之内，或者只与近代中医学互有优劣短长，而远远不及古圣《内经》、《本草经》等水平，这种思想以唐容川、张锡纯、吴汉仙为突出；

只可将西医学理论纳于中医学理论方法之下，以中医理论支配西医学理论，而不可用西医学理论解释中医学理论，否则即为自我否定，自取灭亡，这种观点以杨则民为最典型；

中西医学各有是非，不可偏主，唯是所从，这以朱沛文为代表，可惜未进行具体分析；

用科学理论解释中医学治疗方药，存其有效之功，去其无效玄理，这是中医科学化主张，以陆渊雷最着力提倡，而一大批中西医结合人士力主之。

这里以中医学为体、本、主，以西医学为用、末、辅的思想倾向是非常明确的。表面看来，似乎仁智互见，好不热闹，然其深处却都有着中体西用的阴影。

**（三）拙劣的三招** 为了论证体用关系，首先就要在理论上回答中医学确实是优于西医学的。只有占据了优势，才能保持体、本、主的地位。这一问题，汇通医家是通过三种途径论证的：

首先，通过机械比附来达到西医之理在中医经典中古已有之。这是近代中西文化比较中普遍存在的一种现象，它反映了时代的心态，中西医学的全部重大差别便在主观世界中消融冰释。

其次，当机械比附陷入窘境时，要贯彻古已有之的原则，就必须采取曲意文饰的途径。它比机械比附具有更大的自由度，有利于论证中西医学的体用关系，通过曲曲折折的中介途径，达到所想达到的全部目的。

再次，为了论证中优西劣，汇通医家又采取了主观否定方式。因为不论是比附还是文饰，都还对西医学理论概念持一种承认的态度。其目的只在于说明西医之理包含在中医学之中，还不足以直接得出中医学优于西医学的结论来。而缺少这一点，中西医学的体用关系则仍然缺少足够的理由。主观否定的方式，较之前两种方法，具有强烈的感情色彩，为保持

"中体"的主导地位而把感情上通不过的"西用"，任意地加以否定和排斥，因此，必然得出违背客观实际的荒唐结论。

十分遗憾的是，这拙劣的三招，在今天的中医"现代"研究中，仍不时发挥着作用，当然其效果只能是负性的。

**（四）结局的理性反思**　很显然，中体西用思想不可能指导人们正确认识中西医学的差别，揭示它们的关系，最终解决两者的矛盾。"中体西用"是一个价值命题，它只能根据主观上特殊的价值需要对中西医学作出体用、本末、主辅的价值判断，而不能帮助人们在对客观实体进行深入研究的基础上作出有理有据的科学论断。以此为指导的汇通工作也只能停留在价值认识的水平上，不可能进入科学的研究层次，对中西医学进行实质的分析。

在认识论中，同一过程的两个方面是对客体反映的事实认识过程和对客体选择的价值认识过程。事实认识所表征的是客体的属性、客体之间的联系及规律等，它要回答的是什么的问题；而价值认识所表征的主体需要与客体属性之间的联系，它要回答的是怎么样的问题。在事实认识中要求的是排除任何主观的先入之见，价值认识则不仅受客体的制约，而取决于主体的需要、主体的情感意志和其他诸种个性特点。没有可靠的事实认识，价值认识必然是短见、狭隘甚至是错误的。中西医汇通之所以失败的认识论根源正在于此。事实认识与价值认识的严重悖离，又恰恰是遵循"中体西用"思想的必然结局。

当今，我们作出上述探寻的目的在于：杜绝这类历史悲剧在现代以喜剧的形式重演。

当然，绵绵数百年，进入上世纪中叶后又颇为悲壮的汇通尝试尽管失败了，且在具体的学术问题上没能取得实际的成果，但这一尝试在医学意识和方法等方面却也留下了深刻的印记。

首先，在禁锢保守的封建晚期社会，汇通学家们在沉闷的医学界刮起了一般清新之风，指出东西方医学交流融汇是历史发展的必然结果。他们用无数的事实排除了这样一个可能：即西医学必然并吞中医学或西医学将被中医学的海洋淹没。

其次，中西汇通学派对争取中医生存作出了贡献。在20世纪初，北洋军阀、国民党政府一直不顾实际情况，刻板地效仿日本，采取废止中医学的政策。在这种状况下，中西汇通学派大声疾呼，并用西医学理论一定程度上说明中医学的科学性，为争取中医学的合法地位提供了理论依据。

第三，中西汇通学派为中医学的现代发展积累了经验。十九世纪中叶，西医学已经建立起体系，疗效日渐提高。传入中国后，各种化学药品乃至磺胺药、抗生素被运用于临床，西医学至少在治疗急性感染性疾病方面已开始占据优势。当时的学术界，西医学地位在上升，中医学面临着挑战，必须寻找新的出路。这条出路，是否需要像西方文艺复兴唤醒罗马人、希腊人的死亡历史那样，从马王堆医书中寻找中医学辉煌的过去，并以此为起点呢?！面对日趋成熟的西医学，中西汇通家们果断地采取了拿来主义的原则。"假使中医有演进之价值，必须吸收西医之长，与之化合，以产生新中医，是今后中医必循之轨道"（恽铁樵：《药盒医学丛书》），并为如何产生新中医，提出了种种设想。这些，都为今天的工作，提供了借鉴。

此外，汇通医家在具体的实践中也触及了一些实质问题，提出了一些至今仍有重大思想意义的主张。例如，恽铁樵说中医学治疗既有效，必然可与西医学相汇通；陆渊雷认为，同是一种病，中西医学治疗方法不同，但都能获得实效，只要客观地探讨实效之理，便可统一中西医学理论；唐容川认为中西医学脏腑原无差别，其隐含的直接结论是，既然客观的中西脏腑无差别，中西医学理论的差别也就不难消除；恽铁樵、陆渊雷都曾明白无误地强调：天下无两歧并存之真理，病的真理只有一个，绝没有两种理论可以同时存在。这里，他们自觉不自觉的触及了实践第一的观点，客观对象第一的思想原则，一元论的客观真理思想。更重要的是他们还认识到了中西医学的文化差别和作为科学的医学所具有的超越民族性的特点。这些标志着中西医学汇通派的最高思想成果。遗憾的是，这类本可把中西医汇通引向光明的思想见解，却由于“中体西用”怪圈的魔力，只能陷入时代的巨大流产之中。

## 三、中西医结合——一个尚待评说的运动

> 中国应该大量吸收外国的进步文化，作为自己文化食粮的原料。……凡属我们今天用得着的东西，都应该吸收。但是一切外国的东西，如同我们对于食物一样，必须经过自己的口腔咀嚼和胃肠运动，送进唾液胃液肠液，把它分解为精华和糟粕两部分，然后排泄其糟粕，吸收其精华，才能对我们的身体有益，决不能生吞活剥地毫无批判地吸收。
>
> ——毛泽东

新中国诞生以后，中央政府便把各项建设工作，包括科学文化建设推上了议事日程，医学领域亦然。其中的中西医学关系的处理，更是引人注目。这一问题的意义甚至超出了医学本身。在毛泽东同志的倡导下，中西医学领域展开了一场轰轰烈烈的运动，这就是中西医结合。

**（一）伟人拉开序幕** 早在20世纪40年代初，毛泽东同志就多次论及对待中国古代文化（包括中医学）的方针应该是“剔除其封建性的糟粕，吸收其民主性的精华。”认为这是“发展民族新文化，提高民族自信心的必要条件。”而这一过程“决不能无批判地兼收并蓄。”[2]解放后，毛泽东同志对中西医学问题作了直接的指示。1950年，在为第一次全国卫生会议的题词中号召应“团结新老中西各部分医药卫生工作人员，组成巩固的统一战线，为开展伟大的人民卫生工作而奋斗。”这一口号对于消除当时情况下中西医工作者之间不正常的对立情绪，自有重要意义。

1958年，毛泽东同志又进一步提出了西医学习中医和中西医结合的设想。认为：“中国医药学是一个伟大的宝库，应当努力发掘，加以提高。”主张办西医离职学习班，以两年为期，培养一大批“中西医结合的高级医生，其中可能出现几个高明的理论家。”强调：“这是一件大事，不可等闲视之。”[3]这一指示发表后，很快掀起了西医学习中医和中西医结合的热潮。截止到1964年初，毕业生已达2400余人。他们在科研、医疗、教学等方面起到了骨干作用。中西医学交汇史上一场轰轰烈烈的运动就此拉开序幕。

**（二）轰轰烈烈，硕果累累** 中西医结合是一场带有某种政治和群众运动色彩的学术活动。整个60~70年代，其轰轰烈烈程度，可谓空前绝后。大自国家级医疗、医学教育和研究机构，小到乡村卫生院，层层上马，到处开花。中西医结合，创造中国统一的新医药学成了整个医学工作的主要宗旨。一时间，在基础理论、临床治疗及其机制和方剂中药等各个领域都不断有新“成果”报道。然而，被“运动”了的学术活动中，就难免出现良莠并呈、鱼目混珠的现象。但是，如此规模之学术活动，加上50年代起创建的一批国家和省市级中医医疗、教育和科研机构的羽翼渐丰，又有一大批精通西医学且受过系统中医教育的西学中医

师队伍，因此，中西医结合的确也结出了丰硕的果实。这表现在多方面，最突出地体现在丰富了中医理论；明显地提高了许多疾病的临床治疗效果。例如，目前国际上抢救心、脑、肺、肾四个脏器功能衰竭的病人，死亡率基本上为100%，而国内采用中西医结合治疗多脏器衰竭的存活率为37%，居世界领先地位[4]。中西医结合对“血淤”和“微循环障碍”的研究也取得了较大进展，初步揭示了血淤与微循环障碍的关系及血淤形成的生理病理基础及其病理改变。活血化淤药的研究又为血淤证的改善找到了有效药物。而对于阴阳、脏象、经络、针麻、气功等学说在理论或实践操作方面的现代阐述和实验研究也多有进展。通过中西医结合研究，有的揭示了一些深刻的机制；有的则被肯定为科学事实而广为世人接受。再次，对方剂和中药成分及功效的研究亦硕果累累。从中药青蒿中提出抗疟新药青蒿素，从青黛中提出治疗白血病新药靛玉红等就是实例。然而，有必要指出的是，作为一项带有群众运动色彩的学术活动，其更为珍贵的副产品是使新一代的中医工作者接受了实验科学思想方法的熏陶和洗礼，触发了他们的科学观念的变革，这一切意义深远。

**（三）争讼纷起**　二十多年前，随着改革开放和思想变革，全社会反省过去的思潮蔓延，医学界对于中西医结合运动也不再“一致赞同”，“坚决贯彻”了，而是争讼纷起，仁智互见。大致有以下观点：

**有利说**　不少学者认为：搞中西医学结合，用现代科学方法多层次多方位研究中医学，不仅有利于中医学的发展，还将促进整个医学的进步，它是中医现代化的必由之路。持此见者往往强调：中西医学各有长短，如能取长补短，相互渗透，对医学理论的发展和危、重及疑难病症治疗疗效的提高，意义突出。他们认为，从医学科学发展的趋势来看，中西医学决不可能是愈来愈分离，以致势不两立，而是愈来愈接近，共同语言会更多。

**唯一方向说**　有些学者更向前迈进了一大步，强调：“中西医结合是中国医学发展的唯一方向。”他们大多热衷于通过中西医结合来“创造中国统一的新医学、新药学”。应该说，这个口号用心良苦，确能激励中医和中西医结合工作者的斗志，但其本身能否经得起理论上的推敲和实践上的检验，却完全又是另一回事。口号的宗旨是“创造一个统一的新医药学。”这个医学体系本身需具备三大特点：一是新，二是统一，三是中国的。这样的医学能否凭热情创造出来，至少应打上大问号。主观的愿望无法代替客观的现实，科学领域需要的只是直面现实、理智和脚踏实地。把“创造新医学”和“中西医结合”列作发展我国医学科学的总路线、总任务，显然挟带了狂热的情绪化倾向。

**独立发展说**　不少中医界人士反对中西医结合，认为中西医应分道扬镳，他们常片面强调坚持中医特色，把特色放在至高无上的地位，鼓吹中医独立发展。其实质是排斥西方文化，画地为牢。有的学者主张中医要自强，只有“保存国粹，整理国故”。这些学者每每强调中西医结合必然的结局是中医西医化，中医学被西医学“吃掉”。有的人则主张中医学只能保持原有的特色，引进了一些西医学手段就不再姓“中”了，故也就自然消亡了。近年来，持此见者日见减少。

**水火不容说**　有人认为，中西医学之间是两种完全无法通约，甚属水火不相容的学科体系，它们之间根本不存在结合的根基。他们认为西医学是建立在实验基础之上，重视微观机制探索，强调经验公有性和逻辑上的必然性；中医学则以朴素的唯物辩证法为指导，从宏观整体把握人及其生理、病理过程，以思辨和理论的个人领悟等为思维特征，故两者无法结合，最多只能是人为的凑合。另有人则企图先否定中医，进而断定中西医学的结合是不可能的。这种观点致命之伤就是混淆了医学所具有的科学和技术两重性特点，并把结合绝对化了。

**政治运动说** 不少学者并不反对中西医结合，只是在具体做法上不赞成将纯学术活动染上浓厚的政治色彩，使之蜕变为一场政治运动。这一批评是切中要害的。由于政治手段的实施和形式主义的泛滥，社会上刮起了中医能治百病的热浪，一定程度上淡化甚或歪曲了有关学术内容，降低了临床疗效，造成了不良的社会负效应。

**（四）“三驾马车”与“主体战略”** 20世纪80年代以来，由于各方面的重视，又出现了一些新的口号，这些口号中以国家卫生部召开的某次会议中确定的“中医、西医和中西医结合三支力量都要发展，长期并存的方针”（简称“三驾马车”说）影响最大。我们认为，不管提出者的初衷如何，“三驾马车”说客观上造成了思想混乱和消极的导向。它使得不少中医界人士无所适从，促成了带有复古倾向的“独立发展说”之滋蔓。也许，公正地说，此说唯一的价值在于当时暂时地平衡了部分中医界人士失衡了的心态。

更值得一提的是，在全国中医药学术发展战略研讨会上曾确立了中医发展之“主体战略”。此战略可概括为“坚持中医学理论体系，遵循自身的固有规律，实行自主的发展”。对此，我们不无遗憾地指出：在学识、胆略和医学科学工作者必备的气质方面，他们只能远远地望汇通学派先驱之项背。“坚持中医理论体系”，意即阴阳五行、三焦命门等自然哲学解释和非实体概念不准动；“遵循自身固有规律”，就是说依旧在临床与基础、经验摸索与注经式发展这两个相互闭锁的循环圈中徘徊；“实行自主的发展”，说明白点便是无须环顾其他，借助其他学科的成就与方法而独自发展。也许，这“发展”的方向性是指向过去的。人们不应忘记当今之世界，已是名副其实的“地球村”；整个科学技术整体化网络发展趋势日甚；此时此刻，想去寻找科学发展领域的“世外桃源”，此等壮举，只能说是新的天方夜谭，犯了方法论上的大错。

其实，值得重视的是早在1985年中共中央书记处对中医工作的指示：“要把中医和西医摆在同等重要地位。一方面，中医药学是我国医疗卫生事业所独具的特点，中医不能丢，必须保存和发展；另一方面，中医必须积极利用先进的科学技术和现代化手段，促进中医药事业的发展。要坚持中西医结合的方针，中医、西医互相配合，取长补短，努力发挥各自的优势。”这一指示不仅肯定了中西医结合，而且也对中医学的发展，指出了正确的方向和方法。

**（五）收获时的遗憾** 我们认为：中西医结合方针的本身，无论在理论上，还是在实践上都是毋庸置疑的，并无不妥之处。四十多年来的实践业已表明这一方针结出了一些硕果[(5)]，并促进了中医学的发展[(6)]。因此，引起了许多国外学者的关注，世界卫生组织及许多伊斯兰国家、非洲国家和拉美国家的医学工作者纷纷撰文提倡本国传统医学与西医学的结合，其中有些主张受到了WHO官员的赞同。日本原医师会会长武见太郎曾说：“全世界都应重视新中国现在在完成着中国医学的现代统一的一场伟大事业。我个人怀着由衷的敬佩心情注视着新中国政府将中西医结合作为一个政治命题提出，并积极努力地推进这种具有世界规模的宏伟计划这一现实。”

但是，对此理性的审视，仍不无遗憾。这首先表现在把学术问题政治运动化，这一趋向的负效应是广泛而深刻的，以致冲淡了中西医结合本身所具有的科学意义。其次，在具体的

“怎么结合”这一点上，失误更多。在价值的取向和方法的选择上，人们大都未能摆脱“中体西用”或“全盘西化”的两极振荡。其实，前者的要害是固守中医学的传统范式，从而导致了新式比附和浅薄印证充斥于世，其深层的根源，仍在于中体西用说；后者的特点是以西医学的传统范式来改造中医，故这主要表现在一些西医工作者身上，他们简单地以西医学作为评价中医学的唯一价值尺度和研究时的参照系，而不对中医学作一番深入全面的考察。也正是因为这一倾向，导致了一些中医学家情感上的不安，呼叫“中医被西医吃掉了”，“中医不成其为中医了”，竭力鼓吹中医要“独立发展”。表现出以民族感情代替理智和科学的严重失误。这两者的病根都在于未能摆脱传统“范式”的藩篱。

此外，即使一些比较受人瞩目的研究成果，也存在着不少带有共性的具体问题。其中最为重要的有两个：一是判断标准的可靠性问题，二是实验指标的单一性问题。如近年来，“证”的研究成为热门，但“证”的诊断标准就很成问题，主观性色彩甚浓。尽管某些“证”的标准经由某些学会组织专家讨论协定，依然只是思辨性的模糊标准。即使人们希望用仪测指标加入到诊断标准中去，借以摆脱个人臆测的窘境，但做法上却属本末倒置。这标准的认定，到目前为止，都只是凭借主观的经验再去组合诊断要素，无法保证先验的诊断标准的足够客观性和充分的说服力。这样一来，实验观察的结果就失去了客观性保障；临床研究总结出的疗法则失去了可重复性保障；研究团体之间的工作也失去了可比性保障。“证”的实验研究报道的矛盾甚多，十分混乱，[7]这是主要失策之一。我们要使思辨性的知识转化为实证研究的对象，第一步就必须解决好这一问题。

其次，由于受西医学思维的负迁移影响，在中西医结合中人们往往忽略了中医理论本身所具有的特点，而只是以单一的线性因果联系来探讨有关问题，企图寻找某一二个“特异性”指标来解释某些病证的所有问题。有学者已就此作出过中肯的批判，如提议兼顾多证多指标的比较研究，并尽可能移植或重建一些新的数学模型（如多元统计分析等），以解决“证”本质研究中多变量相互作用的复杂问题。总之，对于中西医结合的理性审视，有助于中西医结合和中医学的健康发展。

## 第二节　一些现象的分析

> 我们正向着新的综合前进，向着新的自然主义前进。这种新的自然主义将把西方的传统带着其对实验的强调和定量的表述，与以自发的、自组织世界的观点为中心的中国传统结合起来。
>
> ——普列高津

现时代，中医药学已不是一个孤立的客观存在了，也不只是中国独有的医学与文化现象。因此，在深入讨论中医学生存与发展的具体问题之前，我们选择一些相关现象，作出评析，将会很有启迪。这类相关现象中我们重点考察日本汉医兴衰历史，一衣带水的日本近邻，对中医态度的变化，自有回味之处；世界日趋升温的“中医（药）热”现象，可以为中国中医药的振兴提供参照或警示；在上述现象背后的跨文化沟通大潮，将是整个21世纪世界文化发展的最显著特点，这或许会为中医药学与西医学的交融提供更为宽广的背景。

## 一、汉医沉浮——一个案例的启示

以铜为镜，可以正衣冠。

——无名氏

近代以来，日本的汉方医学经历了沉浮衰兴的曲折变化，其与西洋医学（或称西医学）亦呈现出有趣的关系，研讨这些，旨在了解日本民族思维特点对汉方医学发展的影响，并借此探索中医学研究的新构图。

**（一）沉与浮：历史表象的背后** 每门科学发展的兴衰，都有着时间上的主旋律。日本汉方医学的变化主要体现在明治维新以后的衰退和近年来的兴盛。

自公元754年鉴真和尚等渡海去日传播中医学后，日本医家继承古代中医学，结合自己的民族特点创立了汉方医学。至江户时代（相当于公元17世纪），日本汉方医学出现了百家争鸣的生动局面，可以说，明治维新以前，是汉方医学的一统天下。

西洋医学（早期称作兰医，意指荷兰人带入的医学）大约是在18世纪下半叶传入日本的。被日本医学史专家视作日本近代实验医学派的真正开端的《解体新书》，是在安永2年（1772年）译完的。翻译中起决定作用的乃是汉医大家吉益东洞先生的学生——汉医前野良泽。经近百年的发展，到了明治维新前后，兰医有了较大发展。而日本的兰医大都是由“汉医中的先觉分子蜕化产生的。”[8]兰医和汉方医之间有过矛盾、争论，但并不严重。兰医曾遭禁止，亦不严厉，时间也很短。约19世纪中叶后，随着英国医学的大举东渐及德国医学在日本的大量被介绍，西洋医学日盛，到了明治9年（1876年），日本政府制订了新的医事制度，带有明显的扶植西洋医学，抑制汉方医学倾向。这与其所奉行的欧化政策（或称近代化政策）是并行不悖的。到了1895年（明治28年），汉方医学经抑制后力量已大为削弱，日本政府见时机成熟，遂以汉方医学不如西洋医学及预防医学，不利于富国强兵为理由，以立法形式明文废除汉方医学，全面推行西洋医学。虽也有不少医家和社会组织奋起抗争，他们“东奔西走，或荡尽家产，或死游说之途，或忧愤以自杀而至于斯……。”（见深川晨堂《汉洋医学斗争史》）终无济于事。此后，日本的汉方医学濒临绝境，偃旗息鼓了半个多世纪。

20世纪50年代后期，情况有了转机，日本许多著名西医学家以新的眼光来看待和评价中医学。60年代中期，“日本的西洋医学者关心中国医学的人迅速增多起来，其中大部分人想从中国医学领域中‘再发现’有效的治疗方法。”不少西医学专家改学或兼攻中医学，试图发掘其科学内涵，而这些都是源自医师的自发努力。据20世纪80年代统计，日本有40%的医师将中医药应用于临床；从事汉方医工作为主的有15000多人；进行中医学研究的正式现职医师在千人以上；针灸医师4000多人；拥有设备先进、阵营雄厚的大型中医研究机构7所；中医研究基地遍布全国，多达90余个；中医或针灸大学、学院等48所；专门的中医或针灸医疗机构100多个；……。70年代，日本政府正式将汉方制剂列入药价标准作为健康保险用品，使汉方医药进入公费医疗领域，“身份”合法化。80年代日本科技厅制订了中医药综合研究的长期计划，并提供巨额研究经费，中医药研究遂由民间自发性质转为国家资助。80年代中叶，日本成立了由执政的自民党议员组成的“振兴汉方议员联盟”，当时在位的首相中曾根亲任名誉会长。所有这一切，意味着汉方医学的“复兴”。促进这一复兴的主力军，恰恰是一大批造诣颇深的西医学专家，与百多年前一批汉方医师促进了兰医之盛，适成反差；而在汉方医药的沉浮中，政府及社会上层的态度亦前后判如两人。人们对这一历史现象作了种种解释，我们认为：其深层的原因在于日本民族深刻的、一以贯之的实用主义思维传统。

**（二）实用主义：一以贯之的传统** 在历史上，“许多重大的事件都有着自己特殊的中心主题，”而明治政府要建立一个绝对主义的政权，实行近代化政策，首先，必须要有一个严密的、与之相适应的思想体系。这个思想体系就是现实的实用主义的思维方式。当时的日本学者是“把欧洲‘哲学’作为实证主义来把握，从而把儒学对洋学的关系作为虚学对实学的关系来认识”的[9]。不少学者对两者作了比较，如西村指出：“第一，儒道比起洋学来，在理论上不够严密；第二，儒道使人倾向顽固，儒学者也大都保守，不能适应今天进步的形势；……第五，儒道过于重视太古而轻视现代。”[9]福泽谕吉在其所著《劝学篇》中更是明确地说道：“所谓学问，并不限于能识难字，能读难读的古文，能咏歌和做诗等不切实际的学问。……我们应当把远离实际的学问视为次要，而专心致力于接近人生日用的实学。”[9]这样，思想界就为明治政府的维新运动，确立了一个现实的实用主义的思想。而儒道作为一种虚学被排斥，从儒教发源地引进的汉方医学，因其在思维方法上与儒教有一脉相承的众多共通之处，自是在劫难逃了。

其次，明治政府要富国强兵，建立一个近代化国家，就必须引进先进国家的科学技术。他们海军效法英国，教育效法法国，大学效法美国，在医药卫生方面则效法英国和德国。因为当时西方的军阵医学比起手术不发达的汉方医学来，更适宜于明治政府的富国强兵政策。从历史的角度来看，这是政府实行实用主义思想纲领的必然结果。正如森岛通夫评论的：“从一种历史的观点来看，这不过是很自然的事情而已。在日本历史的发展中，这是一种自然而然地形成的思维方式。”[10]

对于日本国民来说，儒家文化和汉方医药也是“舶来货”，所以，“他们不受古代文化的牵累”（郭沫若语）。而实用主义思维传统，又使得汉方医家中的少数先觉者很容易被建立在实证基础之上，与当时西方科学精神乳水交融的近代西洋医学所“感化”，乃至更弦易张。因此，即便政府推行明显的抑汉扶洋政策，汉方医界起来抗衡者也寥寥无几。所有这一切表明，汉方医药之沉衰，乃日本民族深刻的实用主义思维传统的自然而然的产物。

时过境迁，半个多世纪后，高度现代化、西方化了的日本，汉方医药学的地位发生了戏剧性变化。40~50年前，一些西医学家在临床应诊时常束手无策，黔驴技穷后，转向汉方医药寻方觅宝。他们的成功，感召了更多的人，终成一大转折。对此，现代日本著名汉方专家有地滋曾作过分析，认为有四大原因：“一是二次大战后，感染性疾病由于抗生素等的出现而逐步减少，代之而起的是免疫遗传代谢性疾病的逐步增加，现代医学对此尚无合适的药物，而中药对这些疾病能奏效；二是近年来因合成药物的副作用而产生的药害问题时有发生，令公众望而生畏，而中药经长久历史岁月的临床实验，不必担心药害及副作用；三是由于化学合成药多是对症疗病的，非治愈性的，因而重新出现了从天然药物中寻找新药的倾向；四是将西药与中药合用，可以预防或减轻其副作用。”[11]可见，近年来日本汉方医学之复兴，起深层作用的同样是日本民族那种注重现实的实用主义传统。

日本思想家中村元认为：由于特殊的人文地理环境，日本民族“形成了依靠经验，或重视自己经验的思维方法。而且，重视行动的意义，自己成了行动的主体，进而形成了实用主义。”[12]这一实用主义传统，在今天的汉方医药研究中仍顽强地体现出来。

**（三）“方药-证-理论”研究模式** 当今，日本医家对汉方医药研究的最大特点，就是“立足于实用。”正当国内学者因实验研究中医理论苦于无从着手之际，近年来，日本学者却在国内中医研究的某些成果启发下，把研讨焦点主要集于“证”上，且以药效理论和方剂构成理论为基础和起点，以“血淤证”为突破口。从方与药的作用机制与特点，来反推和了解“证”的机制；从“证”出发，再来解释彰明层次更高的基础理论，这一研究模式可谓自下而上。

其研究思路，从科学研究的可行性、客观性和科学性来说，涉及到参照系问题。众所周知，科学实验必须有正确的参照系。特别是中医理论，它是历代医家通过观察活的有机体，再经过思辨、直观外推等非逻辑思维途径建立起来的。这样一来，就给常规的实验研究设置了障碍。再加上它所涉及的对象不是人的实体本身，而是抽象出来的理想化的人体模型，是一种动态功能系统。这样，笼统、模糊、不可分解的缺陷就十分突出。中医学要让现代科学的光芒照亮自己，必须步入实验的大厦。但是，在目前要找到直接验证中医理论的参照系是不实际的，故日本学者选择了一条更为现实而实用的研究捷径：以汉方医学中“证”的研究为重点和中介，以药效理论和方剂构成理论为基础，以此探索“证”的客观性，进而达到系统评价及阐释中医理论的客观性、科学性和具体机制。因为中医学的方药系统具备作为参照系的两个条件：一是系统本身的可自由分解性，随着分离材料、分离技术、分析化学的高度发展，单味药和复方的化学成分的分离和化学结构鉴定日益容易；二是系统和已知系统之间的可参照性，即方药的作用机理与已知合成药可以相互参照。所有这些，使得通过掌握药物、复方的作用机制，探索“证”的客观性，进而达到中医理论的整体研究成为可能。

**（四）几点启示** 汉医的沉浮及今日之现状，至少给人们以几点启示：第一、汉医沉浮的本身，即有力地说明作为一个医学体系，她今天的存在及发展，仍有其确切的研究意义和实用价值，且无劳人为的保护或遏制。其次，实际工作中应更多考虑她的科学性和实用性。虚玄的“花瓶”样摆设越少越好。由于沉重的文化包袱，国内中医界学者中把中医学等同于文学色彩甚浓的儒家之“学问”，只究论文遣词用句之美，而不责其内容虚实之风，依然盛行；洋洋数万言，华丽而不实际之作比比皆是；就人才知识构成而言，亦叨叨于“文史哲”，而冷漠“数理化”；临床总结性论文，非栽上几句“经言”、“古贤曰”、“名家说”，以为装饰，否则发表无门，……。所有这些不切实际的虚浮之风不除，中医学将无法从儒家学问“分化”而出，真正成为一门科学技术。

再者，中医学界的先觉们早已打出了中医现代化的旗号，从实证角度对中医理论和临床进行研究，亦已成了中青年学者的共同心声。然而，从何着手？中医研究的突破口何在？这是人们长期以来困惑不解的。日本学者的工作至少提供了一些值得重视的信息。从“方药-证-中医理论整体”研究模式中，起码可得到三点启示：①中医理论是一种功能态系统，这种功能态只能在活体上观察到，现代自然科学还不能提供强有力的观察手段；②人体功能态难以在动物上复制出来，所以，将动物模型作为验证中医理论的参照系，是不够合适和全面的；要找到中医发展的突破口，就必须找到能验证中医理论的参照系；如前所述，方药系统具备作为参照系的两个条件，故可作为研究基点之一；③当一门学科的发展处在十字路口徘徊时，也许“在各门学科接触点上可期望得到最大的结果。”（恩格斯）从药效理论、方剂构成理论去研究“证”的实质，它需要现代自然科学的多学科合作，这正是其他自然学科与中医学的微观接触点。在这个接触点上它有可能将古代中医学家的天才猜测与现代自然科学结合起来。上述研究模式值得重视。

又次，在具体方法上亦有可资借鉴处。多少年来，中医学对人体研究上总是笼罩着这样那样的思辨性阴影，许多科学方法在这里不得不断然止步。日本学者采用了“因果分析”和“概率统计”两种基本方法，方药和证的临床与实验研究并行。例如，他们对“淤血证”的研究，第一步是采用日本通用的淤血调查表两种，用评分标准和多元回归分析对症状、体征、检查项目作出明确的规定，使其标准化。第二步是对活血药和方剂进行药化、药理研究，且注重“因果效应分析”，以探讨其内在机制。第三步是着眼于临床比较观察，并进行系统回归分析，客观评价方药对“瘀血证”的有效性，整个研究步骤具有切实可行性。

还值得一提的是，在研究中，日本汉方学者能集中全国优势力量，各科带头人汇聚参加，制定“证”的共同标准，并脚踏实地地据此进行协同研究。在具体工作中，又依托了高科技优势，使研究手段大为提高；逐步解决了一些水溶性物质、微量物质的难以分离问题。随着400兆、500兆磁共振仪，三维-磁共振技术、场解析、化学电离、快原子轰击、二次离子的质谱新技术等出现，中药化学结构测定中的一些难题也冰消瓦解；再加上分析食品的自动化、智能化，使结构解析工作日趋便利、精确。所有这些，都增加了上述研究模式成功的可能性及研究工作的效率。“他山之石，可以击玉”，尽管中医研究和发展中，可能成功的途径很多，日本学者的经验和做法，至少值得我们借鉴和参考。

## 二、“中医热”——湍动着的暗流

*我们的时代是以多种概念和方法的相互冲击与汇合为特征的时代。这些概念和方法在经历了过去完全隔离的道路以后，突然间彼此遭遇在一起，产生了蔚为壮观的漩涡和汇流之势。*

*——作者题记*

当今，人们议论颇多的是世界“针灸热”、“中医热”。在科学技术和现代医学飞速发展，中西方文化全面相遇与融合的今天，出现这么一股学术暗流，本身便是耐人寻味的。不同心态的学者，又往往戴上自己所喜爱的色镜，对其评头论足，预测估量。作为严谨而趋于成熟的中医学新的一代，对这一问题需要的是理智、冷静和哲人的洞悉力，切忌意气用事，为感情操纵。

**（一）中医热的兴起**　公正地说，世界医学界对于中医药学的认识程度和评价态度，相去甚远。然而，二次大战以后，却出现了一个重新认识、重新评价的趋势。从表面上看，轰轰烈烈的势态发端于中国针刺麻醉等成果的公布和尼克松访华后所引起的“中国热”，包括“针灸热”；其实，这一湍流的酝酿期很长。日本学者在二次大战后不久，出于实用的动机，对虽已沉寂却也历史悠久的该国汉方医药的关注，试图从中觅得有效疗法，可以说孕育了25年后的世界中医热。近年来，中国国门的大开，大批人士出入中国，客观上对中医热、针灸热的升温，也起到了积极作用。进入80年代，不仅世界卫生组织（WHO）已肯定中医（传统医药学）和针灸的科学价值及其在实现“人人享有保健”这一目标中的重要意义，还有越来越多的医学界和科学界人士投身于中医中药、针灸推拿等的应用和研究热潮中，寻求中医药或针灸诊治的患家及以法律形式承认中医针灸师行医合法地位的政府亦与日俱增。日本、东南亚各国自不待言，欧美各国也“口子”渐松。以英国为例，十多年前，英国罕有中医诊所，而近年来，全英号称有五千多家中医（针灸）诊所，近十家中医学院，这只是中医在欧洲的一个缩影。虽我们不能狂言中医药学和针灸推拿已经“世界化”、“国际化”了，然言“中医热”，却非言过其实，且有充分理由肯定其“热”方兴未艾。

“中医热”的兴起，并非偶然，自有其深刻的根源。前所引用的日本近畿大学有地滋教授指出的四点，就是对其原因的较深刻地阐述。日本学者平马直树的分析亦值得重视，他认为在科学技术和现代医学迅速发展的同时，中医学引起了广泛的兴趣和重视，其原因在于“疾病种类发生变化，代谢及免疫异常、慢性疾病增加，现代医学无能为力而中医往往取效；对医疗要求多样化，希望有安全可靠的方法改善体质；公害增多，西药副作用引起的疾病成为社会问题等，都成为重新评价中医的动力”。[13]著名汉学家、医学家，西德慕尼黑大学东方问题研究所的Porkert · M也自认为自己之所以重视中医，是因为：“中医治疗方法是综合性的，是密切结合机体情况的有效疗法”。WHO的官员中岛宏分析针灸为什么“已成为世界通行的一门新的医学学科”时则指出是由于她“能够治疗西洋医学束手无策的许多疾病”。总之，一句话，人们对中医针灸的兴趣，是冲着她的实用价值和现实意义来的，决非心血来潮或赶时髦。

**（二）并非返璞归真**　前所分析的现阶段中国学者所特的、有的矛盾心理，使得不少人对稍成“气候”的“中医热”，欣喜若狂。有人径直认为：“西医学走了一长段弯路后，在中医学中才找到了希望。”言下之意，中医学已有了解决现代医学难题的所有良方秘药。更有甚者，竟情不自禁地鼓吹这是西医学自觉地向中医学靠拢。仿佛半个多世纪前“国粹派”的断言成了现实，西医学（推而广之，整个西方）开始“返璞归真”，回到传统中医（东方）这里来了。而这些论调，又恰与海外华裔学者文化研究中的“第三期儒学”思潮正相呼应。当然，在这些言行的背后，学者内心深处“华夏正宗”、“万物皆备于我”的畸形心态，亦得以满足。

显而易见，上述论调，自是“中体西用”思维怪圈的魔力的又一顽强体现。其论虽不堪一驳，然在现代，负效应却不容忽视。名家“有凭有据”之论，很容易麻痹和打动一大批生活在同一文化圈中学者的心，使之仍只是在传统划定思维圈和“学问”圈里团团打转。的确，历史的发展，每每呈现辩证的形式，但“辩证”不是往复。西方学者对中医药学，包括整个中国传统文化的重视和探求，是站在高度发展了的现代医学和科学文化基础之上，对中医学和中国文化所作的有选择的审视，是其严谨、求实和兼容并蓄应对世界文化交汇之气度的体现。绝非全盘批售，更不是返璞归真。也许，备受国内学者，特别是持上述之见者推崇的现代杰出科学家普列高津的一段话，很能说明问题。他在《对科学的挑战》中写道：“我们正向着新的综合前进，向着新的自然主义前进。这种新的自然主义将把西方的传统带着其对实验的强调和定量的表述，与以自发的、自组织世界的观点为中心的中国传统结合起来。”很明显，对传统中国文化的青睐，只不过是在自身文化经历了高度发展后的有条件的选择。一些热衷于中医学研究的西方学者的见解也清楚地表明了这一点。例如，瑞士的Agren H认为：“中医的精华是细致的临床经验现象，而不是它的理论。”“中国传统医学充满着合理的非玄学的内容，值得彻底研究以发现其精华。其中有些原理有可能（但不一定）结合进国际医学”。因此，“必须小心分析中医的精华和糟粕，因为许多奥秘的知识有待我们去发掘。”反观国外中医学研究和应用现状，亦不难明白这点。日本的研究主要集中在方药与“证”，西欧和前苏联等则对针灸经络及中药（动植物类天然药物）特别兴趣。对于中医学的阴阳、五行、气血津液、脏象等理论，却普遍淡漠。须知，西方的文化传统是注重“纯理性”研讨的。这一淡漠，正是有条件选择的结果。应该说，有所选择，不仅是我们可借鉴的对待西方文化的态度，也同样应成为对待自身固有传统文化，包括中医学的原则。

**（三）新世纪，中医学的世纪？** 十几年前，国内一知名度甚高的科学家曾预言：“医学发展的方向是中医。”名人效应的特殊魔力，一时间遂使整个中医界为之振奋。似乎当今的世界中医热，下一站就是世界医学中医化了。且这位著名科学家又在一次迎春茶话会上提出了一个公式：“中医现代化可能引起医学革命，而医学革命可能要引起整个科学革命。”很快，不少中医界人士争相附和预测“21世纪将是中医的世纪。”现代化了的中医，俨然成了帮助现代科学发展披荆斩棘、劈开迷团的利剑。这一海市蜃楼式的美好预言，其实正是“返璞归真”说的走向极端，也恰好是儒家文化将能拯救“后工业化社会”思潮在医学领域的翻版。同样，它亦是“中体西用”怪圈折射出的耀眼的光环。

也许，著名学者这两个论断中含有一定的合理成分，不完全是无稽之谈。例如，中医学的一些原则、观念和方法等，可以为现代医学的顺利发展提供借鉴，甚可起到校正方向的作用；经络、针灸、气、气功，乃致脏象等基础理论研究的成果或突破，将在较大程度上充实，甚至改变人们对于自身奥秘的了解。然而，真理向前一步，便属谬误。给人迷惑最大、危害最深的莫过于似是而非，可望而不可即的美好“幻想。”科学和医学的发展，是不以人们良好的意愿为转移的，它有自身固有的规律。固然，行进中的科学和医学之列车，常会走上叉道，偏离方向。但它却不会倒向逆走。明哲之士的职责，在于不断地为列车添油加水，校正航向。前已指出现代医学在其发展之中，确实遇到了一系列颇为棘手的难题；它在医学观和方法论上都有驶离正确轨道之虞；对之，中医学中的精华，正可起到燃油、润滑剂甚或校正航向的罗盘之功。然而，中医学本身却处于不可避免的历史危机之中。上述学者的论点及其三步曲，显然是对中医学自身和世界中医热及医学科学缺乏冷静、全面审视，过分地拔高了前两者的产物。而中医界一度的狂热反响，只能视作是空谷回音罢了。

**（四）不容乐观的态势** 方兴未艾的中医热不容乐观。这含有两个方面的意思：一是既不可如前所述，沾沾自喜，井底之蛙似的认为现代医学正在“返璞归真”，中医学代表着未来医学的发展方向，从而孤芳自赏，进一步为时代所甩下；其次，对这一暗流亦不可等闲视之，自以为中医学只此一家，唯我正宗，夜郎自大，错失为医学科学作出更大贡献之良机。

诚然，科学没有国界，但科学家、医学家却有着先宗，有着祖国，有着荣辱。直至今日，国人还愤愤不平于古代四大发明的西渐及其带来的悲剧性耻辱。我们的祖先发明了指南针和火药，西方列强却在此基础上改进成罗盘和枪炮，借此撞开了国门，蹂躏了国土；我国汉代就开始造纸，如今却不得不远涉重洋引进造纸技术，以改变国内落后的工艺；宋代的能工巧匠便已创造了活字印刷，可今天却请来洋专家，订购先进的印刷设备。世界中医热冲击下的中医学，仍面临着这样一种严峻而带有羞辱性的可能。威胁是咄咄逼人、实实在在的。日本有位著名学者临终前告诫学生，眼下要好好向中国学习中医，几年后要中国反过来向他们学习中医。这些，都不只是说说而已。优胜劣汰的规律是无法抗拒的，竞争性日强的当今社会，优劣的更替常常就在于短期内，因一两个决策失误或主观上稍有松懈而发生。应该承认，日本、韩国等国中医学（汉医、东医）应用和研究工作的基础本就较为雄厚，在科学技术、设备仪器及财力、物力等客观条件上又胜我一筹；欧美各国则可以迅速发展的现代科学技术和医学科学为依托，且有着宽松的学术氛围，层出不穷的新观点、新学科和适宜于近现代科学发展的传统，故随着中医热的升温，中医工作中心的可能转移绝非杞人忧天之戏语。前些年韩国就因针麻成果与我们争过发明权，动乱年代刚一结束，我国派出的学术代表团在国际针灸学术会议上也曾遭到冷落，原因是没有过硬的研究成果。可见，中医热带来的是更为激烈竞争的现实。如今，我们整个民族正坎坷地走向明天，公众心理上很难再承受巨大的失利，而需要更多的正面的良性激励。若因我们自身的松懈、放任或失策致中医研究中心的转移，古人智慧之花的硕果结于他域，在近现代世界科学技术史中寥寥无几的中国人名字后面，本可再添上几位，却因此又换上洋人的名字……。所有这些，其负面效应将会是个连动过程。对于中医界和医学界同仁来说，那将是对民族文化和科学事业的渎职行为。不仅后人无法宽容吾辈，我等亦无颜自恕。

## 三、跨文化认同：无法遏制的潮流

> “我选择从一个如此遥远的视点出发（指“重新认识东方”），并不是为异国情调所驱使，也不是为所谓比较之乐所诱惑，而只是想寻回一点儿理论迂回的余地，借一个新的起点，把自己从种种因为身在其中而无从辨析的理论纷争之中解放出来。”
>
> ——于连·法朗索瓦

随着现代科学文化的风起云涌，宇宙空间的浓缩，以及跨文化冲突和竞争的加剧，任何封闭的、拒绝与其他文化交融的文化结构，已难保其历史上的优势，甚至面临被淘汰的险境。鉴此，人们提出了“跨文化认同”这一重要命题，旨在促使世界文化的各门地域分支能顺应世界文化总体不断更新的发展趋势。

**（一）跨体系认同：中医学发展的必然态势**　“跨文化认同”这一命题，值得中医学界深思。它可以帮助澄清处理中西医关系时的一些混乱、模糊认识。此命题与“独立发展说”的导向恰恰相反，它要求中医学必须与西医学认同。析其缘由，大致有四：[13]首先，作为世界医学科学的一个分支或相对独立的体系，势必存在着与总体相互认同问题。舍此，各分支之间就无法产生必要的横向流通和交汇，中医学也就不可能真正走向世界，为世人广泛接受并从事有选择的研究。其次，客观上跨文化冲突和竞争在中西医学之间早已展开，且尤为剧烈；而竞争的深化有赖于相互认同。跨医学体系的认同，可促使汰劣存优，各自扬长避短，不断更新发展。其三，在中医学发展的岔路口上，人们求索、彷徨，在两极中振荡，已有百余年历史，至今尚无定论。究其原因，没有一个处理跨文化的学科关系之准则或模式可借鉴，亦是徘徊而无所适从的缘由之一。跨文化认同趋势的出现和准则的确定，则有助澄清关于中医学发展长期而又无定论的争执，帮助站在岔路口上的人们作出面向未来，顺应规律的选择。最后，较之社会学科和人文学科，自然学科不同学术体系之间的相互认同就显得更为必需和重要，也更为可行。因为相对说来，文化背景中众多基因对于这些学科的约束和导向作用软弱得多。在这些学科领域，人们更有可能进行互补和交融。因此，我们说，它将成为处理中西医学关系的一个新的、顺应时代潮流的准则。

然而，强调中医学与世界医学总体的跨文化认同，不等于说肯定哪个医学体系是世界医学科学的“终极体系”或“审判长”，跨文化、跨体系认同也不是单向单面的，而是多向的、多层次的、广义的。既包括作为中国传统文化的组成部分——中医学与现代科学文化的相互认同，又包括中医学与世界其他医学科学，其中主要是西医学的相互认同；且后者更为直接和重要。要做到这点，就中医工作者来说，他的当务之急是尽可能系统、全面、清晰的梳理中医学的学术范式，使其表述能更普遍地为人们所接受或理解，从而作出进一步研讨。在这过程中，摈弃大我心理和“中体西用”的陈旧观念，以批判精神对中西医学进行全方位、多维度的比较和评价，亦属于奠基性工作。

认同也好，融合也好，中西医学关系的处理，不是一个短暂、顺利、一蹴而就的过程。相反，对于中国学者来说，它将是个艰难、痛苦而又漫长的历程。因为传统的改造和重建，涉及的因素太多，也太沉重。这里，除了需要睿智、胆略外，还须讲究方法及脚踏实地。

**（二）跨文化认同：从对立到互动**　中国比较文学学会会长、北京大学跨文化研究中心主任乐黛云教授曾专就现时代的中西方跨文化认同趋势作过研究，她认为：西方的文化反思推动人们更多地探索和研究非西方文化，特别是掀起了重新认识东方的热潮。这一趋势首先关联于从对立思维方式向互动认知思维方式的转变。过去，“认知”所描述的是一个可信赖的主体去“认识”一个相对确定的客体，从而将它定义、划分、归类到已有的认识框架之中。也就是说，从西方角度而言，把东方文化归类到她原有的框架之中。然而，现代凸现的是“互动认知的思维方式，”强调不确定的“互动原则”，即主体和客体的深入认识都必须依靠从“他者”视角的观察和反思：一切事物的意义并非一成不变，也不一定有预定答案，而是在千变万化的互动关系中，在不确定的无穷可能性中，有一种可能性由于种种机缘，变成了现实。

在这种情况下，中国文化势必成为一个十分重要的“他者”。正如法国学者于连·法朗索瓦所说：“中国文明是在与欧洲没有实际的借鉴或影响关系之下独自发展的、时间最长的文明——中国是从外部正视我们的思想——由此使之脱离传统成见——的理想形象。”以互动认知为核心的崭新思潮，促使西方哲学正在经历着一场翻天覆地的变化，哲学家们和各种哲学运动从各方面向西方本身所熟悉的理论和方法的客观性的观点提出挑战。这种大趋势迫使他们放弃那些关于确定性的不加分析的假定，实际上在西方思想界掀起了一场真正的革命。他们强调不仅要通过“他者”来认识自己，而且要通过双方（中西方）的对话得出新的结论而有所发展。就中国而言，现已有许多中国学者特别重视在新的世界语境中重新来诠释中国文化，改变过去一味封闭地崇尚“国粹”的做法，而致力于从当前世界文化发展的需要出发，来审视我国极其丰富的文化资源，特别是研究在当前的文化冲突中，中国文化究竟能作出何种贡献。这是一个漫长的过程，但已有一个很好的开始。

乐黛云教授进一步认为以下几点是中国文化所固有的，而又可以作为当前世界文化重构之重要参照：

**其一、不确定性与“在混沌中生成”的宇宙观**　中国道家哲学强调一切事物的意义并非一成不变，也不一定有预定的答案。答案和意义形成于千变万化的互动关系和不确定的无穷可能性之中。由于某种机缘，多种可能性中的一种变成了现实。这就是老子说的“有物混成”。从中国的宇宙观出发，最重要的就是不拘泥于人们以为是“已定局”，其实在现实变化中未能完全预见的“确定性”，而是去研究当下的、即时的、能有效解决问题的、从现实当中涌现出来的各种可能性。这也许正是“摸着石头过河”的哲理之所在。推而广之，中医的辨证调整，不也正是带有这种哲学韵味吗!？而带有鲜明“确定性”特点的结构决定论，这不正处于它的对立面吗!？

其实，随着主体视角和参照系的改变，客观世界也呈现着不同的面貌。甚至主体对本身的新的认识也要依靠从“他者”的重新认识和互动来把握。20世纪70年代以来，坚持“实践是检验真理的唯一标准”，提倡“白猫黑猫，抓住耗子就是好猫”。这都包含了对强调人的主观能动性的中国传统智慧的运用，而不是拘泥于强调固定的规律性和普适性的西方思维模式。

**其二，与西方“主客两分”不同的思维方式** 西方文化长期以来习惯于“主客二分”的思维方式，也就是非此即彼的思想方法。他们重视以主体为一方的对客体的切割、分类而加以认识，总是相信自己从客体抽象出来的“规律”并将之奉为放之四海而皆准的普适性，他们崇尚抽象的规律性远远超过关心事物的特殊性和具体性。

中国的思维方式却与此全然不同。中国传统文化一开始就提出了“一分为二”和“一分为三”的原理和由此而产生的中庸之道，这一智慧的结晶可以给当代人很多启发。其次是五行相生相克的思想。这是中国认识论和方法论的另一个系统，意即世界万物皆由五种元素及其所构成的关系所组成。从多种元素相生相克、广泛联系出发，就必然重视事物的多样性，重视差别和相互关系。中国传统文化很早就认为“不同”是事物发展的根本，相异的事物相互协调并进，就能发展；中国传统文化的最高理想是“万物并育而不相害，道并行而不相悖”。“万物并育”和“道并行”是“不同”；“不相容”，“不相悖”则是“和”。这种思想为多元文化共处提供了不尽的思想源泉。

**第三，“反者道之动”的哲学意蕴** 数百年来，人们深受进化论的影响，竭尽全力往前飞奔，对自然资源榨干了还要再榨，生活享受了还要再享受，趋向未来的速度快了还要再快……至于未来是什么？没有人能提供确定性答案。中国古训却强调“反者道之动”，道的萌动，总是从回归开始，万物的运动都有一种复归的倾向，都要回到运动的原点，在新的认识和新的经验的基础上，重新再出发，从而上升到更高的境界。西方文化的发展往往也要回顾和重新参照古希腊和希伯来。目前，在西方，回到原点，重新再出发，已成为一种趋势。中国文化强调“听其自然”，强调“万物静观皆自得”，强调“无为”，强调协同发展，但同时它又反对停滞不变，这对于“可持续发展”，对于制止现时代东西方的盲目狂奔正是很好的参照和缓冲。

此外，对于人与社会关系的独特理解，也是中国文化的一大优势，“有助于创造一种新型的、兼顾心身的更合理的民主。”[14]

总之，在跨文化认同大潮中，中西方文化的对话与互动，预示着新的文化模式的降生。而这对于西方与中国来说，都是值得庆幸之事，在跨文化认同和中西文化的重建、重组大潮中，受益最多的将是中医学这一类与社会文化及民众生活休戚相关的学科。

## 第三节　研究现状的考察与反思

*中医学正处于前现代科学阶段。*

*前现代科学阶段的任何一门学科倘若要继续生存下去，必然要发生观念体系、范式结构由混沌走向有序的嬗变，必然将经历一个阵痛时期。*

*中医学尤其如此。*

——作者题记

一个世纪以来，中医学的学者们久久为这一传统科学的生存发展问题所缠绕。当代中医学研究中，人们实际上为一种心理上的二难现象而惶恐不安。一方面，需要维护中医学传统，确定它的鲜明的民族性，必须捍卫中医学的精髓。另一方面，严酷现实表明，中医学出现生存危机。科学的逻辑结论是它必须彻底反省，在批判扬弃中获得凤凰涅槃般的新生。

自尊心和危机感所交织的“二律背反”，感情和理智的双重取向，导致了中医学的精英们陷入了一种矛盾——如何摆脱重新陷入“保存国粹”和“全盘西化”的两极振荡命运，如何寻找一种可行的操作方式来替代“去其糟粕、取其精华”的笼统模糊无力状态和“固有特色、永远正确”的概括性结论。

中医界强烈感受到一股潜在的危机，发出了“振兴中医”这一振聋发聩的悲壮呼号。它面临二重选择：或固守传统格局，维系其独立性、特殊性的发展方向，或面向世界、面向现代化、面向未来选择道路。

选择思考是沉重的，一百多年来，中医学界在一种涉及有关传统、特色、现代化、继承性、创新性、冲突和融合等观念背景下进行了艰难的探索。

### 一、理性的躁动

*危机中的中医学在对危机的选择思考中调整发展着。*

——作者题记

在中国近代史上，当民族处于历史的十字路口时，思想界就会出现一阵反省和检讨传统文化的热潮。最典型的传统文化的结晶——中医学同样卷入这种热潮，当西方文化像洪水一般冲刷着中国传统文化时，代表两种文化特质的两种医学体系在较大空间上的接触，不可避免地提出了价值比较问题，即哪一种医学具有更大的合理性和科学性。自然界的竞争淘汰律反映在科学界，整个中医界的传统意识和封闭状态被打破，整体心理处于深深震荡之中。

**（一）一次生存选择**　在适时而生的“中学为体、西学为用”的改良主义思潮和“变法维新”思想影响下，中医界进步的医学家们在“吾人在古人之后，当竟古人未竟之业。若不能与古为新，俾吾中华医学大放光明于全球之上，是吾之罪也”的科学使命感、民族责任感驱动下，开始了新的探索，形成了近代医学史上第一个开放型的研究群体——中西医汇通学派。一系列观点中所蕴含的意义，超出了中医学术研究的范围，反映一种中国近代科学中适应科学时代发展的科学观和方法论。在近代文化论争中，它比较那种全盘否定传统文化的民族虚无主义和顽固坚持传统文化的完美无缺的复古主义，是一种思想的进步。虽然中西医汇通派在理论和实践的探索中存在尊经崇古、牵强附会的形而上学机械论倾向，只能以悲剧性结局收场。但作为中西文化交流过程中医学上的一次碰撞和对话，无疑对未来中医学的发展产生深远的影响，它将具有强大历史惰性的传统中医学推上了现代研究的历程。

这一段序曲预告了中医学现代研究的里程。

**（二）两极中的振荡** 伴随新中国一起诞生了中医研究工作的新时代，自始至今，在研究方向和方法上屡经调整。其调整程度和规模之大，足以称其为“运动”。20世纪50年代初，中医界把征集研究民间偏方、验方、单方作为发展研究的重大课题，对针灸的发掘整理成为一大热潮。这是一种群体在无意识状态下凝聚而成的情绪化思潮，意在改变中医学与西医学相抗衡状态中的弱化趋向，旨在证明中医学在比较过程的科学性，纠正研究中医学时所出现的某种偏离倾向。在一定意义上，她是对中西医汇通学派所表现的医学精神和思路的一种否定，并提供了保持中医学的思路：强调并突出中医学的实用性，以中药方剂数量的优势和中药的有效性、针灸技术应用的简便性来说明中医学强大的生命力在于它的丰富的治疗经验、广泛的应用范围和直接的临床疗效。这种研究的特点是追求实用性，强调经验的意义，她表达了一种潜在的意向：中医学的体系结构不容侵犯。

60年代初开始的中西医结合研究，持续时间长，影响范围大。她以中西医学相辅诊断疾病，中西药治疗疾病、用现代药理研究中医、西医辨病与中医辨证相结合，开展中医学的实验定量研究为基本内容。她延伸和发展了中西医汇通学派的研究思想和方法，在医学技术上有所发展。这是现代中医学研究的第一次意义重大、影响深远的变革，她在学术思想、研究方法上有所创新。同时，它对偏方收集研究中表现的偏激化倾向是一种校正。值得指出的是，她给人们以方法论和科学发展观上的多重思考；提出了中医学发展的方向性问题，中西医学的特色和相容性问题，以及种种涉及社会学、教育学、人才学的问题。中西医结合研究已孕育了中医多学科研究的萌芽，实际上，中医学由此真正步入现代研究的轨道。

70年代中期以来，整个中医界沉浸于一种短暂的兴奋中，出现了一种“寻根热”，即从中医学几千年的历史沉淀中挖寻当代自然科学发展所具有的科学思想、方法和原理。传统中医学的那种以“象”为特征的抽象概括和理论推演方式，将跨距宏阔时空并在本质上存在极大差异的科学体系“有机”对应联系起来。以控制论、系统论、信息论、耗散结构理论、模糊数学、热力学理论等为研究手段，对《内经》时代中医学进行搜寻式放大观察，以寻求理论和方法的相似性，作出中医学的现代化阐释。这成为这一阶段中医学研究的热点，并在一定程度上反映了中医学研究的实际水平。它给稍显沉寂的中医界带来一种希望，使其对传统医学的科学真理性坚信不疑，人们发现在古老中医学中原来竟也生长着现代科学之根，这种寻根式的研究重复着中西医汇通派的研究模式，进行着一种以中医自体为起点和归宿的逻辑循环论证。人们循着其研究的思路，对中医学发展战略的方法进行了思考：介于中医学同现代自然科学的天然相似性，它作为传统的经验医学可以超越分析时代而直接进入整体时代。它具有超阶段发展的可能性和现实性。人们从大量现代科学的原始“胚胎”中得到某种暗示：中医学和现代自然科学具有相同的现实意义，中医学具有超阶段发展的运动机制。它可能沿着独特的路子走向现代化和未来。无疑，“寻根热”反映出中医界的民族意识的自尊和现代意识的自觉。它对于中西医结合研究中出现的因涉及不同理论体系、思维方法而引起的科学性论争是一种判决性回答。

80年代，“寻根热”逐渐冷却，中医界重新弥漫疲惫情绪，理论研究似乎走向尽头。于是中医学转向临床研究，大量的个案、验案的报道，对特殊病案的搜集整理，临床研究比例相对理论研究明显增大，使总结实践经验的工作在学术领域占主导地位。一方面重新使现代中医研究符合于历史传统；一方面用经验事实支持中医部分学者“疗效是关键”的观点。注重应用性又成为中医学研究的主导思想。这种研究与中医现代研究的第一次热潮形成一个循环转回，表现出极大的相似性。

**（三）新的尝试**　80年代中期，一股宏阔的潮流冲刷着整个中医界。中医多学科研究经过二十多年酝酿后，以突发的气势出现在医坛，整个中医学被作为一种研究对象，置于多学科、多视角、多层次的观察之中。这种研究适应了当代科学发展的客观要求，逐渐摆脱了寻根式的实证方式，使科学理性真正切入中医学的体层，产生出大量中医新学科、新技术、新方法和新思路，预示着现代中医研究可能发生一次新的突破。一个引人注目的现象是第三代中医群的崛起。他们是中医学界最不囿于传统并富于批判创造性的一代，其新型的思维结构和学科覆盖面不同于以往。他们发出了“中医学研究应面向未来”的宣言。这种时代性的观念蕴含着中医学科学革命的新信息。

80年代末，中医多学科研究潮头平缓。取而代之的是中医学文化反思热，在中国学术界普遍展开对传统文化的重新估价和重新认识时，中医界开始了对医学的自我认识。从文化比较、科学哲学、科学史、历史学等学科角度全方位审视中医学这一特殊文化现象，作出了有意义的分析批判。值得重视的是这种研究不同于以往局限在医学界内的讨论，而具有整体性、社会性、综合性特点的反省。它和中医多学科研究相互映照，提示了一种历史的科学现象：往往在发生科学革命的前期，科学界总首先出现多学科相互渗透、发生着一种涉及学科命运，至少是理论命运的大反思和大讨论，形成科学整体结构和发展节奏的动荡。19世纪末的物理学革命，20世纪控制论、信息论、系统论诞生而引起的科学动荡就是明例。那么，中医学目前的这种状态，是否又能带给人们某种振奋呢?

**（四）新的转变**　纵观近现代中医学研究近百年的历程，我们有一种强烈的感受：中医学以其强盛的内在运动机制，在选择过程中不断进行自我控制和调节，以追求新的系统状态，这正是它的活力。从现代控制论角度看，任何一种系统的未来状态并非由它的初始状态所决定，而是产生于对控制过程的选择调节之中。由此出发看中医学，它作为一个动态系统，正在由封闭走向开放，从传统性向现代性过渡。现代中医研究的“运动”性调整使中医学呈现出五种新的转变。即在学科结构上，已由单一化系统转变为多层次、多结构、全方位综合性系统；在研究方法上，开始由经验诠释型、定性史学化方法转变为定量阐述型、客观化逻辑化方法；在研究方式上已由封闭型、离散型转向开放型、立体化的协作研究；在研究思路上，由挖掘继承的实证研究转向归纳演绎并重的构建性研究；在研究范围上，由纯理论与实用技艺相对独立的状态逐步转变为理论、实验、技术、应用一体化的开放状态。本套系列教材正可谓是这些方面转变的一种表现。这些转变，无论其最终状态如何，它所给人的启示是明朗乐观的：中医学的前途是广阔的、光明的。

## 二、深层的评判

*只要用理智去分析事物的本质，它就似乎是荒唐和矛盾的。*

——F. 卡普拉

当代中医学研究，虽一次又一次地掀起引人注目的热潮，然它们却表现出惊人的相似性，形成一个个以“诘难-反省-证实”构成的三部曲式的循环。

**（一）沉重的三部曲** 考察现代中医学研究的宏观场景，变换一个角度来清理一次又一次热潮掀起和消退中的思想脉络，我们发现，转变和调整始终是沉重而缓迟的。中医学研究处于一种三部曲式的发展模式中。几次规模较大的研究热潮具有一种相似性，即以验证性研究为其主导，以肯定式判断为认识手段来调和中医学实际介入的诘难和挑战；以形式的替代操作维持中医学观念、理论体系的稳定性和主动性。因而形成一种动向中的静固形态、发展中的停顿趋势这一矛盾格局。

评价中医学研究的某些方面，可能对突破这种格局有某种启示。

**（二）“方”“案”收集：一个封闭圈** “方”与“案”的收集研究并没有促进中医学理论和实践的有机结合，反而强化了某种片面观点。这二次热潮构成中医学研究中的一个封闭圆圈，其起点和终点都归结于一个经验论的观点——追求实用性和疗效，其意义在于掩饰或回避中医学理论研究的乏力和贫困。

中医学本应作为完整的科学体系存在。中医理论与中药方剂是通过辨证论治这一中介系统相互补充、协调促进的。然而，中医学具有一种技术高于理论和实验，理论研究玄学化、思辨化和临床操作工匠化的传统，从而使理论、实验、技术发展未能构成循环加速机制，为中医学整体发展提供动力；同时对实际应用中的问题缺少用普遍、客观、系统的科学方法给予阐述的理性自觉，不能实现理论与临床的有机结合。这些导致了对“方”的收集研究与理论远离的孤立性，在临床上也局限于药物群与症候群的简单对应。对针灸技术的总结推广和对针刺机制的研究同样存在脱节现象。只能造成一方一证的长期低水平重复。忽略对成批经验的分析和理论综合，不能概括总结具有共性的规律。因此，两次研究热潮都未能产生变革性影响。

**（三）表层交汇，“结”而不“合”** 中西医结合研究作为中医学研究中的一次观念和思路的转变，具有重大的科学意义。它因此取得了若干影响世界医学界的成果。但是，中西医结合存在一个局限，即许多研究限于具体、局部、微观的治疗经验和技术上的协作、改进，没有从根本上实现中西两大医学体系在理论、方法上的有机结合。其原因除了在认识上仅重视中医经验而忽视其理论内容，在方法上忽略中医学的整体性特点外，一个重要因素是人们将中西医学这两种不同的理论体系、思维方法的特征作为衡量判断其科学性的对照参考系。结果导致两个极端现象：一方面注重借助现代科学手段而忽视中医药理论特点，从而以现代科学技术水平和西医学模式评价中医学的科学性；另一方面无视中医学自身的落后因素，拒绝承认西医学在研究手段方法上的某种优势而忽视本身理论体系的规范化和现代化建设，导致优势的弱化。例如，在临床上人们习惯于从经验出发将西医学某病分成若干证型，而忽视标准化诊断、动态化辨证和客观化观察。因而，只能反映病变的静态表现而不能认识其动态演变规律、演变顺序和证型间的关系，为比较分析造成困难。结果中西医结合是“结”而不“合”，重覆旧辙，流于形式。这类倾向最终导致中医学术研究的简单化、机械化、教条化，妨碍了中医学的加速发展。真正意义上的中西医结合，本应是中西医学的基本观念、基本理论和基本方法的融会贯通、相互补充，并借助现代科技的强化机制这一外化条件使其稳步发展。

**（四）寻根热：经学式研究的变形** 以现代科学为手段对中医学的历史积淀物的“寻根”式挖掘研究，意义甚微，科学价值更小，实际上是一种消极的文化变形现象。从方法论角度来看，“寻根”式研究是经学式研究方法的变形，这种缺少批判和创造的逻辑求同比较对正需变革的中医学，其促进作用是软弱的，其思想基础仍是崇圣尊经、以新量旧，维护传统经典理论的神圣化。从文化学角度看，“寻根”式研究所表达的情绪意识中，具有产生于清末中西文化冲突中的“西学源于中学”论的意味，蕴含着西学就是中学的思想。客观而论，“寻根热”的动机在于使中医界接受现代科学技术，寻找一种理论上的论证。但在整体上仍反映了一种牢固的崇古崇圣、厚古薄今的保守心态。从“寻根”热所揭示的中医学和现代科学的联系，遵循着同一模式：今古相似、古早熟于今，今的成就早已孕育于古的萌芽。无疑，它给中医学背上沉重的历史负担。并没有导致理论的飞跃、临床的发展。事实上中医学作为一种与自然哲学有不解之缘的传统科学，从奠基之时开始就具有多元化的特征，并通过其理论思维模式和方法上的整体性特点表现出来且有机的融合在对人的认识中，因而中医学的多学科之“根”是不寻而自在，时时支配着中医学理论和实践。在这种相异于现代自然科学之“根”上生长的医学才有别于西医学，成为我们民族的遗产。

**（五）多学科研究尚需努力**　多学科协作研究、开发，是中医学适应当代科学发展的必然选择；中医多学科研究使中医界为之一振。一方面它否定着“寻根热”所表现出来的传统意识，更多地弘扬科学的实战精神；另一方面迎合当代科学研究的整合趋势，发扬自身整体和多学科化的固有特色，促进了中医学体系的调整和增生。实践表明：多学科理论、方法和技术不仅能够论证中医学所包含的科学因素和中医学方法的可行性，促进中医学新兴学科、交叉学科的建立；而且通过多学科理论方法的移植、渗透，为中医学在科学化、多元化的层次上认识人体和疾病，为建立现代中医学新体系奠定了基础。如果中医多学科研究能持久深入地发展下去，必将使中医学术水平和临床疗效发生积极的变化，使中医学方法论发生重大变革。

但是，中医多学科研究热潮现已逐渐冷却，一个明显的象征是多数新构建并初具雏形的学科、理论、方法系列生长缓慢，它们的构造设计者无法深入下去，一个个框架空落一旁，使多学科研究呈现出一种“富饶的贫瘠”状态，缺乏在深度上把握新学科的发展和变革；二是缺少作用机制，使新学科理论不能有力地表达理性的解释，科学的推演归纳，尤其是缺少作用机制的一个重要因素——具体学科的科学方法体系和陈述阐释体系；三是缺乏真正跨学科的科研学术合作，使多学科研究处于中医学和其他学科两张皮的松散状态，无法继续深化已有的成果。这种“极限”现象提示了中医学研究愈来愈明显的危机：中医学缺少紧密的科学研究同盟者。这才是中医学短于西医学的真正弱势，导致中医学研究难以迅速步入现代科学轨道；这是现时代中医研究须努力加以弥补的。

**（六）文化反思：还须消除情绪化倾向**　中医文化反思热潮，它的批判力指向中医学研究的两个症结：一是时间差症结，即中医现代化面临的传统性和现代性的矛盾；二是空间差症结，即中医学的独立性、民族性面临的传统文化和外来文化的矛盾；并深化了前时期有关“中医现代化”的主题，提出中医现代化模式的方向性问题。

反思热的主体是第三代中医的批评家们，他们在一系列论述中提出引人注目的思想，其主要倾向是肯定中医学活的内在生命力，批判传统中医学的弊端，显现出对中医现状存怀浓烈的伤感，认为中医学具有顽强的适用性和同化力，能够与现代科技融合，吸收其养料，生长出现代意义的科学体系。同时，基本否定中医学研究传统，提倡全方位的开放。他们提出了许多真知灼见，扫描了中医学各领域的现状并列了不少诊断处方。

这是一种群体的情绪化思潮，表现了需要“振兴”的一代人理性的体验。与前几次热潮形成鲜明对照的是它不是高唱着在悲壮的衰落中的颂歌。然而，在这种群体的浮噪声中可以看到，中医学批评家们由于对诗人气质和直觉式的批评的偏爱，造成理论和分析上的欠缺，造成观念上的早熟和思考中的幼稚，一方面批判者高扬实证的科学精神和理性主义，另一方面又实际表现出过度情绪化的发挥，对中医学传统缺乏深刻的清理和检讨，缺乏对中医学正面价值的充分肯定，表现出一种将洗澡水和孩子一起倒掉的急躁。但是，无论如何，它仍不失为一种积极的自我批判，表现出中医学研究的勃勃生机。

## 三、参照与反馈

富批判性及自省的精神的特点，正是富创造性且革新的心灵。

——成中英

对现代中医学研究的观察和评判无疑有助于从一个新角度进行反思。我们认为，现代中医学研究始终受到两种机制的二重禁锢。

一是受到两种参照系的制约，即中医学在其现代研究中，始终在中、西医学两大体系的相互参照和评价中调整发展节奏；二是受到系统负反馈调节机制对中医学研究方向的控制。这种制约和控制作用导致了现代中医学发展的迟滞性和体系结构上的超稳定性。

**（一）自我参照系的影响** 在现代中医学研究过程，始终介入传统中医学、现代医学、西医学三种范式形成的矛盾关系中，对这种矛盾我们较多采取不相容态度，在全盘接受或全面拒绝二极中选择。至多仅以空泛的“吸取精髓、弃其糟粕”来掩饰变革的无力，往往简单地比较某种科学的“长”、“短”，将所谓“特色”这种历史的、静态的观念作为评价彼此的标志和中医学发展不可逾越的界限。现代中医研究的几次热潮，都在不同程度上强化了“特色”观念，保持了中医学传统模式的稳固性。

我们发现，中医学有一种自设并假定正确的对照比较系，这就是由《内经》、《伤寒论》等中医经典著作所提供的基本学术观点、理论原则、诊疗方法所形成的传统体系和既成的逻辑结构。这种参照系具有两个功能：一是自身给定的真理性特质。实际上中医学从来就是在一种缺少对照性特质为论证和批判的工具。二是实证性免疫功能。这种参照系是一个稳定的科学防御体系，它以构成一个实证性逻辑体系，用以抵挡外部因素的理论侵袭和渗入。这个参照系决定了现代中医研究的水平和速度。在此干扰下，中医学研究在方法上造成失误。具体表现在四个方面：

**逻辑上的自证** 以中医本体为原型设立对照物，在该系统中映射自体的正确性，像对“方”“案”的研究、“寻根式”研究属于此，从逻辑的循环论证中使虚设观念获得论证。这种以先前真理性设立证明其真理性的研究方式为中医界普遍尊崇。

**对照中的自证** 由某一确定对照物的某一历史形态特征证明中医自体的真理性，缺少动态发展的比较意识。这主要表现在对中、西医两大医学体系的科学性评价中，常常出现用中医观念、方法对映西医学，反证中医学的正确。一个明显的事实是中医界普遍认为中医学在思维方法上具有整体系统性，这优越于以还原论为特征的西医学分析方法。这种静态的认识无视了西医学在方法上已经发生和正在发生的二次大的变革，即由科学的以理性认识为特征的还原论代替原本朴素的整体直观方法，和由以辩证认识为特征的构成论的建立，正在克服还原的机械唯物论缺陷。实际上，中医学对西医学的方法论批评是不完全的，具有一种排斥性倾向。

**忽视方法论的批判性思考**　长期纠缠在词义语言上的溯真，即使是对方法论的研究，亦仅是单向性地实证评价，或是笼统的整体否定，这在“寻根”式研究、多学科研究和“反思”热中有所表现。如或是一味推崇黑箱方法，强调整体观，或是否定黑箱方法，推崇分析。结果导致中医界出现两种思想倾向，或趋向维系传统方法，或是全面批判自体，两极中排斥第三种选择，即融合渗入式分化。

**临床实验和理论说明脱节性互证**　在中医学的对比参照系背景下，中医理论和经验的关系是一种相互超越而又天然对应的联系。现代中医学研究未能突破传统模式，实际上临床仍是一种经验指导下的操作，理论又远远超越经验，高度空泛抽象，不能说明操作的内在机制；而实验又始终受制于参照系两种功能，从而出现宏观上的脱节状态。不少中医实验的设计思路为：假定某中医原理成立，然后提取说明性数据，原理的正确性先于结论的判断之前。

**（二）外向型参照系的制约**　另一方面，中医研究者以自体参照系的传统因素作为中医学的特色，把经过静态式比较后所认定的中、西医学在思维方式、研究方法、认识程度和语言系统的差异作为衡量双方长短的尺度，使特色观念和比较尺度形成外向型参照系，并制约着现代中医学的研究。实际上它已影响了人们的中医学发展观和方法论，使中医学自身现代化功能被抑制。例如，中医的四诊方法是一种通过主体的感官体验直接接受客体信息并作出判断的方法，它是以直觉判断和经验观察为基础的，这种反映古代自然科学水平的特殊性成为中医学特色的一个标志和参照因素，用以衡量中医学和西医学的差异。当人们试图进行中医诊断仪器化，如诊断中使用脉象仪、舌诊仪和电脑的尝试时，不少人常自觉地以这种标志来衡量新尝试是否失去中医学特色，产生种种关于诊断仪器化会导致西医化、影响中医思维特色的异议。无意中使模糊整体观察成为中医学的专利，使机械化成为西医学的标志，客观上阻碍了中医学向现代科学渗透。又如辨证论治方法被公认为最能体现中医学整体性特色，它也成为一个参照系。因此，人们推崇整体恒动直观描述，忽视微观的多层次唯象分析，使对中医微观辨证（即证型的客观化指标）研究是否必要产生怀疑。对人的生理、病理的不同层次结构的形态、功能探讨进展甚微。这同样表现在对西医学的认识上，将结构与功能、宏观与微观作为区别两个医学体系的标志。固执地认为西医学对人体的认识分析主要是微观的方法，着重于人体结构和形态，并以“辨病施治”为主要手段。将微观认识视为西医学的根本弱点，从而反衬出中医学注重整体的功能变化以及“辨证施治”的优越。实际上，西医学的现代研究，早就注重整体的功能变化，并已取得了许多成就，这却是中医学所未观察到的。

**特色：坚韧的保护带**　值得注意的是在有关“中医现代化”讨论中，有人借助特色和尺度观念提出质疑，将特色与现代化对立，用尺度制造人为的科学禁区。有的学者曾明确表示凡西医学中普遍应用的方法手段、中医学都不宜使用，否则将丢掉传统特色。这种“凡是”观潜在地支配着许多研究者的思想。在中西医结合研究中，人们不自觉陷入了用比较尺度决定两种不同学科在内容、方法上的吸收指向，强调对立，忽视互补，结果导致中医学（或西医学）之“长”抑制西医学（或中医学）之“长”，造成两大医学在观念、方法上本不存在的不相容。同时在人们观念上形成一种思想定势，即中西医学因体系结构、内容和方法论上的不可融合性而必需使中医学保持相对独立发展的趋向。即使中医学的现代化，只能是中医学和现代科技的结合，否则，就在独立发展和中医学西医化二者中选择，最终失去优势和特色。可见，参照系在科学研究过程中的强化和制约作用，在一定程度上妨碍或堵塞了信息交流，导致中医学研究的思路、方法上的僵化模式。在这种参照系干扰下，中医学和西医学、自然科学多学科在理论、方法、手段等方面的借鉴、移植、互补、协作显得软弱无力，难以产生革命性变革，使中医学陷入开放发展中的停滞迟缓。

实际上，被人为赋予的存在于中、西医学中的任何一种参照系都没有共同的量度来衡量哪一个医学体系更具有真理性、科学性，这表现出存在着一种不可通约性。中、西医学作为两大科学体系，各有自己独立的价值取向和学术标准。由于长久的时空间隔，没有出现一个超越二者之上的绝对价值体系，二者难以通约，更难以作出最终判断。虽然两种医学因各自生长的科学文化土壤，对科学发展的适应性程度，认识把握的层次、角度，存在着差异，形成了今天的特征和特色。这是历史的真实。但若以这种差异和特色来衡量评价一门学科的长短优劣，或将它作为一种尽善尽美的固定模式而拒绝吸纳本学科所不具有、不完备的内容形式，势必导致发展着的科学在人为设置的界限中停顿徘徊。从现代中医研究状况分析，我们之所以仍久久陷于继承与创新关系、传统性与现代性的困惑和矛盾中，仅是小心翼翼地限制在积累局部零散经验、改进某种技术而不能产生理论上的突破，之所以长久地陷入一方一案的经验性重复，不能改变理论方药、临床实验综合化方面的低水平发展状态，一个主要原因是不能超越参照系，不能摆脱“特色”观念的束缚和参照系的制约作用，只是在一种科学中心主义的封闭研究氛围中，通过肤浅的表层比较自我陶醉，自我禁锢。

诚然，不应否定参照系对学科发展的重要指导意义，也不能否定特色的存在价值。尤其在当今科学时代，中西文化在空间上的大规模接触，竞争淘汰问题随之产生，价值比较问题日趋明显。中医学更需要一种强有力的竞争保护机制来稳定发展的平衡。参照系和特色因素就成为一个重要工具，起到调整、控制发展方向和方式的作用。在“中医特色”讨论中，人们已阐明这种观点，即保持中医特色是中医生存发展的关键，无疑这是一种暂时有效的战略思考。问题的症结不是承认特色的合理性、存在性问题，而是把它作为一种批判、评价的工具是否恰当。从中医研究现状看，已出现将特色作为坚韧保护带的倾向。人们将一种医学的“优势”、“特色”与另一种医学的“优势”、“特色”看成不相容、不调和的对立物。把历史的、静态的“特色”、“优势”作为面临挑战和危机、亟待变革的学科不可逾越的界标；把一种医学的传统模式作为系统稳定的最优化结构，从而对抗自身的适应性改变。结果，纵然进行多少次内在调整也是脆弱无力的，不能产生科学加速发展的机制。

**（三）中医研究的调控机制：负反馈** 进一步反思现代中医学研究的历程，可以发现，整个研究所表现出的基本特点是科学研究的控制调节方式为负反馈放大。在研究过程中，以历经二千年的历史积淀并趋于“完美”正统的中医学结构的稳定性为调节目标，以实证归纳研究为调节手段，以中医学参照系为调节控制的抑制手段，以西医学和其他自然科学的参照系为校正手段，在整个调控过程中通过调节、抑制、校正的机制来制约系统可能产生的激发机制（中医学发展所出现的反常性变动），并始终减目标差。这是典型的负反馈控制，而且反馈的结果是放大的，即整个研究只是在强化中医传统范式的科学示范作用。无论是对方的研究、个案、验案的收集探讨，还是对中医学的现代科学之根的挖掘寻踪，从中医学角度评价中西医结合研究，无不是对已有中医学理论方法或应用手段的实用性、科学性的证实，对中医学经验工具的完善。这种证实和完善总是针对各种对中医学的诘难和挑战而进行的。不少研究者接受或维护中医学范式，并不是真正理解了中医学之外的其他示范体系。因此，对中医学研究的价值判断总是正向加和，注重量的优势，追求系统结构的稳定性，形成证实研究→正向评价的循环。在这种趋向中，有关对传统中医学的文化批判显得苍白，难有本质性深入。在这一目标下的各种调节尽管形式上有所创新，但在内核上仍沿袭传统，不容动撼，不会在整体结构上发生质变和飞跃。这种放大式反馈是一种“向后看”的方式。其结果无论在理论或方法上成效甚微，思路狭窄，“崇古”、“复古”、“贵古贱今”意识浓郁，以经释经的研究传统进一步强化，为中医学产生新体系设下屏障。

事实提醒我们：在现代中医学研究中，一个基本任务是突破参照系的禁锢和负反馈放大的研究方式。这种突破又取决于心理结构、观念体系和研究方式的变革。

## 四、心理与观念

*世界上本无路，我们称之为路的东西，不过是徘徊而已。*

——卡夫卡

现代中医学研究中出现了一种连锁效应。首先是开放带来危机感。现代医学以其特有的精确性和有效性成为中国医学的一大主体，现代科学技术的扩展在一定程度上造成了中医学的相对衰落。其次是危机感激发了求生存意识，面对危机作出选择，中医学的独立性优势被打破，迫使将视野投向外界。接着是激发中产生自尊自卑的矛盾，因传统医学失去与现代医学竞争的强力，人们继而提出“中医现代化”；并小心翼翼避开现代医学的路线而与科学技术结合，在“结合”中证明传统中医学的真理性。渴望创造发展又难以放弃保留特色和本体的传统，结果又使“现代化”流于空想。在现代世界、现代科技和现代医学面前困惑不安，更加重了危机感。

中医学是一个拥有大量未经物理科学处理的历史因素之文化共同体。因而在其发展中，主体的心理结构往往是一种制约因素。这种结构的主要特点是研究活动中的受挫情景与主体反应形成了挫折圈的运行机制，导致了心理障碍的原生形态和其衍生形态，并从中导出的消极落后观念。

**（一）危机、挫折情景与心理防御机制**　在冲突交融过程中造成种种挫折情景后，中医学界的个体和群体很快出现了一系列紧急的心理防御机制。主要是文饰机制，亦即合理化作用，目的是减轻或消弭受挫主体的心理失衡。在“寻根热”研究和多学科中医研究中表现出的心理倾向就是一种以自我欣赏、自我论证为特征的自恋心理。将中医学历史上的种种光荣作为心理防卫的基础以应付来自外界和自身的挑战，以表层的镀化掩饰现代化进程的迟缓。此外，还进一步衍生出下列心理防御机制：

**否认机制**　中医学界的个体或群体表现出一种挫折的消极反应，即否认落后和需要科学性论证这一客观存在，并以种种替代物来强化这种否定。在“方”“案”研究中对优势论的推崇；在中医现代化争论中对特色论的维护；在中西医结合中对西医学的批判性倾向无不表现出否认机制。

**压抑机制**　中医学界在屡受各种挫折并形成痛苦经验后，将其压抑在无意识之中，以致不能获得清晰的自我感觉。这种压抑意识导致种种情绪化趋向的出现，并以盲目自尊，缺少批判自身文化的气魄来评价、解释传统，从中寻找智慧，留下了以解释传统来创造科学的痕迹。

**冷漠机制** 中医学界存在一种逃避现实、麻木绝望的心理状态和信仰危机。对科学受挫的现状听之任之，缺少主体意识和科学责任，表现在学术研究中的是急功近利，追求短期效应，缺少冷静严谨的科学论证，不能保持高度的研究热情和注意力。

**补偿机制** 中医学界始终存在着一种以尝试法寻求出路的学术心理，无论是自发形成，抑或组织化的研究热潮，都是一种自觉的调整。这种富有积极性的应激行为，反映了主体在挑战与选择过程中消除受挫的不安情绪，减轻危机感的意识。无论结果如何，人们都能在对“优势”、“特色”、“实用”的认定中，在一种“失之东隅、收之桑榆”式的尝试选择中获得某种补偿，发现中医学顽强的生命力。这几类心理防御机制在中医现代研究中相互促进、强化，形成一些落后的心理倾向，包括封闭开放混杂，突出自我中心的心理倾向；稳定无变化的心理倾向；好古的、重纵向继承而轻横向交流的心理倾向；无所适从、自我把握弱软的心理倾向；混合新旧、以旧化新的心理倾向等等。

**（二）主体的自我批判** 中医学研究主体的心理的、观念的体系结构之矛盾影响了中医学的发展进程。其中，特别值得注意的是，因种种消极心理和观念的影响，在当代中医学研究中存在着一种严重影响中医学发展的现象，在中医学发展史上没有一个时期的医学家们像当代医学研究者这般急功好利。因种种需要而急迫地发表论文，推出“成果”；寻求捷径，图轻松省力；将用得着的东西视为合理，反之则不合理；使中医学研究拥有一切先验的教条和先在的例证，并附加思想情感和科学理智上的偏见，导致作注脚的多形式研究风行。这种治学之风悖于中医学研究的早期传统。从历史上看，之所以出现《伤寒论》等这样的名篇巨作，无不根植于医学家们严谨的治学态度和“廉于取名而锐于求志”的科学精神。而当代学者缺乏一种崇高的孤独精神，耐不得寂寞，热衷于追赶潮流；这种治学的功利化加速催化了中医界盲目自信和乐观的庸俗，也反映了中医学仍存在着一种不健全的急迫心理，在压力下从事研究的精神状态，导致了他们的目光追求表面，超越现实，轻视求实，这导致了学术价值的有限。

## 五、大控制论的新示范

> 直面中医学的危机和二重选择，我们的回答具有批判性和应战性：中医学必须经历一场深刻的变革，中医理论体系必须重建！
>
> ——作者题记

重建与变革，可以说是中医学发展的必然选择。对此，控制论的新发展对于我们的思考和决策，提供了有益的启示。

**（一）从负反馈到正反馈** 在控制论向第三代大系统控制论的发展中，科学观念发生了重大改变。经典控制论强调负反馈对系统稳定性的维护和抑制变化作用，而大系统控制论则注重正反馈，旨在破坏系统结构的稳定性。通过功能性操作使原有系统发生振荡，使它所存在的不规则“涨落”趋向反复增大，最终破坏系统平衡，改变旧结构而产生质变。两种反馈观念相比较，负反馈是面向过去的控制，以维护系统结构的稳定性；正反馈则面向现在，注重变革，在选择控制中寻求新系统结构。从方法论角度分析：负反馈观念突出实证精神，确定系统存在的合理性；正反馈观念推崇批判精神，追求系统变化的现实性，在目标选择上趋向于动态、优化、未来化。

从中医学发展的历史看，《内经》的问世到《伤寒论》的产生再到温病学派的形成，这三次重大变革显示了中医学系统内部各要素从无序走向有序的历史过程，初步确定了内部发展机制的特征是负反馈调节，在它的作用下形成了超稳定结构。其反馈信息方式表现为同质系统的单向联系，在负反馈调节的强化作用下始终自觉抑制系统的波动，保持系统的相对平衡状态，从而稳步发展。虽然曾出现种种异质系统的干预和渗入，但因缺少正反馈的激化作用，使异质系统的信息对中医学的冲击力不断趋弱、同化，最终未能引起系统原有结构的质变，形成了开放中的僵化和惰性。从中医学研究的现状看，人们对现代自然科学与中医学关系的认识结果表明负反馈调节的维护功能。当前，中医学面临新的异质系统的大量信息冲击，当代科学发展的综合化、多元化势头，三代交叉学科（边缘性、综合性、横断性科学）发展趋向日益明显，数学方法向众多学科的广泛渗透；大量软科学（如未来学等）和学科群的相继出现，为中医学的革命性变革提供了广阔的科学背景。中医学日益暴露出无所不包的兼容性和自身消化力的矛盾，加速了中医学作为理论体系的危机和作为一种智慧生长的相互矛盾。同时，现代医学界开始注重中医学的智慧因素，“中医热”思潮所表现的在思维方式向中医学趋同，在技艺上的借鉴倾向都可以使我们对中医学的未来命运持乐观态度。值得注意的是西医学在其发展中也面临某种危机或者说困境，也为中医学研究提供了借鉴和选择的启示。这种形势对中医学的发展提出了新的要求：改变传统发展模式、打破超稳定系统结构，建立具有现代化、世界化、技术化的新医学体系。然而，就中医学自身发展而言，无疑需要加强正反馈调节控制的激化作用，充分利用异质系统信息产生系统动荡和结构质变。在这种意义下，我们面临着如何对待传统的古老问题的判决，并涉及到观念的变革问题。

所谓中医传统，实际上指一定的知识和经验在特定历史阶段中演进而成的结构形式。它存在一种新旧之间否定、扬弃和选择的必然过程。长期以来，我们忽视否定、选择的因素，而强调继承的全面性、历史性，因此导致中医学的种种危机：脱离自然科学的发展现实，观念僵化，知识陈旧，概念过时，中医理论不能科学地解释生理病理现象。中医学的自然哲学倾向仍禁锢着其自身突破，中医人才越来越少，中医著作不能扬誉医林，产生轰动效应。这种危机的唯一解决途径就是改变固有的研究传统，加强学术的批判性和否定性；强化选择机制，消除两种参照系所形成的束缚；有意识、有目的地与异质系统在认识方式、研究方法、技术手段诸方面进行大规模、大范围的渗透、交流、替代和移植；在此基础上大胆抛弃更新中医学中的自然哲学概念（如阴阳五行、精气神学说元气论）和其派生的朴素科学观念（如脏腑经络等）；用与现代科学相适应的语言形式和操作方式建立理论新框式，以取代中医学传统理论体系；并在实际研究中减少负反馈调节方式，建立更多的交叉学科；实现传统中医→中医交叉学科→现代中医→现代医学的过渡。

**（二）方法论上的启示**　经典控制论强调着从外部考察系统整体，推崇黑箱功能研究法。现代控制论对这一传统作了扬弃，它同时注重观测和辨识系统的内部结构与运动状态，将结构作为最终把握控制系统的决定因素。这种注重探索物质运动内在微观机制和多维结构的科学思想，代表了21世纪科学发展的基本特征，它也使得控制论真正成为当代科学的最优秀思维成果之一，成为自然科学生长的新基点。这正是中医学长期所忽视的。中医学曾一直将代表经典控制论水平的黑箱辨识方法视作其思维上的特色，并认作为主导性方法，从而在某些程度上限制了自身方法的多样化发展，使停留在自然哲学思辨水平的中医学整体观念支配着人们的研究。这恰恰是中医学现代研究长期不能解决的问题。事实表明：作为时代选择的结果，任何一种观念都不具有永久的范式作用。人们认为：中医学在思维认识方法上的当今选择必须是实现宏观判断和微观分析的统一，功能分析和结构研究的综合，彻底改变青睐黑箱经验判断而蔑视白箱实验分析的传统，改变对人体生理、病理认识上的模糊笼统状况。而要做到这一切，就必须将自身广泛溶化于现代科学技术之中，一个重要的前提是确定精确化观念。须知，一种理论的精确性是与其科学价值成正比，著名科学哲学家波普尔曾认为理论的精确性与理论的可证伪度密切联系，理论的普遍性愈大、精确性越高，其可证伪度愈大，发生变革的能力也就强烈。而中医学一直未能改变其模糊性特征，并因模糊性而导致笼统性，限制了理论的检验和证伪，而任何一种缺乏伪功能的科学是不会发展的。这应是一个自觉的理性。中医学在一种"精确化→西医化→丧失特色"的简单推理中确定自己的研究战略，因此妨碍了自体的发展。这是一种历史的失误。

**（三）目标选择的变异**　大系统控制论对控制目标的选择，也为中医学发展提供了启示。传统控制论追求目标的最优化，而忽视多元化选择，大系统控制论则注重目标的多元化选择，并实施多元控制。它符合对具有多层次、多因素、多结构的复杂系统的可能性控制，使得系统始终处于动态、协同变化状态，充满活力。这些思想昭示人们：在科学研究中，不存在所有指标都是最优化的系统，任何试图建立这种系统的努力都是不现实的，枉然的。在科学发展过程中，同样难以找到一经建立就十分完美或经过历史发展而趋于最优化的科学体系。相反，任何科学都必须面临择优选择问题，即不断调整自身结构，使系统尽可能以新的、更好的方式来适应环境而发挥运动机制，在不断的选择、调整和适应中发展。因此，将西医学或中医学视作为无须调整的终极范式，均是陈旧、错误的观念。对待中西医学的两种极端态度，正是这一错误观念的体现。

在目前情况下，这种时代性的制约作用对于中医学来说，显得更为迫切需要。长期以来，不少人的研究实际上是把中医学体系看作十全十美的最优化结构系统，常将现成的体系和方法视为发展的顶峰，从而将研究的注意力只投向挖掘、修正、补充，使中医学成为绝对真理模型和终极范式。这实际上是"带着善良的愿望"，慢慢地把中医学送进历史的坟墓中。因此，我们应该自觉地首先在观念结构、思维方式、研究方法等多方面进行变革。这种自觉的变革有助于排除来自思想、心理、感情、历史诸方面对中医学发展的制约，产生中医学发展的内部冲力，使之在和现代科学的渗透融合中发扬中医学的智慧；在理论的再造和实践研究中参与世界科学图景的再构造；以中医学的"范式革命"，创造未来发展的多种模式和途径。

## 参 考 文 献

1. 严　复. 与外交报主人论教育书. 见：曾乐山. 中西文化和哲学争论史. 上海：华东师范大学出版社，1987，68

2.《毛泽东选集》，第 2 卷，第 667 页

3.《健康报》，1958 年 11 月 22 日第 1 版
4.《人民日报》，1987 年 9 月 14 日第 3 版
5. 吕维柏. 我国的中西医结合事业. 中西医结合杂志，1989，7（9）：446
6. 赵洪均. 中西医结合对中医发展的影响. 中西医结合杂志，1985，4（5）：249
7. 梁茂新，等. 证本质研究的困扰和启迪. 医学与哲学，1989，7：1
8. 赵洪均. 近代中日废止中医泛论. 见：第三代中医论丛. 第 1 辑，武汉：湖北科学技术出版社，1987，143
9. 西村. 日本近代思想史. 第一卷，上海译文出版社，1984，131，133，152
10. 森岛通夫. 日本为什么成功. 成都：四川人民出版社，1986，82
11. 上海中医学院. 国外中医研究概况和 2000 年前景预测. 第 25 页
12. 中村元. 比较思想论. 杭州：浙江人民出版社，1982，170
13. 何裕民. 跨文化认同和中医学发展. 中医药信息报，1987 年 4 月 19 日
14.《解放日报》，2004 年 11 月 14 日第 8 版
15. 彼得·德鲁克.《后资本主义社会》，上海译文出版社，1998
16. 刘再复. 传统与中国人. 生活读书新知三联书店，1998
17. 何裕民. 走出巫术丛林的中医. 上海：文汇出版社，1994

# 第十二章 理性而艰难的选择

我们乘着火车奔驰着，速度越来越快，路轨分叉越来越多，方向不明……

——拉里夫·赖

直面现实的中医工作者都能深切地感受到中医学生存的某种危机和历史所赋予的责任及使命，危机中的中医学何去何从，很大程度上取决于决策的正确与否和我们的进取精神。

## 第一节 从比较到批判

现代人最显著的特色之一，就是他乐于接受新的经验事实和他欣然准备改变。

——英格尔斯

我们就中西医学从历史到方法作出几乎全面的比较，目的不在于评判孰高孰低，谁优谁劣，而是试图对中西医学，特别是中医学进行深刻、冷静的理性剖析，为医学，特别是中医学发展决策的选择，包括研究方法的突破，提供客观依据。因此，批判便必不可少。

### 一、中医学是什么？

危机是一种极为正常的现象，是人类的精神产生飞跃性突进的最佳契机，是孕育超前意识的最好母体。人类的最有深度和创造力的内在变化往往蕴含于危机之中。

——作者题记

**（一）时髦的不证自明** 要为中医学的发展及其未来作出正确选择，首先有必要弄清中医学的性质。遗憾的是，大多数身处其境的学者似乎认为这是不言而喻的，他们认定“中医是科学的”，或迳称“中医学是门科学”。然而，这些命题本身并非不证自明。它只有在批判中才得以确定，鉴此，有必要分析各种流行的说法：

有曰：中医学有着数千年的成功史，而且至今仍有生命力，因而是科学的；又曰：中医理论的许多论点与现代科学的某些最新成果不谋而合，且其中几无迷信成分，故属科学；或曰：中医理论属于朴素的唯物论和自发的辩证法，与辩证唯物主义接近，故是科学的；再曰：中医治病，确实有效，所以，她是一门科学……

逻辑的力量每每大于历史和现实，从逻辑上讲，上述看法有着如下的错误：第一，历史悠久与合理科学是完全不同的两码事，历史悠久不等于就是合理，更不能说就是科学，宗教的历史也不短暂，至今也没有失去影响力，但宗教永远不可能成为科学；第二，存在的就是合理的吗？这个命题早已被人们所否定，例如，巫医的诞生比理性医学更早，且依然为许多人所接受，但巫术和科学毕竟如同水火，故从存在无法确认合理和科学；第三，哲学上的正确必然就是科学的吗？我们知道，哲学和科学属于人类知识的两个不同层次，哲学说明要比科学说明的可证伪性低得多；而且，有“科学的”、“合理的”内容与“科学”这个专有名词又不是一回事；前者只与“迷信的”、“荒谬的”相对立，是对某些认识或操作的合理性及先进性作出的修饰、界定，但“科学”却有其特定内涵；第四，与现代科学的某些观点、原理相一致也不一定就成其为“科学”，现代物理学的许多新思想与东方神秘主义哲学思想（包括禅宗等）颇多不谋而合之处，国内甚至有过这方面的专著，但人们却不能以此宣称后者为“科学”；第五，有效的就是科学的吗？纯粹经验也常常有效；……。因此，上述说法破绽百出，不能说明问题。

**（二）何谓“科学”？**　何谓科学？科学哲学家们作了多方面的探讨，对此，前面已有所涉及。在此我们仅结合中医学的情况作出简要的探析。

**首先科学有别于技术**　人们把人类文明史中在求知意识支配下，对自然界奥秘的主动探究称为科学传统（或哲人传统）；而把在实用意识支配下，利用或制造外物以达到某种目的创造性活动称为技术传统（或匠人传统），前者企图提示自然界的内在规律，即“是什么”、“为什么”，后者的目的在于解决各类实际问题，即“做什么”和“怎么做”。医学则是两者的结合，中医学亦不例外，她具有科学技术、基础与应用的双重特点。虽然科学与技术在某些方面存在着“源”“流”关系，但毕竟不是一回事。以“中医能治好病，所以她就是科学”立论者，其实质是以技术的成功论证科学的成熟，从而混淆了两者间的质的差异。

**其次，科学有过不同的历史形态**　科技史研究表明，从古至今，科学传统的演变大致经历了三个阶段，分别表现出三种基本形态：神话想象、自然哲学思辨和经验实证。对应于此，世界医学的发展，也大致表现为三种基本形态：巫术医学，经验医学和实验医学。后两者都可归之为理性医学范畴。对于它们来说，不在于所研究的医学问题变了，而在于回答问题的方式变了，人们找到了考察医学现象的最佳方式，那就是实验，从而诞生了实验医学。

库恩认为科学是从前科学转化而来的，前科学的特征是众说纷纭，莫衷一是。直到某一巨大科学成就出现，显示出某种“范式”，使学科共同体中的大多数人愿意遵从之以进行深入一步的研讨，便标志着这门科学的成熟，而使之成为常规科学。随着常规研究的深入，某些新现象的被注意及其对原有认识所构成的挑战，则常常引发科学革命，用新规范代替旧规范，从而进入新的常规研究，直至下一次出现新的危机，引发新的革命。

库恩的科学观，显然是立足于历史主义角度，兼顾了社会心理学的产物。借助这一颇受关注的科学观，可帮助澄清有关“中医是否科学”问题的歧见。不难明白：认为“中医学不是科学”，或者说“中医学缺乏科学性”，多是从科学传统的形态而言的，谓中医理论基本上属于思辨性的自然哲学理论，总体上仍处于单纯的经验现象积累阶段，故不科学。这实际上是个传统科学（或谓“前现代科学”）与现代科学的差异问题，而不是科学不科学问题。自《内经》起，迄《伤寒杂病论》、《神农本草经》止，中医学家共同遵循的范式已经确立。它标志着中医学的研究和应用已从“无序”的前科学阶段，进入了有统一范式的常规科学阶段。然而，必须强调指出的是，这毕竟是古代的、传统的常规科学，它与具有现代常规科学性质的西医学，自有时代上的差距，只有经过“科学革命”（变革范式），脱胎换骨，才可能“现代化”。至于认为中医学是超越西医学的一种医学系统，此论所说的“超越”，若仅指空间，那这一命题纯属同义反复，毫无意义；若讲的是时间，这等于说传统超越了现代，自然哲学思辨“超越”了实证科学，自属荒谬的无稽之谈。

**再次，医学不同于一般的物理科学**　上述仅仅是从科学传统作出的考察，只能从历史主义角度说明部分问题。医学是科学与技术的结合，其科学性主要体现在基础医学（或曰中医理论）上。然而，生物科学领域一直存在着的“自主论”认为，生物规律不同于一般的物理科学规律，不存在（至少目前尚无法揭示）可以用严密的数学公式表达的严谨定律，它不能被简单还原为物理或化学运动。我们暂且不评论此说正确与否，生物现象、生命现象，疾病及康夭问题的确不是个简单的物理化学问题，它离严谨的物理科学还距离遥远，却是事实。这又凭添了讨论医学科学问题的复杂性。不能用简单的方法作出评估。前已论及，中西医学的差异，也主要是范式和理论的不同导致的。因此，为进一步弄清这一问题，就必须对中医理论作出剖析。

## 二、中医理论的评判

凡是一个理论，能把事实捆绑在一起，即使以错误的理由捆绑在一起，就是对科学进步作出了贡献。

——惠威尔

**（一）一个苦涩的酸果**　流行的观点认为：理论作为一种系统化了的意识形态，是对客观现象的本质联系或事物内在机制的反映，故人们常把理论与被反映对象之间的关系喻之为“地图”与“领土”，“地图”越是逼真于“领土”，理论的科学性就越高。科学哲学家们为了检验和鉴别科学理论与“伪科学理论”，纷纷提出了理论的“可证伪性”，“判决性实验”等分界标准。这些，正是人们常常用以评判现代科学，包括西医学理论的价值尺度。然而，用它来评价中医理论，却使人们陷入了一种空前的窘迫之中。西医学的理论概念，大都属于实体概念，它与它所反映的对象之间，存在着明显的对应关系，“地图近似于领土。”“冠状动脉粥样硬化”，就是指解剖实体的冠状动脉发生了“粥样的”脂质沉淀，乃致弹性下降、管腔变狭，表现为“硬化”。虽然西医学理论中亦有不少属于猜想性质的假说，但这些学说都必须具备可证伪性，只有经过“判决性实验”检验后，人们才会真正的认可它。也就是说，根据对“领土”的实际测量，可以检验“地图”的质量。然而，中医学的理论概念却与解剖实体并不存在严格的对应关系。例如，中医藏象理论所说：“心藏神”，显然与大脑主司精神思维活动的客观事实相悖离。“痰迷心窍”也不是“痰”阻塞了“心之孔穴”，这类病机所对应的病症的病理解剖，无法找到支持性证据。诸如“脾为胃行其津液”、“肝主疏泄”、“脾主升清”等都无法设计有否证意义的实验观察来确定其价值。显而易见，从上述标准出发，中医学的理论概念缺乏可证伪性，更无判决性实验可资检验，地图与领土吻合度差，因此，它无法纳入现代科学理论范畴之列，缺乏“科学性”。

从现代科学哲学角度来看，由于中医的整个理论体系的基础是观察经验加哲学思辨，只是以大量的经验事实为依据，仅依赖直观外推、心悟、灵感等非逻辑思维或不太严谨的取类比象，一下子跳到理论；其间并无严格的逻辑归纳或演绎，更无严谨的实验检验，因此，除了无可证伪性等外，中医理论还具有下述弱点：

涵容性极大，理论偏于模糊、笼统，理论说明的正确性高，准确性低。整个体系可以说是无所不包，任何事物和现象均可在其中找到解释。然而，从自然科学的角度来看，什么都能解释的理论意味着什么也无法作出深入的解释。诚如某位物理学家所言“能够回答一切的方程什么也回答不了，如果在千变万化的世界里看到的形形色色的事物都能从一个方程里涌现出来，那么从方程到所观察到的事物之间所经历的路程必然长得可怕，……”。更遗憾的是，当人们接受了模糊的理论解释后，求知欲便大大消损，探索本质规律或深层机制的热情亦就淡化了。

过度注重整体和功能的概括，忽略了对结构、细节的分析，概念和理论范畴存在意会性、非确指性等模糊的特点。因此，从古到今的中医学学术争鸣常热热闹闹，却罕有实质性成果，事后依然是公婆各有理、智仁仍互见。

在“天人相应”等观念指导下，以取类比象为重要手段形成的中医理论，在许多方面夸大了自然界的同一性，并常把不同事物和现象与其背后的规律混淆在一起，甚至得出一些似是而非的荒唐结论。

**（二）捆绑事实的有用的“工具”**　中医理论的这么多致命弱点，理应被送进历史的博物馆。然而，一个复杂事物的评价往往存在着众多的尺度。令人们困惑而难以定夺的是，中医理论这个“酸果”，既留之不可，又丢之不得，处于一种两难境地。这不仅是基于“感情”的考虑，也是理性分析的结论。很显然，从逻辑实证主义等角度来看（包括“否证法”），中医理论是非科学的，既缺乏经验的公有性、逻辑的必然性，又无法证伪，无法用“判决性实验”加以检验，故并无多大意义；但是，换个角度，就其价值作出判断，中医理论又是很有用，有其众多合理和科学之处。

首先，庞大的中医诊治经验体系是赖中医理论维系成一体的。它对众多的经验事实起着容纳、融合和保留作用；也能在一定程度上指导人们从事新的诊治尝试和探索；因此，抽去中医理论，就像抽去珍珠项链的连线，项珠四散，项链不成其为项链，至今仍有实用价值的中医诊治技艺和经验将因此而黯然失色。中医学作为一门学科，亦将不复存在。这是一个十分实际的问题。

其次，一些中医理论本身是寓含科学性的，有价值的。近来，人们倾向于从工具论，而不是实在论角度对中医理论作出把握，把它认定为一种“符号系统”、一种容纳大量表象信息的工具。“中医理论的科学价值在于它载录了大量的表象信息和表象联系。蕴涵着丰富的经验事实。”(1)正是这些表象信息和经验事实，有可能提供现行的西医学和生命科学理论无法解释的一些新事实，从而成为新的理论的生长点或导火线，也对事实有着助发现作用。

惠威尔（Whewell W）曾有一句名言，“凡是一个理论，能把事实捆绑在一起，即使以错误的理由捆绑在一起，就是对科学进步作出了贡献。”弗·培根也说：“从错误中比从混乱中更易于出现真理。”中医理论中许多理论概念的实质，就是通过某一带有中国传统文化烙印的术语，把众多的经验事实捆绑在一起。如“肝失疏泄”是把抑郁（情绪异常）、善太息、胸闷、胁肋胀满、纳呆、少腹或乳房胀痛（躯体不适）等经验事实捆绑了一起，而逍遥散及柴胡、香附、郁金等方药系统亦与之直接相扣。中医学中，这类陈述不可计数，它们大多蕴涵有丰富的经验事实。这些，既保证了中医诊治的有效性，又是人们进一步探究生理病理及诊治问题时极为可贵的参照线索，它可使人们作出新的医学发现和理论证明时，少走许多弯路。

再者，不仅“观察渗透理论”，理论影响到事实的观察及其描述；而且，科学哲学界的“怪杰”费耶阿本德还正确地指出：理论具有“事实发现功能”。有些事实没有特定的理论帮助，就无法发现。“只要排除这些理论，就不能得到这些事实。”(2)他以Brown粒子现象学第二定律不符合的发现为例，论证了这一点。在中西医学中，只要指出“经络”现象和“气”的现象观察，也足以说明这一点。因此，我们说，中医理论的存在，有助于发现某些易被西医学所忽略的事实。而新的事实之出现，又可能构成对旧有理论解释的冲击，从而引起医学理论的更新。在这里，中医理论至少起到“助发现”作用。

最后，我们考虑一下循证医学崛起所传递的信息，从深层来说，不能不说是对实验医学思路的一种调整。对临床医学传统精神的一种复归，当然是提升了一个层次的复归。

也许，正是基于类似的认识，瑞士医学家罗杰斯（Rogens C）分析中医理论时指出：“理论不要求正确，而仅要求有用。许多不正确的理论被科学界用来解释观察到的现象，并在它们被修改或被摒弃而使用更好的理论之前，大大推动科学知识的发展。在我们的知识的目前阶段，还没有更好的理论来代替中国的模式。到目前为止，其他的理论已经提出来解释针灸的片断，例如镇痛效应，但它们不能代替整个的体系”。[3]因此，既不可简单摒弃，又不应原封不动的保留，这就是对中医理论作多尺度理性考察后的两难选择。正因为这样，凭添了我们的困惑和选择中的艰难。

**（三）传统范式：恼人的两难选择** 根据库恩的理论，科学革命，就是范式的变革。在现时代，作为传统科学的中医学若欲获得真正的发展，在现代社会生存下去，变革范式就是必不可少的。然而，这使人们陷入了又一个两难窘境之中，碰到了一系列难题。首先，现代自然科学大都奠基于构造型自然观，以实验观察、因果分析为根基，注重经验的公有性和推理的逻辑严密性；中医学则属于有机自然观，以取类比象、朴素的辩证思维及心悟一类非逻辑推理为根基，在经验的公有性、理论的严密逻辑性等方面大为逊色。因此，中西医学在基本观念、思维方式、语言概念系统和主导方法等方面，不可通约的成分甚多。若完全按照现代西方医学的模式从根本上来改造中医学（姑且不论这有否可能），那么，中医将不复为真正的“中医”；因为完全按其模式，复制出的只能是其本身，即使成功了，中医学存在的价值也就没有了；但若不动中医学之根基（范式），只是用现代科学阐释中医，那除了旧酒换上“新瓶”外，中医学又何有真正的发展。更为困难的是，分析已经彰明：中西医学的“范式”虽明显地烙有历史的差距，但由于东西方文化基质的不同，双方还存在着一些互补或互相借鉴之处，这正是现时代中医学存在的科学价值。也就是说，中医学传统范式对于未来医学科学来说，并非一无所是，毫无科学意义。因此，正确的选择应该是在两极之间，寻找第三条途径。也就是说，突破传统范式，以现代科学精神为主导，尽可能地揉合中西医范式中的优势基因，重建现代范式。然而，有必要指出的是，中西医学的传统范式都有着严整的自洽性，它们分别与自身整个学科的各个组成部分有着互为因果的内在联系，牵一发必动全身；而迄今为止，东西方文化交汇尚未提供任何成功的范例，可资借鉴。可见这项系统工程之艰难，也正因为这样，她的意义超出了单纯医学科学领域，更富有现时代世界文化趋同浪潮中的普遍示范意义了。

## 第二节　重建：认真而严肃的回答

中医学的现代化，首要的就是中医理论的现代化，而这又表现在中医理论应具备现代的思考方式、了解方式和表达方式等各方面。要做到这一点，中医理论体系的解构与重建，就必须以现代哲学思想为主要基础，主动寻求科学哲学思想等作为认识指导，遵循科学概念（或认识）的“沟通原则”。

——作者题记

前几章多层次、多角度的分析，昭示了一点：即近百年来，乃至今日，中医学在两极振荡中的种种选择都以失败而告终。在困惑的“夹缝”中，我们痛苦地思考与求索，理性的光芒和结构主义、建构主义的世界性思潮，帮助我们找到了摆脱两极振荡之窘境的“第三条路”，那就是传统理论体系的解构（de-construction）与重建。而这一主张又恰恰与科学哲学中库恩的历史主义观点——科学革命导源于范式变革，十分吻合。因此，可以说这不仅是我们这一代中医工作者在困惑中沉重而艰难的选择，也许也是顺应历史发展与时代精神的正确决策。

## 一、双重解构：体系与概念

> “解构”这个词毫无疑问已经声名显赫了。但是，解构绝不是盲目地摧毁，不是不负责任地肆意妄为，不是歇斯底里地破坏，不是虚无主义——人们通常斥之为没有建设性的无理性的虚无主义——的极端发泄。对于解构的指责，数不胜数，但是，那些指责从来没有意识到解构的解放性、发现性和敏锐性。解构正是借助不同凡响的目光，对那些隐秘压抑和宰制机制的摧毁，无论这些宰制是以什么面孔出现的，也无论这种宰制表现出如何的正当性和自然性。解构，因而是一种无与伦比的识读和发现，这种识读和发现以一种不可思议的敏锐穿越了漫长的历史进程，历史是以一种不在的方式而完满在场的。
>
> ——汪民安

**（一）解构与重建：时代的选择**　建构主义认为：理性的认知肇端于概念及系统的建构。而当代法国哲学家杰·德瑞达（Derrida J）又揭橥“解构”一词，认为每一概念及系统均有其限制。因此，人们探寻每一概念或系统的限制之所在，每每是人事发展的重要一环，在这里，理论分析就是“解构”。而“解构”分析旨在解构后得以重建，使新的理论概念或系统因而建立。建构主义认为：自然科学家就是依循这一程序不断在改弦更张，发展其理论系统的。可见，解构包含两层涵义：一是对原有概念的分析批判，二是对原理论系统（或称理论体系）的分析批判。它的目的在于重建概念与理论体系。

中医学中，苦涩的理论“酸果”和恼人的范式，是阻碍其近现代顺利发展的最大路障，也是断定其为传统科学的主要依据。人们之所以在“中体西用”或“全盘西化”这两极间徘徊、迂回了百余年，最根本的原因在于对中医理论及范式的认识及态度差异，且缺乏正确的思想指导与方法手段。其实，任何一门科学的发展，都表现在基本概念的更新和范式的变革上。而这一切，就需要解构与重建。

解构目的在于重建，而重建的目的在于把中医学中传统的一系列重要的、基础的概念，从哲学式的论述中脱胎而出，导入可经验的范畴，进而使经验的可公有性和逻辑的必然性、严整性成为重建后的中医理论概念及整个理论体系的两个准则。只有到了那时，中医理论才具备了可证伪性，一系列实证研究才真正成为可能。

我们认为：中医学的现代化，首要的就是中医理论的现代化（必须指出的是，中医理论的现代化和对传统理论作出现代阐释是两个不同质的问题），而这又表现在中医理论应具备现代的思考方式、了解方式和表达方式等各方面。要做到这一点，中医理论体系的解构与重建，就必须以结构主义和建构主义等现代哲学思想为主要的哲学基础，主动寻求后实证主义等作为认识指导，遵循科学概念（或认识）的“沟通原则”（communication principle）。这样，通过重建，中医学中大量合理、科学的认识有可能被昭示，为世人广泛接受，并较容易与现代科学相互交汇，从而真正走向世界；逐渐获得某种实证支持的现代中医理论，也可因此获得较为严密的逻辑性和真理性，从而更好地为诊治实践服务。

**（二）传统体系的解构** 人们常感叹中医理论最令人头痛，它基本上是思辨性的哲学认识，是无法证伪的，且与现代科学理论几乎不可通约。这一分析是确切的，但却不尽然。应该指出，通常所说的中医理论，是个泛化了的概念，统指中医学中的理性认识。而不同层次的理性认识，与经验观察的关系并不一致。因此，解构首先须就中医理论作出层次分析，了解各层次的理论概念与经验观察的离合程度。就我们来看，以与经验事实的离合程度为尺寸，中医理论体系中众多内容至少可以分解成四个层次。最高层次的便是通常被人们认作中国传统文化主要内容之一的阴阳五行学说。这些学说纯属思辨性哲学认识，其对中医理论影响之广泛深入。通常，它们是作为主导性观念和认知方法渗入中医学的，且有的又与具体的学术内容融合成一体，衍生出众多层次低得多的理论概念，如肾阴、肾阳、心阴、心阳之类。由于阴阳五行学说作为建构方法，侵浸于中医理论体系的各个层面，故其在重建中的意义及其与新体系的关系，十分复杂。我们将专作研讨。

脏象、经络、气血津液等可视作中医理论体系的第二层次，它们被推崇为中医理论的核心内容。这些概念及规则的建构过程中，司外揣内、援物比类、心悟等起着主要作用，故唯象色彩甚浓。不少是从表象信息直接跳跃到理论概念或规则的。许多概念与形态并不存在明确的对应关系。且大多蕴涵的表象信息过于丰富。以致即使从传统角度来看，其内涵和外延有些一时间亦颇难作出清晰的界定。因此，这一部分理论概念和规则的重建，只能建立在层次较低的概念广泛重建后的逆向上溯。因为后一工作的深入，有利于对这些理认概念的"解构"，找出其特征、实质意义和限制所在，从而以新的、内涵更具体、表述更精确的概念或术语取而代之。

第三层次的是中医理论中众多较为具体的概念或术语，其大多与病因病机、治则治法、辨证的"证"等有关。这类内容往往与实际操作紧密相扣，每一个概念（术语）常直接或间接地"捆绑"着多个（但不是很多）经验事实，借此把不同的表象信息联系在一起。虽然它们与脏象、气血津液等理论概念差不多，亦带有浓厚的"唯象"色彩，"地图"也不见得等同于"领土"。然而，由于这些概念每每比较具体，多半是基于一定的、比较明确（或比较容易明确）的经验事实，且大多数本身便于解构，实证研究时又常常可以找到某些相应的、较为理想的参照系，因此，这类理论概念的解构与重建是整个重建工作的基石，也可以说是新理论体系理想的生长点。

最低层次的是一些带有经验陈述性质的论述，如对于各种体征或症状意义的表述，各种药物功能的认识和归类等都可纳入其中。这类理论概念的重建，虽一定程度受制于高层次的理性认识，但因其本身往往直接蕴含着经验事实，很容易就此作出实证研究，且现在人们已在这些方面作了不少工作，因此，也是新体系重建的重要基石。

就中医理论体系的层次分析表明：由于与经验事实的离合程度不一，新理论体系的重组，包括概念的重建和规则的重建等，主要应从较低层次的理论概念着手。只有这样，才可能真正借助逻辑和实证两大基本方法，一步一步地重建中医理论体系，变革学科范式。当然，很明显，这一工作决非一朝一夕，垂手可成，亦非单枪匹马，少数精英可就，它也许需要付出几代人的心血与精力。

**（三）概念的解析**　解构还涉及到具体概念的本身，鉴于这一问题涉及过于宽泛和具体，我们只能略作分析。它涉及到两个既相互关联、又不尽相同的具体解析环节。

**"套箱"的"解套"**　有人比喻中国的传统医学的概念体系为中国式的"套箱"，同一或类同术语表征的是层次不等、外延不一的大小概念，即一个"箱"（概念）重叠在另一"箱"（更大概念）之下，甚或同一术语有可能表征的是不同或不尽相同的内容，如命门、三阴三阳等（《内经》、《伤寒论》及后世解释自有多种含义），这既是中国传统文化的特点之一，也是传统中国形式逻辑先天发育不良的结果之一。

概念的解析，首先须将一个个具体概念从这些大小不等的"套箱"中一一"解套"而出，根据其实际包涵的内容加以明晰、确定，并用比较准确的术语重新表达。比如就"神"而言，中医文献中主要有三层含义，最广的含义，指自然界的一种规律——"阴阳不测之谓神"；其次指人的内在功能活动（含心理生理等多方面）的外在综合显现——"神色"、"神气"；最狭的是指精神心理，是对精神心理的一种概括。又以气为例，最广意义上的"气"，是哲学上的物质概念，泛指客观"存在"，相当于西方传统所谓的最基本的物质单元——原子,"气生万物"，即此含义；次一"套箱"的"气"，指构成人体的各种物质，"余以为气血津液精，皆气也"（《类经》）故曰："气聚则形生"，"气者，身之充也"；再次一"套箱"之气，是指构成人体、维持人的生命活动的诸多物质——如气血津液精等中，特指一类无形且又很有活力的"物质"，其无处不在，为生命的活力所系。"人有此生，全赖此气"，人参补气，黄芪益气，针刺经络调气，讲的就是此气；最小"套箱"的气，（亦即最基本层次的气）又可细分为元气、宗气、中气、营气、卫气及五脏六腑之气（肝气、肺气、心气、胃气……）。而与上述同时，气有的时候差不多又是功能、活动、效应的同名词。因此，当我们在研究中医理论时，首先有必要区分同一名词术语所包含的这些不同层次的概念，即不同"套箱"中某一具体概念的具体所指，并一一加以明确，而不能囫囵吞枣，概而论之。否则，徒生混淆外，不会有任何清晰可行的研究结果。

至于诸如命门、三阴三阳、相火之类含义不同的概念，也同样需要一一清晰其具体所指，还其一个基本明晰的界限。

**具体概念的解析**　很显然，概念"套箱"解套后，许多概念并未完全清晰，还不能进行现代意义上的"实证"研究，还须进一步深入解析。而且，不同"套箱"的概念，其科学意义不尽相同。例如，"大套箱"、"中套箱"的"神"的概念，显然都只是种纯哲学概念，只能作出哲学的思辨性的研讨；最基本的"神"，即精神心理，还应结合它所捆绑的具体事实，进一步加以明确。就我们来看，此"神"也只是种泛指，包括了传统所说的魂、魄、意、志、思等等。而这些具体概念，又可分别基本对应于现代所说的知、情、意，本能性活动等等。而知、情、意等心理活动或心理过程也有各种具体所指。只有这样层层分析，才能明晰与心身具体事实紧贴的一些底层概念。也才能从事实出发，对这些概念作出实证性研究，包括实验性研究，并逐层重建中医关于精神心理的理性认识。

又如，关于"气"的研究，泛指物质的"气"，构成人体物质之"气"，气血津液之"气"等都过于宽泛，充其量只能先作出哲学或自然哲学的思辨性的研讨。而相对较为具体的卫气、营气、元气、中气、宗气等，则可结合其所捆绑的临床具体事实，作为进一步解析。例如，就“卫气”而言，依据中医理论中关于卫气较为一致的看法，它的生理特点包含：①护卫肌表，防止邪侵；②邪侵后与之抗争；③温煦肌肉、脏腑、皮毛；④司腠理开合，调节汗液排泄；⑤调节体温。结合临床病症事实，并参佐现代生物学有关认识。卫气这一“气”的最底层概念，大致涉及了以下生理病理机制或事实：①免疫功能；②机体应激时的反应机制；③能量代谢及体温调节；④汗液排泄；⑤对皮肤及汗腺支配的神经及内分泌机制等。

根据中医临床，卫气失常时，常可在上述这些环节中同步出现多个环节，甚至所有环节的障碍或失常，而治疗性的固护卫气之方药：如单味黄芪，复方玉屏风散等对其中某些类型有调整作用。因此，可以肯定地说：卫气就是中医学用于捆绑上述相关事实的概念。而有关的实证性研究则可从这一层面展开，并着重分析这些相关事实之间的内在联系，而不只是某种“本质”（因为它包含的内容过于丰富）。又以脏腑概念为例，相对于脏，肾这个概念属中位概念。肾阴、肾阳等这个套箱中的低位概念，对“肾”的解析，只能从肾阳、肾阴、肾精、肾气等切入。又以肾阳为例，它的生理病理至少涉及了水液代液，肾的泌尿功能（水肿、夜尿清长），性与生殖功能（阳痿、不育），退行性占多数的骨与肌肉的病变（腰酸、腰软），以及能量代谢，内分泌（畏寒、怕冷、四肢不温等）。肾阳可以说就捆绑了这些事实。因此，解析到这一步，便可借助实证手段，着重分析这些分属于不同系统的生理、病理现象背后的共性机制或相关内容，包括肾气丸等的作用机理，从而揭示出一些新机制，发现一些新现象，加深人们对相关问题的现代认识。

## 二、概念与体系的重建

> 中国哲学的重建，有赖于对中国传统的严肃批判。而批判的结果若非重建，则此批判显然不算真的批判，因为批判是以反省经验及思考为基础的理性活动。
>
> ——成中英

中医理论体系重建的目的在于把中医学中传统的一系列重要的、基础的概念，从哲学式的论述中脱胎而出，导入可经验的范畴，进而使经验的可公有性和逻辑的必然性、严整性成为重建后的中医理论概念及整个理论体系的两个准则。只有到了那时，中医理论才具备了可证伪性，一系列实证研究才真正成为可能。

**（一）事实的确认** 任何科学研究均以一定的现象为依据、为对象的。而科学概念则是描述一定的经验事实（现象）。重建中医理论的第一步，可以说是经验事实的确认，对此自属不言而喻。然而，中医界的不少研究者却常常不以为然，有意无意地忽略了这一点。他们往往以为古书上说的就是事实，只想沿着古人的描述，作出研讨（且主要是文字意义上的阐证、诠释），而没有想到首先弄清古人所描述的现象是否客观存在，是不是可经验的事实。毋庸讳言，古人的论述大多是真实可信的，但也有不少纯属杜撰臆测，更有一些是被曲解了的。不管怎样，严肃而科学的研究应以经验事实为基础，古人的认识充其量只是有助于寻找这一经验事实，并在研究过程中给予一定的启示。循经感传现象的广泛调查研究，最后被确认，就是一个明显的例子。若不先确认这一现象有客观存在，只是乐津于《灵枢·经脉》和《甲乙经》等中的描述，直到今天，人们还只能把它视作为古人的一种天才猜测而已，有关经络、针灸和穴位的研讨将永远原地踏步。然而，如果认为古书上描述的都是对的，那又麻烦了。首先，关于经络循行，不同的书，有太多的版本，莫衷一是，以此为据，只能永远停留在文字游戏范畴，永无明确时日。有关的大样本的临床现象（事实）调查就明确了这一点，四肢部位，十二经脉古书描绘的吻合率约在 85%，躯干则低得多，头面部不吻合。很显然，进一步的实证研究只能以这一相对符合事实的调查结论为新的出发点。又如近年来蓬勃的体质研究，早期热了一阵后曾一度冷寂，究其原因，空中楼阁式的研究，使人们无法折服，也无法深入。只是到了 80 年代后期，关于体质现象（个体生理差异之事实）的客观存在通过一系列的群体调研和实证观察后被确认，才又热了起来，且研究深度、广度有了大步提高。在这一基础上所作出的进一步探讨，其结论的经验公有性和逻辑严密性得到了某种保证。因此，我们说重建中的首要环节是经验事实的确认，它是其他工作得以进行的前提。

**（二）概念的重建**　概念的重建与事实的确认可以说是互为因果的两大环节。原有概念的解构，有助于经验事实的确认；而确认了的经验事实及基此所作的进一步研讨，又有助于新概念的重建。基于上述讨论，我们认为眼下中医理论概念的解构与重建，主要应集中在较低层次的概念上。而概念重建的途径，主要有三条，它们既可互补交叉、互为因果，各自又特别适用于层次不同和表象信息聚合多少不一的概念的重建过程中。

**专家道路**　这实际上称作中医理论概念（或名词术语）规范化研究似乎更容易为人们理解和接受，它适用于所有的中医理论概念（或名词术语）。其实，已经有人就此作过一些研讨，有些研究单位正在努力实施这方面的系统研究计划，我们也就此作过一些尝试。比如“气机”、“气化”、“肾阴”、“肾阳”等。然而，无论是思想认识、组织落实、计划实施以及各个具体环节，都存在着令人遗憾的巨大欠缺。我们认为，从速补上这一方面的缺口，是眼下全国中医研究工作中最为急迫的问题之一。因为明确概念，是从事任何科学研究工作的前提。且这项工作远非某一个单位、某些个人所能胜任，必须全国一盘棋，充分利用全国的中医研究力量，在强有力的机制协调干预下，历经数年的努力，方可取得应有的研究成果和相应的社会效果。

专家道路的概念重建，具体说来，可分解成三大部分工作：一是对每个概念本身的历史演变与沿革，作出系统的文献梳理考证；二是就每一概念当下使用情况及其混乱的原因，作出逻辑分析；这两者有助于原有概念的“解构”；三是在此基础上，组织众多专家对这些概念（或名词术语）集体作出研讨分析，以明确每一概念的特性和实质。鉴于以往学术争鸣的结局往往是仁智互见，最终仍各执一说，因此，首先有必要明确重建工作的目的意义，以使各位能摈弃个人成见，求同存异，取得相互认同；同时，为了作好讨论导向，文献整理和现状分析必须事先作出充分准备，以作为集体讨论时的逻辑依据；再者，还可通过制定问卷，借助问卷式调查，取其多数意见，取得概念（或名词术语）的暂时清晰、规范与统一。

分析目前专家道路重建工作的状况，有必要指出一些具体的、应努力加以克服的问题。具有代表性的有关病证概念规范研究而言，就存在以下几点不足：一是厚古轻今，重经典轻实际，凡是古书上有的，不考虑现在使用情况及有否实际意义，一概收录，强加诠释，这样，大部分概念的外延纯粹是人为杜撰的。二是指导思想上的“多多益善”，没有注意到应尽可能地合并实质同一或类同、仅表述方式有异的术语。中医学由于讲究语言美，这类术语又特别多。这样一来，枝叶杂乱、大多无实用价值，徒增繁琐，混淆视听，无法起到规范、简化作用。三是专家面过窄，研究手段陈旧，不注重概念的逻辑分析，更毋庸谈及与实体尽可能对应问题。这样的成果，除束之高阁外，很难发挥应有的规范作用。因此，要卓有成效地进行专家重建，还须处理好以上几大问题。

**数学道路** 很显然，上述道路的重建，结果充其量只是原有概念术语相对明晰和规范，很可能仍缺乏经验的公有性和严密的逻辑性，常仍无从着手展开系统的实证研究，只是为进一步研讨工作确立了一个必要的前提。由于中医学的许多概念和陈述，都是从表象信息直接跳到理论陈述的，而这些信息之获得，又常常依赖对临床群体现象的直观观察，为此，借此数学分析和流行病学方法对此类概念术语及陈述作出解构（分解它所组合的经验事实）和重建，就十分必要了。其实，这方面的工作，在诸如体质研究、辨证研究等领域已经展开。

运用数学方法，首先应遵循现代流行学研究的一些原则和要求，包括特别是新崛起的循证医学方法。因为从方法论角度而言，数学道路和这些成熟方法之间，有着内在的契合性。遵循这些成熟方法的操作要点，是确保数学方法对中医学理论作出有效重建的关键。对此，应努力学习上述这些相关的学科知识和技能。

分析眼下自觉不自觉地借助数学方法所进行的重建工作（有些则表现为对原有理论概念作出量化的描述），有一个普遍性的问题，即在具体研究中，许多因子的意义及因子之间的关系，都是事先人为主观地确定的。例如，关于“证”的判定和体质调研中体质类型的确认，人们大都是事先“设计”一个方案，选择一些指标（因子），并先验地规定这些因子的意义及它们之间的关系；然后加以“量化”，形成一个“标准”（里面可能运用了某些数学方法）；再以调研结果或临床情况与之匹配，即用这“标准”对经验事实作出筛选，从而得出自己所需要的结论。很多情况下，方案的设计、标准的制定，只是作者自己一人闭门造车的结果。这种“数学重建”看起来要比单纯凭借经验的传统方法高出一筹，但由于结果常常已大部分包含在前提中，而前提（标准）的人为主观性，其结果的客观公有性就可想而知了。人们已注意到，用这一思路研究所得的结果（如体质调研结果）常南辕北辙，无法相互认同、沟通、统一。这种研究模式中，数学方法并没有真正起到保障结论严密性的功效，充其量只是一种时髦的点缀。因此，如何尽可能地摆脱以 X 来求 Y、以主观经验来求证主观经验的窘境，是数学重建工作中首先必须解决的障碍，也是困扰着现代中医学者的一大难题。而这首先须解决的是思想观念问题：我们不能先入为主地进行科研设计，不能囿于已有经验，目的只是为了证明已有经验或自己观念的正确性，而应该立足于事实，借数学方法来帮助揭示一些现象之间的相互关系，而不只是用数学作为一种点缀。换句通俗的专业术语而言，就是应该“脚踏实地”（立足事实），而不能头顶于地（自构事实）。这可以说是一大方法论原则。

其实，只要虚心向其他学科学习一下，这些难题并不难以解决。在我们以往对体质与证的研究中，模糊聚类、神经网络、统计递归分类等数理方法，便给了我们很大便利，有助于我们尽量地排除个人主观经验的成分，以使结论更具有客观性、可重复性，从而达到了一个新的层次。

**实证道路** 中医理论中许多具体概念的重建，可以依赖实证研究基础上的逻辑分析。一些具体的，带有经验陈述性质的概念或术语，可以借助实证手段予以解构；一些含义明确，所“捆绑”的经验事实相对较少且易确定的概念术语，亦可以实证加逻辑分析的方法作出解构。其实，国内近 20 年来对一些中医理论概念的现代研究，不同程度上带有这种性质。例如，沈自尹教授等对于“肾阳虚”的研究，从临床到实验室，可以说是较早的尝试；类似的，但深入程度略逊一筹的诸如热证、寒证、肾阴虚、阴虚火旺等的现代探讨，也都带有概念解构的性质。沈氏等已从多个角度（但不是全部）揭示了“肾阳虚”这一概念的实质、特征及其限制。明确了这些，下一步的概念重建就可以较为顺利了。又如，“穴位”是针灸经络理论中的主要概念，借助实验针灸研究手段，通过长期的实证研究，现可以基本确定：穴位是机体的一些特异的感受点和反应点，其感受装置能感受有限程度的适宜刺激，有其特殊的感觉阈限，对不同能量形式的刺激有不同的适应性；并且可以反映病症，在某种特定的病理情况下常表现出痛觉过敏、知热感度异常变化，以及局部组织的形态和生物物理特性等的改变。这一界定，显然较传统理论穴位的认识，大大深了一层，易为现代科学所认同。

然而，有必要指出的是，实证道路的重建若要全面铺开和顺利进行，至少要注意以下几大问题：一是首先须与专家道路的重建相结合，或以后者为前提，先清晰而规范地界定所要研究的概念；二是同时可参佐应用数学方法，后者至少对于具体概念所“捆绑”的经验事实之清理，大有裨益；三是这种重建可以和前面所提及的经验事实之确认，同时进行，两者并行不悖，常可相互促进；四是现阶段的工作重点只比较适用于较低层次的具体概念，因为它们所捆绑的经验事实常常较少，容易明确，且相对稳定，每每易于设置参照系进行研讨。若不注意这一点，好高骛远，动辄研究什么“心本质”、“脾本质”、“气本质”、“虚证本质”之类，就犹如拉着自己的头发想把自己揪上天空一样，缺乏必需的根基。主要是因为低层次具体概念的未实证化之前，没有可能从事这类内涵更为丰富，捆绑事实更多的高位概念之实证研究。就像地基没有打好之前，先造二、三层楼结构一样，其结果往往事与愿违；至少是事倍功半，甚或根本无从切入研究。有时即使勉强搞出了一些东西，也很难受到科学共同体其他成员的认可。最后，在借助实证手段解构概念时，应拓宽视野，尽可能从多层次、多角度、多方法、多指标着手，尽可能不要遗漏概念所蕴涵的信息，以免过于失真。

**（三）表达方式的更替**　概念重建的最后一个环节，也可以说是至为重要的一环，是对原有概念的表达方式作出扬弃。中医许多概念的表达，不仅缺乏与实体对应的关系，而且常常带有浓厚的臆测色彩甚或迷信成分。历代对中医理论的研究，又大多只是在旧概念术语圈子里打转，仅仅一而再，再而三地赋予旧术语以新含义，如“命门”就从“目”，演变成“穴位”，到后来又衍生成脏器名称，遂有“左肾右命门”、“两肾皆命门”、“肾间为命门”和“肾间动气”等持续近两千年的无谓争执，诸如阴火、相火、三焦、大气、六经、营、卫、气、血等概念的命运大致类同。我们说，经过上述多条途径解构分析，中医学中许多概念术语的表达方式应作出相应的变动，可以创造新的、更为确切的名词术语来指代原有的术语，使之不仅内涵外延易于界定，不至引起误解；而且每每本身即可对应于某些相应的实体，或者包含有一组可操作的检验程序。在这一过程中，必须遵循科学概念的基本逻辑要求，不至于犯方法论上的低级错误。

我们说，术语的再造应该是个自然的、逐渐进行的过程，同时也是个新术语不断取代旧术语的过程。前一阶段，人们对于“肾阳”等概念作了较多的实证研究，在这些研究的基础上，可以（而且应该）构造新的专业词语来指代它，或者将“肾阳”分解为几个从属的、所指较窄、也便于明确涵义的新术语。对于伤寒“六经”，温病“营、卫、气、血”等概念，也应该重新构筑词汇进行替代。对于有些术语，经解构分析后，则可将其归并，以一个表达相对贴切的术语来指代其他类同的术语，如蓄血、郁血、淤血等含义近似，相对说来，淤血更为恰意，也更容易设计实证检验程序，故可取代其他。气滞、气郁、气迟、气结、气闭等也可作出适当的归并。至于有些术语本身科学价值有限，则可以摈弃之，或者搁至一旁无须理会。总之，概念的重建应达到概念表达的恰意、逻辑化和可检验等目标。

**（四）规律的“重建”** 概念只是反映事物本质属性和特征的思维形式，它构成了判断和推理的细胞。科学理论中，客观事物自身的本质的、普遍的必然联系，亦即“规律”或称“规则”（law），每每是某些概念借助不同语词的组合揭示出来的。因此，在重建概念的同时或之后，便须就中医理论所涉及的规律或规律性认识，结合现代科学的研究手段加以研讨，从而以现代表达方式作出陈述、揭示。这可称之为规律之“重建”（其实这是规律陈述方式之重建）。它往往以具体概念的重建为前提，且意义超出了前者。

规律的“重建”，我们认为具体途径可有两条：一是由下而上的“重建”，在相关的具体概念重建基础上，去发现不同概念之间的实际关联，这时，原有的中医理论认识弥足珍视。每一个特定概念或陈述所“捆绑”的众多经验事实常常可以帮助提示事物之间的某种联系，或迳以朴素方式告诉人们某种规律性现象。然而，在严格的“重建”过程中，人们只能以原有的有关认识为“引子”或“线索”，在其启示下，利用调研分析或实证研究，再借助严密的逻辑推理，方可完成。也只有这样，重建才有可能超越原先思辨性建构的陷井，具有逻辑实证的特点。这样所揭示的规律，既是人们认识深化的体现，有助于指导一系列实际工作，同时又可作为深一层研讨的逻辑起点，以利于作出进一步探究。仍以体质为例，在明确界定体质概念基础上，我们通过制定较严谨的体质调查量表，就较大样本的调研材料作出逻辑分析和数学处理，揭示年龄递增与体质成熟、定型、演变之间的关系，就是在中医原有朴素认识基础上，就这一问题做出的带有规律“重建”性质的尝试。例如，有人通过对大量实验研究报道的总结，对温热药药理特点作出归纳，发现温热药有直接刺激器官和组织，兴奋处于病理性衰退状态的机体功能之作用。这一工作也带有借助实证和逻辑归纳，自下而上“重建”概念和规律的性质。它建立在逐一进行的温热实证研究基础之上，不啻有助于“温热药”这一概念的重建（人们可以保留原术语，但赋予与实体相对应的明确的新含义；亦可以另起炉灶，构思更精当的术语取代之）；也揭示了“温热药”与机体某些特定状态之间所存在的带有普遍意义的内在联系。

在某种情况下，重建还可以由上而下地进行。通过对相关现象的大量收集和逻辑分析，或者设计较严密的实验方案，对现象之间的关系直接作出实验观察，从而了解现象之间的客观联系，完成由现象到规律的直接重建，并可基此反过来明确界定相关的概念。例如，有人曾在较严格的实验条件下，观察了风、寒、湿三种物理因子作用于实验动物某些关节后的情况，发现一定时间后，被作用的局部都出现了组织水肿，表现为渗出性为主的炎症变化，[4]类似于风湿性关节炎样病理变化。这一工作就带有自上而下“重建”的意义。它不仅揭示了风、寒、湿三因子与关节病变之间的某种内在联系（包括性质、时间、程度等），印证了中医病因学中某些思辨性论点，同时对诸如中医病因学中“风”、“寒”、“湿”及“痹症”等术语或概念的解构与重建，亦有积极意义。因为中医学的“风”、“寒”、“湿”等基本上属于约定俗成的术语，与实体概念相距甚远，如何将它们导入可经验的范畴，是概念重建中的一大难题。上述直接印证“规律”性质的尝试尽管主观上不带有这一动机，却在客观上提供了一条可试行的途径。

必须强调的是：规律的“重建”，不能只以肯定传统认识为研究导向或归宿，而应该肯定与否定并行，一切以事实为出发点和终审官，既敢于肯定并超越（指深度和精确性的）传统认识中被经验事实证明是正确的，更应勇于否定一切被事实证明似是而非的。后者大量地充斥于中医传统理论之中，不能果敢地清除这类谬误，中医理论体系的重建既无实现之可能，亦无科学意义可言。

## 三、重建的“配套”环节

大树被斩伐，生机并不息。

——丰子恺

**（一）重新作出理论解释**　概念和规律的重建，必然引发一个新的重大问题，即对某种现象，或某些现象之间的因果关系如何作出理论解释，一定强度的物理因子“风”、“寒”、“湿”作用于某些关节达一定时间后，可以引发“痹症”（关节炎症反应），作为一个科学工作者，并不满足于这类纯现象的经验描述，还必须就其原因和机制（为什么会这样?）作出进一步的解释，这就是理论的功能。这时，也需要理性思维。很显然，在这个问题上，满足于《内经》的“风寒湿三气杂至，合而为痹”之说，失之笼统；强扣中医理论，认为“风为百病之长”、“寒胜则气血凝滞”、“湿性粘滞重着”，合而为之，则过于牵强附会；仍未跳出自然哲学思辨认识之窠穴。重新确定后的概念、规则或定律，必须作出新的理论解释，而这一解释应尽量以实证科学所提供的资料为依据，当然不能避免某些环节作出大胆的理论假设，但这种假设亦至少应以实证科学所能认同的术语和方式进行。比如，“七情内伤”事实上已被确认，异常的情绪活动可以诱发或引起心身病症，对此，传统理论解释认为七情内伤，可以扰乱气机，干扰脏腑功能，损伤气血，且喜伤心，怒伤肝，思伤脾，……。我们说，结合现代有关心理生理学认识可以解释为：异常的情绪活动，通过下丘脑等环节，影响神经、体液调节，特别是植物神经功能和免疫功能，从而引发一系列的生理上或躯体上的改变，严重者便表现为某种病理状态。至于有一定事实依据的喜伤心，怒伤肝等说，则可解释为特定的情绪活动还可能和某些脏腑（或者说某类功能）有着一定的特异联系。总之，重新作出理论解释，是中医理论重建的一个重要环节。

**（二）可容性研究**　可容性，指的是整个理论体系的各个组成部分之间，所陈述的各种规律或规则之间及一些核心概念逻辑上的相容程度。很显然，相容程度之高低，直接决定了该科学理论体系的逻辑严密程度。因此，可容性研究至关重要。例如，近年来，体质研究成为热门课题，经过争鸣，人们逐渐取得一致意见，认为“体质”概念是指个体相对稳定的生理特性，这类特性在生理状态下表现为对外界刺激的反应和适应上的某些差异性，发病过程中对某些致病因素的易罹性以及病理过程中病变发展的倾向性(5)。基此，人们作了临床观察、群体调研、实验室检测和理论探讨等多环节研究，获得不少有意义的结果。然而，这就引出了这些结果之间以及这些结果与其他研究工作的关系等这类可容性问题。首先，许多对体质研究是和对证的研究混作一谈的，在人们看来，两者是一码事，体质类型就是辨证的主要类型。果真如此的话，体质也就失去了它自身的特定涵义和研究价值，只能是新瓶装旧酒，故弄玄虚而已。其实，两者尽管有联系，但决非一回事。证只是特定情况下，某些明显而易变的病理特性之总括。它的出现有时间和条件限制的，它与相对稳定的生理特性——体质，是应该而且可以作出区分的，有人形象地把体质和证的关系喻之为同一画面上的“花样”

和“底色”，“前景”和“背景”，病症是画面上的特异性图像，体质则是其基调和背景。辨证就是要求对整个画面的特点进行总体把握，这个总印象就是“证”[5]。只有深入进行这样的相容性研究，证与体质的探讨才可能深入下去。他如，体质研究的深入又涉及各类体质分类方法的相容问题，体质探讨与气质、人格研究的相容和相关问题，以及个体体质特点与某一具体民族群体共性的相关问题等。中医理论的重建，必须以经验的公有性和逻辑的严密程度增加为宗旨，这样，就必定要对研究中所产生的一系列可容性问题作出研讨。舍此，别无他途。

近年来，实验针灸研究进展较多，从而可容性研讨也紧迫地提上了议事日程。首先是穴位的特异性和非特异性问题，各有不少实证研究资料分别支持穴位的特异性或非特异性假说，有些研究所提示的现象是相互抵牾的。怎样才能获得正确而严谨的结论（换句话说，如何方能构建起严谨的理论）？这就需要作出可容性研讨。据此，人们初步认定：穴位功能的特异性是相对的，就每一穴位而言，几乎都既会产生特异的、局部的或循经的作用，又会产生普遍的或全身性的作用。并初步分析出一些影响穴位的特异性因素[6]。上述结论当然不是折衷的产物，而是对众多实验资料和临床观察结果作出认真的逻辑分析的结论。此外，实验针灸研究中，穴位的特异、非特异与循经感传、镇痛机制、调整作用等的研究结果，也都有一个相容性问题。只有就此作出进一步研讨，才能构建起严谨的针灸经络理论。又如，前述的温热药的研究，就单个概念或曰“规律”来说，可以立论。但在整个理论体系重建时，还必须考虑它和其他一些内容的相关程度，如是否“寒凉药”适有相反的药理特点？寒证是否表现为病理性的功能衰退？温药和热药是否存在着药理作用上的程度差异？尽管这些有时人们可以仅仅凭推理而获得，但对严密的科学理论体系的建构而言，则又当尽可能地依赖实证研究之后的逻辑分析。

近年来，人们热衷于“证本质”的研讨，对不少“证型”作了实验研究。其中不少研究主要选择环核苷酸和一些微量元素为观察分析指标，它们大都获得了一些结论。然而，这些结论之间的相容性较差。大多数“证”的研究结果都表明上述两类指标存在着某种近似的变化趋势。这就某一个具体研究看来，似乎得出了阳性结果；但就整个研究来看，却无法立论。因为它否定了各种“证型”本身所存在的特异性，循此而下，可进一步否定证的研究的实际价值。人们自然很难认可这类研究结论[7]。相容性的考察迫使人们反思具体理论概念研究设计和手段、方法和科学性、严密性、相容性及其说服力。这类反思也有助于科学理论的构建。

总之，可容性研究同样是中医理论重建过程中的重要一环，它可确保整个理论体系的逻辑严密性，同时对于具体概念和规律的研究工作亦可起到某种导向或校正作用。而要进行这方面研究，严密的逻辑分析、数字方法和带有判决性意义的实验方案设计常常具有举足轻重的作用。

**（三）阴阳学说的归宿** 重建过程中，最为棘手，最难处理的莫过于阴阳五行学说，这一庞大的思辨性哲学认识，既是主导人们认识的基本观念，也是帮助人们分析信息、建构理论的方法；且又与许多具体的学术内容水乳交融，衍生出一系列具体概念。因此，可以说没有阴阳五行学说，就不会有传统的中医理论体系。但从现代发展角度而言，不彻底改造阴阳五行学说，中医学术范式的变革，理论体系的重建等必将流产。就像用木质的椽柱结构，无法造出现代高层建筑一样。然而，这类纯思辨性的学说所建构的理论体系怎样才能导入可经验的范畴？或者说这类学说如何改造，才能使中医理论进入实证科学之列？这一问题的难度，决不亚于任何医学理论问题。对此，仍须从"解构"入手。

归其总类，阴阳学说在中医理论中的作用，大体有二：一是凭借二分法，就万物的属性，包括相关事物或同一事物的不同方面，作出归类划分。在这里，阴和阳作为两个"原概念"发挥着作用。它有助于古人认识错综复杂的自然（或生命、疾病）现象，判断其意义，并将不同经验事实按阴阳归类，"捆绑"在一起。阴脉、阳脉，阴证、阳证；阴药、阳药之类的均属于这一意义上衍生出的具体概念，它们的作用亦大致如上所述。

其次，在上述基础上，阴阳学说还能就相关事物的相互联系及其作用方式作出探讨。在这里，阴阳的交感相错、相反相成、消长与平衡及相互转化等就带有公理性质。阴阳学说的这一作用有助于古人把握事物之间的内在联系及基于这种联系所表现出的变化趋势和规律，且可指导人们作出相应的对策。肾阴、肾阳、心阴、心阳，卫阳、营阴，阴胜则阳病，阳胜则热，从阴求阳，从阳求阴等均属于带有这类性质的概念、规则或推理。

就阴阳学说的本身性质而言，它是思辨性的哲学认识，带有高度抽象和极低的可证伪性，这是必然的，不足为奇。我们有充分理由认定，它是辩证思想的东方源头，在许多方面与矛盾学说辩证法思想有着惊人的相似性。而辩证思想则是现代医学的先进指导思想。就像西医学并不强求辩证法一定要带上实证的烙印方能进入医学领域一样，对哲学层次的阴阳学说，也不见得一定要纳入可经验的范畴。然而，有必要指出的是，首先，我们完全可以借助以现代思维和表述方式阐述的辩证思想对中医学的阴阳学说加以改造，眼下至少可以先对阴阳学说作出清晰的界定、阐述。对此，国内外学者已作了一些有益的尝试，并作出某种改造，有学者提出了阴阳学说的两个公设、五条基本原理和具体运用时的 11 条定律等等。国外学者亦有诸如此类的探讨。

其次，更为重要的是促使作为哲学观念的阴阳学说与具体的医学术语或概念的脱钩、分离。因为与阴阳之类哲学观念融合在一起，具体概念和术语的可证伪性就大大降低。笼统地去研究或界定阴虚、阳虚、阴证、阳证十分困难，就是这个道理。而这种脱钩分离现在条件已基本具备。首先，自下而上的概念重建、规则重组，既需要也利于这类概念与阴阳等术语的分离。人们完全可以创造新的概念来表征相应的内容。第二，随着认识的发展和思维水平的提高，阴阳作为归类的原概念其意义已十分有限。人们完全可以避开阴阳而清晰、具体地表征对象。即使在传统术语中，诸如沉脉，迟脉较之阴脉，脾气虚、肾精虚亏、水湿泛滥较之阴证，也要具体得多。如今，超越这些概念的新概念更可以摆脱阴阳之类原概念的纠缠。再次，作为公理起作用的阴阳之间的相互关系，本即不必一定要进入具体理论概念或推理、陈述之中，就像类同的辩证思想在指导人们认识自然时，其具体术语不一定出现在相应的理论陈述中一样。

总之，重建后阴阳学说的归宿有二：作为哲学层次的观念或方法经改造后（借助现代表述方式），可继续对中医学工作者的认知、决策及实验活动起指导作用；而低层次的理论概念及推理在重建后则应尽可能地避免与阴阳之类抽象术语授受不亲。换句话说，阴证、阳证、阴脉、阳脉、阴虚、阳虚、阴药、阳药等概念在重建后应被清除，代之以与实体更为契合，更可明确、清晰界说的术语。

**（四）五行学说的终结**　五行学说在中医理论建构中的作用和意义虽类同于阴阳，但远要逊色。它的作用大致亦二：一是以抽象的五行特点对事物的属性作出归类推衍，并借五行来彰明各自的特征，同时论证了世界的同一性和各类事物之间的内在联系性；二是借助相生、相克等概念来研讨各类事物之间的相互关系。用现代术语说，它初步揭示了系统内正负反馈的调控机制，并借此对生理现象、病理变化等作出说明，且有助于确定治疗决策。

很显然，不用枚举过多的事例，就可论证五行学说的第一类作用和意义早在封建社会初期就已极为有限。就五行学说第二类作用而言，其积极意义毋庸详论。对于生命、健康之类复杂对象的探究，带有朴素系统论、控制论思想的生克乘侮、亢害承制等观念，自然大有裨益。它有助于人们基于表象，思辨然却又颇为确切地抓住现象背后的某种本质联系。这类观念在今天人们探究医学问题时，亦大有益处。但是，我们必须看到，早在秦汉时期，生克制化等五行内容就已带上了深刻的机械循环之烙印。当时关于生克"常胜"、"无常胜"之争，即表明已有人意识到机械套用这一观念的荒谬性。可惜，这种局限性并未因此得以纠正。尽管《内经》曾告诫曰："然其卒发者，不必治于传，或其传化有不以次"，但实际工作中，人们常常不是把生克乘侮、亢害承制等作为一种观念来领会，而是认作为刻板的模式加以套用。例如，明代人们为将某些有效的疗法（比如有时益脾可助肾、可补肝、可养心）纳入五行相生模式的框架，遂创"资化源"说，分别以牵强的"隔一"、"隔二"、"隔三而治"诠释之。因此，在重建中并我们不否认作为一种指导观念，五行学说这方面的积极意义及存在价值，然而却反对把这种观念僵化为一种模式来套用。其次，以生克乘侮、亢害承制等传统术语来表述，也令人遗憾。相关的思想观念，完全可以借助现代思考和表述方式加以陈述。这不仅仅是表述方式的更新，更重要的是，它既利用发扬五行学说的合理内涵，又可以汰去其自然哲学的陈旧外衣，更好地发挥观念的指导作用。

总之，重建中，作为归类和阐述特性的工具，五行学说应该而且完全可以被摈弃，好在五行术语与中医理论中具体概念的结合，既少又疏松，易被剔除或重造；蕴含某些控制论、系统论的思想，则又可借助控制论、系统论的陈述方式作出改造和扬弃，以利于它们作为一种合理的观念，帮助人们更好地探究复杂的生命或疾病过程中机体众多子系统之间的错综关系。

概言之，阴阳五行学说中具有合理性的某些哲学思想，可通过改造后，以现代思维和表述方式继承下来，继续发挥其指导认识过程的科学价值。而那些与具体内容融合在一起的阴阳五行术语，则可以在重建中一一通过概念的清晰化、实体化和可经验化而被清理出去。这是一项较为艰巨的重建工作，但决非无法进行、无法完成的。阴阳五行学说找到了历史归宿后，中医理论体系的经验公有性和逻辑严密性可望大大提高。

## 第三节　抓住机遇，加快发展

各地区、各有关部门要高度重视，把加强中医药工作摆到重要议事日程。要把中医药纳入农村卫生、社区卫生和公共卫生建设中去，充分发挥其特有的优势和作用，满足各方面群众的需要。要加大投入力度，完善法规政策，强化组织管理，坚持中西医并重、共同发展。中医药部门要加强行业管理和指导，加强队伍建设和人才培养，充分调动各方面的积极性，努力促进中医药事业的繁荣和进步。

——吴　仪（国务院副总理）

中医药学发展工作引起了党和政府的高度重视。中共中央政治局委员，国务院副总理吴仪在2004年召开的全国中医药工作会议上就强调“要树立科学发展观，切实继承和发扬中医药的科学内涵，学术本质和特色优势，同时运用现代科学技术丰富和发展中医药理论及技术，要不懈地推动中医药理论创新和中医药的现代化、市场化、国际化。要面向需求，面向临床，面向生产实践，大力实施品牌战略，把名院、名科、名医和名厂名店、名药的文章做大，探索中医药发展的新路子。而这又涉及到众多非学术环节，必须环环相扣，抓住机遇，才能加快中医学的现代发展”。

近年来，随着社会文化的发展和医学科学的进步，中医药的优势有所凸现，特别是2003年SARS风波以后，让人们进一步意识到中医药的现代价值及发展中医药工作的紧迫性。为此，中共中央于2004年2月又召开了全国中医药工作会议。会上，吴仪副总理代表中央政治局指出：中医药学是我国人民在长期劳动和与疾病斗争的实践中形成的独特而系统的科学理论和诊疗方法，为人类防病治病和医学科学的发展发挥了十分重要的作用。党和政府高度重视发展中医药，我国已基本形成了比较完善的中医药医疗、教学、科研体系。新世纪的中医药面临良好的发展机遇，医学模式的转变，疾病谱的变化，医源性和药源性疾病以及老龄性疾病的增多，预防保健需求的增长，经济的全球化和文化的多元化，为中医药提供了广阔而美好的发展前景。一定要抓住机遇，加快发展。

## 一、重建者自身的建设

立志改造文化的人，首先必须认识自己，认识自己的能力，要搞清自己行为的目的性，要有点超文化的意识。研究的方法要更新，用传统的方法来研究传统，最后总还是在传统之中。

——张廷琛

文化学家认为，文化改造是一种目的性的行为，改造者必须首先检讨自己的目的，注重自身的行为。反观中医学百年来曲折的发展史，其实深层的因素也就在于这一时期中医学家直面中西医学的冲突时所产生的感情上的矛盾和危机，反映在行为目的上的迷惘、困惑，或无所适从，或好走极端，只能于两端中苦苦求索。因此，中医学的问题，包括中医理论体系的重建，最重要的莫过于中医人才队伍素质的改进和提高，或者说重建者自身的建设。对此，近年来人们已不厌其烦地作了多方面的研讨，此处只能择其要地作一分析。

**（一）观念的变革** 心理上的矛盾和选择上的困惑也许根植于观念上的模糊与陈旧。人们一再强调中医现代研究中直面现实、与时俱进、变革观念的重要性。我们在前几章中也就此作了较多的研讨。对此，无须赘述。在此，只想就一些十分重要而人们每易忽略的观念问题作些研讨。

长期以来，中医学素被视作为传统文化中的一大“遗产”，从汇通学派到今天的中西医结合，概莫能外。既然被认作是“遗产”，人们就深怕它被“吃掉”，遂中西医学碰撞中便表现出顽强的排他性。从早期强调的中体西用，发展到今天喋喋不休的中医特色、优势、民族性、主体性，并有意识无意识将振兴中医与振兴中华挂上钩，衍生出独立发展思潮。这些都与此不无瓜葛。它引导着人们竭力想保持中医学的传统特色，不管这一特色有否现实意义，中医现代研究中的很多倾向均派生于斯。这一观念另一方面则又促使一些人只把现阶段的中医工作视作为保留一种文化上的“遗产，”或曰“国粹”的努力，仅此而已。犹如精心保存一价值连城的古董或文物，并无其他更为重要和现实的意义。它促使人们消极、淡漠地对待中医发展工作，这在一些卫生行政官员和部分西医学工作者身上表现得较为突出。

我们认为：把中医学视作为一文化遗产，是一种消极的认识。的确，中医学孕育于中国传统文化，是中国文化特有的产物。然而，关于文化土壤的研讨已经彰明：文化作为一个民族在长期生活中所形成的对生活环境的反映和适应模式（包括行为方式），它与该民族的生存环境互为因果，并不存在截然的优劣良莠。在其土壤上滋生成长起来的医学科学，就理论体系的科学性和逻辑严密程度以及操作技术上的先进与否，自有鲜明区分，但这些本身是动态的、发展的。与此同时，不同的文化根基赋予不同的医学体系以一定的特点，使得这些体系在某些方面常常可以互补。更何况医学还是个应用技术体系，尽管随着时代的发展，某些医疗体系的诊疗技术和操作经验，会失去一些实际价值，但就总体而言，在很长一个阶段内，它们对于人类的防病却疾，延年益寿仍将有着积极意义，甚至是必不可少的补充手段。为此，吴仪副总理明确指出："新世纪的中医药面临很好的发展机遇"。因此，仅把中医学视作为遗产，那只能僵死、凝固地来看待中医，或为保持它的"特色"而不遗余力地维护传统，犹如抱着僵尸而一无所成，或不屑一顾，淡漠置之，这又将坐失良机。

我们认为：眼下必须变革上述观念，应把中医药学和中医药工作放到恰当的位置。中医学不只是一大遗产，它与中国文化一样，也有着内在的勃勃生机。问题只在于人们以怎样的目的，如何进行中医研究。中医工作更不是单纯的维护"国粹"，仅仅为了保留一中国特有的医学体系来告慰岐黄、仲景之亡灵，它有着更为现实的积极意义。首先，对于中医诊疗技术和经验的系统研究整理及提炼，将为我们提供一整套极有价值的防病祛疾、延年益寿之措施和方法，对于具有鲜明应用技术特点的医学科学和自身价值日趋提高的人类来说，其意义均不容低估。其次，中西医学的交汇、中医学传统范式中合理内容的开发以及中医理论体系的重建，对于世界医学科学的发展，也会起到积极促进作用。退一步说，它至少有助于我国的医学科学在不少领域可以以走捷径的方式（借助中医学的某些认识，在医学研究中另辟蹊径，较快获得成就），跃居领先地位。因此，应该把中医研究和发展视作提高我国医学科学水平的一大战略决策，从这一高度作出把握。最后，在世界日趋村落化的今天，中西方文化的交汇和重组是不可避免的，中西医学的顺利交汇，可为前一工作提供一珍贵的范例，倘若能够如此，其意义更是笔墨难尽。

其次，上述观念促使近百年来人们大多仅仅为了维护旧的中医理论体系而努力，或者说围绕传统学科范式打转，一些为人称道的中医现代研究，其性质也不过是"旧理论"加"新技术"。从库恩的历史主义观点来看，中医学发展的途径只能在于变革范式，也就是整个理论体系的重建。这种重建必须是"旧事实"加上"新理论"。也就是说应以新的理论观点来审视、阐释历代中医学家所注意到的经验事实或规律。这亦是一大观念变革。它将导致研究目的及行为的一系列改变。

再次，必须明确：范式的变革，理论体系的重建涉及中医学科的方方面面。从自然观、方法论到一些基本观念、核心概念等都将产生一系列的震荡和变迁。因此，绝不能死抱着传统中的某些方面不放，而应以发展和变革的眼光看待传统，这并不涉及是否民族虚无主义这一敏感问题，只是科学和历史发展之必然。当然，传统范式之变革，中医理论体系之重建不等于说人们只能或必须全盘接受西医学范式和理论体系。我们主张：就中西医学范式中的优势"基因"进行组合，发挥互补效应，使医学科学和医疗卫生事业尽快发展到一个新的水平。这是有充分理由和很大可能的。

也许，上述观念的真正确立，可以牵一发而动全身，产生联动效应，促使一系列的观念和行为改变，从而有益于重建者自身的建设。

**（二）方法的更新**　一部科学技术发展史已一再表明：科学技术的重大突破或顺利发展，往往得益于方法上的更新或变革。医学发展何尝不是这样。一部近、现代西方医学发展史，可以说就是一部医学研究方法的革命史、更替史。处于范式变革前夜的中医学，研究方法的更新，更是急迫的、必不可少的。它本身既属于范式变革重要环节之一，又往往可以成为整个范式变革的"先导"。近代科学范式的确立，便主要得益于实验研究方法主导地位的确立。反观近年来中医研究的得失成败，其核心也是一个方法问题。

科学研究的方法是研究主体试图达到一定研究目的所采用的手段。因此，归纳到一点，它也是一个研究主体——人的问题。所以，重建者必须注重提高自身方法论方面的素养，尽可能地借用，引进现代科学技术方法，包括思想方法，尽可能在方法论上有所提升或变革。

更新中医研究方法，首要环节就是告别"经学方法"，将文献整理研究从目前中医研究的主导方法这一地位上拉下来。中医研究大致可分成两大方面：一是循着中医思路来认识人体、诊治疾病，揭示机制，并作出科学的理论解释，在这一方面，必要的文献研究充其量提供了一些线索或传统理论依据。二是以中医学为研究对象，如探讨中医的一些理论问题，评价中医某些认识的科学性、比较疗效的优劣好坏；对此，文献方法亦非主导方法，它只是有助于弄清某一问题的历史沿革，对研究提供必要的历史依据。两千年来，特别是明清以后，脱胎于"经学方法"的文献整理研究之所以成为中医研究的主导方法，正是中国传统文化中一些消极因素影响的综合产物，它使医学研究的对象由活生生的人及其健康和疾病问题，"异化"为发黄的古籍、先人的一孔之见或玄而多义的"经旨"。研究对象的"异化"，方法上的"喧宾夺主"，导致了中医学研究误入歧途。

中医现代研究只能以实验方法为主导，这是时代对自然科学提出的要求。对此，人们已作了较多的阐发论证。我们认为运用现代科学技术研究中医，在方法上可以而且应该奉行"拿来主义"原则。"他山之石，可以击玉"，只要有助于揭示事实，对医学领域的各种现象作出深入的研讨，都可引入。由于中西医理论在许多方面存在着不可通约性，使有些人有意识、无意识地否定、排斥现代医学常用的研究方法和手段在中医现代研究中的作用和意义。认为中医学只有与现代科学相结合，运用最尖端的科学技术，才能揭示一些现象，弄清一些问题，甚至强调现今最尖端的技术都无能为力，只能待之来日……。这其实是研究者畸形心态的一种流露，是无力的自我解嘲。这些研究者既认识到实验研究方法对中医学发展的重要性，但又无法跳出传统理论的巢穴，也不愿接受旧理论被否定的研究结果。只愿意将新技术用作论证旧理论"科学性"的工具，在"旧理论"——"新方法"的圈子里打转。我们主张的是用"新方法"来研究"旧理论"中的"事实"，从而提出"新理论"。因此，一切有助于这一过程的方法都可"移植"进中医研究中，其中，最为直接的莫过于现代医学常用的研究方法和手段。人们借助这些方法已在中医研究中取得了不少有意义的结果。

前面几章中，我们已就中西医学的认识方法作了一大略的比较研究。分析表明：两者在某些方面有着互补的价值和可能。比如表现整体观察特点的"司外揣内功能观察法"与具有还原分析特点的“解剖观察法”就可以在某些方面互补。因此，研究方法的更新应理解为实证研究等新方法的引进和原有研究方法的改进相互并行。只有这样，中医理论体系的解构和重建才有可能进行。

**（三）知识结构的重组** 从某种意义上说，研究方法是“死”的，只有具备一定的知识储备和操作技巧的人，才能熟练运用某种方法，得心应手地从事某项研究，甚可创造新的方法，开辟新的研究领域。因此，中医研究方法的更新，又带来了一个更为本质的问题，即重建者自身知识结构的重组问题。

历史上，中医人才大多通过承继家学或师徒授受等方式成长以来，虽各自有着不同的学术渊源，但总体上却知识结构雷同，除了具备一些传统文化的基础知识外，便是《内经》、《难经》、《伤寒论》、《神农本草经》等医药学知识，相互之间并无质的差异。这是历史局限性造成的。半个世纪前，中医药学进入高等教育领域，中医人才培养有了新的起点。然而，受制于多重因素，特别是政治领域的注重同一，社会经济领域严格的计划经济等的影响，高等中医教育中课程设置呆板，授受知识雷同，学生知识结构单一等问题十分突出。对此，近年来人们曾提出过激烈的抨击，并试图加以改革。有的院校已试行了这方面的教改方案。我们认为：现代中医人才知识结构的重组，并不存在什么划一的最佳模式，但必须遵循下列宗旨；即就人才群体而言，要强调知识结构的共性与个性相结合，专业教育应该保证学生具备从事中医和医学工作所必需的专业基础知识、基本技能和基本理论；在此同时，创造条件鼓励和引导学生根据自身的个性特点和社会需求，进行知识结构的自我设计和完善。可以用必修课和选修课相结合的设置课程，辅以学年学分制等达到这一点。就个体而言，在掌握必需的专业基础知识的前提下，应不断拓宽自己的知识面，应把视野放宽到医学知识以外的领域，根据自己的兴趣和专业工作的需要，不断增补新知识。包括工作以后，也需不断努力，应树立终身教育（包括自我教育）意识。医学工作者不仅需要专业知识，也需要一定的人文学科、社会学科和心理学知识，特别是哲学思维与方法论方面的知识或技能。若从事中医现代研究，还必须涉及相关的自然学科知识。总之，现代中医人才的知识结构在具备一定共性的基础上，应强调多样化、个性化。共性部分内容有助于中医共同体成员得以继承传统，开始工作，并借此进行相互交流；而多样化则可保证中医现代研究能不断开辟新的领域，广涉众多学科，真正解决学科研究中医的“两张皮”现象，使中医学科研究获得实质性进展，从而促进中医理论体系的重建。

还有一种错误的观念必须廓清。不少人一直反复强调“文史”知识对中医人才的重要性。我们并不反对部分有志于中医史学或文献研究者深究这方面内容，相反，文史知识是一个现代中医人才所必需的。但把它视作中医人才的主要需求，却十分错误。这一认识是把中医学视作为类似于文、史之类的学科，它只能导向人们仍以传统的“经学”方法来研究中医，永远在原地踏步，甚至后退。

**（四）必要的张力** 重建者自身的建设还涉及许多问题。我们认为如何在一些尖锐的矛盾中合理地把握自身探索行为的“尺度”，在一系列极端中保持“必要的张力”，十分重要。它有助于纠正人们好走极端之陋习，避免在歧途上浪费大量的精力和年华；也使中医学共同体减少无谓的争论，使整个中医研究摆脱两极“震荡”之怪圈，走上顺利发展之坦途。

**传统与变革、继承与创新** 这对矛盾是中医学研究和发展过程中必须首先考虑的问题。

很长一段时间内，中医学界从领导到著名专家、教授都十分强调继承问题，注重传统研究。然而，近几年间，吹进了一股清新之风，一些中青年中医工作者极力主张中医学科的变革，主张理论上创新，强调中医理论体系的重建，学科“范式”的革命。在他们的言辞中，很难找出传统和继承之类词句，就基本点而言，作为一种中医研究和发展的战略目标，我们坚定地持有后一种观点。认定没有中医学科本身的彻底革命，它必将走向消亡，而不管人们的主观愿望多么美好，中医学科的革命首先就表现在对传统的旧的中医理论体系之变革和新的理论体系之创建上。

中医理论体系是个超稳定结构，它有着丰富的合理内核，但这些却被囚禁在日趋僵化的躯壳之中。近几百年来中医学的进步，仅仅是由于这一超稳定结构缓慢的发展惯性所致。因此，它与经历了多次科学革命的西方医学的差距只会越来越大。要扭转这一局面，就得凭借学科“范式”的变革，理论体系的更替。毫无疑义，这里需要的是创新精神和发散式思维方法。舍此，一切将是纸上谈兵。但是自然科学领域的科学革命又不同于人文学科和社会科学，它不是彻底的“另砌炉灶”，而往往只是对原有理论认识的一种扬弃，对原先概念或知识的一种修正或重新组合。有时，原有理论可以作为“特例”存在于新的理论体系之中（物理学的几次大的变革就体现了这一点）。正因为这样，库恩强调：“收敛式研究正是这一转换（学科范式变革）所必不可少的准备”。就中医研究而言，收敛式（继承）研究还有一层更为重要的意义。我们知道，中医学是主要借助阴阳五行等纯哲学方法构筑其理论体系的，以致它长期以来和自然哲学授受不亲，至今仍没能完全从中脱胎而出。因此，中医学的概念系统不严密，大多只是或然、抽象的学说，而科学革命“始于一系列的‘反常发现’”。始于新现象、新事实与旧理论之间不可调和的矛盾，中医学概念系统的不严密，名词术语的抽象和概括，阴阳五行等基本方法的高度哲学化，使人们对任何现象能作出模糊的，永远是哲学抽象意义上“正确”的解释，这就无法找出事实与理论之间的“破绽”，从而作出一系列“反常发现”。因此，要变革旧“范式”，重建中医理论体系，首先须使传统中医理论体系清晰化，要对中医学作出全面的“梳理”，对各个重要的名词术语作清晰的限定。只有这样，才可促使一系列“反常发现”，引发学科范式的真正危机，催化新体系的诞生。因此，中医传统是学科变革的逻辑起点。

在中医学的传统与改革，收敛式思维与发散式思维之间保持必要的张力，这并不是件容易的事情。然而，它却是成功者所必需的素质之一。库恩认为：“一个成功的科学家必然同时显示维持传统和反对偶象崇拜这两方面的性格。”“科学家需要彻底依附于一种传统，但要是取得完全成功又必将与之决裂。”结合科技发展史或中医发展史来看，情况也正是这样。一般说来，学科的变革常是由青年人所引发的，“大多数是青年人把新范式带到世界上”。而就青年研究者来说，要做出这一创举，又必须立足于学科传统的根基，这“不可避免地处于矛盾之中”。因此，新一代中医工作者对这一“悖论”应有深刻的认识，并据此来适当地作出自我调整，以使研究工作更富成效。

**观念与行动，务虚与务实**　观念与行动，务虚与务实，是人们从事专业工作的行为的两端。要成效卓著地工作，需在这两端中保持“必要的张力”。

也许，是由于改革的大气氛，使人们以谈观念更新为时髦。近一个时期，大谈中医研究中须更新观念的论著不少。我们赞同其中的某些论点。然而，对只谈观念改革，不讲实际行为；只务虚，不务实的国人之习弊，却不敢苟同。在有些人眼里，似乎观念一改，中医工作中的一切难题就迎刃而解了。但事情并非如此简单。近百年来，人们不断提出关于中医发展的新观念，从汇通论、科学化论、改进论、结合论、独立发展论，一直到特色论，主体论和优势论。危机意识也可追溯到19世纪末汇通学派的言论中，而近二十年来更是上至医界权威领导，下及医界新秀学生都已有所觉察的。然而，问题并未因此而解决。相反的，牛顿确立经典物理学新体系，爱因斯坦变革物理学旧范式，其之前都没有大张旗鼓地鼓吹过观念更新。我们认为：重建者更需有务实精神，脚踏实地地一步步进取、开拓。当前中医工作中需要的是通过人们的努力，在不同的方面取得一系列具体的成果。当然，实际的研讨工作要获得成效，又必须在正确的观念指导之下。观念解决的只是一个思想认识问题；它对人们的行为起着某种影响。科学的进步完全不同于社会的变革，后者可以主要凭借舆论宣传和思想攻势。科学，不管是常规的还是非常规的，都有赖于人们的不懈探究。积累事实，作出新的发现。观念必须通过具体的务实行为才可能促进学科的进步。因此，应清醒地意识到在研究中医、发展中医的过程中，还必须在观念与行动，务虚与务实之间保持“必要的张力”。应明确方向，少喊口号，多做实事。力戒功利太重的浮躁情绪，脚踏实地地步步深入。

**理论与实践，基础与应用**　探讨中医研究和发展问题时，人们常在理论与实践，基础与应用之间纠缠不清，争论不休。有人依据中医学是赖其应用学科特性而存在至今的，临床是中医学生存和发展的支柱，故极力主张把工作的重点放在临床应用性研究上。认定中医学的理论并无多大价值，亦缺乏发展前景。而持另一种观点者则认为任何学科的革命大都发轫于基础研究上的重大突破，是理论上的重要成就促进了科学，包括历史上的中医学的迅速发展，强调在中医传统范式必须而且有可能变革的前夜，应着重进行多方面的基础性研究工作，力争在理论上作出重大突破，早日催生新的学科范式。在中医科研的管理及决策和学术刊物的刊载内容上，都可依稀辨出这一分歧的痕迹。我们认为，这一问题上的认识不清阻碍着中医学术水平的提高。应该指出的是，中医学主要是门应用学科，但又有一定的基础学科属性。后一属性使得中医学能在以往的数千年中不断取得成果，并提供了新的历史条件下进一步发展的可能。因单纯的应用学科，其发展是后劲不足的、有限的。“废医存药”的错误根源就在于忽略了中医学的基础学科属性，忽视了理论与临床、基础与应用之间的唇齿相依关系。目前的困境在于，长期以来人们未能调整好基础与应用、理论与临床两类不同性质的研究工作之间的协调关系。它们本该是相互促进的，呈现出正反馈的加速机制。要更好地诊治疾病，解决应用问题，就有赖于对问题本身作深刻的基础研究，获得必要的理论知识；而基础研究的大多数课题和压力、动力，又应主要来自临诊工作中的困惑或薄弱环节。然而，现状是搞基础研究和理论探讨的很少从临床所碰到的问题、发现的现象或露出的端倪出发，也很少结合临床实际，习惯于闭门造车，从书本到书本，从实验室到实验室。而许多临床工作者又不理会这一套，既不太注重提高自身的理论素质和理性思维能力，也不重视对自身实践经验的理论总结。因此，是大声疾呼应在理论与实践（临床）、基础与应用这两类研究工作之间保持“必要的张力”的时候了。

**东方与西方，常观与微观**　中医学是东方传统文化的产物，西医学则是西方文化并结合了现代科学技术的结晶。东西方的文化传统，包括自然观和方法论等方面的各自特点，都通过一定的途径，鲜明地反映在中西医学术“范式”和“科学共同体”上。在不同的自然观根基上，中西医产生了不同的基本观念和主导性的研究方法。中医学表现出偏重于思辨地研讨事物之间的相互关系、功能特点和感应现象等，它的主导方法可以说是整体方法，着眼点主要在于“常观”层次，西医学则表现出偏重于具体地分析事物的内在结构，确定结构和功能的对应关系，以及描述事物的简单运动形式，它的主导方法是还原分析，着眼点主要在于“微观”层次。正因为这样，遵循东方传统，借助整体思辨，在常观层次上对中医学进行研究，更容易着手，也更为顺当方便些；另一方面，中医学的继续存在和发展的价值往往就是在于它那些不同于西医学的特点上。这些特点又不可分割地与中医学的基本观念、基本传统和基本方法维系成一体，故常观层次的中医研究是弘扬中医学的关键所在。但是，中医学传统研究方法毕竟缺憾很多，常观所揭示的也只是一些模糊的、欠精确的，从而是缺乏时代特征的，故还必须借助还原分析，探析其微观机制，弄清其结构特点。这虽然是极难下手的，但却也是不得不进行的。因此，在研究思路与方法上，成功的中医探索者还需在东方传统与西方精神、宏观层次与微观层次，以及整体方法（乃至系统综合）与还原分析之间保持“必要的张力”。

## 二、全方位出击

认为中医在于现代科学技术交流中将会衰落的观点是一种对中医缺乏自信力的观点，我们应满怀信心地迎接中医学的未来。

——杜治政

**（一）学科各层面和多角度的创新**　延续几千年而不曾有过断裂层的中医学，如今已是一庞大的知识体系，而医学科学本身也的确涉及了众多领域。因此，眼下的学科重建、理论体系重建，必须调整研究对象，从主要着眼于古医籍转向现实中的一切医学问题。且须全方位出击，对传统医学体系和当今医学科学医疗卫生事业所涉及的各个方面、各类问题展开扎实、深入、系统而全面的研讨。这类研讨不应有先验的框框，更不应以印证先人之说或经典之言为指归，而应以经验事实为出发点，努力开拓创新；在方法上亦与时俱进，应跟上时代步伐，扬东西方之众长，而避偏颇之短。就其大类而言，至少涉及以下几大方面：

**中医基础理论的解构和重建**　对此，前面已作了讨论。

**中医诊察方法的改进和革新**　它以增加诊察经验、诊察标准的公有性，诊察结果分析的逻辑化、数学化；促使诊察手段和技术的逐步物化，减少个体技艺色彩为宗旨。

**中医辨证施治体系的突破**　近几十年来，辨证论治作为中医学的主要特点之一，被学术界所认定。近几年来，这方面的评价似乎被无限拔高，朦胧中形成了一种观念：辨证论治就是中医学，它足以解决一切疾病的诊治问题。不仅对历史上曾起过重要作用的辨症、辨病论治人们日趋淡漠，而且也不愿探讨新的诊治体系和方法。为此，我们呼吁要强调辨证、辨症、辨病施治的三位一体，相互结合。从今天看来，更应注意突破辨证论治框框。

**具体病症的诊治研究**　在继承已有经验的基础上，应不断开拓新局面、积累新经验。

**从药用资源的开发、药物的栽培、加工、利用和炮制、单味和复方作用机制的探索、新剂型的改革、有效成分的提取等展开药学的系统的现代研讨**　对此，已作了讨论。

**就中医学中各个分支学科（包括已分化和尚待分化的）内容作出系统研讨**　诸如心身医学、老年医学、时间（气象）医学，地理医学、康复医学、养生医学等的合理、有价值的内容都应从速作出梳理，借助科学手段加以阐发和升华，使之能被现代科学所认同。并有机地融汇于医疗实践中。

在进行上述工作的同时，致力于协调基础与临床、理论与应用之间的关系，使两者之间形成互动的良性大循环机制。

**（二）拓展中医生存新空间** 学术也有一个生存空间问题，特别是在现代科学与西医学夹缝中生存的中医学，其生存空间问题尤其重要。

我们认为：中医不啻是旧的、传统的；也是新的、富有生气的。因为对于西医学来说，从视野到方法，它整个都是异质的，异株可培育出新品系。再说，中医的许多学术内容有着浓厚的“元”（源）性质，若以新视野作出审视，常能拓展出新观点、新内容。

其实，不仅中医，整个医学都有一个拓展发展空间的问题。而关于中医发展的讨论，也只有纳入世界医学发展的总趋势之中，并结合文化母体的演变作出考察，才有其实际意义。在我们看来，世界范围无论是医学模式更替的呐喊，还是关于医学目标、目的的讨论，或者“进化医学”的提出，全科医学的复兴，抑或是发达国家正在进行的，举步维艰却又不得不继续的医疗保险制度之改革，都昭示一点：世界医学正处于发展转折之中。

**治“病”的困惑** 很难用一句话来概括当今西方主体医学的总特征，或者可以权且将其视为治“病”的知识技术体系。它看重的是生物结构上的一个个具体的异常（病），采取的也主要是生物的、理化的手段，目的是最大限度地修复这种异常（治愈疾病）。这一切，都是基于还原论所培育的结构至上主义。在过去的一个世纪中，它在控制微生物所致的传染病及营养缺乏等疾病中，取得了巨大的成功，以至于在20世纪中后叶一度让人们对医学充满必胜信念，误以为循此思路，可逐个攻克现存的疾病问题，最终进入人人无病康寿的“自由王国”。然而，几十年来的医学发展却不尽如人意，对于现在危害最甚的常见病的“攻克”，人们一次次败下阵来，现在对这些疾病谈“攻克”问题，已显得过于狂妄。人们开始谦虚了，或低下头沉思起来……遂有了变革医学观，更替医学模式，调整医学方向，重新确立医学目的等新主张。而一味依赖技术手段来解决医学问题，使医生沦为技术设备或药物“侍从”的同时，巨大的经济压力也使得整个社会不堪重负。更遗憾的是，即使在欧美这些发达国家，在纯生物医学这个无底洞里投下的巨额资金，并没有完全解决旧的疾病问题，新的棘手病症更是蜂拥而至。因此，“进化医学”开始走俏。对于这些新的学术思潮人们可以作出多种解释，但有一点是无法回避的，即世界医学发展的大趋势、总目标及主导思想和具体思路等，都将被迫而且理应作出某些调整或优化。在我们看来，这种调整将是多方面的，仅就其关注的视野而言，应从只关心“病”（生物结构异常），回归到既关心人又关心他的病。这虽已是千余年的老生常谈，但它的底蕴和意义人们直至今天仍不见得能完全洞察。很显然，即使明天的医学再发达，投入的医疗资源再充足，人还是会生病的；既生了病，许多也只能是有所控制或缓解，而无法根治。因此，注重防范各类疾病的发生，就成了最佳并且是迫不得已的选择。另则，生产力的进步给人们带来的不仅是些美酒佳肴类的享受，也包括许多与文明结伴而来的麻烦甚或痛苦。所以，有了现代文明病的概念，更有了众多虽尚算不上疾病（生物结构异常意义上的“疾病”），却也已远离了健康的不正常状态，这些，同样是现代医学必须加以关注重视的。

20世纪80年代初起，人们在反思中提出了健康与疾病之间存在着“第三状态”，或曰“中间状态”、“游离状态”、“灰色状态”等的观点。尽管提法有所不同，所指却基本相似，都是指两者之间的非病非健康状态。这些都反映出了“过程论”的观念，正确地把健康和疾病理解为一个相互联系的过程的两端。近来，人们又主张以“亚健康”来概括这些状态，或称“次健康”状态，并认为：注重亚（次）健康，着力在此领域进行深耕细作，正是发掘中医学潜在优势，拓展中医学术新的生存空间的重要一环，它不仅将给中医学术的发展带来勃勃生机，而且必将促进整个世界医学的调整与发展。

**注重状态调整的中医学**　许多人学习中医之初，可能会听到一些资深的西医专家说：中医学不是治病的，并质问道：中医究竟有哪些具体的病的概念，确切地说能治什么病？也有中医人士会与之力争，总结出中医是辨证论治的，治证与治病相结合，将是中西医结合的理想模式。这些反驳总有点自我解嘲之嫌。其实站在一个新的角度思考问题，也许会豁然开朗。的确，中医主要不是治“病”的（指西医认为的“病”），她所着眼的主要是不同的生理反应类型（体质）与病理反应状态（证型）。而这不仅仅是中医学的特点（并非是缺陷），也正是现代医学在调整发展中亟需努力加以开垦的处女地。

很长一段时间以来，一谈起医学的功能，人们大多会毫不犹豫地认定是“治病”。这的确不错，也正因为这一点，早先人们因此被诘难后才会感到不舒服。然而，从今天的角度，或者同时结合中国传统医学的观点，对医学的目的和功能作出全新的考虑，可见过去对医学功能的这种认定是有明显欠缺的，以此来定义医学的意义，只能说是跛腿的。早在《素问》时代，古代医贤就认定：医学的目的，首先是“消患于未兆”，“济羸劣以获安”（均见《素问》序），其次才是治病祛疾。所谓“未兆”，即未有显著疾病征兆之时；所谓“羸劣”，即虚损或不太健康，但不一定是有病的状态。而这些，正是今人所说的次健康或亚健康状态。

**干预病前状态——医学的新需求**　从另一角度而言，一资深的临床内科医师，一定能认可这一点：除一般的感染性疾病外，绝大多数被西医学明确界定为“病”的器质性病变，一旦发展到出现了明显临床症状，促使患者寻求医师参与纠治时，十有八九已无法完全治愈，充其量只能有效地加以控制、缓解或防范其进一步恶化；或者即使是能“治愈”，通常也需付出极大的、甚至无可补救的代价（包括手术切除等）。且不说这一治疗控制过程正让人们承担着越来越昂贵的费用，人们还必须时时为这些已形成的病变提心吊胆，饱受“煎熬”，防范其随时可能发生的恶化；或者每天大把大把地吞下或多或少带有某些毒副作用的治疗性的合成药物。因此，这显然不是最佳选择，也不是聪明的上策，更无法满足现代社会发展对医学提出的新要求。换个角度，时至今日，人们已经有可能采取更为聪明的方式方法，对疾病问题作出超前的应对，那就是注重它的临床前期，关注非病非健康而又有可能趋向于“病”的“未病”状态。这种状态就是所谓次健康、亚健康、第三状态等。研究已经表明，现在临床疾病中占前几位的疾病，除肿瘤的临床前期人们还所知不多外，心血管、脑血管、呼吸、消化系统和代谢性疾病等都有一个较为缓慢而渐进的发展过程，这一过程正好给人们采取针对性的防范措施预留了比较宽裕的操作空间，且对其发展的大体的阶段性特点也已略知二三。因此，借助现代诊察手段，有充分的可能在临床出现明确症状，出现确凿的病理改变之前（亦即次健康、亚健康状态），便作出针对性的防范。即使再扩大一些，或再往前追溯，一些常见的、一时难以明确其临床病理意义的症状，如慢性疲劳、反复容易感冒、慢性咽痛、情绪低落、睡眠障碍等，人们也都能借助中医，作出些有效的应对。因此，在操作技术上，把关注的重点转向亚（次）健康状态，已有了现实的可行性。

**治病，调整状态——医学之两翼** 生老病死是一个连续的过程，各不同阶段自有其一定的阶段特殊性：健康、次健康、病态、死亡同样是一种连续的过程，各个阶段亦有着一定的征兆或特点可言。现代医学借助了还原方法，重点剖析了具体病态的多方面特征，并以线性方程的思想，着重针对病因或对症治疗，在较为单纯的生物性疾病的预防方面取得了巨大的成功，也锻造了医学就是“治病”这一根深蒂固的社会观念。中医学显然走的是另一条路，早先在实用理性的规范下，它既没有可能敦促医生去深究一个个病的确切病因及具体的病理形态学改变，也没有可能促使医学将兴趣投入在这方面。它指引医家，借助望闻问切等传统方法，仔仔细细地寻觅求诊者所表现的偏离健康的蛛丝马迹（“阴阳偏颇”），并结合中医学对生命的独特理解，进行分析判断，然后采用纯自然的方药或针灸推拿等作出纠治，冀能使其重新恢复常态（“以平为期”）。因此，中医内科学中绝大多数病名（也许仅“消渴”除外），只是一个症状名词，或一组临床表现。它强调辨证，其实质就是辨病理反应状态；它所讲的体质，又可理解为生理反应类型及不同的生理状态。可见，中医学是注重“状态”的。而且，它不仅重视病理状态，也关注理论上偏离了正常（阴阳平和）但尚未发展成病理的种种不同状态。我们体质研究中所注意到的除正常体质外的不同体质类型，其实也就是种种不同的亚（次）健康类型的组合。在我们看来，不仅辨证（辨体质）是注重状态的，治疗方药也不例外。中药大致可分成两大类，一类是对症或治病的，如白头翁止痢、麻黄止喘；更多的则是什么病也不治，什么病都可用的（当然必须符合相应的指征），比如人参、黄芪、当归、熟地等，它们治什么病？什么特异性的“病”也不治，但相应的虚损状态都可以用，可见，它们主要是调整状态的。是气虚态就可用前两味，偏血虚就可用后两味。即使没病，只要机体处于虚弱状态，也可以用。而后者，正是我们今天所说的次健康、亚健康状态。

很显然，从发展的角度来看，理想的现代医学，必须同时兼顾治病和调整状态这两大方面，确实生了病，自需调动一切积极措施，治疗疾病，修复生物学上的异常；如处于病前状态，病后虚弱或失调状态，以及偏离健康的种种状态，则又当采取种种手段，特别是中药学的一系列有效经验，加以纠正和调整。可以说，治病和调整状态，将成为未来医学的重要两翼。

**未雨绸缪，高屋建瓴** 这里，必须指出的是，我们提出亚（次）健康，并分析指出原先中医包含有这方面的临症特点，并非是新瓶装旧酒，用时髦的“次健康”概念来包装中医固有的，十分成熟又偏于陈旧的诸如气虚、血虚、痰湿、郁证等概念，而是高屋建瓴地提出一个重要的新命题。社会的发展迫切需要医学拓展其视野，不仅关注病，更应解决病前的次健康状态，甚至优化群体的体质，提高人群的健康水准。而在这一方面，中医学有许多潜在优势，隐含于从理论观念一直到诊疗操作，乃至方药食疗等中。若我们以超前的战略眼光努力地致力于发掘、提升中医学在这些方面的潜在优势，那将会给中医学的生存，拓展出一片广袤而又前景灿烂的领域。当然，我们并不认为中医学中关于次健康的内容已十分完备，恰恰相反，中医学的相关内容是粗糙和零碎的，有待于大大充实和提炼，使之系统、细化，且深化。尽管如此，有许多优势却是不用谦虚地加以推让的，包括注重状态的动态分析把握，运用两分法（阴阳）的层层剖析，尤其是在调整纠治中，借助纯自然的方药或非药物自然疗法等，并由此积累了丰富的经验，这些都是应对亚（次）健康状态的无价之宝。

在现时代的中医发展中，我们有过太多的遗憾了。以往，我们总是等西医学某个观点、某个理论、某个学科接近成熟才想起“中医早已有之”从而拼命地加以考据论证，这样做，虽无不可，但充其量只能暂时平衡一下心态，于学科发展终究无大益。

总之，全方位出击，涉及到方方面面，我们不可能一一加以罗列，它需要我们几代人为之奋斗、为之献躯。这一工作的最高宗旨是：启动临床探索与基础研究（包括方药基础研究）齐头并进之双轮，通过不懈努力，借助全方位研究之成果，促使中医学整个学科体系的脱胎换骨，在经验公有性、逻辑严密性的科学基石上重建。同时，我们坚信，这一工作本身也将逐步地、自然而然地融汇于现代医学科学的研究发展工作之中，使中国传统医学成为后者的一个有机组成部分。

## 三、条件与氛围

像中国人这样有如此天赋和智慧的人民，居然没有发挥出我们称之为科学的东西，乃是一种令人感到奇异的事实。

——荣　格

科学技术的发展，受制于内外多重因素。中医学范式的重建和顺利的发展，也有赖于外部一系列相宜的条件。对此，人们已作了较多研讨，我们只准备撷取其要略作叙述。

**（一）需要合理的政策**　无论是科学的发展，还是技术的进步，都得益于一定的政策。不同的政策会导致截然不同的结局。这在日本首位获得诺贝尔生理学奖（1987 年）的利根川进对日本科技政策的激烈抨击中可以鲜明地看出。长期以来，不管出自何种立场，人们一直强调：中医学有赖于政策的保护。有些学者甚至把中医学的生存下去寄托在“中医立法”上。后者自属偏见。科学技术的发展有其自身的规律，“不为尧存，不为桀亡”。日本和我国台湾的中医情况就足以说明这点（台湾基本上沿袭了旧中国对中医的歧视、压制政策，一度严重影响了中医的生存，但近年来台湾的中医事业却在民间发展很快）。由于科学技术毕竟属于人类主观创造的产物，与人类认识自然、改造自然的能动实践密不可分，因此，一定的政策可以通过对实践主体的影响，而对科学技术的发展产生加速或阻滞效应。我们说，解放以来，政府贯彻了一条保护和发展中医的政策，这是毫无疑义的，也正因为有这么一点，40 年来中医工作取得了一系列成就。然而，遗憾依然存在。我们认为：问题的关键不在于中医学要不要政策的保护，而是怎样制订更为合理的政策，对中医学在现在条件下的顺利发展，起到正确而有效的导向、促进及保证作用。因此，检讨一下以往的中医政策，不无裨益。

众所周知，我们的国力有限，用于科学、教育和医疗卫生事业的投资不尽如人意。然而，即使在极为有限的医疗卫生和教育事业投资中，中医学所占的份额也只是一个零头，根本无法望西医学之项背。妇孺皆知，科学研究不同于文学创作、史学研究，它常常需要耗费巨资。跨越多个世纪的中医学研究，更需要资金上的保证。一些中医院校维持一般的“生计”都感到困难，何从谈及进行费钱的研究工作。没有研究进展，何以发展？科技政策最直接地体现在经费分配上。这一政策上的偏颇，根源在于认识上的失误。人们尽管高喊口号，但实质上总是把中医学仅仅当作遗产来保护、保存（发掘和整理），而不是认作造福于民生，有益于中国医学科学的伟业。继承遗产，自然可克扣点投资。对此，中医界只能空发“巧妇难为无米之炊”的感叹。大幅度增加对中医事业的投资，是现阶段发展中医工作的重要条件。

其次，就中医学本身而言，人们长期以来又把有限的科研投资主要投放在应用技术密切相关的研究中，忽略了中医学还有基础学科属性特点，在政策和经费分配上明显失衡。技术立论尽管有助于提高中医学对某些疾病的处理水平，且多半急功近利，较快见效；但从总体来说，却促进不大，可谓鼠目寸光之举。我们说，中医学不仅仅是门应用学科，也具有某些基础特点，它的根基在于中国传统文化；中西医学的差异，主要不是表现在应用方面、技术方面，而是体现于基础理论范畴；一门学科的科学水平，也主要在于基础研究领域。基础研究的突破，常常足以引发整个学科的变革。我们所认定的中医学出路在于理论体系的重建，就主要地带有基础研究性质。我们认为：科学技术领域，急功近利的唯应用技术论倾向不足取。利根川进对日本国科技政策的批评，要害同样是这一点。对中医学来说，可谓更是如此。其他领域中，我国放松基础研究，或许还可以借助国外同类研究的成果，寄希望于国外“引进”，因为科学没有国界。这种做法之弊端也许只是自动退出前沿科学领域的“角逐”，“后劲”有所欠缺。而中医学却不然，只此一家。他国很少有人会投入大量资金和精力从事基础理论方面的系统研究。所谓的世界性“中医热”，也主要是应用技术方面的。而若无基础理论研究的进展，中医学只能永远在传统科学的“迷宫”中打转。因此，在政策上，必须把基础理论研究提高到相应的重要地位，并在各方面切实加以体现。特别是科研导向和经费投入过程中，要注意基础研究每每比应用研究更耗费钱财及精力，难度更大，故应该有所倾斜。

其三，基础研究不等于文献整理疏注，后者充其量只是科学研究的一个必要准备而已。但长期以来人们往往好拔高其意义，有时也体现在政策及规划的制定上。比如说，在资金和人力有限的情况下，卫生部实施历时9年的中医古籍整理出版规划，涉及近千本古医籍，工作量之浩大，一时间迫使许多中医单位“万马齐上”。我们觉得，这一规划本身的利弊得失及其所引起的连锁反应，值得很好地总结反思。我们并不反对从事必要的文献整理工作，相反认为必须有一支精干的专业队伍，深入、系统、长期地从事这方面工作。但在政策和规划的制订中却又当谨慎，这样大呼隆的搞法，客观上有可能混淆中医学研究的主题，从而有意识无意识地使中医基础理论研究“异化”为单纯的文献整理。这方面的历史教训，明清之后已经够多了。

科技人才学研究表明，人的一生中，30~40岁可谓从事创造性科学研究活动的黄金时代，库恩也曾多次提及：是青年人把新范式带到了世界上。因此，重视青年学者，为他们的探索活动创造有利条件，常能为科学共同体输进新鲜血液，触发学科的进步。然而，由于受“中医老来红”思想偏见的影响，加上单纯从应用技术来看，的确老中医临诊经验丰富，常能药到病除，所以，在中医工作中（不管医疗、教育和科研）对青年人才的使用普遍不力。从我们接触到的青年学者中，对这一现象颇有微词和不满，因此而不安心于中医工作者亦非少数。我们欣喜地看到：这几年，各级卫生管理部门在一定范围内，设置了青年科研基金，鼓励青年中医成才。这是一个良好的开端。我们认为：应该制定更为合理的政策，采取更为有效的措施，积极鼓励部分冒尖青年中医从事开拓性研究；努力吸引绝大多数青年中医热爱本职，潜心钻研，争取有所成就；吸引更多的优秀青年投身于中医事业；以便从根本上改变中医人才队伍的整体素质。因为这些因素决定着中医学的明天。

最后，在财力和人才都较匮乏的情况下，中医科研和教育工作应确保重点，形成三级，甚至更多级的梯队。20多个省、市、自治区，是否都要重复地、劳民伤财而低效地办中医高等院校，就是一个很值得反思的问题。中医研究课题，特别是部级重大课题是否要照顾到方方面面，有限的科研资金分配是否撒“胡椒面”，也值得权衡。至少，中医教育和科研事业作为涉及面既广又有相当深难度的系统工程，区分层次，突出重点；引进竞争机制，汰劣存优；以重点带一般，是较为经济而又切合国情的对策。另外，还应充分发挥社会主义制度的优越性，加强中央主管部门的筹划和协调功能，尽可能做到中医教育科研全国一盘棋，避免以往常见的各自为政，反复低效重复他人的工作等失误。我们认为，有关政策或口号的提法宜宽泛些，因为“条条大道通罗马”，中医学现代的各项工作需要有同盟军，而且多多益善。众多的同盟军可使中医教学和科研呈现出五彩缤纷的多种模式、多种途径，在此基础上，才能造成勃勃生机，产生最为壮美的图景，结出最为丰硕的果实。

总之，中医工作需要合理的政策加以导向、促进和保证，而合理的政策又涉及到多方面，且需要一定的稳定性。

**（二）硬件的保证**　有了合理的政策，还必需提供或创造相应的条件，它包括中医医疗领域筹建或扩建一些医疗机构，提供必备的医疗设施；科研和教学领域充实一定的仪器设备等等。我们乐观地注意到，近年来，中医医疗机构正在增多之中，这为发展中医工作，确立了广泛的实践基地；一些中医教育和科研机构的设置也得到改善或充实，这将有助中医科研和教育进入一个新的阶段。尽管如此，相对于发展的需要而言，“硬件”匮乏的矛盾还是十分突出的，应努力加以克服。

**（三）噪音的消除**　现时代中医工作中，有着许多不利或干扰因素，它们犹如不和谐的“噪音”，制约着中医学的发展。对于各类“噪音”，应尽力予以消除。例如，国内整个学术界崇尚权威之风，依然较甚。中医界由于自身多重因素，这一风气犹为浓烈，不努力开创宽松活泼、向前看的学术氛围，冲淡保守趋后的不良学风，中医学领域的开拓性研究和中医理论体系的重建将阻力重重，荆棘丛生，而且许多障碍是人为的。又如，眼下受社会风尚之波及，加上政策导向上的不当，不少中医医疗机构不注重自身的社会职能和社会效益、社会声誉，只是片面追求经济所得；一些中医药科研单位也鼠目寸光，搁下重大研究课题，一窝蜂似地通向中药新产品的开发等，热衷于“创收赢利”；此风不纠，必将把中医医疗和科研事业逼入死胡同，难以自拔。再如，有关中药问题中，“噪音”更多，如有主管部门仅仅视中药及其成品为一大类可以获得可观利润的商品，置其更为重要的、特殊的社会价值于不顾，只讲利润，只按商品方式加以管理，出现了医药各管一摊的怪现象。这一趋势已经导致了严重的医药失序之矛盾。任其下去，必将进一步加剧这一矛盾，最终作茧自缚，两败俱伤。中药资源也是一大困难，中药成本的矛盾日趋突出，剂型更是制约中医临床的严峻因素，…。此外，诸如中医药研究成果的评价，中医人才的评估、中医医疗、教育和科研机构的管理，以及如何整顿多而滥的学术刊物，使之更好发挥传播作用等等，都有必要逐一加以研讨考虑，理顺关系，清除其消极作用，化“噪音”为“乐音”。

**（四）关键的关键是人才培养**　现时代，中医学要走出困境，中医理论体系要重建，除了有赖于一定的外部条件和氛围外，更需要有一支开拓型的现代中医人才队伍。因此，我们认为，诸多事宜中，关键的关键是人才培养。当前，作为中医人才培养的主渠道，高等中医院校同样必须贯彻“面向未来，面向世界、面向现代化”的方针，要有超前意识，大力改革传统教育模式；注重学生多方面能力的开发和培养；合理调整专业设置；合理组合专业课程；拓宽学生知识面；优化学生知识及能力结构；实施终身教育；……。而要造就新一代的中医人才，首先须明确中医教育的指导思想；优化教学管理；优化教师队伍，提高教师素质；强化中医教育与中医医疗、科研的内在联系；改造单一的教学模式和狭义的教学观念；变革传统的教学方法，改进教材，改善教学设施，……总之，需切实抓住教育的各个环节。只有这样，才能切实搞好中医现代人才的培养和造就，为庞大而艰巨的中医发展工作源源不断地输送合格的生力军。

## 参 考 文 献

1. 鄢 良．第三代中医论丛．武汉：湖北科学技术出版社，1987，27
2. 邱仁宗．科学方法和科学动力学．第 166-175 页
3. 张令铮，等．中医译文．1986，（3~4）：1
4. 何裕民．拓展中医生存新空间．医学与哲学，2000
5. 何裕民．中国传统精神病理学．上海科技出版社，1995
6. 郑守曾主编．中药学．北京：人民卫生出版社，1999
7. 何裕民．中医性别差异病理学．上海科技出版社，1996
8. 刘增垣，何裕民．心身医学．上海科技教育出版社，2000
9. 迈克尔·德图佐斯．未来的社会．上海译文出版社，1998
10. 何裕民．中医学导论．北京：中国协和医科大学出版社，2004

# 代结束语：肩负使命　走向未来

面对思想纷繁无序、陷于无谓争执而又不知“何处是归程”的中医学术界，特别是年轻学者的困惑和迷惘，促使我们萌发了系统清理中医药“家当”，盘点“底细”，尔后理清思路，寻找对策的愿望。同时，在长达十多年的痛苦反思中，我们也找到最大限度地确保这项研讨工作结论可靠性、严谨性的途径和方法：那就是把医学放回到它所赖以生成和发展的文化背景中，以西方文化和西医学为参照系，以比较研究为主导方法，借助科学哲学等多学科知识，对中医学作出多维度、全方位的考察。我们以严谨科学、负责任的态度，抓住方法论这一中医学发展的核心问题，认认真真思索，经过几番“衣带渐宽终不悔”之研讨，回顾历史，面对现实，进行冷静思考后，作出了理性回答和清醒抉择——答案大多已体现在本教材之中，特别是最后几章。我们坚信：科学领域里：理性的力量大于情感的力量；全方位的考察胜过管窥蠡测；单纯的炫耀历史，无助于弥补现实中的裂痕；相反，痛苦的理性反思，却有助于我们凝聚力量，进行更大的拼搏。我们已获得了从事中医药学研究及其发展工作的新起点。胎儿的躁动、母腹的阵痛，预示着新生命将要诞生，我们企盼着这一时刻和这一新生命的到来。

“周虽旧邦、其命维新。”理性告诉我们：要发展中医学，历史的、现实的和科学的抉择只有一个，那就是变革旧范式，重建中医理论新体系。这就是本书的最为重要的结论。

我们清醒地意识到：变革和重建，必定会有所失，失去什么虽然是痛苦的，但重建中失去的大多是陈旧过时了的东西，宛如清创必须剔除坏死腐败的组织；变革和重建，将更会有所获得，获得的可能是学科内在的勃勃生机和时代气息，就像优势基因的重新组合。在弃旧与图新之间，我们更乐于选择后者。库恩曾经说过：“大多数（学科）新范式是青年人带到世界上的。”也许，我们没有这般幸运，但我们甘愿为新范式的孕育、新体系的诞生鸣锣开道，铺路垫石，作一些呼唤、鼓动、呐喊、摇旗之类的马前卒工作。因为我们深知：变革传统中医学和中国传统文化，任重而道远，前途并非到处铺满阳光和鲜花，也可能荆棘丛生，沟壑遍野，只有在前人披荆斩棘，作出勇敢牺牲的基础上，后人才会成为手捧奖杯和鲜花的成功者。

人贵有自知之明。我们虽以科学领域“弄潮儿”的身姿，鼓勇争先，潮浪履艰，但我们自知修行日短，功德不满，学识尚浅，且又“吾生而有涯，知而无涯”。所以我们乐意以自己的真诚换取来自各个方面的批评和建议，并就此作出诚恳、积极、平心静气的反应。我们真诚地愿意与中西医学同道一起，戮力同心，共同肩负起历史重任，为中国医药学和中国医疗卫生事业去开创光辉灿烂的明天，去进行不懈的努力。

我们不会忘记曾经给过我们知识、智慧、启迪、批判武器和勇气的所有的人，并愿以此书奉献给他们。

我们欣赏陀思妥耶夫斯基的一段格言，并愿以此作为全书的结尾：

**“在这里，在大地上，一切都在开始，没有什么东西在结束。”**

何裕民

2004 年 12 月 16 日